乳房重建
肿瘤整形外科技术

Partial Breast Reconstruction
Techniques in Oncoplastic Surgery
2nd Edition

主　编　Albert Losken［美］
　　　　Moustapha Hamdi［比］

主　译　韩宝三　武　彪　龚益平　李　赞

副主译　左文述　赵　鹏　宋达疆　王子函

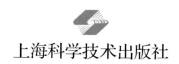

上海科学技术出版社

图书在版编目（CIP）数据

乳房重建：肿瘤整形外科技术 /（美）阿尔伯特·
洛奇（Albert Losken），（比）穆斯塔法·哈姆迪
（Moustapha Hamdi）主编；韩宝三等主译. -- 上海：
上海科学技术出版社，2023.6
书名原文：Partial Breast Reconstruction:
Techniques in Oncoplastic Surgery (2nd Edition)
ISBN 978-7-5478-6131-8

Ⅰ. ①乳… Ⅱ. ①阿… ②穆… ③韩… Ⅲ. ①乳腺肿
瘤－外科手术②乳房－整形外科手术 Ⅳ. ①R737.9
②R655.8

中国国家版本馆CIP数据核字(2023)第054225号

上海市版权局著作权合同登记号 图字：09-2018-449号

乳房重建
肿瘤整形外科技术
主编 Albert Losken ［美］ Moustapha Hamdi ［比］
主译 韩宝三 武 彪 龚益平 李 赞
副主译 左文述 赵 鹏 宋达疆 王子函

上海世纪出版（集团）有限公司 出版、发行
上 海 科 学 技 术 出 版 社
（上海市闵行区号景路159弄A座9F-10F）
邮政编码201101 www.sstp.cn
山东韵杰文化科技有限公司印刷
开本 889×1194 1/16 印张 26.5
字数 750千字
2023年6月第1版 2023年6月第1次印刷
ISBN 978-7-5478-6131-8/R·2737
定价：350.00元

内容提要

本书由国际乳房整形领域著名的肿瘤整形外科专家编写,基于作者多年在乳腺肿瘤方面的诊疗经验、个人病例分享和多学科合作特色,并结合国际乳房整形技术与基础研究领域的最新成果。

本书共34章,详述了乳房肿瘤整形外科学的演变、肿瘤整形保乳技术的基本原则和注意事项、即刻和延期部分乳房重建等内容,对手术疗效的评价和术后随访做了较为详细的说明。

本书综合汇编了乳房重建中肿瘤整形外科技术的临床和科研问题,实用性强,堪称该领域具有引导性的百科全书,可供相关学科的专业医师及医学生借鉴参考。

献　辞

献给我的朋友和家人，感谢他们给予我的爱和支持，还有我的孩子们——Madeline，Alex，Olivia 和 Graham，感谢他们让我的人生圆满。

Albert Losken

献给 Jad，Ruby，Yussef，Sofie 和 Mimi。

Moustapha Hamdi

译者名单

主　　译　韩宝三　武　彪　龚益平　李　赞
副 主 译　左文述　赵　鹏　宋达疆　王子函
翻译秘书　董爱萍　陆　森

译　　者（按姓氏笔画排序）

马小鹏　中国科学技术大学附属第一医院乳腺甲状腺外科
丰　采　中南大学湘雅医院放射科
王　海　海军军医大学第一附属医院超声诊疗科
王子函　北京大学人民医院乳腺外科
韦长元　广西医科大学附属肿瘤医院乳腺外科
牛瑞洁　上海交通大学医学院附属第九人民医院黄浦分院乳腺外科
左文述　山东第一医科大学附属肿瘤医院乳腺外科
叶　萍　上海理工大学乳腺肿瘤智能诊断与治疗研究中心
地力木拉提·艾斯木吐拉　新疆医科大学第一附属医院乳腺外科
朱　佳　南昌大学第一附属医院乳腺外科
任　予　西安交通大学第一附属医院乳腺外科
任　敏　安徽医科大学第一附属医院乳腺外科
刘培峰　上海市肿瘤研究所
刘德权　云南省肿瘤医院乳腺外科
齐立强　中国医学科学院肿瘤医院乳腺外科
许双塔　福建医科大学附属第二医院乳腺甲状腺外科
李　科　辽宁省鞍山市肿瘤医院乳腺外科
李　赞　湖南省肿瘤医院乳腺肿瘤整形外科
李天石　北京大学深圳医院整形外科
李文涛　河南省人民医院乳腺外科
李发成　中国医学科学院北京协和医学院整形外科医院脂肪整形二科
李国楼　山东省潍坊市中医院乳腺甲状腺外科
李建国　青岛大学附属医院乳腺外科
李南林　空军军医大学西京医院甲状腺乳腺血管外科
李海迪　上海交通大学医学院附属新华医院乳腺外科
李新宁　广西壮族自治区妇幼保健院乳腺科

杨伟萍	广西医科大学附属肿瘤医院超声科
杨沁惠	甘肃省兰州市妇幼保健院乳腺外科
吴　剑	西南交通大学附属医院乳腺甲状腺外科
吴　雄	福建省漳州市医院乳腺外科
何文山	华中科技大学同济医学院附属协和医院乳腺甲状腺外科
何劲松	北京大学深圳医院乳腺甲状腺外科
宋　东	吉林大学第一医院普外中心乳腺外科
宋达疆	湖南省肿瘤医院乳腺肿瘤整形外科
宋向阳	浙江大学附属邵逸夫医院乳腺中心
张　强	辽宁省肿瘤医院乳腺外科
张小龙	陕西省榆林市星元医院乳腺外科
张青虹	海南省海口市妇幼保健院乳腺科
张绪良	江西省九江市妇幼保健院甲状腺乳腺外科
张超杰	湖南省人民医院乳腺甲状腺外科
陆　森	上海交通大学医学院附属新华医院乳腺外科
陈益定	浙江大学医学院附属第二医院乳腺外科
武　彪	南昌大学第一附属医院乳腺外科
林　青	青岛大学附属医院乳腺影像科
欧江华	新疆医科大学附属肿瘤医院乳腺外科
周　毅	哈尔滨医科大学附属第一医院乳腺外科
赵　希	湖南中医药高等专科学校附属第一医院乳腺科
赵　海	辽宁省抚顺市第四医院乳腺外科
赵　鹏	甘肃省第三人民医院乳腺肿瘤整形外科
查小明	南京医科大学第一附属医院乳腺外科
费哲为	上海交通大学医学院附属新华医院乳腺外科
莫钦国	广西医科大学附属肿瘤医院乳腺外科
贾　麒	甘肃省临夏州人民医院乳腺科
钱　军	蚌埠医学院第一附属医院肿瘤外科
徐　青	中国康复研究中心北京博爱医院普外科，首都医科大学康复医学院
郭宝良	哈尔滨医科大学附属第二医院乳腺外科
黄晓波	中山大学孙逸仙纪念医院乳腺放疗专科
黄峻琳	青岛大学附属医院乳腺影像科
龚益平	武汉大学人民医院东院乳腺甲状腺外科
葛　新	郑州大学第一附属医院乳腺外科
董爱萍	上海理工大学乳腺肿瘤智能诊断与治疗研究中心
韩宝三	上海交通大学医学院附属新华医院乳腺外科
傅佩芬	浙江大学医学院附属第一医院乳腺外科
蓝晓雯	中山大学孙逸仙纪念医院乳腺放疗专科
路平华	山东第一医科大学附属肿瘤医院手术室

编者名单

主 编

Albert Losken, MD, FACS
William G. Hamm Professor and Program Director, Emory Division of Plastic and Reconstructive Surgery, Department of Surgery, Emory University School of Medicine, Atlanta, Georgia

Moustapha Hamdi, MD, PhD, FCCP
Professor and Chairman, Department of Plastic Surgery, Brussels University Hospital, Brussels, Belgium

编 者

Katrina Abuabara, MD, MA, MSCE
Assistant Professor, Department of Dermatology, University of California, San Francisco, San Francisco, California

Liliana Barone Adesi, MD
Department of Plastic and Reconstructive Surgery, Women's and Children's Health, Catholic University, A. Gemelli Hospital, Rome, Italy

Benjamin O. Anderson, MD
Director, Breast Health Clinic, Professor of Surgery and Global Health Medicine, Departments of Surgery and Global Health, University of Washington, Seattle, Washington

Werner P. Audretsch, MD
Director, Department of Senology and Breast Surgery, Certified Breast Cancer Center, Marien Hospital Dusseldorf, Dusseldorf, Germany

Guido Baroni, PhD
Professor, Department of Electronics Information and Bioengineering, Politecnico di Milano, Milan, Italy

Kristine E. Calhoun, MD
Associate Director, Breast Health Clinic; Associate Professor of Surgery, Department of Surgery, University of Washington, Seattle, Washington

Daniel Calva, MD
Plastic and Reconstructive Surgeon, Plastic and Reconstructive Surgery, Miami Breast Center, Key Biscayne, Florida

Grant W. Carlson, MD, FACS
Wadley R. Glenn Professor of Surgery, Department of Surgery, Emory University, Atlanta, Georgia

Lena F. Carstensen, MD
Associate Professor, Department of Cellular and Molecular Medicine, University of Copenhagen, Copenhagen, Denmark

Krishna B. Clough, MD
Medical Director, L'Institut du Sein, Paris, France

James Walter Dutton, Jr., MD
Plastic and Reconstructive Surgery Department, Emory University, Atlanta, Georgia

Steven Eric Finkelstein, MD
Oncologist, Phoenix, Arizona

Gianluca Franceschini, MD
Associate Professor of Surgery and Breast Center, Department of Women's and Children's Health, Catholic University, A. Gemelli Hospital, Rome, Italy

Allen Gabriel, MD, FACS
Clinical Associate Professor, Department of Plastic Surgery, Loma Linda University Medical Center, Loma Linda, California

Cristina Garusi, MD, EBOPRAS
Senior Vice Director, Plastic Surgery Unit, European Institute of Oncology, Milan, Italy

Rolf Gemperli, MD, PhD
Professor, Plastic Surgery Division, University of São Paulo School of Medicine, São Paulo, Brazil

Moustapha Hamdi, MD, PhD, FCCP
Professor and Chairman, Department of Plastic Surgery, Brussels University Hospital, Brussels, Belgium

Dennis C. Hammond, MD
Surgeon, Partners in Plastic Surgery, Grand Rapids, Michigan

Diana Harcourt, PhD
Professor, Centre for Appearance Research, University of the West of England, Bristol, United Kingdom

Alexandra M. Hart, MD
Physician, Division of Plastic and Reconstructive Surgery, Emory University School of Medicine, Atlanta, Georgia

John Hijjawi, MD, FACS
Attending Plastic Surgeon, Department of Plastic and Reconstructive Surgery, Intermountain Healthcare, Salt Lake City, Utah

Roger K. Khouri, MD, FACS
Miami Breast Center, Key Biscayne, Florida

Kuylhee Kim, MD
Director, The Plastic Surgery in Seoul Nonhyeon-ro, Gangnam-go, Seoul, Republic of Korea

Steven J. Kronowitz, MD, FACS
Kronowitz Plastic Surgery, Houston, Texas

Albert Losken, MD, FACS
William G. Hamm Professor and Program Director, Emory Division of Plastic and Reconstructive Surgery, Department of Surgery, Emory University School of Medicine, Atlanta, Georgia

R. Douglas Macmillan, MB, ChB, MD, FRCS
Consultant Oncoplastic Breast Surgeon, Nottingham Breast Institute, Nottingham, United Kingdom

Alessandra Marchi, MD
Plastic Surgeon, Division of Plastic and Reconstructive Surgery, Azienda Ospedaliera di Verona, Verona, Italy

Riccardo Masetti, MD
Professor of Surgery and Head of the Breast Center, Department of Women's and Children's Health, Catholic University, A. Gemelli Hospital, Rome, Italy

G. Patrick Maxwell, MD, FACS
Clinical Professor, Department of Plastic Surgery Loma Linda University Medical Center, Loma Linda, California

Stephen J. McCulley, MD, MBChB, FCS(SA), FRCS
Consultant Plastic Surgeon, Nottingham University Hospitals, Nottingham, United Kingdom

Hunter R. Moyer, MD
Clinical Professor, Division of Plastic Surgery, Emory University, Atlanta, Georgia; Adjunct Faculty, Department of Biomedical Engineering, Georgia Institute of Technology, Cumming, Georgia

Alexandre Mendonça Munhoz, MD, PhD
Chief, Breast Reconstruction Division, Cancer Institute, University of São Paulo School of Medicine; Professor, Postgraduate Course, Hospital Sírio-Libanês, São Paulo, Brazil

Maurice Y. Nahabedian, MD
Professor and Vice Chairman, Department of Plastic
  Surgery, Georgetown University, Washington, DC

Mary S. Newell, MD, FACR
Associate Professor, Department of Radiology and
  Imaging Sciences, Emory University, Atlanta, Georgia

Claude Nos, MD
Surgical Oncologist, L'Institut du Sein, Paris, France

Jean-Yves Petit, MD
Former Director, Department of Plastic Surgery,
  European Institute of Oncology, Milan, Italy

Richard Myles Rainsbury, MBBS BSc, MS, FRCS
Past President, Association of Breast Surgery; Royal
  College of Surgeons of England, London;
Consultant Oncoplastic Breast Surgeon, Department
  of Symptomatic and Screening Breast Surgery, Royal
  Hampshire County Hospital, Winchester, United Kingdom

Gino Rigotti, MD
Plastic Surgeon, Head of Regenerative Surgery,
  Clinica San Francesco, Verona, Italy

Marzia Salgarello, MD
Professor, Department of Plastic Surgery, University
  Hospital, A. Gemelli Hospital, Rome, Italy

Isabelle Sarfati, MD
Plastic and Aesthetic Surgeon, L'Institut du Sein,
  Paris, France

Chirag Shah, MD
Associate Staff, Director of Clinical Research,
  Department of Radiation Oncology, Taussig Cancer
  Institute, Cleveland Clinic, Cleveland, Ohio

Sumner A. Slavin, MD, FACS
Clinical Associate Professor of Surgery, Harvard
  Medical School; Co-Director, Harvard Aesthetic
  Surgery Fellowship, Beth Israel Deaconess Medical
  Center, Boston, Massachusetts

Santos Soto, MD
Breast Surgeon, Breast Center Hospital Medica Sur,
  Mexico City, Mexico

Aldona J. Spiegel, MD
Associate Professor, Department of Plastic Surgery,
  Houston Methodist Hospital, Houston, Texas

Toncred Marya Styblo, MD, MS, FACS
Associate Professor, Department of Surgery, Emory
  University, Atlanta, Georgia

**Veronique K. Tan, MBBS, MMEd (Surg), MSc,
FRCS (Edinb)**
Consultant Oncoplastic Breast Surgeon, Division
  of Surgical Oncology, National Cancer Centre
  Singapore, Singapore

Sunil S. Thomas, MB, BCh, MS, FAIS, FRCS(Plast)
Consultant Cosmetic Plastic and Reconstructive
  Surgeon, Queen Elizabeth Hospital Birmingham,
  Birmingham, United Kingdom

Frank A. Vicini, MD, FACR
Professor of Radiation Oncology and Chief Academic
  Officer, Michigan Healthcare Professions; National
  Director of Breast Care Services and National
  Director of Clinical Outcomes — Twenty-first
  Century Oncology, Radiation, Clinical Research, St.
  Joseph Mercy Oakland, Farmington Hills, Michigan

Giuseppe Visconti, MD
Department of Plastic and Reconstructive Surgery,
  Women's and Children's Health, Catholic
  University, A. Gemelli Hospital, Rome, Italy

Sarosh Zafar, MD
Virginia Hospital Center, Arlington, Virginia

Hisamitsu Zaha, MD
Director, Department of Breast Surgery, Nakagami
  Hospital, Okinawa, Japan

中文版前言

乳腺癌是女性最常见的恶性肿瘤之一，半个多世纪以来，其发病率在全球范围内逐渐增高。2020年全球新增女性癌症患者923万例，其中乳腺癌226万例，占24.5%，成为全球第一大癌症。2022年中国国家癌症中心发布的数据显示，我国乳腺癌发病率近20年持续呈上升趋势，2020年中国女性新发恶性肿瘤209万例，其中乳腺癌42万例，占19.9%，是女性最常见的恶性肿瘤。

随着筛查的普及，早期诊断能力的提高，新型靶向药物和CDK4/6、ADC药物等新药的不断涌现和多种指南共识的更新推广，近10年乳腺癌的总体5年生存率已达到85%～90%。乳腺癌的治疗是以外科手术为主体的多种方法的综合治疗。在20世纪的多数时间中，乳腺外科手术的主要技术是乳房切除术。纵观乳腺癌外科手术的演变过程，"切除范围越大，根治效果越好"的观念被普遍认可，甚至把切除范围的最大化作为外科手术医师的极致追求。然而，扩大范围的手术并没有带来长期生存时间的获益，相反，胸壁畸形、术区的慢性疼痛和上肢的淋巴水肿等，严重损害了患者的身心健康和生存质量。随着乳腺癌治愈率的显著提高、生存时间的延长，伴随肿瘤的其他健康问题也逐渐增加，如心血管疾病、骨健康、上肢水肿、胸壁畸形等，已成为乳腺癌患者管理的新难题。

对美好生活的追求是每一个人的心愿。超过10万例以上的病例已经证实，对于早期可手术的乳腺癌患者来说，切除乳房和保留乳房的总体生存时间和复发风险并没有显著性差别。1973年保乳手术进入临床实践，1991年美国国家综合癌症网络（NCCN）推荐乳腺癌手术首选保乳手术。然而传统的保乳手术仅局限于局部的扩大切除，对于局部残腔不做特殊处理，而让局部的渗液填充、吸收和机化。虽然保留住了乳房，但是仍然有很高的畸形发生率，术后大约有近30%的患者出现不同程度的局部凹陷和畸形。1993年，整形技术被引入乳腺根治性手术，新的手术理念"肿瘤整形手术"被提出，多种组织移位和代替技术被引入。我国的保乳手术开展得较晚，进入21世纪才被越来越多的乳腺外科医师知晓和接受，肿瘤整复外科的建立更是近10年的事情。尽管如此，目前国内保乳手术和乳房重建手术的开展仍然不普遍，多数省级医院早期可手术乳腺癌患者行保乳手术的比例还仅仅在20%左右，与欧美国家的60%尚有很大的差距。引起这种差别的原因有很多，包括肿瘤本身的解剖学和生物学特征、患者的意愿、主刀医师本身的认识和技术水平等。目前国内乳腺肿瘤的整形技术还处于学习曲线阶段，复杂的整形技术还仅仅在个别教学医院开展。

完整的肿瘤外科手术应该包括两个完整部分，即传统的肿瘤根治性切除，以及组织器官即刻和延期的形态与功能的修复。2016年，我们团队在国内最早提出保留乳房的手术分为狭义的保乳手术和广义的保乳手术。狭义的保乳手术，即传统的局部根治性切除；广义的保乳手术，即保留乳头乳晕复合体（NSM）或乳晕（SSM）的根治性手术即刻假体和（或）自体组织乳房修复重建手术。2014年，我们团队在国内组织了"第一届中国乳腺外科手术学高峰论坛"。2018年，我们创建了中国乳房重建外科联盟，2023年，我们创建了东方乳房重建手术临床解剖学培训基地，积极推动乳腺肿瘤整形修复手术的交流和推广。为了更好地传播乳腺外科手术技术，推动国内乳腺外科手术的同质化进程，我们联合国内30余家医院的医师共同翻译了《乳房重建：肿瘤整形外科技术》这本书。尽管我们认真、用心地翻译并校对了近十次，但是因为水平有限，可能仍然无法做到"信、达、雅"，甚至可能会有疏忽。如果您在阅读过程中发现疏漏乃至谬误，请联系主译，我们深表感谢，并寻求机会及时修正。

感谢所有为本书出版做出贡献的老师和同道。

特别致谢以下组织对本书出版给予的极大支持：

中国乳房重建外科联盟；

与美丽同行·志愿者联盟；

东方乳房重建手术临床解剖学培训基地；

中国妇女发展基金会　与美丽同行·女性健康关爱计划。

世界因为有您而更加美丽！

韩宝三
2023年2月

英文版序

在过去的50年中，随着整形外科的发展，重建的原理已经与整形美容外科融合。这种现象在乳房整形美容和重建外科中已经急剧增加，以至于在许多情况下，乳腺癌患者接受外科治疗所产生的羞耻感可以完全得到消除。肿瘤整形乳腺外科手术就是这种发展的一个缩影，鉴于此，乳房重建外科医师还必须是技法娴熟的整形外科医师。

自第1版 *Partial Breast Reconstruction: Techniques in Oncoplastic Surgery* 问世以来，全球范围内对肿瘤整形外科概念的认识和运用已相当普遍。但是，来自外科、整形外科、放射肿瘤学、医学肿瘤学和病理学等学科的乳腺疾病专家仍然普遍渴望获得有关保乳治疗和肿瘤整形技术的知识更新。幸运的是，随着这本优秀著作第2版的问世，我们有了权威信息的最新汇编，可以运用肿瘤整形外科手术的最新概念和成熟技术来填补知识空白。

20世纪90年代初期，欧洲首次对肿瘤整形的概念进行描述并证明该方法的有效性，从此以后，世界各地的外科医师开始将这些方法纳入其患者的治疗中。技术创新迅速推动了肿瘤整形外科领域在全球范围内的发展。在过去的20年中，保乳手术已经从少数执业医师实施的罕见方案发展成为国际上最知名乳腺中心的主流手术。乳腺癌的主要治疗目标是切除肿瘤、保留或改善乳房的形状。随着肿瘤整形概念的引入，外科医师已经能够在进行较大的切除手术的同时降低局部复发的风险。外科医师可以大胆地切除任何受累或有风险的乳腺组织，因为他们知道可以通过乳房自身组织移位或引入新的组织来重塑乳房的外观形状。

肿瘤整形技术的运用对患者产生了积极的影响，使更多的女性接受了保乳手术。本书为所有给乳腺癌患者提供手术和辅助治疗的专家提供了"路线图"。第2版包含许多新章节，介绍有关组织外扩张、新皮瓣及自体脂肪移植乳房重建的更多细节信息，这些技术对于乳房重建而言确实是革命性的。此外，新版本大大扩展了视频内容的覆盖范围，因此读者可以随时随地在智能手机或平板电脑上观看。

Albert Losken 和 Moustapha Hamdi 都是经验丰富且享誉国际的整形外科医师，他们汇集了世界公认的肿瘤整形外科专家，深入介绍了肿瘤整形概念和现代乳腺中心所采用的技术。每位作者都在肿瘤整形方法方面贡献了其独特而丰富的个人经验，并在各章中体现出不同理念的交融。本书是同类图书中的第一本，旨在提供有关能够如何及应该如何进行乳房重建手术的见解和具体技术，将成为该主题所有其他图书的基准石。

　　Losken 和 Hamdi 又花了大量的时间来编辑和整理第 2 版的临床案例及文稿，还更新了许多章节。其结果是为所有打算成为肿瘤整形外科医师的读者提供案头必备而独特的作品。

　　令人遗憾的是 Umberto Veronesi 博士的离世，他在保乳手术领域的里程碑式的研究为我们这些追随者开辟了道路。Veronesi 博士甚至在他生命的晚期仍然在促进部分乳房重建和肿瘤整形技术领域的发展。愿他的精神继续渗透到这些文章中，并激励世界医学界，为众多必须与乳腺癌抗争的女性的利益而努力。

James C. Grotting, MD

Clinical Professor, Division of Plastic Surgery,

The University of Alabama at Birmingham;

Clinical Adjunct Professor,

Division of Plastic Surgery, The University of Wisconsin;

Private Practice, Grotting and Cohn Plastic Surgery,

Birmingham, Alabama

英文版前言

对于希望保留乳房的乳腺癌女性，采用肿瘤整形技术进行部分乳房重建已成为一种可靠的治疗选择，并持续得到认可和推广。自从此书首次出版以来，该主题的出版物数量呈指数级增长，受益于这种方法的患者数量也可能呈上升趋势。由于现在有更多的女性选择保留乳房，部分乳房重建的形式有助于拓宽保留乳房方法的适应证，并改善其美学效果。现在多学科乳腺癌研究小组的所有成员都在采用肿瘤整形技术，从而再怎么强调团队意识的重要性都不为过。

第2版《乳房重建：肿瘤整形外科技术》是在过去10年中由于技术进展和接受度的提高而产生的。第1版是对来自世界各地关于该主题多样化观点的全面回顾。尽管观点因地域而异（美国和欧洲），但我们认为其对部分乳房重建技术及其对患者的潜在益处具有相同的积极性。第1版广受好评，证明了许多人对部分乳房重建抱有持续的热情。这一版旨在更新内容并添加一些新的观点和改进的技术。为了扩大影响力，我们还新添加了视频内容，对原始章节进行更新并添加了其他章节。更长时间的随访和新的技术也提高了我们对肿瘤整形技术的理解。

应用象限切除手术修复术后缺损的概念起源于欧洲，并逐渐在美国和全世界逐渐得到认可和普及。鉴于一些已经开发的肿瘤整形技术引起了全球的关注和争议，我们认为本书提供的国际视野是非常恰当的。非常高兴能够邀请国际众多专家参与本文撰写，他们来自南美、英国、欧洲其他国家和美国。众多专家的参与帮助开创和完善了本书所讨论的保留乳房和部分乳房重建技术。例如，第1章由 Werner Audretsch 教授撰写，他创造了被广泛使用的术语"肿瘤整形"（oncoplastic）。

因为保乳治疗跨越了专业界限，并且通常需要多学科的团队合作，所以这项工作涵盖的主题广泛。尽管本书的主要重点是外科技术，但它也涵盖了肿瘤学原则、管理策略、保乳治疗的适应证，以及心理学、放疗相关的挑战、术后癌症监测和其他必须考虑的相关因素，以最大限度地提高患者安全并改善预后。为了给患者提供最佳治疗，我们必须理解并感激多学科团队所有成员的贡献。

本书着重于预防保留乳房治疗后乳房畸形及如何修复其畸形，还探讨了部分乳房切除术后缺损延期重建与即刻重建的风险和获益，以及时机决策和切除技术如何影响治疗和美观等问题。我们的目标是为读者提供一系列可供选择的乳房保留和重建方法。因此，本版全面涵盖了关于乳房缩小成形术、中央缺损重建、脂肪移植、局部皮瓣和穿支皮瓣重建等主题。通过系统地展示每种方法相关的临床案例、方案制订、手术技术和随访计划来吸引读者。最后，手术效果、并发症和术后监测也可作为检验手术方法有价值的指标。贯穿各章的大量彩色插图、患者示例、关键概念和关键问题对肿瘤整形的观念进行了充分阐述。我们还制作了9个视频来记录书中描述的关键技术，以方便读者随时随地观看。

展望肿瘤整形技术的未来，我们期望在诊断、治疗和疗效方面有进一步的改进和出现里程碑式的技术——辅助和新辅助治疗的新方案，改进的影像设备，以及部分乳房照射和放射治疗技术的进步。或许今后我们甚至可以在细胞水平上治疗乳腺癌。这些发展及更新的手术技术将为外科医师及其患者提供大量替代选择方案，而这必定会改善乳腺癌患者的身心健康状况。

肿瘤整形方法的最终判定有待针对适应证、获益和风险的具体指南的制定。任何新方法或治疗计划的最终价值取决于其对患者的积极影响。我们现在看到的是，尽管患者接受了乳腺癌治疗，但同时接受肿瘤整形手术后，患者报告的结果显示其在身体形象、自尊和性行为方面也有所改善。我们认识到这种方法并不适合所有患者和所有情况。尽管保乳和肿瘤整形技术的进步鼓舞着我们，但我们也认识到，与肿瘤整形方法相关的大型研究和远期效果数据很少。因此，我们呼吁国际同仁积极开展合作，根据患者的选择、手术技术和疗效评价制订最有效的治疗方案，并提供进一步见解。我们希望他人可以在现有的基础上继续发展，并以本书作为灵感，在未来不断地成长和创新。

Albert Losken

Moustapha Hamdi

英文版致谢

许多专家为本书的编撰做出了贡献，本书汇集了来自世界各地的思想和理念。我要感谢所有帮助过本书出版的专家和朋友。感谢 Sue Hodgson 在初始阶段的积极组织和联络。在她的鼓励下，Moustapha Hamdi 和我本人对第 1 版进行了更新和完善。

第 1 版旨在为多学科团队提供有关肿瘤整形乳房重建的综合性教育材料。本书涵盖了许多专业知识，我们的目标是将所有专业知识整合在一起，并提供给之前并没有涉猎此类信息的成员。这一目标已经初步完成。第 2 版的目标是更新信息并扩大知识覆盖范围。我和 Moustapha Hamdi 继续就部分乳房重建进行了交流，我们都很兴奋能探讨这个话题。我感谢他给予我的友谊与协助，他提供了欧洲的研究成果，因为欧洲更早开展了这个课题的研究。

特别感谢所有参与本书编写的作者。他们均由于个人的行业专长而被选中，他们属于一个杰出的群体，其中包括许多在该领域处于领先地位的专家。我感谢他们愿意分享他们的智慧并为此投入宝贵的时间。

我对部分乳房重建领域的兴趣始于 20 世纪 90 年代，当时我在 Emory 大学的 John Bostwick Ⅲ 博士的带领下接受培训。他在美国是该领域的先驱之一，他对乳房重建手术研究的热情深深感染了我。当时采用缩小成形术和背阔肌肌皮瓣对部分乳腺缺损进行重建。他很清楚这是一种非常有价值的方法，这一理念在十多年后的今天引起了业内人士极大的兴趣并被广泛接受。尽管 Bostwick 博士已不在我们身边，但他的教诲流传至今并不断激发我们的灵感。

当我加入 Emory 大学时，肿瘤整形技术的价值体系已经确立。整形外科和肿瘤外科之间有着密切的协作关系，并且为患者提供乳房重建各个方面的信息。

我能在部分乳房重建方面拓展自己的能力，得益于乳腺肿瘤外科学同事的帮助。我真的很幸运，这些人有远见，可以理解肿瘤整形技术的益处并支持这项工作。Toncred Marya Styblo 是 Emory 大学的肿瘤外科学家，在这个课题中，我与她密切合作。她是肿瘤整形外科手术的早期应用者，并且继续拓展了这项技术的适应证，以便为她的患者提供最佳治疗。我想感谢 Toncred Styblo、Rogsberg Phillips、Monica Rizzo、Yara Robertson、William Wood 和 Sheryl Gabram，这些外科医师与我分享他们的见解，持续地支持并允许我参与他们对患者的治疗实践。他们认识到对合适的患者实施部分乳房重建术的重要性，很好地展示了如何协作为有保乳意愿的乳腺癌患者实现最佳治疗效果。

我还要感谢我的老师 Grant Carlson 和 Emory 大学整形外科学院全体教员，他们不仅在我的培训过程中为我指导、成为我的榜样，而且还致力于整形和重建外科手术的原理和实践。Emory 大学整形外科学院的住院医师热情并极富感染力，是我研究过程中不可或缺的一部分，感谢他们对我所有患者的帮助。在亚特兰大期间，我很荣幸与乳房重建手术领域的领导者和先驱们保持联系，他们的热情和创造力营造了一个追求卓越的环境。同时感谢当地其他的临床教员的贡献和成就，包括 Frank Elliott、Mark Codner、James Namnoun、Foad Nahai 和 Carl Hartrampf。我还要感谢 Emory 大学的忠实员工，他们在我们的要求和期望似乎无止尽的情况下仍旧为我们提供行政方面的支持。Geraldine Tanner 和 Jane Baab 使我的工作井井有条，并轻松高效地运作临床流程。

感谢 Thieme 出版社的员工精心制作了本书第 2 版。这个出版团队非常敬业，他们不懈努力，对本书的编辑和制作给予了很大的支持。

我要感谢我的父亲 Wolfgang Losken，从他那里我继承了对整形外科的热爱。他很早就让我进行临床实践，并在精神上鼓励我。他的指导、爱心、榜样力量及支持塑造了我的价值观，让我努力追求成为最佳外科医师。最重要的是，他教会了我做一个好人的重要性。

最后，我要感谢我所有的家人，在我工作中给予我爱心、支持、引导和耐心。我的母亲 Daisy 教会了我奉献和辛勤工作，并建立了一种价值观体系，使我能够实现自己的目标。我的姐姐 Erica 和 Monica 与其他许多朋友和家人一样，在情感上一直陪伴着我。我一生中最重要的是我的孩子，Madeline、Alex、Olivia 和 Graham，他们持续激励着我，并给我带来无尽的欢乐。

Albert Losken

❧

在我的职业生涯中，我很幸运地受到了我们专业的大师级外科医师的启发和指导。当我是 Damascus 大学医学院的学生时，我在电视上看到 Carl R. Hartrampf 博士演示了带蒂的横行腹直肌（TRAM）皮瓣用于乳房重建。Hartrampf 博士的技能和创新激励我成为整形外科医师。4 年后，我参加了比利时布鲁塞尔自由大学的优秀培训课程。在四位天才外科医师 Madeline Lejour、Albert DeMay、Bruno Coessens 和 Rika Deraemaeker 的指导下，我学习了乳房整形重建手术的基本知识。接下来，在格拉斯哥的显微外科培训期间，我受到鼓舞，研究采用游离穿支皮瓣进行乳房重建来挑战传统思维。Martyn Webster 是一位真正的绅士，也是一位出色的老师，他指导我进行了穿支皮瓣重建手术，并帮助我增强了自信心。最终，我在 Stan Monstrey 的英明指导下来到了根特。在根特期间，我与 Koen Van Landuyt 和 Phillip Blondeel 进行了广泛的合作，探讨了使用穿支皮瓣进行重建手术的惊人潜力。

其他专业的同事和朋友为我职业生涯的发展注入了强大力量。他们以身作则，成为支持我的重要榜样。在根特大学医院的7年中，我感受到了来自乳腺外科医师之间很强的团队合作意识。在此我要感谢乳腺中心的同事们，特别是Herman Depypere，在我开发我自己的经过临床验证的部分乳房重建技术的过程中，他对我的能力充满信心。

我还要感谢根特大学医学院整形外科的助手、护士、实习生和工作人员给予的大力支持。

我非常感激我的朋友和合作主编Albert Losken。与Bert合作写这本书真是一种荣幸。他的能力和奉献精神令人印象深刻，并且充分体现在本书的整个编写过程中。

我还要感谢所有撰稿人，感谢他们出彩的章节以及他们愿意分享的见解。所有这些导师和朋友都改变了我的命运，对于他们，我深表谢意。

最后，我必须感谢在肿瘤整形外科和部分乳房重建领域中许多创新者所取得的成就。这些人致力于为需要乳腺癌治疗和乳房重建的患者提供终极关怀。我为他们感到骄傲，因为他们坚信患者应该得到最好的治疗。

Moustapha Hamdi

目 录

第3篇
即刻部分乳房重建
Immediate Partial Breast Reconstruction

第4篇
保乳术后乳房畸形的修复：延期部分乳房重建
Correction of the Breast-Conserving Therapy Deformity: Delayed Partial Breast Reconstruction

第5篇
疗效及展望
Outcomes and Future Directions

视频目录

第 **1** 篇

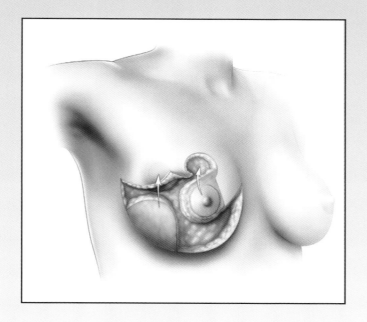

肿瘤整形外科学的演变

Evolution of Oncoplastic Surgery

第 1 章

肿瘤整形乳腺外科基本原则
Fundamentals of Oncoplastic Breast Surgery

Werner P. Audretsch

乳腺癌外科手术成功的标志之一是局部控制率。业已证明局部治疗不足及随后的局部复发会影响某些亚组人群的远期生存。这一认识使乳腺癌治疗策略发生转变。如今，外科医师不再单纯依靠系统干预来应对手术治疗的不足，而是更加注重细致的计划、熟练的操作，并结合放射治疗以最大限度地减少局部复发，同时兼顾乳房形态美学[1]。肿瘤整形手术通过部分切除和术后即刻重建的结合有效地实现了这一目标。时至今日，肿瘤整形手术主要目的是应对相对不良的乳房解剖学形态、肿瘤大小和位置，挑战复杂的局部治疗和放疗后的乳房手术，保证在完整切除肿瘤的基础上使印染切缘达到无浸润性疾病或至少 10 mm 内无导管上皮内瘤变（ductal intraepithelial neoplasia, DIN）。肿瘤整形手术的实施不是为了扩大不必要的边缘，而是为了减少再次切除，纠正保乳手术（breast-conserving surgery, BCS）后的畸形，并降低乳房切除率，从而节约社会及医疗资源[2]。

肿瘤整形外科的起源

肿瘤整形外科（oncoplastic surgery, OPS）一词于 1993 年引入乳腺外科[3]并于 1 年后出版专著[4]。涵盖了不同专业外科医师提出的独特手术构思，重点关注肿瘤切除和乳房美学，并通过部分乳房重建技术减少潜在的术后乳房畸形的发生。

OPS 最初的重点是矫正象限切除后的乳房畸形[5, 6]，当今已成为进行最初手术计划和决策时要考虑的选择之一。

> OPS 手术使外科医师可以通过调整手术方案预防畸形、缩小手术创面、降低局部复发的可能性。

美容象限切除术（cosmetic quadrantectomy）[7]、美学诊断环形切除技术（aesthetic diagnostic round-block technique）[8]、下方蒂肿瘤切除乳房缩小成形术（low pole tumor reduction mammaplasty）[9]和中央区肿瘤乳房缩小术（central tumor reduction）[10]这些名词，界定了肿瘤整形外科的基本原则，并为其发展奠定了基础。这些技术成功搭建起切除和即刻重建之间的桥梁，使乳房的美学形态和功能得到保留，从而保证了人体外形的完整性。不同于其字面意思，术语"肿瘤整形"是肿瘤特异性即刻重建（tumor-specific immediate reconstruction, TSIR）的独特标签。John Bostwick Ⅲ 在 1996 年引入了术语"肿瘤特异性即刻重建"[11]。这个概念涵盖了从部分到即刻完全乳房重建（total immediate breast reconstruction, IBR）的全部可用技术范围。

TSIR 是乳腺癌肿瘤整形手术发展的一个里程碑。它包括了延迟手术、全乳房重建和补救性手术。肿瘤整形不仅意味着局部缺损的修复，还包括整形部位的切除计划，以获取最自然、美观的乳房。TSIR 和肿瘤整形这两个术语的含义相似，肿瘤整形的治疗方法也包括延迟和补救性手术。不管使用什么术语，部分乳房重建术都是对乳腺癌治疗方法的重要补充。最初在欧洲，这种技术用于修复象限切除类手术的术后美学缺陷，其优势显而易见。最近，该技术在美国已经普遍用于乳房肿块切除术后的缺损修复。

如今，在世界范围内，肿瘤整形手术都是在基于 Milan Ⅰ 试验基础上进行的，遵守肿瘤学原则并不会影响治疗效果。此外，它还减少了乳腺癌患者对乳房畸形的担忧[12]。

解剖分类

肿瘤整形手术主要用于部分乳房切除术后缺损修复，但其手术计划中应该包括有可能进行的乳房切除术。

根据肿瘤类型的不同，切除范围越广[13]，局部控制失败的风险就越低，导致美学效果畸形的潜在可能性越大。因此，为了获得最高的局部控制率与最佳的美学效果，有部分乳房重建或保留皮肤的乳房切除术（skin-sparing mastectomy, SSM）联合乳房重建两种选择[14]。

影响乳房畸形矫正的主要因素有：

（1）肿瘤的位置（例如位于乳沟区域的肿瘤）。

（2）肿瘤/乳房体积比。

（3）手术切除（可能导致乳头乳晕变形、回缩以及体积/大小不对称）。

（4）放射疗法（可能导致皮肤反应、色差、皱缩和脂肪坏死）。

肿瘤/乳房体积比越小，美容效果越好。然而，相似的比例可能产生不同的结果，这取决于肿瘤的位置。

对于采用肿瘤整形技术修复部分乳房切除术后缺损的方法而言，需要考虑的解剖要素均应包括肿瘤的位置、大小、形状、乳房的对称性、肿瘤/乳房体积比和乳头-乳晕复合体（nipple-areolar complex, NAC）（框1-1）。

双侧乳房的对称性

对于部分乳房切除术，最有利的自然解剖状况是双侧乳房不对称，尤其是当患侧乳房较大时。Veronesi提出可以采用"双侧手术"的方式进行象限切除术，以此来避免因象限切除引起的不对称，例如在20世纪70和80年代采用的"镜像（mirror）"技术，该技术可以用于在切除足够腺体

> **框1-1 乳腺肿瘤解剖分类与手术对乳房美学形态影响的关系**
>
> **肿瘤位置及其手术对乳房形态可能的影响**
> 　外上象限——影响乳房侧向丰满度
> 　外下象限——影响乳房侧向丰满度
> 　中央或边界线——乳头-乳晕复合体回缩
> 　内上象限——影响乳沟
> 　内下象限——影响下皱褶
> 　上极——扭曲变形影响上极丰满度
> **肿瘤/乳房体积比**
> 　较低有利
> 　较高不利
> **乳头-乳晕复合体**
> 　中央（乳晕）下，导致乳头乳晕的脱落或回缩。
> 　非中央区（近边缘），产生深部切缘安全性问题。这是因为在接近边缘处的乳房腺体组织层较薄，肿瘤与其下的肌肉组织关系密切，使得在皮下组织与肌肉之间的立体三维空间难以达到足够的组织切除量。

和维持NAC位置间找到平衡[15]。镜像技术由Petit和Rietjens引入，该项技术促成了乳头乳晕重建术的产生[16]。肿瘤整形计划通常包括在对侧进行相似的切除，例如镜面活检，以提高对称性。其中一种方法是在放疗后进行对侧手术，以给予乳房充足的时间消除水肿和纤维化。

培训肿瘤整形外科医师

专业培训是一个经常引发争论的问题。在欧洲、美洲或世界范围内，专业乳腺外科医师的概念很重要，因为乳腺癌是一种"无声"的流行病。据估计下一年将有115.2万妇女被诊断为乳腺癌。其中，因乳腺癌致死者将达411 000人。估计有2 060万幸存者接受了乳腺癌治疗[17]。乳腺中心和专业乳腺外科医师必须获得适当的资格认证。这样可以确保为患者提供最佳治疗，同时也为受训人员提供了一个坚实的职业保障，即包括课程和资格认证在内的奖学金。这个领域的顶尖外科医师是推动这个专业向前发展的人，在他们的引领下，已经建立了培训乳腺癌专科医师的指南，包括乳腺外科医师[18]，创建并发布了良好的实践指南[19]，这些都体现了临床实践中课程设置的质量水平。在欧洲，乳腺癌手术培训和认证候选人的入选要求是目前已获得执照的普通外科医师、整形外科医师或妇科医师。该

培训机构设在经过认证的乳腺中心，该中心由乳腺疾病科（乳腺肿瘤外科）和整形外科（包括显微外科）整合而成。

培训机构应为医师提供培训选择，以使其获得足够的技能和实践以建立卓越的乳腺中心。培训项目应包括肿瘤外科、整形和美容外科、肿瘤整形外科原理、影像学、核医学、病理学、全身治疗及放射治疗等。美国和其他国家（地区）的培训选项可能有所不同，但是，最终目标是相同的。这些将在第2章中进行更详细的介绍。

技术观察

以下部分简略地介绍了将在随后其他章节中详细介绍的一些肿瘤整形技术。还介绍了乳腺肿瘤整形手术的常用术语。其宗旨是展示肿瘤整形方法的深奥、复杂性和进展。

美容象限切除术

美容象限切除术是充分考虑了乳房美容分区的切除术。手术的目标是根据患者的身体形象，以一种保留乳房自然形状的方式进行切除。附带有皱褶形成的皮肤"荷包"技术（图1-1A），导致皮肤收缩（图1-1B），是实现此目标的一种方法。

手术顺序

（1）针头定位（通过超声引导针头以90°定位肿瘤的范围或中心）。

（2）复合切除、导管切除或象限切除。

（3）切缘和乳头活检。

（4）创面全层闭合及乳头乳晕向中央区调整位置。

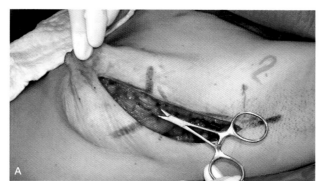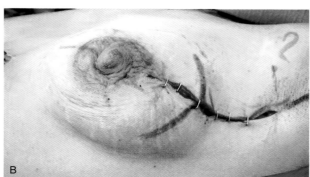

图1-1 美容象限切除术

临 床 案 例

［病例1-1］

该患者行乳腺癌保乳术后外上象限组织瓣旋转，术前（图1-2A）和术后2天（图1-2B，C）。

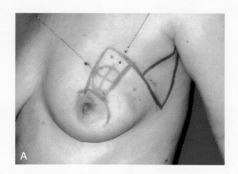

图1-2A 腺体组织皮肤瓣旋转局部乳房重建

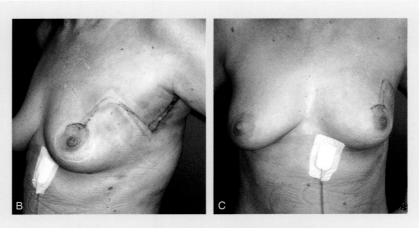

图1-2B～C　腺体组织皮肤瓣旋转局部乳房重建

[病例1-2]

　　MRI显示了一个肌肉下植入物（图1-3A），肿瘤位于左侧内上象限胸肌前方（图1-3B）。扇形切除部分肌肉和植入物（图1-3C，D）。新的植入物表面完全由肌肉覆盖。外侧乳腺腺体组织瓣和皮肤旋转至缺损处（图1-3E，F）。患者进行了即刻部分重建，植入物表面得到了可靠覆盖（图1-3G～I）。这个例子展示了假体联合肿瘤整形手术的优势。局部皮瓣是内上象限（常被视为禁区）缺损修复的有效选择[10]。通过旋转乳房腺体组织和皮肤填充缺损。

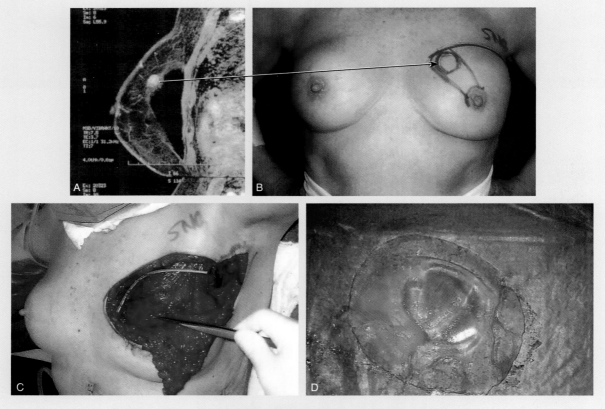

图1-3A～D　假体联合局部腺体组织皮肤瓣即刻部分乳房重建

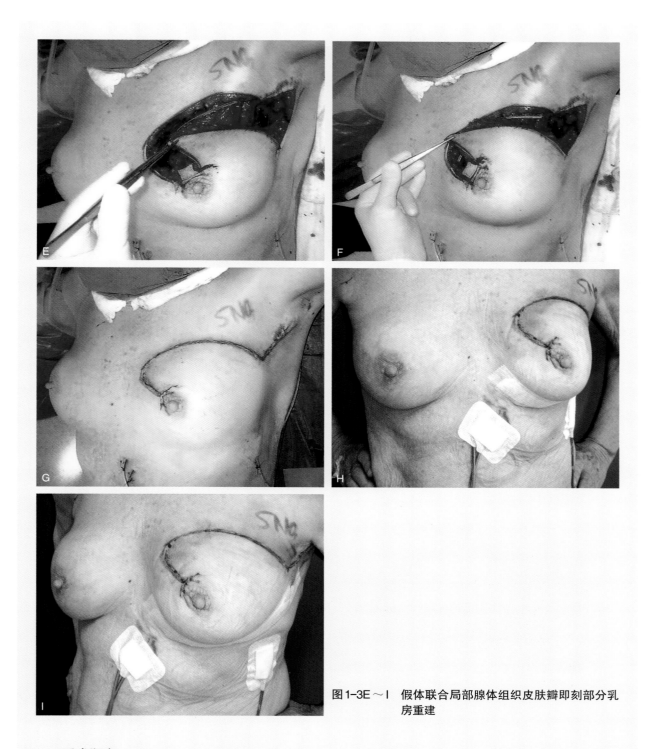

图1-3E～I 假体联合局部腺体组织皮肤瓣即刻部分乳房重建

手术顺序

（1）病变定位皮肤切口划线标记。

（2）腋下三角形。

（3）平行切除。

（4）边缘和乳头活检。

（5）NAC移位。

（6）腺体组织瓣旋转。

背阔肌肌皮瓣

背阔肌肌皮瓣是皮瓣的主要来源，可用于1/3的局部乳房、半乳房或全乳房重建。就象限切除术后缺陷修复而言，是理想的容量和皮肤替代组织。

> 背阔肌肌皮瓣用于大体积切除术（约200 g），肿瘤与乳房体积差异大或难以准确定位的肿瘤。可以单侧或双侧同时手术。

临 床 案 例

[病例1-3]

患者有内下象限近1/4象限组织缺损致使双侧乳房不对称，接受了单侧入路的背阔肌肌皮瓣乳房重建。缺损区域被背阔肌肌皮瓣修复，并达到了双侧乳房对称性的效果（图1-4）。

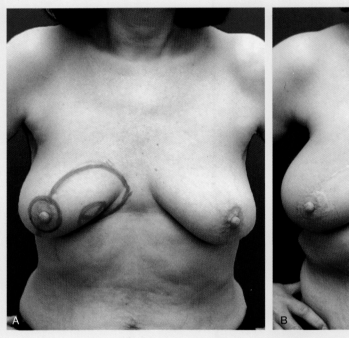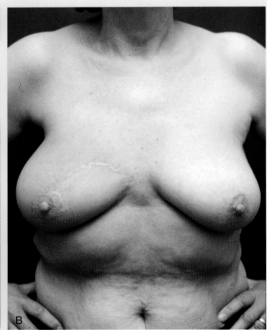

图1-4 单侧背阔肌肌蒂皮瓣部分乳房重建

手术顺序

（1）切除范围标记。

（2）象限切除。

（3）皮岛设计。

（4）组织瓣制备。

（5）组织瓣旋转。

（6）组织瓣嵌入。

[病例1-4]

　　该患者实施左侧乳腺象限切除术,同时采用双侧镜像技术进行乳房重建(图1-5A),以背阔肌肌皮瓣修复患者左侧乳房,右侧行乳房上提固定术。10年后,采用镜像技术行右乳房象限切除术联合背阔肌肌皮瓣重建术(图1-5B)。图1-5C显示术后乳房轮廓、形状和对称性。

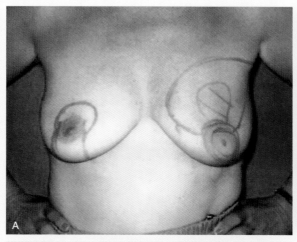
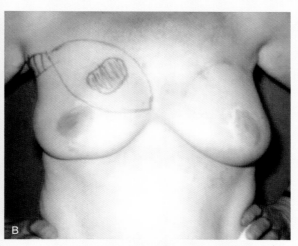
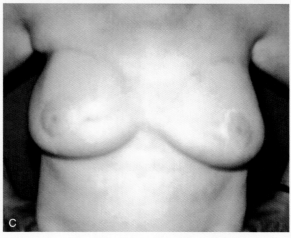

图1-5　镜像技术双侧背阔肌肌皮瓣乳房重建

手术设计

　　包括以下过程:

(1)超声扫描并画出肿瘤轮廓线。

(2)切除活检,最终组织学结果。

(3)正位、斜位和侧位照相。

(4)依据肿瘤特征的计划框架如下:

1)进入肿瘤区域的手术入路;

2)进入腋窝;

3)皮肤的二维形状;

4)切除组织的三维体积;

5)临床淋巴结转移阳性(cN+)的患者治疗前,前哨淋巴结活检(sentinel node biopsy, SNB)。

术前计划

(1)影像制图、超声、磁共振断层扫描成像(MRT)可选,正电子发射断层扫描(PET)可选。

(2)术前用蓝色染料画线。

(3)超声引导下定位针构建切除范围。

(4)术前绘图和拍照存档。

(5)切除病变组织。

(6)术后制图,放置定位夹标记切缘,为后续放疗计划做准备。

临 床 案 例

[病例1-5]

　　该患者使用MRI在对侧乳房中发现无症状病变（图1-6A，B），因而进行了双侧背阔肌肌皮瓣重建术。病变位置采用MRI穿刺定位和对侧超声定位确定。研究显示术前MRI的实施改变了约40％的病例的手术方案[20]。术前绘制双侧背阔肌肌皮瓣手术设计图（图1-6C）。对右侧乳房（图1-6D，E）进行象限切除术和背阔肌肌皮瓣重建术。切除并重建了左侧乳房（图1-6F，G）。该患者的治疗说明了MRI的有效性以及早期同时采用双侧背阔肌肌皮瓣进行部分乳房重建的可靠性。

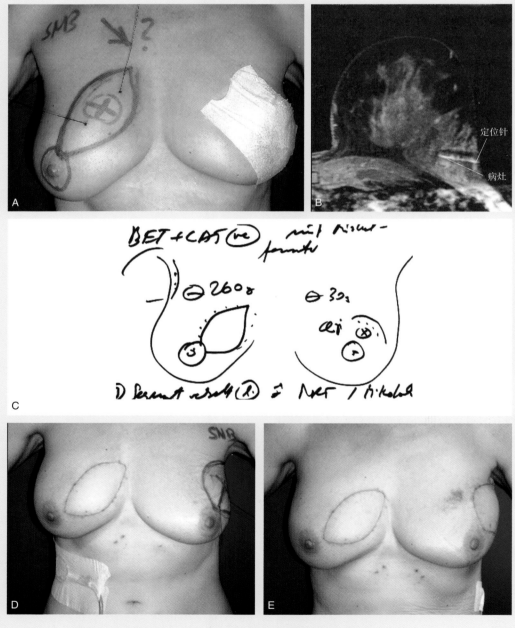

图1-6A～E　一期双侧背阔肌肌皮瓣乳房重建术

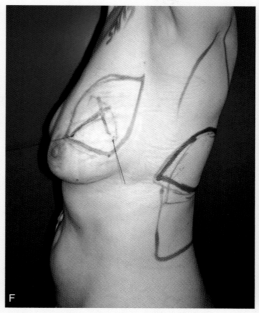
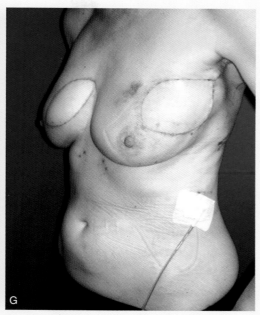

图 1-6F～G 一期双侧背阔肌肌皮瓣乳房重建术

Phipp 图

Phipp 图（图 1-7）有利于对于肿瘤大小和切除目标体积相对性的评估[21]。尽管没有包括乳房 4 个象限中肿瘤位置有关的信息，但对于选择手术方式可能会有帮助。绿线表示"简单"的局部供区（即乳房缩小术，旋转和胸腹壁皮瓣技术），红线表示来自较远位置（例如背阔肌肌皮瓣）的组织替换。在针对肿瘤选择合适的整形技术进行缺损修复时，将解剖学知识用于肿瘤定位的观念也很重要。这种方法可以帮助外科医师在使用局部皮瓣还是远位皮瓣进行部分乳房重建之间做出抉择，并确定是否采用保留皮肤的乳房切除术（skin-sparing mastectomy, SSM）和即刻乳房重建（immediate breast reconstruction, IBR）。

> Phipp 图可将手术方案（肿瘤整形策略）与问题（相对肿瘤大小和部位）相匹配。

替代方案

评估完成乳房切除术和重建的潜在可能性是肿

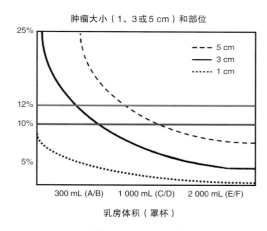

肿瘤大小（1、3 或 5 cm）和部位

- – – 5 cm
- —— 3 cm
- ···· 1 cm

300 mL (A/B)　1 000 mL (C/D)　2 000 mL (E/F)

乳房体积（罩杯）

图 1-7 Phipp 图

瘤整形方法的重要组成部分。

> 如果可能，在选择切口时，应避免影响今后进行 SSM 的可能性。

需要考虑的步骤如下：
（1）进行广泛的切除。
（2）将部分切除术转变为扩大的部分乳房切除术。
（3）将部分乳房切除术转化为乳房切除术联合

临 床 案 例

[病例1-6]

环乳晕切口或斜形的皮肤切口（图1-8A）可以联合应用在"微笑"乳房切除术（图1-8B）中。这种类型的乳房切除术因其瘢痕形状而命名，也可认为是一种采用"网球拍"切口完成SSM和DIEP即刻乳房重建的手术类型（图1-8C）。"微笑"切口模式也非常适合延迟假体植入乳房重建（图1-8D）。

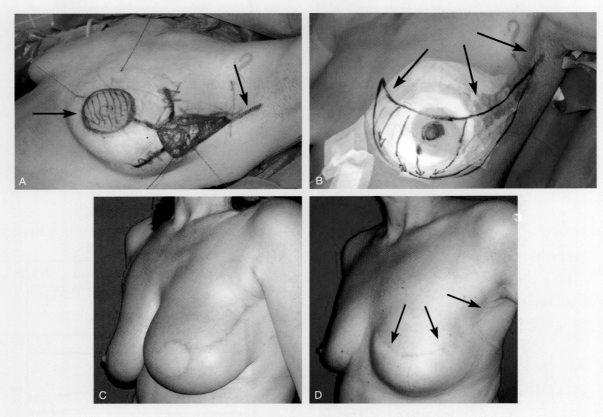

图1-8 "微笑"切口模式，延迟假体植入乳房重建术

乳房重建手术。

（4）处理对侧乳房。

对侧乳房对称性处理

对侧乳房对称性处理为另一种改善结果和对称性的方法。处理对侧乳房的指征包括解决对称性、形状、大小、肿瘤学和预防性治疗等相关的问题。

以下方法用于对侧乳房处理：

（1）观察。

（2）镜像技术。

（3）乳房缩小术。

（4）隆乳术。

（5）降低发病风险。

最容易处理的情况是存在某种自然的不对称性。如果患者在治疗前肿瘤侧乳房偏大，在这种情况下，通常不需要处理对侧乳房。对这类患者而言，只需要在肿瘤切除后实施乳腺组织瓣

临 床 案 例

[病例 1-7]

患者右侧乳房上标识的（内上象限）为乳腺癌 BCS 和放疗后局部复发区域。红色线标识为计划使用背阔肌肌蒂皮瓣修复的扩大切除范围（图 1-9A）。通过肿瘤整形手术将部分乳房切除术转变为扩大的部分乳房切除术，结果改善了双侧乳房的对称性（图 1-9B）。背阔肌的供区切口在手术前也已标出（图 1-9C）。某些不对称是由供区侧切口闭合引起的（图 1-9D）。

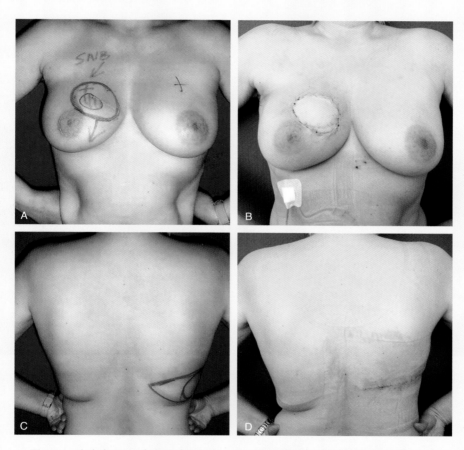

图 1-9　乳腺癌 BCS 放疗后肿瘤复发，扩大切除背阔肌肌皮瓣部分乳房重建术

旋转技术就可以实现双侧乳房的对称性（图 1-10）。其他情况则需要对另一侧乳房进行更积极的处理。

图 1-11 患者右侧乳房实施了象限切除术和背阔肌肌皮瓣重建术，需要对其左侧乳房实施乳房缩小术以改善乳房的外形和对称性。

保乳手术的替代方法

完整的肿瘤整形方法应为 BCS 提供替代方案。

此项技术通常适用于患有 DCIS 或无淋巴结受累的浸润性癌的女性患者（尤其是年轻患者）。放疗是 BCT 局部治疗的组成部分，而无淋巴结受累通常是避免放疗的基础。在与一位浸润性癌的患者讨论治疗方案时，如果患者倾向选择 SSM 联合即刻自体重建或植入物重建以避免 6 周放疗或后续对保留乳房复杂的影像学复查，N_0 分期则成为支持这一选择的看似合理的理由。但是目前，尚无比较 BCS 联合放疗与 SSM 联合自体 IBR 预后的随机试验数据。

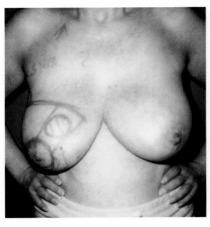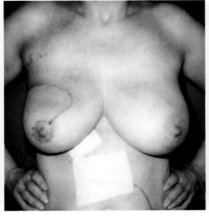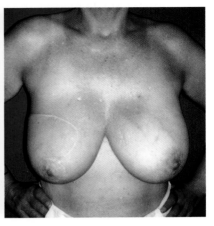

图1-10 生理状态下患侧乳房偏大，仅对患侧进行肿瘤整形外科处理，双侧乳房对称性得到改善

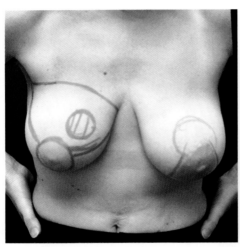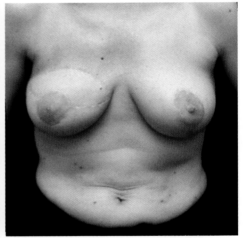

图1-11 生理状态下双侧乳房对称，患者右侧乳房实施了象限切除术和背阔肌肌皮瓣部分乳房重建术，对侧乳房实施乳房缩小术

> SSM联合自体乳房重建是避免部分患者放疗的一种方法，也是乳腺癌保乳手术的一种替代方法。

结论

乳腺肿瘤整形外科是一门涉及内容广泛且技术全面的学科。只有对整个治疗过程中的各种选择有全面的了解，才能有效地管理患者。乳房手术在不断发展且变得越来越复杂，但是，乳房手术的目标从未改变，即最大限度地提高局部控制并且最大限度地减少不良的美容效果。

为了满足日益增长的保乳需求，并且最大限度地降低20% ～ 50%患者美学效果不佳的风险，乳房手术治疗理念需要改变。正是在这种情况下，才引入了肿瘤整形方法——它涉及肿瘤学和美容且要求术者一丝不苟地对待每一个手术细节，这种肿瘤整形理念需要贯穿从计划手术到乳房重建完成的整个过程。肿瘤整形手术的发展是为了扩大保乳手术的适应证，并在肿瘤相对大小和位置不佳的情况下仍能达到较好的美学效果。如此，患者在接受保乳手术的同时也能兼具乳房的外形和对称性，从而告别保乳术后畸形的乳房。肿瘤整形手术和SSM联合即刻重建有助于避免无法预见的切缘安全性问题，这是基于对乳房和淋巴结进行了全面的影像（MRI）评估和准确的组织学诊断技术实现的。肿瘤整形外科和转化性肿瘤整形外科，以及 SSM 联合乳房重建，是取得最大成果的关键。

任何BCT都有一个复杂程序即术后放疗。放射治疗是不可忽略的治疗方法，且必须在其副作用和远期预后之间取得平衡。就BCT可达到的美学效果而言，唯一可以与之媲美且避免放疗的手术方法是SSM 联合即刻自体乳房重建。

只要我们继续强调肿瘤整形结果的安全性和有效性，这种方法将继续得以使用和普及。长期的随访研究将使我们进一步认识这些手术在肿瘤学和美容方面的益处。关于组织培训方面尚无明确的共识，因此就采取肿瘤外科和整形外科医师合作还是由一名外科医师完成手术的争议仍将继续。尽管存在这些差异，最终目标是相同的。

致谢

谨向 Christoph Andree，Arati Sherlekar 以及发表评论的同仁们深表谢意！感谢编辑 Albert Losken 和 Moustapha Hamdi 的支持及宝贵建议！

本 章 要 点

- 定义术语
  - 肿瘤整形这一术语是由现代乳腺外科医师创造的，用于表示肿瘤特异性的即刻重建。
- 建立全面的乳腺中心
  - 良性和恶性疾病。
- 肿瘤整形外科课程培训
  - 专业乳房手术的资格认证。
- BCS 的具体方法
  - 乳房影像。
  - 淋巴结显像术。
  - 手术计划。
  - 复合切除。
  - 乳房重建。
  - 对侧乳房的管理。
  - 备用手术计划。
- 通过专业资格认证进行质量控制

参考文献

[1] Borgen P, Sacchini V, Zurrida S, et al. At last local control matters. Breast Diseases: A Year Book Quarterly 17: 210, 2006.

[2] Menes TS, Tartter PL, Bleiweiss I, et al. The consequence of multiple reexcisions to obtain clear lumpectomy margins in breast cancer patients. Ann Surg Oncol 12: 881, 2005.

[3] Audretsch W, Kolotas C, Rezai M, et al. Oncoplastic surgery in breast conserving therapy and flap supported operability. Presented at the Annual Symposium on Breast Surgery and Body Contouring, Santa Fe, New Mexico, Aug 1993.

[4] Audretsch W, Rezai M, Kolotas C, et al. Oncoplastic surgery: "target" volume reduction, (BCT mastopexy), lumpectomy reconstruction (BCT reconstruction), and flap supported operability in breast cancer. Proceedings of the Second European Congress on Senology, Vienna, Austria, Oct 1994; Bologna, Italy: Monduzzi Editore, 1994.

[5] Berrino P, Campora E, Santi P. Postquadrantectomy breast deformities: classification and techniques of surgical correction. Plast Reconstr Surg 79: 567, 1987.

[6] Pearl RM, Wisnicki J. Breast reconstruction following lumpectomy and irradiation. Plast Reconstr Surg 76: 83, 1985.

[7] Silverstein M. Cosmetic quadrantectomy. Presented at the Annual Miami Breast Cancer Conference, Miami, Mar 1993, and at the Thessaloniki Panhellenic Breast Cancer Conference, Oct 1993.

[8] Goes JCS. Correcao immedia da mamma apos ressecoes glandulares amplas. In Transactions of the Thirteenth Brazilian Congress of Plastic Surgery, Porto Alegre, Brazil, Oct 1976.

[9] Clough KB, Nos C, Salmon RJ, et al. Conservative treatment of breast cancers by mammaplasty and irradiation: a new approach to lower quadrant tumors. Plast Reconstr Surg 96: 363, 1995.

[10] Grisotti A. Immediate reconstruction after partial mastectomy. Oper Tech Plast Reconstr Surg 1: 1, 1994.

[11] Audretsch WP, Rezai M, Kolotas C, et al. Tumor-specific immediate reconstruction (TSIR) in breast cancer patients. Perspect Plast Surg 11: 71, 1998.

[12] Baildam AD. Oncoplastic surgery for breast cancer. Br J Surg 95: 4, 2008.

[13] Rezai M, Veronesi U. Oncoplastic principles in breast surgery. Breast Care 2: 277, 2007.

[14] Audretsch W, Andree C. Is mastectomy still justified—and if so, in which patients? Onkologie 29: 243, 2006.

[15] Veronesi U. Cosmetic aspects of primary treatment. Eur J Cancer Suppl 30: 7, 1994.

[16] Petit JY, Rietjens M. Deformities after conservative breast cancer treatment. In Noone RB, Low DW, eds. Plastic and

Reconstructive Surgery of the Breast. Hamilton, Ontario: BC Decker, 1991.

[17] Anderson BO, Yip CH, Smith RA, et al. The Breast Health Global Initiative: a catalyst for cancer control in limited resource countries. The Sixth European Breast Cancer Conference, Berlin, April 2008. Eur J Cancer Suppl 6: 166, 2008.

[18] Cataliotti L, de Wolf C, Holland R, et al. European Society of Mastectomy guidelines on the standards for the training of specialised health professionals dealing with breast cancer. Eur J Cancer 43: 660, 2007.

[19] Association of Breast Surgery at BASO, Association of Breast Surgery at BAPRAS, Training Interface Group in Breast Surgery, et al. Oncoplastic breast surgery: a guide to good practice. Eur J Surg Oncol 33(Suppl 1): S1, 2007.

[20] Bagley FH. The role of magnetic resonance imaging mammography in the surgical management of the index breast cancer. Arch Surg 139: 380, 2004.

[21] Phipp LH, Hurd KB, Wilson ARM, et al. Preoperative prediction of cosmesis and patient satisfaction after breast conserving surgery (the Phipp chart). Abstract presented at the Eighth Nottingham International Breast Cancer Conference, Nottingham, England, Sept 2003.

第 2 章 肿瘤整形乳腺外科现代模式
Current Approach to Oncoplastic Breast Surgery

R. Douglas Macmillan, **G. Patrick Maxwell, Allen Gabriel**

欧洲经验

R. Douglas Macmillan

过去30年内，乳腺癌的治疗取得了长足进步，乳腺癌的现代治疗模式与先前的治疗模式相比已经大不相同。治疗模式发生变革的原因有许多，乳腺癌多学科综合治疗是重要的原因之一。

> 与传统医师相比，现代医师对乳房手术的理念有很大的不同，最明显的区别是他们开始实施乳腺肿瘤整形手术。

那么，乳腺肿瘤整形外科学发展的关键里程碑是什么？乳腺肿瘤整形这个术语最初用来描述对进展中的乳腺癌实施联合化疗和放疗的保乳手术，但现在广泛用来描述保持乳房外观和患者生活质量的肿瘤根治手术[1]。当然，乳腺癌手术首要的关注点是患者生存率而不是乳房外形是否美观。在乳腺肿瘤整形外科发展早期所开展的手术，也许只能证明对于病灶局限乳腺癌患者，能在保证安全的基础上避免乳房外观的异常。

> 随着治疗效果的提高，大多数乳腺癌患者在治疗后均实现了长期生存，人们开始不仅仅注重肿瘤的根治，而且注重手术后的整体效果。换句话说，乳腺癌手术对女性的人生历

> 程产生什么影响？乳腺癌有许多的危害，它常常会破坏女性身心的完整性。因此，乳房手术应该尽可能地减少由手术所带来的负面影响。

乳腺肿瘤整形外科迈出的第一大步是广泛地应用保乳手术替代乳房切除术。给予患者可替代乳房切除术的选择并且扩大保乳手术的适应证，这曾是乳腺肿瘤整形外科的一个关键目标。实现这一关键目标的一些里程碑式的创新包括如下三点。

（1）乳房缩小术的应用：乳房缩小术最初用于切除乳房内可切除的肿瘤，这也是缩乳术的适应证之一。后来经过改进技术，将其扩展为可用于切除乳房的任意部位。

（2）容量替代术：最初是利用背阔肌肌皮瓣进行各种手术，现今扩展为可利用局部多种穿支皮瓣进行手术。

（3）乳房缺陷的多种整形修复技术：包括简单的皮肤缩小整形术到改良的乳房整形修复术。

以上整形技术大部分是在欧洲开展起来的[2-8]。

从事乳腺肿瘤整形外科的许多先驱们都有着相同的经历或者需要克服相同的困难，他们通过训练将整形外科的技术应用于乳腺肿瘤外科，并制定了一套操作规范，让乳腺肿瘤医师和整形外科医师能够协调工作。乳腺肿瘤整形外科的先驱们通过展示成功的手术案例激励其他人进行学习。但是，改变传统的"双外科医师"模式很有必要，即一位乳腺

肿瘤医师负责"挖洞（made a hole）"而另一位整形外科医师负责"修补（filled it）"，需要通过培训以增加掌握乳腺肿瘤整形外科手术技巧的医师人数。整形外科医师对某种技术中存在的缺点和局限的认识，往往只有在乳腺肿瘤医师亲身实践后才能获得切身的体会。

> 在考虑进行乳腺肿瘤整形手术时，首诊时就要制订整形手术方案并且明确不同整形技术各自所适应的情况。

实际上，所有的乳房手术都可以看作是整形外科手术。人们常常会问，为什么没有整形美容技术的人可以在乳房上动刀子，或者为什么没有肿瘤学知识的人可以给乳腺癌患者做手术？这个问题让人难以给出信服的答案。当然，任何一位外科医师都不是全能的，没有人能做到这一点。乳腺癌整形手术常常需要肿瘤科、整形外科和显微外科的专家团队共同提供相关的技术支持。

> 其中的核心要点是，实施乳腺癌整形手术的外科医师需要具备一些最基本的技能。必须了解乳腺肿瘤学和整形外科学中的所有技术，并具备实施其中多项关键技术的能力。

为此，需要对传统的学科划分进行调整。那些从现有乳房整形手术中获益的人应当感谢那些在此领域趟过雷区的技术先驱们。这一次，欧洲又走在了前面。

> 全世界范围内，乳腺肿瘤整形外科发展最大的障碍来源于乳腺肿瘤专家和整形外科专家对于个人利益的重视。尽管听起来刺耳，许多人不愿承认，当然也没有谁故意如此。许多国家内部长期存在的派系之争是导致乳腺肿瘤整形外科没有以它应有的速度快速发展的主要原因。

这些利益方面的因素对女性患者的手术质量和手术方式的选择都带来了负面的影响。在许多国

家，这需要一代人的时间使他们的态度发生转变，同时有赖于那些墨守成规的人逐渐消失。所有想取得进步的国家，都需要改变陈旧的观念并且慷慨地分享知识和技能。

相比其他地区，欧洲乳腺肿瘤整形外科能蓬勃发展的原因很多，其中最主要的或许是欧洲在乳腺肿瘤整形外科发展的初始阶段就快速克服了困难。另一个原因则是乳腺肿瘤医师和整形外科医师越来越专业化。

> 无论是由整形外科背景还是乳腺肿瘤背景向乳腺肿瘤整形外科转变都不容易，这是个缓慢的过程。另一个促使英国以及欧洲乳腺肿瘤整形外科发展的关键原因是设立了综合性的培训奖学金。

乳腺肿瘤整形外科的概念来自普通外科、肿瘤外科和整形外科，具有以前大类专业才有的交叉性专业技能，这个概念最早在20世纪90年代末就在英国开始大放异彩。乳腺外科医师招募过程中出现的困境以及一项新的乳腺肿瘤整形培训计划的落实是促进此概念发展的两个关键因素。培训项目缩短、工作时间的降低以及医师数目的增加，使英国乳腺外科医师逐渐丢失了作为普通外科医师所具有的广泛的技能基础[9]。这部分欠缺并没有用其他技术来弥补，从而使得在20世纪末，乳腺外科对实习医师来说越来越没有吸引力，他们普遍认为乳腺外科与其他专业相比在技术上没有挑战性。从某种意义上讲，乳腺外科逐渐成了一种只能吸引天赋较低的外科医师的专业，这对于乳腺癌患者是不利的。1996年英国专家顾问委员会通过在普通外科实习医师课程中增加乳腺方向，才得以解决这个问题，在本次修改中首次加入乳房重建模块[10]。英国也成了欧洲第一个增加此模块课程的国家。

当时选择乳腺外科的少量实习医师中，84%的人希望能掌握乳房重建的技术。为了响应乳腺外科协会向英国整形外科医师委员会提出的建议，一个乳腺-整形外科培训交流小组在2000年成立了。乳腺肿瘤整形外科的概念或者说新一代的乳腺外科医师需要在诊断、切除、重建和临床管理各个方面接受训练的理念就此诞生了。该交流小组的目标主要

有以下三个。

（1）通过交流培训提高乳腺外科医师的临床服务水平。

（2）为乳腺外科住院医师提供交叉学科培训机会。

（3）将乳腺肿瘤整形外科培训前移至医师的职业生涯早期。

最后，设立了一个不同于普通外科的乳腺外科医师培训模式，这些医师并不立志于掌握传统普通外科的全部技能，因为这些技能通常与乳腺肿瘤整形外科没有关系。

这些目标促使英国卫生部资助了九项新的乳腺肿瘤整形外科培训奖学金。高年资的实习医师被分派到英国大型多学科的肿瘤整形外科培训中心进行了为期 12 个月的培训。这个项目目前已经扩大了规模，日益成为普通外科医师和整形外科医师转行追求乳腺肿瘤整形职业生涯的一条受认可的途径。

> 尽管乳腺肿瘤整形外科早期主要强调如何让保乳手术达到更好的效果并且扩大其适应证，在乳房切除术后如何重建的问题上也获得重要的进展。

实施包含乳腺肿瘤整形的乳房切除术是乳腺肿瘤整形外科医师必备的基本能力，不论他们是乳腺肿瘤学背景还是整形外科背景，这是一项比许多人想象的都要难得多的技能，也是做好乳房重建的基础。如果实施不当，将导致多种并发症。无论这些患者是否进行即刻重建，多种技术的实施使得各种形式的乳房切除术都能达到良好的功能和外观，明显提高了乳房重建的质量。另外，乳腺肿瘤整形技术的培训也明显提高了乳房重建手术的比例。技能的多样化至关重要，虽然最合适的选择往往需要一个团队来提供技术支持，而且联合手术通常也是富有成效的，但是双外科医师的模式是相对受限而且效率低下的。

显然，将这些技术付诸实践的团队培训标准和经验，比提供专业技术知识更加重要。欧洲乳腺肿瘤整形外科的发展路径在各个国家之间以及每个国家内部都不一样。

> 有人提出一个这样的理想模型——手术团队

的成员接受过普通外科或整形外科的培训，但他们都是乳腺肿瘤整形外科医师，与普通外科和整形外科有相当多的技能处于同样的水平。

另一种常见的模式是由一组乳腺肿瘤整形外科医师提供各方面的医疗服务，同时加上单独的显微外科。在双外科医师模式仍然存在的地方，乳腺外科越来越多地寻求整形外科医师的加盟，但受限于缺乏相关的综合性技能，这种模式的局限性是很明显的。不同地方的服务模式存在差异性，常常需要因地制宜。现代乳腺肿瘤整形手术已经是常规手术，其良好的结果和越来越多的成功案例，推动了相关专业的发展。

随着医疗服务的进步和医疗质量的提高，患者的期望也相应地提高了。应该把这看作是进一步提高医疗质量的动力，而不应看作负担。我们还没有达到乳腺肿瘤整形外科所能达到的最理想的效果，这个领域仍在快速发展，不断整合新方法和新技术，而那些对新模式反应迟缓的国家可能要继续落后了。

> 当务之急，我们需要更加明确地验证和确立相关操作准则，更好地培训人员以及进行资质认证，以促进相关专业的可持续发展。

目前已经发表了许多乳腺肿瘤整形外科的指南，美国国家审计署也已明确规定了适合不同地区的最佳方案[11]。然而在这方面依然有着很大的进步空间，是肿瘤外科发展的转折点。未来解决这些问题的下一代先驱们将会是有着极高手术天赋的外科医师，他们同时接受了乳腺肿瘤和整形外科医师的培训，并被吸引到一个令人兴奋的、具有挑战性的而且最重要的是有回报的专业领域。

本部分要点

- 从事乳腺肿瘤整形外科的医师需要掌握各方面的知识，并且具备多项乳腺肿瘤外科和整形外科的专业能力。
- 双外科医师的服务模式是效率低下的而且已经过时的。

- 设立综合性的培训奖学金以及制定完全不同的乳腺外科的培训模式至关重要。

参考文献

[1] Audretsch W, Rezai M, Kolotas C, et al. Tumour-specific immediate reconstruction in breast cancer patients. An approach to the repair of partial mastectomy defects. Semin Plastic Surg 11:71, 1998.

[2] Petit JY, Rigaut L, Zekri A, et al. [Poor esthetic results after conservative treatment of breast cancer. Technics of partial breast reconstruction] Ann Chir Plast Esthet 34:103, 1989.

[3] Clough KB, Kroll SS, Audretsch W. An approach to the repair of partial mastectomy defects. Plast Reconstr Surg 104:409, 1999.

[4] Clough KB, Lewis JS, Couturaud B, et al. Oncoplastic techniques allow extensive resections for breast-conserving therapy of breast carcinomas. Ann Surg 237:26, 2003.

[5] McCulley SJ, Macmillan RD. Planning and use of therapeutic mammoplasty—Nottingham approach. Br J Plast Surg 58:889, 2005.

[6] Rainsbury RM. Surgery insight: oncoplastic breast-conserving reconstruction—indications, benefits, choices and outcomes. Nat Clin Pract Oncol 4:657, 2007.

[7] Hamdi M, Van Landuyt K, de Frene B, et al. The versatility of the inter-costal artery perforator (ICAP) flaps. J Plast Reconstr Aesthet Surg 59:644, 2006.

[8] Clough KB, Kaufman GJ, Nos C, et al. Improving breast cancer surgery: a classification and quadrant per quadrant atlas for oncoplastic surgery. Ann Surg Oncol 17:1375, 2010.

[9] Rainsbury RM, Browne JP. Specialisation in breast surgery: opinions of the UK higher surgical trainee. Ann R Coll Surg Eng 83(Suppl):S298, 2001.

[10] The training of a general surgeon with an interest in breast disease. The Breast Surgeons Group of the British Association of Surgical Oncology. Eur J Surg Oncol 22(Suppl A):S1, 1996.

[11] Available at *www.orbsweb.com*.

美国经验

G. Patrick Maxwell, Allen Gabriel

美国乳腺癌的治疗借鉴了很多欧洲的经验，但确实也存在一定的差异。与欧洲不同，美国不是由一名外科医师独立完成肿瘤的切除和重建手术，而是由普通外科或者肿瘤外科医师切除乳腺癌后，由另一名整形外科医师团队完成重建。这种双团队的模式保留了大部分的多学科团队，目的是进一步优化治疗方案并且改善治疗效果。如果没有其他相关学科和肿瘤外科精心地合作，就不可能取得进步。这种量身定制的方法可对患者进行个性化的治疗。

医疗团队策略的价值

多学科团队进行诊疗和决策的方法在乳腺癌领域中发挥着举足轻重的作用。

1996年，Gillis和Hole报道了多学科团队诊疗决策的方法明显提高了乳腺癌患者的5年和10年生存率。自那时起，包括美国在内的许多国家开始接纳了这种多学科诊疗的理念。随着如何管理乳腺癌和治疗乳腺癌的专业证据不断涌现，多学科团队进行决策的方法显得更加重要，因为专家组成员可为患者提供最佳的医疗服务（框2-1）。

其他证据也表明，集体制订的治疗方案要比单个医师制订的治疗方案更好[1]。集体诊疗的优势在于专家团队见证过很多疾病的诊疗过程。来自苏格兰关于卵巢癌患者生存率提高的报道引发了一项研究，这项研究的目的是为了探讨患者生存率的差异是单纯由肿瘤的预后因素决定还是同时由医院提供的肿瘤治疗技术决定[2]。研究结果表明，多学科团队参与治疗可以提高患者的生存率。此外，据报道，采用多学科诊疗的骨肉瘤和软组织肉瘤的患者早期复发率较低，生存率更高，并且改善了肢体的功能。但是，乳腺癌治疗中多学科团队之间所固有的协调困难可能会降低多学科团队这个有效方法的使用率[3]。为乳腺癌患者协调所有的治疗本身就有挑战性，这可能导致有效治疗的使用不足。

乳腺癌的治疗模式包括以单一乳房手术中心的多学科诊疗模式，以及分散在不同城市的医疗机构或医疗中心的多学科诊疗模式。研究表明，单一乳房手术中心的多学科诊疗模式更有利于住院患者的治疗，患者的复发率和死亡率更低，患者满意度也更高[4-6]。同样的，多学科诊疗模式可以更好地协调门诊治疗，患者感知到的医疗水平更高，也更愿意接受预防服务[7-10]。

由于是由双手术团队共同实施乳腺癌的手术治疗，因此需要有效的沟通和协调才能及时完成。多数实施乳房重建手术的中心对这个流程是很熟悉的，切换到这种双团队的策略进行肿瘤整形手术一般情况下是比较顺利的。患者能及时接受诊断和转诊，受益于术前和术后的有关辅助治疗的协同决策。

框 2-1 多学科团队

临床社会工作者	理疗师
临床试验护士	整形外科医师
遗传咨询师	初级保健医师
肿瘤内科医师	肿瘤放射治疗医师
多学科癌症护理协调员	女性成像专科影像医师
营养师	肿瘤外科医师
病理科医师	

独立的癌症治疗中心是当前的发展趋势，这类机构已开始全面地将多学科的方法整合到一个中心。不同的学科参与到乳腺癌患者的治疗中，并在协调患者治疗中发挥着不可或缺的作用。例如，肿瘤内科医师在癌症患者治疗中的作用日益突出，而肿瘤放射治疗师为癌症局部和区域治疗提供了一种重要的治疗方式。很明显所有的专科医师都为乳腺癌患者提供了有效的医疗服务。

> 这些癌症治疗中心成功的关键是为癌症提供多学科治疗，包括直接治疗和支持性服务，对临床指南的遵循以及为诊疗计划的全面质量做保证。

因此，患者可以获得更好的治疗和更多经验丰富的医疗辅助服务，从而让患者治愈的希望更大，生活质量更好，活得更久。

美国目前尚无具体的乳腺肿瘤奖学金计划，但是趋势是将来或许有设立的可能。在这个专业领域进行额外的培训将是培养我们未来的乳腺肿瘤整形外科医师必须完成的。在欧洲皇家医师学院的主持下，全欧洲提供了多个乳腺肿瘤整形奖学金，而美国分别为不同教育背景的整形外科医师和普通外科医师提供了专门的乳腺奖学金。有必要将这些培训项目结合起来，用于培训未来的乳腺肿瘤整形外科医师。此外，这些临床项目有助于提升医师对本领域的了解并以此实现培训项目的长远目标，使该领域的所有医师都可以了解到乳腺癌乳房切除、乳房重建的相关知识和最新的循证学证据。

乳腺肿瘤手术

当前，许多乳腺癌患者对手术后的美学效果有着很高但是不切实际的期望。这就显示出知情同意、患者教育、案例图片以及建立一个适当的支持系统的重要性。以确保患者对手术的过程和结果有大概的了解。使患者明白其所选择的治疗方法及治疗结果是很重要的，尤其是当还涉及放射治疗时。这就是为什么要重新定义"保乳"这个术语的原因，需要使得它能更加符合实际情况。"乳房肿块切除和放射治疗"是一个更准确表达"保乳"的术语，因为保乳治疗包含了乳房肿块切除和放射治疗两种治疗方法。

尽管接受乳房重建的患者对治疗结果的满意度在不断提高，目前仍然有很多女性因为一些原因并不能接受乳房重建。最近美国的一项研究表明，在44%的乳腺癌治疗中心中，适合重建手术的患者被推荐进行此类手术的比例不足25%[11]。总体上，57%的乳腺外科医师认为乳房重建手术对患者并不重要。另一项研究显示大多数普通外科医师在术前不会与乳腺癌患者讨论乳房重建的问题。如果术前讨论确实存在这样的问题，将显著影响治疗方案的选择，使更多的女性接受单纯的乳房切除术[12]。

多学科治疗模式的发展有助于医师在外科治疗中作出更加明智的决策，解决了因为患者教育不充分而无法做出最佳选择的问题。

既往认为重建手术对患者的生存没有贡献，实际上，多个研究表明乳房重建后提高了患者的自尊心和生活质量。此外，其他研究显示，生活质量的提高使患者拥有更好的健康生活意识，更乐于参与社区活动，并不断地给予癌症患者活下去的希望，也就是有"活着的意义（something to live for）"[13-15]。

当前美国关于乳房重建的观点

美国乳腺肿瘤医师学会（American Society of Breast Surgeons, ASBS）向其成员以及美国整形外科医师学会（American Society of Plastic Surgeons, ASPS）成员发起了一项调查，以了解当前相关专业外科医师对乳腺肿瘤整形外科的看法。大多数（69.7%）乳腺外科医师认为不应限制乳腺外科医师进行乳腺癌肿瘤切除后的乳房重建，而50%的整形外科医师认为乳腺外科医师由于没有获得相关技术资质认证，执行重建手术应受到限制。两组研究对象都认同最好由双方团队共同实施复杂的乳房重建。两组研究对象均认为切缘范围也是一个值得关注的要点，一致认可追求乳房的美观是乳房重建的主要动力来源，未来这些技术的推广取决于培训的增加以及医师们对这些技术认识的提高[16]。两组研究对象对部分乳房切除后缺损的即刻重建似乎达成了普遍共识。但两组研究对象在乳房重建技术的开展上确实存在分歧，原因可能来源于美国在专业培训系统上的不完善。

多学科团队的诊疗模式

对于确诊的癌症患者，应该与患者进行充分的沟通以及详细的病情介绍。在与患者的沟通过程中，有直系亲属或其他重要亲人陪同在场并得到其帮助是至关重要的。需要将治疗计划、可能的并发症和预期结果充分解释清楚。邀请合适的专科医师进行联合会诊是十分有必要的，如肿瘤内科医师、肿瘤放射治疗医师、肿瘤外科医师以及整形外科医师。护士、社工、理疗师、职业治疗师以及牧师都是治疗团队中的重要成员。

> 许多专科医师常参与到乳腺癌患者的治疗中，然而初级保健医师也是多学科团队的重要成员。当然，若患者更信赖他们的肿瘤内科医师时，肿瘤内科医师也可以成为患者的初级保健医师。

患者通常向她们的初级保健医师寻求帮助，以协助她们理解癌症诊疗中的复杂情况。专科医师通常认同初级保健医师们的作用，认为其可以使用专业视角来评估其他慢性疾病可能对将来治疗存在的影响。即使确诊乳腺癌后，初级保健医师也需要继续向患者及其家人提供建议与帮助。

可以通过临床研究来寻找改善乳腺癌患者和其他肿瘤患者治疗效果的方法。转诊到三级癌症治疗中心的患者常常作为参与临床试验的候选人。要鼓励患者参与临床试验以获得最好的诊疗并帮助开发未来治疗癌症的创新性方法。

> 美国的乳腺外科医师不一定都进行乳房缩小术或者皮瓣重建术，但是他们认可乳腺肿瘤整形外科的方法，通过肿瘤整形术的原理最大限度减小乳房外观的畸形。乳腺外科医师或者普通外科医师与整形外科医师的沟通是很重要的，这是乳腺肿瘤学原则和乳房美学原则都得到兼顾的重要途径。

小的乳房缺损可使用皮瓣移位法和腺体组织重排技术进行修复，而无须整形外科医师的协助。预防乳房畸形和注重美学的理念有助于提高患者的满意度，这是从欧洲同行和乳腺肿瘤整形原理中学到的。

乳腺癌手术中的团队协作模式汇集了各个专业训练有素的专家们，可以为患者提供最佳的诊疗服务。例如，随着保留乳头的乳房切除术的兴起，越来越多的患者要求乳腺外科医师为她们实施这种手术。这部分患者期望医师为她们实施保留乳头的乳房切除术，但并不意味着这些患者都适合进行乳房重建[17]。应该首先由乳腺外科医师或普通外科医师对患者进行评估，确定患者是否有实施保留乳头的乳房切除术的适应证，然后将有适应证的患者转诊至整形外科，以确定患者是否真正可以开展保留乳头的乳房切除术甚至是保留乳头的腺体切除后乳房重建[17]。正是这种重要的团队服务模式改善了患者的预后。

结论

美国乳腺肿瘤整形治疗的理念和方法还处于发展阶段。部分患者得益于多学科团队模式，然而不同的医疗机构面临的实际问题也各不相同。

目前的模式主要包含两个独立的团队，但是在未来应该与欧洲一样，培训专注于整形领域的乳腺外科医师，对他们进行培训、资格认证并且成立专业委员会，这些都是值得考虑的问题，需要恰当地解决。

本 部 分 要 点

- 多学科团队的策略对乳腺肿瘤整形外科的发展很重要。

- 外科医师要专注于使患者得到精准治疗并且改善治疗效果。
- 独立运行的乳腺中心是一个发展趋势。
- 有必要进行恰当的培训和资格认证。
- 美国目前没有正式的乳腺肿瘤整形外科奖学金和专业课程体系。
- 质量评估标准是对癌症治疗多学科团队进行评价的重要内容。
- 要为乳腺癌患者保乳手术制订完整的流程。

参考文献

[1] Gillis CR, Hole DJ. Survival outcome of care by specialist surgeons in breast cancer: a study of 3786 patients in the west of Scotland. BMJ 312: 145, 1996.

[2] Junor EJ, Hole DJ, Gillis CR. Management of ovarian cancer: referral to a multidisciplinary team matters. Br J Cancer 70: 363, 1994.

[3] Morton DL, Eilber FR, Weisenburger TH, et al. Limb salvage using preoperative intraarterial adriamycin and radiation therapy for extremity soft tissue sarcomas. Aust N Z J Surg 48: 56, 1978.

[4] Association of Breast Surgery at BASO; Association of Breast Surgery at BAPRAS; Training Interface Group in Breast Surgery, et al. Oncoplastic breast surgery: a guide to good practice. Eur J Surg Oncol (33 Suppl 1): S1, 2007.

[5] Baildam AD. Oncoplastic surgery of the breast. Br J Surg 89: 532, 2002.

[6] Baildam AD. Oncoplastic surgery for breast cancer. Br J Surg 95: 4, 2008.

[7] Cleary PD, Edgman-Levitan S, Walker JD, et al. Using patient reports to improve medical care: a preliminary report from 10 hospitals. Qual Manag Health Care 2: 31, 1993.

[8] Knaus WA, Draper EA, Wagner DP, et al. An evaluation of outcome from intensive care in major medical centers. Ann Intern Med 104: 410, 1986.

[9] Parker VA, Wubbenhorst WH, Young GJ, et al. Implementing quality improvement in hospitals: the role of leadership and culture. Am J Med Qual 14: 64, 1999.

[10] Young GJ, Charns MP, Desai K, et al. Patterns of coordination and clinical outcomes: a study of surgical services. Health Serv Res 33: 1211, 1998.

[11] Kaur N, Petit JY, Rietjens M, et al. Comparative study of surgical margins in oncoplastic surgery and quadrantectomy in breast cancer. Ann Surg Oncol 12: 539, 2005.

[12] Alderman AK, Hawley ST, Waljee J, et al. Understanding the impact of breast reconstruction on the surgical decision-making process for breast cancer. Cancer 112: 489, 2007.

[13] Heim ME, v d Malsburg ML, Niklas A. Randomized controlled trial of a structured training program in breast cancer patients with tumor-related chronic fatigue. Onkologie 30: 429, 2007.

[14] Humpel N, Iverson DC. Depression and quality of life in cancer survivors: is there a relationship with physical activity? Int J Behav Nutr Phys Act 4: 65, 2007.

[15] Kendall AR, Mahue-Giangreco M, Carpenter CL, et al. Influence of exercise activity on quality of life in long-term breast cancer survivors. Qual Life Res 14: 361, 2005.

[16] Losken A, Kapadia S, Egro FM, et al. Current opinion on the oncoplastic approach in the USA. Breast J 2016 Apr 9. [Epub ahead of print]

[17] Maxwell GP, Storm-Dickerson T, Whitworth P, et al. Advances in nipple-sparing mastectomy: oncological safety and incision selection. Aesthet Surg J 31: 310, 2011.

第 3 章

如何将肿瘤整形乳腺外科技术纳入临床实践

How to Incorporate Oncoplastic Surgery into Your Practice

Albert Losken, Moustapha Hamdi

随着乳腺癌患者对保乳需求的持续增长，利用肿瘤整形技术进行的乳房部分重建术也越来越受欢迎。保乳指征的扩大，伴随着新辅助治疗、乳腺影像、术后放疗以及肿瘤术后重建等技术的快速发展与应用，乳房部分重建已成为女性乳腺癌患者手术治疗中的重要补充措施。为此，女性无须再忍受保乳术后差强人意的美容效果。乳房局部切除术联合乳房部分重建的治疗优势不胜枚举。但是，考虑到某些国家乳腺癌的诊疗习惯，将此种方法应用于临床实践中并非易事。

> 首先需要决定的是，外科医师是准备单打独斗，还是组建团队完成这些技术操作。

尽管这两种方式在某些方面会有所不同（请参阅第 2 章），它们很大程度上都要依赖多学科团队对患者的综合管理。当一名外科医师既做乳房切除手术又做重建手术时，肿瘤整形技术的难点在他的手术实践中更容易被攻克。

一些中心专门研究这种方法并得出了满意的结论。然而，其中的绝大多数中心的治疗团队都是由两组外科医师组成，一组医师负责肿瘤切除，另一组医师负责术后重建。在这种情况下尤为重要的是，两组外科医师都必须熟练掌握乳腺癌的治疗且深入了解乳房的美学，以给予患者有效治疗。

> 乳房重建术并非简单地填补缺陷，除了获得

> 良好的美学效果外，它还涵盖了组织处理，血运重建和伤口愈合的相关知识。

个案病例应在 MDT（multidisciplinary team）会议上进行讨论，然后可以轻松地制订手术方案并将其纳入治疗指南中。

本章主要从负责乳房重建医师的角度来看待"两组医师团队"，为您将整形外科手术纳入实践提供一些思路。

谁能从乳房重建手术中获益

使用肿瘤整形技术时需要解决的第一个问题是，"谁能从肿瘤整形的保乳手术中受益？"。可以从三个方面来回答：① 患者受益，因为她能够保留乳房，减少畸形的可能；② 切除病变的外科医师会受益，因为他们能够留出足够安全的切缘；③ 作为对乳房手术感兴趣的外科医师或整形外科医师，如果继续参与这些患者的治疗，他们会从中受益。如果参与重建的外科医师不选择参与乳房部分重建，那么这一部分工作可能会落入其他专业的医师之手。

患者角度

患者通常会寻求医疗团队成员专业的建议，并在决策过程中信任他们，女性乳腺癌患者也不例外。医师应该为她们提供所有的治疗选择，并对她们进行各方面的指导教育。综合解剖学、病理学和预后，从而为患者量身制订最佳治疗计划。但是，

随着互联网的发展和普及，患者通常已部分了解病情，并且在初诊时就有了倾向性的治疗计划。

> 在大多数乳腺癌诊疗中心里，负责重建的外科医师无法决定最初的治疗计划，也没必要控制患者的就诊。但是在他们的实践中，通过患者教育可增加肿瘤整形技术的应用。

如果患者熟悉这些概念并知道询问相关的肿瘤整形方案，那么他/她更可能会被转诊给负责重建的外科医师。

切除病变的外科医师可能通常不认为这是一个很好的选择，但是，提出问题的患者可能会让外科医师重新考量。现在，患者越来越意识到保乳的重要性，而患者的需求是保乳手术增长的驱动力之一。患者需要认识到，他们无须忍受畸形的乳房，重建技术可以最大限度地减少乳房部分切除术后所致的畸形。如果患者知道询问保乳手术和乳房重建方案，那么不仅可以加强医师手术质量控制，还可以促进肿瘤整形医师团队在手术实践中的创新和发展。

患者教育工具

以下选项可用于向您的患者收集必要的信息：

（1）举办有关乳房重建的教育沙龙，包括乳房部分重建术。

（2）提供乳房部分重建的相关手册，内容包括可用的方式和真实案例。

（3）为决定保乳的女性乳腺癌患者成立支持小组。

（4）告知患者有用的教育网站的网址。

负责切除病变的外科医师的观点

大多数乳腺外科医师见证了保乳手术的增加，面对患者对保留乳房的渴望，差强人意的美容效果是外科医师经常面临的困境。例如，当会导致美容效果欠佳或可能无法获得足够的阴性切缘时，即使患者有保乳意愿，外科医师都将慎重考虑保乳。如果外科医师充分了解乳房部分重建的可行性，则可大幅度减少上述情况的出现。

许多负责切除病变的外科医师并不了解重建手术会扩大保乳手术的适应证并改善美学效果。他们通常参与乳腺癌治疗的初始计划。因此，他们的参与相较于整形外科医师的参与更为重要。

> 如果没有进行充分的术前沟通，没有达到满意效果的患者只能延期进行乳房部分重建，它通常更具挑战性。

如果我们有意将整形技术应用于实践，我们需要让负责切除的外科医师了解可选的重建方案。他们还应全面了解理想的乳房形状和乳房美学的相关概念。教育沙龙应包括改进美容效果后的病例展示，及对这些技术在其他肿瘤方面优势的深入了解（例如，保证足够的切缘）。

我们还需要证明某些患者在放疗前进行部分重建的好处以及联合治疗方案的肿瘤学安全性。另外，我们必须说明乳房部分切除的缺损重建不会影响术后监护。一旦熟悉了这些内容，负责切除病变的外科医师还可以为大乳房的女性提供缩乳术，改善保乳手术效果的同时治疗巨乳症。切缘始终是需要关注的问题，一旦切缘被最终确定，就需要讨论来决定进行重建的可能性。随着时间积累，患者的管理也会使外科团队受益。从工作效率来看，患者受教育程度的提高，对治疗计划和美容效果会有所要求，也会使负责切除病变的外科医师从中获益。

> 负责切除病变的外科医师应能准确评估哪些患者会出现差强人意的美容效果，以及哪些患者转诊至重建外科医师后可获益。

因为在整个乳房重建中，大多数重建外科医师可以同负责切除病变的外科医师相互协作，所以这一概念将是一个很好的教育起点。对社区外科医师进行指导教育，可以进一步提高其工作意识，并在实践中增加肿瘤整形技术的应用。沟通和团队合作至关重要。与重建外科医师的良性互动可以使负责切除病变的外科医师为女性乳腺癌患者提供全方位最先进的治疗方法。如果一个乳腺癌治疗中心没有将乳房部分重建纳入治疗计划，将不会是一个卓越的治疗中心。

负责切除病变的外科医师并不总需依靠负责乳房重建的同事来缝合乳房局部切除术造成的缺损，在许多情况下可以通过详细的计划和精准的局部切除，使美容效果最优化。在这种情况下，不需要两组医师，同样可以使用肿瘤整形技术来完成手术。

复杂的重建则通常需要乳房重建医师的参与，如果切除病变的外科医师有意愿进行重建，须先进行规范的外科培训，并掌握乳房美学和乳房重建方面的专业知识。

费用报销是许多外科中心的重要问题。许多负责切除病变的外科医师希望通过将患者直接转诊给重建团队来减少报销或手术时间造成的潜在损失。这一点可以通过协商以平衡两个团队的资金和手术时间，使其利益最大化，将问题最小化。

负责切除病变的外科医师的教育工具

以下选项可用于开展和接受教育：

（1）与重建外科医师合作开发转诊系统。

（2）在您的机构和社区内开展教育沙龙，演示乳房部分重建的各种方式（技术和案例）。

（3）阐述肿瘤整形技术可替代保留皮肤的乳房切除术（skin-sparing mastectomy, SSM）和乳房重建的原因。

（4）向同行评审提供包含切缘、局部复发、生存率和术后美观效果的文章。

（5）在国际会议和专题讨论会上讲授相关课程。

（6）提供知识手册和患者评价。

乳房重建医师的观点

多数有意将乳房部分重建纳入其实践的整形外科医师已有乳房重建的经验。为了更好地管理乳腺癌患者，即使是乳房重建医师，也需要对乳腺癌的管理有基本了解。

> 乳房部分重建需要负责乳房重建的医师了解肿瘤大小和切除范围。

评估乳房影像结果（X线摄影、超声和MRI）可以使外科医师就最佳的重建方案做出更为明智的决定。他们还需要对切缘状态进行更加深入的了解，因为阳性切缘会影响重建。大多数负责乳房重建的医师已对乳腺癌的重建产生兴趣，并且了解乳腺癌的管理以及掌握所需的技能（例如，缩乳技术，局部皮瓣和背阔肌肌皮瓣转移技术）。另一个需求是来自负责切除病变的外科医师对患者的转诊。整形外科培训计划里几乎包括了乳房部分重建所需的各种方法，原理基本相同。您可以从机构内部，社区甚

至患者那获得病源，对推荐方进行关于乳房部分重建的各个方面的充分说明，使他们熟悉各种重建方式，这一定能增加您医疗实践中乳房部分重建的数量。

重建医师的教育工具（框3-1）

框3-1 推荐给内科医师的教育研讨会的主题

- 介绍和讨论保乳趋势的增长
  - 患者或内科医师的需求
  - 乳腺影像学的发展
- 化疗降期
  - 更多人接受术后放疗
  - 不适合SSM与乳房重建的患者
- 不良结果：如何预测和预防
  - 肿瘤/乳房比
  - 肿瘤大小
  - 肿瘤位置
  - 乳房大小和形状
- 乳房部分重建的适应证
  - 哪些患者？为什么？
  - 扩大保乳手术适应证
  - 尽量减少不良的美容效果
  - 可用于乳房部分重建的技术
- 容积移位技术
- 容积替换技术
- 患者照片示例
- 为什么肿瘤整形技术对患者、负责切除病变的外科医师和负责重建的外科医师均有益？
- 上述方法的肿瘤学的安全性
  - 切缘
  - 时机选择
  - 监测
- 如何建立一种为患者提供最全面的治疗选择的有效方式
  - 患者流
  - 信息流
  - 计划制订

以下选项可用于开展和接受教育：

（1）建立推荐来源。

（2）参加当地的乳腺肿瘤委员会会议。

（3）在本地支持小组会议上开展患者教育。

（4）参加同类学组会议（多学科会诊）。

（5）与乳腺外科医师和放射科医师共同回顾影像资料。

（6）了解保乳手术，包括切缘和切除范围。

（7）在国际会议和专题讨论会上讲授课程。

（8）进一步了解乳房放疗。

另一种选择是在您的机构建立一个多学科乳腺治疗组来管理乳腺癌患者。此种方法能快速整合管理患者所需的专业知识，以便适应肿瘤学的治疗模式。它还鼓励交流，确保讨论所有可供患者选择的合适方法，制订方案以解决报销问题也很重要。

美国最新观点

最近一项调查反映了乳腺外科医师［美国乳腺外科医师学会（ASBS）］和整形外科医师［美国整形外科医师学会（ASPS）］在肿瘤整形技术的观点。一些观点总结于表 3-1 中，一些观点罗列如下。

表 3-1 在您的实践中，乳房部分重建在乳房局部切除术时受到限制是由于什么原因？（多选项）		
选 项	ASBS（%）	ASPS（%）
没有合适的整形外科医师	10.3	0.5
没有乳腺外科医师推荐这些患者	2.7	50.2
日程安排困难	10.8	9.3
经济限制	5.8	2.9
不限	69.7	33.2
其他	8.3	15.1

注：ASBS，美国乳腺外科医师协会；ASPS，美国整形外科医师协会。

该由谁进行部分重建时，42.8% 的乳腺外科医师认为任何组合都可以按照团队要求进行手术，而 50.7% 的整形外科医师认为最好由一位乳腺外科医师和一位整形外科医师进行手术。

两组中大多数受访者（51.4% 的乳腺外科医师和 62.1% 的整形外科医师）认为，采用团队合作方式，使用复合皮瓣和缩乳技术来重建乳房部分切除术后的缺损能达到最佳效果。

大多数乳腺外科医师（77%）认为，在乳房部分切除术时进行即刻乳房重建是最佳时机，相比之下，只有 55% 的整形外科医师认同此观点。更多的整形外科医师认为，只有在确保切缘阴性后进行重建才是最稳妥的方式（整形外科医师：乳腺外科医师 = 28.7% ：17.3%）。

大多数乳腺外科医师（73.8%）和整形外科医师（72.7%）认为，乳房部分切除术时进行部分重建的主要问题是确保切缘阴性（表 3-2）。

乳腺外科医师（58.5%）和整形外科医师（59.4%）均认为美学获益是乳房部分切除术后进行部分重建的主要动力（表 3-3）。

表 3-2 您对乳房部分切除术时乳房部分重建的主要关注点是什么（多选）？		
选 项	ASBS（%）	ASPS（%）
没有	15.5	8.8
确保阴性切缘	73.8	72.7
肿瘤学安全性	10.5	30.7
美容效果	20.4	26.8
适应证	9.9	10.2
其他（请注明）	3.1	4.4

表 3-3 您认为乳房部分切除术后部分重建的主要驱动因素是什么？		
选 项	ASBS（%）	ASPS（%）
肿瘤学获益	0.4	0.5
美学获益（患者生活质量）	58.5	59.4
肿瘤学和美学获益	35.2	29.2
经济	3.6	4.5
其他（请注明）	2.2	6.4

注：Pearson Chi2 = 5.887 6；自由度 = 4；$P=0.208$ NS。

乳腺和整形外科医师都同意为了增加在乳腺癌的治疗中使用这些技术的可能性，需要进一步增强学习。67% 的乳腺外科医师认为可以通过更好的肿瘤整形技术培训来实现这一目标，而 74.9% 的整形外科医师认为，提高乳腺外科和整形外科医师的认知则可提高技术的应用。

结论

对于那些希望保乳的乳腺癌患者来说，肿瘤整形技术是一项振奋人心的新技术。在必要时，谨慎地切除联合重建是有益的，实践之外，也富有挑战性和趣味性。如同所有外科手术，需要进行沟通和建议才能将这种方法结合到您的实践中。对于我们大多数人而言，联系负责切除病变或重建的外科医师，并通过多学科团队提供最新治疗方法非常重要。由一个外科医师团队施行手术也是一种选择，它可使外科医师迅速地将这些技术融入实践中。但是，它确实需要医师在病变切除和重建方面接受充足的培训并掌握专业知识。

我们有义务为患者和同事维护肿瘤整形的数据库，提供有关手术、并发症和结果的临床数据。这本书详细介绍了将肿瘤整形技术融入您的实践的相关重要信息，可以用来改进技术，优化结果，最大化提高患者满意度。

本 章 要 点

- 开展患者管理、支持和教育。
- 为患者提供各种选择。
- 建立可行的肿瘤治疗团队。
- 强调团队合作的重要性。
- 将肿瘤整形技术纳入您的实践中，确保所有相关人员（患者和外科医师）都将从中受益。

延伸阅读

Losken A, Kapadia S, Egro FM, et al. Current opinion on the oncoplastic approach in the USA. Breast J 2016 Apr 9. [Epub ahead of print]

第 2 篇

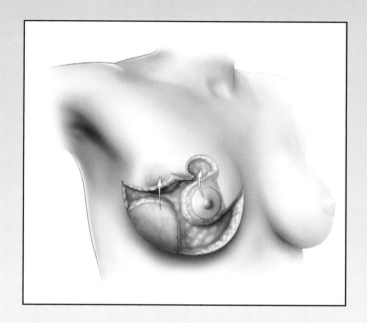

肿瘤整形保乳技术的
基本原则和注意事项

Principles and Considerations of
Oncoplastic Breast Conservation

第 4 章

应用解剖学与乳房美学的定义和评估

Applied Anatomy and Breast Aesthetics: Definition and Assessment

Albert Losken

尽管有关乳房的手术方法在不断发展和进步，有些方面仍然不变。例如乳房的解剖和我们对构成美观乳房外形的要素的理解。在进行乳房手术时，对乳房解剖有透彻的了解且具有良好的美学审视力至关重要。在这一章中，我们讨论了乳房的基本解剖学和如何定义理想的乳房形态美学及其影响因素。这些概念应该被认真评估并应用于乳房的每一项手术。

乳房胚胎学和发生发育

乳房是起源于外胚层的特殊腺体。胎儿的乳房在妊娠的第6周开始形成，乳腺脊从腋窝一直延伸到腹股沟（图4-1）。到发育的第8～10周，胸肌

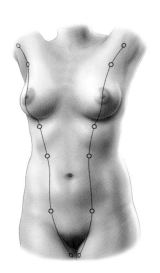

图4-1　乳腺脊

区域的上皮开始分化为乳腺组织。

沿着乳腺脊的任何地方都可能发现多余的乳房和（或）乳头，并可能具有泌乳功能和发生癌症的组织学基础。

出生后，因为母体循环中的性激素水平很高，婴儿乳房可能会短时间分泌乳汁，一直到青春期乳腺组织都处于休眠状态。青春期通常在9～14岁，此时，乳头后方乳芽开始发育，可能会变得柔软而坚挺。在青春期，乳芽随着循环中性激素水平的增加开始生长发育，乳腺小叶形成，乳腺导管伸长并分支。乳房通常在个体达到最大垂直高度时停止发育。青春期后的乳房会随着循环中激素的周期性改变而变化。

> 可能会出现先天性乳房不对称。如果较大侧的乳房发生乳腺癌，在行保乳治疗（breast-conserving therapy，BCT）时，术后双侧乳房的对称性可能得到改善。

乳房的组织结构

乳房由皮肤、腺体组织、脂肪、血管、神经、淋巴管和结缔组织等许多亚单位组成。在关闭或重建局部乳房切除后的缺损时，必须考虑每个乳房亚单位，以避免潜在的轮廓不规则和畸形。

乳房还与其后方的肌肉和胸壁有着密切关系，肌肉和胸壁有助于维持乳房的整体形态、形状和外

观。乳房的边界沿纵轴从锁骨延伸到乳房下皱褶，向侧方则从胸骨中部延伸到乳房外侧皱褶，乳腺的腋尾穿过腋筋膜延伸到腋下组织。筋膜附着物将乳房固定在胸壁和皮肤上。

皮肤

乳房皮肤是乳房解剖一个非常重要的组成部分。皮肤的质量、弹性和厚度显著影响乳房的整体外观。不同的皮肤类型会改变乳房手术的美学效果。例如，皮肤薄、弹性差的患者在乳房固定术后发生乳房下垂的速度要比皮肤较厚、弹性较大的患者快得多。

患者的年龄、性激素水平和体重波动，以及重力和放射治疗等因素，会显著改变乳房皮肤的质量。皮肤过度伸展，可能会出现条纹和裂隙样改变，如果在手术过程中乳房皮肤很薄，拉伸太长，瘢痕可能会变宽。真皮的厚度在乳房的不同区域是不同的，乳房中部乳头和乳晕周围的真皮非常薄，这会导致腺体组织在该区域突起，出现管状或结节状畸形。随着距乳头乳晕的距离增加，真皮变得更厚，更多地附着在乳房下皱褶附近的皮肤上，这就是为什么在这个区域对皮肤进行去表皮化比较困难的原因。应尽量减少利用皮肤进行乳房重塑整形。

外科医师必须深刻理解乳房皮肤的血液供应和神经支配，以防止乳房手术后的缺血或感觉障碍，为了将皮肤缺血及感觉障碍的发生率降至最低，在设计乳房手术切口时还必须了解遗留的手术切口对此次手术切口设计的影响。乳房皮肤血供主要来自其后方的乳腺实质和胸壁穿支的真皮下血管丛。乳房皮肤的神经支配是节段性的，遵循典型的皮肤神经支配模式；乳房皮肤神经主要来自肋间神经T3～T5水平的前内侧支和前外侧支；乳房上部的感觉还来自下颈神经丛发出的分支。

> 为了保持外形，术中通常需要皮肤置换，特别是在乳房较小并且接受了1/4象限切除术的患者。

为了预防皮肤纤维化，皮肤置换往往是一种有意的"矫枉过正"措施。为了最大限度地减少皮肤坏死，带蒂皮瓣长度与蒂的宽度应该适当，以免影响血供，皮瓣的设计和移植应该遵循重建美学原则，最大限度地减少拼接的外观。

腺体组织

乳房体积的大部分由腺体和脂肪组成。这些成分的比例因人而异。遗传、性激素水平、体重波动、年龄和体脂率等因素会影响这种平衡。

位于乳腺实质的腺体专门产生和分泌乳汁。它由错综复杂的乳腺小叶系统组成，这些小叶呈放射状分布在整个乳腺组织中。每个乳腺小叶的功能亚单位是数百个分泌腺泡，它们将分泌物排入小叶间导管。随后，小叶间导管流入输乳管，输乳管将分泌物输送到位于乳头下方的中央收集管（输乳管窦）。这些分泌物通过输乳孔排出乳头（图4-2）。

由于该导管系统是相对开放的，细菌可能进入并定植。在乳腺组织中可培养出表皮葡萄球菌，这会增加术后切口感染的风险。

脂肪

脂肪含量会影响乳房的形状、轮廓、柔软度和质地。脂肪较多的乳房通常更柔软、更顺滑，但往往会更快地下垂。此外，脂肪较多的乳房更容易发生脂肪坏死。腺体型乳房往往更坚挺、更不规则，但通常保持其形状的时间更长。绝经后，乳房脂肪含量增加，腺体组织数量减少，外源性激素的使用可减缓这一过程。

结缔组织

在乳房内，多层次结缔组织形成的筋膜支撑层有助于保持乳房的轮廓、形状和外观（图4-3）。筋膜分为浅层和深层。浅层又进一步细分为浅筋膜浅层和浅筋膜深层。浅筋膜浅层位于真皮的正下方，是乳腺实质最外层的覆盖物。根据个体的不同，在真皮和浅筋膜之间可能有一层薄薄的皮下脂肪。这也是真皮下血管丛的位置，真皮下血管丛为皮肤提供血液供应。

浅筋膜深层位于乳房后表面，将乳腺实质与覆盖胸肌的深筋膜分开。薄层疏松的网状结缔组织分隔这两个筋膜平面。深筋膜覆盖胸大肌、前锯肌、腹外斜肌和乳房以下腹直肌的上部。

Cooper悬韧带有助于乳房的轮廓、形状和弹性的维持（图4-4）。这些结缔组织带附着在深筋膜上，穿过浅筋膜两层和乳腺实质，然后附着在真皮

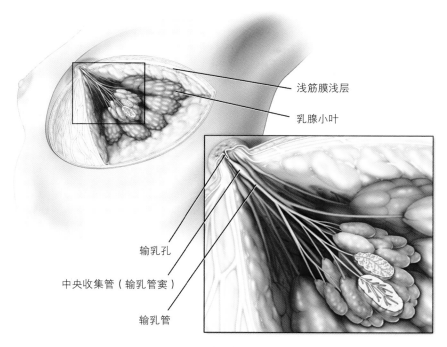

图 4-2　乳房腺体组织结构

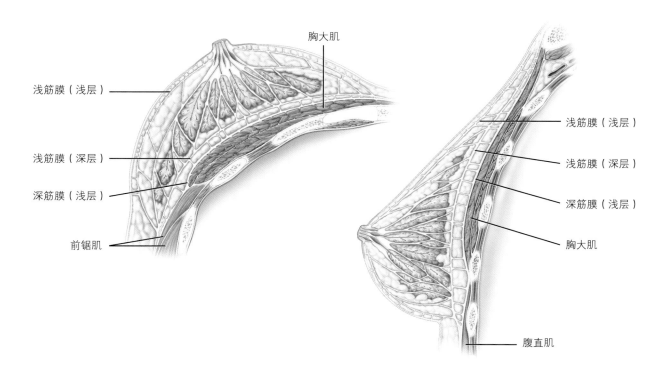

图 4-3　乳腺结缔组织筋膜与相关的肌肉

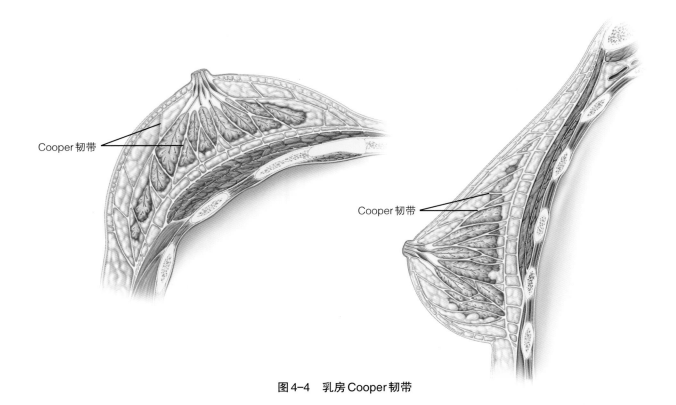

图4-4　乳房Cooper韧带

上。Cooper韧带随着体重波动、衰老和怀孕而伸展，韧带伸长、弹性降低，最终导致乳房下垂。当使用局部乳腺实质作为皮瓣时，需要重视乳房的韧带结构，以精确地重新布置乳腺亚单位。

最值得注意的肌肉是胸大肌和胸小肌，它们位于乳房的上中央区和下内侧部分的下方。前锯肌、腹直肌上部和腹外斜肌上部被下外侧乳腺组织覆盖（表4-1）。

肌肉组织

了解胸壁前外侧的肌肉结构很重要，因为它与乳房共用血液供应、神经支配和淋巴回流。这些肌肉在乳房重建和乳房美容手术中也发挥着突出的作用。此外，它们的缺失或部分缺失，如同在波伦综合征（Poland's syndrome）中，对乳房的外观有极为重要的影响。

血液供应

乳房的血液供应有多个来源，这就使采用多种不同方法进行乳房整形手术成为可能。有多个因素可能会对这些供血来源中的所有血管的血供情况产生影响，如患者的年龄、内分泌活动状况、整体健康状况和微循环改变等。绝经后，流向乳房的血液减少。同样，某些伴随疾病或者生活方式，如糖尿

表 4-1 　主要前胸壁和腹部肌肉的解剖				
肌　肉	起　点	止　点	神经支配	血液供应
胸大肌	胸骨、锁骨、腹直肌筋膜、腹外斜肌筋膜	肱骨	胸内侧神经胸外侧神经	乳房穿支血管、胸肩峰动脉、前内侧和前外侧肋间穿支血管
胸小肌	第3～6肋	肩胛骨	胸内侧神经	胸肩峰动脉胸肌支
前锯肌	第1～8肋	肩胛骨	胸长神经	肋间穿支血管
腹直肌	耻骨	第5～7肋软骨	肋间神经分支	腹壁上、下动脉
腹外斜肌	第5～12肋	髂嵴、腹股沟韧带	下6条肋间神经	肋间动脉

病、动脉粥样硬化性疾病、胶原血管疾病、吸烟和放射治疗等因素也会影响微循环的质量。由于乳腺组织内动脉血流侧支循环丰富，只需一小部分的动脉血流，整个乳房就可能存活（图4-5）。

了解胸壁、乳腺、乳房皮肤血供之间的密切关系，对于设计乳房重建和美容手术非常重要。此外，在利用大型的腺体组织皮瓣转移修复乳房的手

术中，要充分了解其血液供应途径，最大限度地增加组织瓣的血供，对预防重建乳房的缺血至关重要。手术中应尽量减少组织间的缝合，防止组织缺血。

流向乳房的主要动脉从内到外依次为胸廓内动脉穿支、肋间动脉穿支、胸肩峰动脉穿支和胸廓外动脉。胸廓内动脉穿支穿过第2～6肋骨之间的内

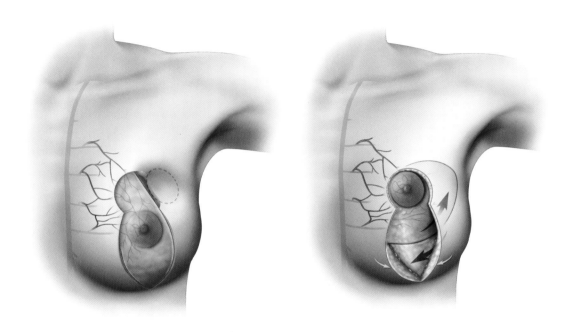

内上蒂血供示意图

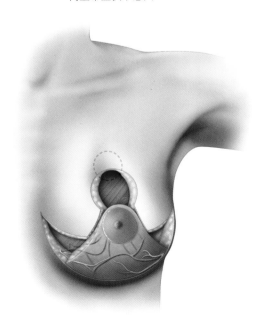

下蒂静脉神经示意图

图4-5 乳房不同部位血液供应与静脉回流

侧肋间隙，并为胸大肌、乳腺组织和乳房皮肤供血。其中为上内侧乳房提供血液的第2和第3穿支血流最大。在内侧乳房缩小整形术中，血液主要由这些血管供应（图4-6）。

从第3～6肋间隙穿出的肋间动脉穿支，穿过胸大肌外侧缘的胸壁、前锯肌，进入乳腺实质，为乳房外侧组织和皮肤提供血液供应，并向背阔肌发出分支。

另一组穿过第4～6肋间胸壁的肋间动脉穿支（前内侧）为乳房中央区域和乳房下内侧区域供血，是乳房下部中央隆起区域缩乳整形术中蒂的主要血供来源。前内侧和前外侧肋间动脉穿支孔延伸至乳头-乳晕复合体（nipple-areola complex, NAC），形成乳头的主要血供来源。

胸肩峰动脉胸肌支进入胸大肌，并向覆盖在其上方的上、中、下乳腺组织发出穿支。在隆乳手术中，在游离腺体时将这些穿支血管离断，但在游离肌肉时要将这些血管保留。胸廓外动脉从腋动脉分出后进入乳房的上外侧区域。胸廓外动脉的直径可达2～3 mm，可为整个乳房提供营养。

> 术中应尽量减少对乳房周围组织不必要解剖，因为这可能会破坏为皮瓣提供血供的肋间肌穿支，从而可能影响乳房的灌注，导致皮肤和脂肪坏死。

乳房静脉回流是以浅表皮下血管丛和与深层动脉相伴行的静脉为基础的双重系统组成。真皮下静脉丛起源于乳晕周围，向上、向内侧回流，最终汇入深静脉。深静脉一般与动脉相伴行，胸廓内静脉穿支汇入胸廓内静脉，再由胸廓内静脉汇入无名静

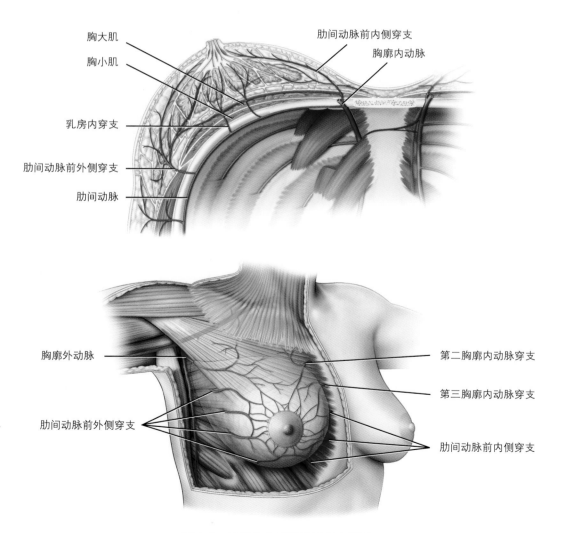

图4-6　乳房的血液供应及侧支循环

脉。其他深静脉汇入胸外侧静脉和腋静脉。肋间静脉前外侧穿支汇入奇静脉，然后汇入上腔静脉（图4-7）。

大量重叠。第2～6前内侧肋间神经支配乳房内侧和中央区感觉。第3～5前内侧肋间神经和相应的前外侧肋间神经支配乳头乳晕感觉。外侧肋间神经和前外侧肋间神经支配乳房外侧组织和皮肤感觉。来自颈丛的锁骨上感觉神经走行于颈阔肌下，以补充乳房上部皮肤的神经支配。第2前外侧肋间神经，称为肋间臂神经，传导上臂内侧感觉，该神经在腋窝手术时经常被损伤，偶尔也在内镜下经腋窝隆乳手术中损伤，导致上臂内侧的麻木和感觉异常（图4-8）。

离断肋间臂神经后可能形成痛性神经瘤，有时需要手术切除。在进行背阔肌带蒂皮瓣转移时，应该注意到这一点，需要保留一条以容纳背阔肌的高位通道，这样，可以保护侧胸壁上的神经血管和美学单位。

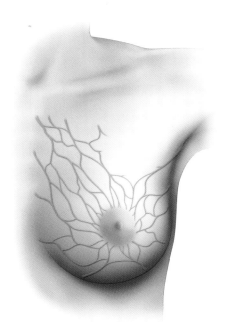

图4-7 乳房的静脉回流

> 乳房手术中充分考虑神经分布有助于最大限度地保留乳头的感觉。当用带蒂皮瓣填补乳房切除缺损时，隧道应足够高，以避免乳房侧向神经的丧失。

神经支配

乳房的神经分布十分丰富，节段性神经之间有

Würinger 筋膜隔

Würinger描述了一种主要沿着胸大肌边缘走行

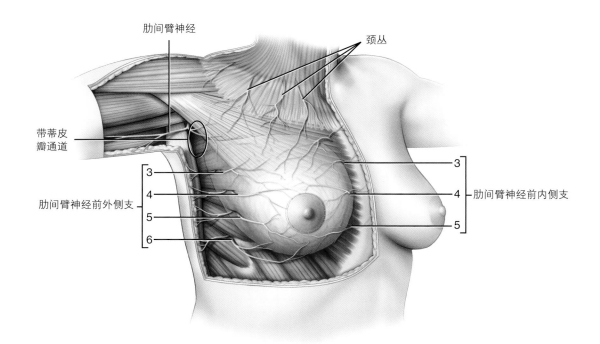

图4-8 乳房的神经支配

并附着在胸壁上的韧带悬吊结构。此韧带像吊带一样承受着整个乳房的重量。该韧带在水平方向起自第5肋骨膜，向内侧与胸骨相连形成垂直的内侧韧带。在外侧与胸小肌外侧缘胸筋膜汇合成侧方垂直韧带。这些韧带向前延伸与乳房浅筋膜相连（图4-9）。

该韧带结构也起源于皮肤，从而决定了乳房的形状。它在内侧形成乳沟，在下面形成乳房下皱襞。从侧面看，是一条通向腋窝皮肤的坚固韧带，称为腋窝的悬吊韧带，形成腋窝的凹陷。

这种韧带悬吊结构不但具有重要的乳房成形潜力，而且还引导主要神经、血管到乳头。从胸壁起源的神经、血管附着在韧带上延伸到乳头，并形成皮下神经血管丛。乳头的神经血管供应主要有两条途径，即沿水平韧带走行的中央来源途径和沿垂直韧带走行汇入乳房被膜的浅表来源途径。沿真皮浅表路径来源或沿水平韧带走行的中央来源都含有丰富的神经血管，其中任何一种途径来源都足以滋养乳头基底部。将该韧带运用到不同的乳房整形技术中，已经给乳腺肿瘤整形手术的组织移位技术带来越来越多的便利。

淋巴系统

淋巴回流与静脉回流系统相似，乳房有浅表淋巴管网和深层淋巴管网，浅表淋巴管网与乳晕周围真皮下静脉丛伴行。乳房输乳管和乳腺小叶的淋巴液由深层淋巴系统引流，深层淋巴管穿透深筋膜和肌肉，汇入深部的胸肌间淋巴结或肩胛下淋巴结。最终汇入中央腋窝淋巴结、腋窝顶部淋巴结和锁骨上淋巴结。在乳房内侧，另一组淋巴回流通道与胸廓内血管穿支伴行，将淋巴液引流至胸骨旁淋巴

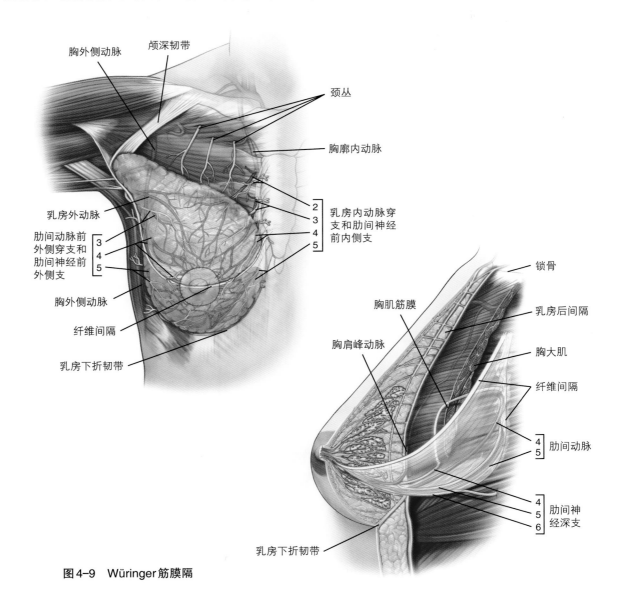

图4-9 Würinger 筋膜隔

结。在乳房手术中破坏这些淋巴管，会增加上肢淋巴水肿的风险（图4-10）。

> 在淋巴结活检过程中，保留胸背神经血管系统和各种神经血管穿支，以确保有更多的重建手术方式可选择。

乳房美学与评估

原则

乳房手术每一个步骤的设计与考量，都应该在充分理解乳房美学的前提下进行。虽然不同的人在不一样的文化背景下有着迥异的审美标准，但是乳腺外科医师普遍认为一个美观的乳房应该具有以下基本特征：柔软、曲线柔和、乳头位置合适，从胸壁到乳房过度应平滑自然，乳房外侧缘和乳房下皱褶边界清晰；乳头-乳晕复合体（NAC）应位于乳房最大凸起点；位于乳头上下的乳腺组织比例适当；当患者站立时，约有1/3的乳腺组织应位于乳头上方，2/3位于乳头下方；同时，乳房与身体其余部分比例适当也很重要。乳房的皮肤光滑、柔软、有弹性。

要在乳腺外科手术中实现这些乳房美学标准，通常要求外科医师注意乳房的大小、形状、对称性以及术前和术后瘢痕的位置。在以下内容中，将讨论这些定义要素以及不同体型对乳房外观的影响。

大小

因为不同的个人爱好和社会偏好，标准乳房大小的概念差异很大，使女性的乳房大小和其体型相协调很重要。一对极小的乳房在一个大体格女性身上看起来十分不协调，而一对体积极大的乳房在一个身材较小女性身上看起来也是如此。同样，体格宽大女性拥有一对硕大的乳房会给人一种臃肿的感觉。就合适的乳房大小而言，外科医师和患者之间进行良好的沟通，对于获得理想的手术结果显然至关重要。在隆乳手术和假体重建手术选择假体尺寸时，依据患者乳房底部宽度选择适合的假体，可将因假体波动、破裂、挤出引起的并发症降至最低。对于乳房重建，患者理想的乳房大小会明显改变重建方式的选择。

形状

理想的乳房形状包括适当的乳房体积、乳房隆起的程度和乳房轮廓。乳房的形状会随年龄而发生显著变化。青春期女性的乳房通常是圆形的，乳头上下的乳腺组织分布相对均匀。随着女性的成熟，乳房上部变得平坦，而乳房的外侧和下部变得更饱满。随着年龄的增长，乳房上部变得更加扁平，乳房腺体实质和NAC继续向下和外侧移位（图4-11）。

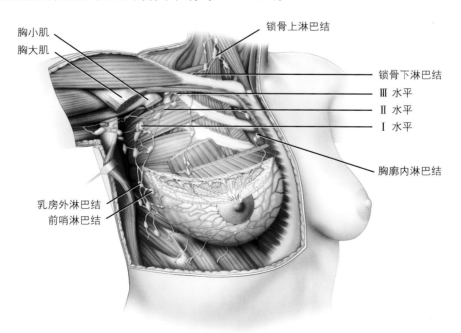

图4-10 乳房淋巴回流

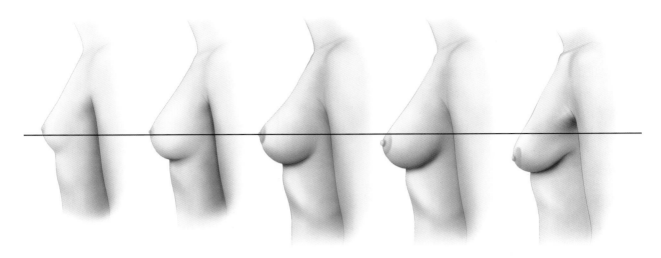

图4-11　乳房的形状随年龄的变化而改变

乳腺组织的体积以及女性皮肤的质量和弹性会随着衰老的过程而改变。此外，乳房筋膜和Cooper悬韧带的完整性会影响乳房下垂的程度。乳房中脂肪与腺体组织的比例也明显影响乳房下垂的速度。周期性乳房体积变化、妊娠、哺乳和体重波动等任何一个影响因素，都有可能导致乳房形状的改变。

合理的乳房评估包括对乳房下垂程度进行分级。关于乳房下垂程度的分级目前并不统一，然而，大多数乳腺外科医师接受Regnault在1976年提出的分类方法。Regnault对于乳房下垂的描述是基于NAC和乳房下皱襞之间的关系来进行分类。

（1）1级：轻度乳房下垂，乳头恰好在乳房下皱襞下方，并在乳房下极上方。

（2）2级：中度乳房下垂，乳头在乳房下皱襞下方，乳头位置未超过乳房下极。

（3）3级：重度乳房下垂，乳头远低于乳房下皱襞，并超过乳房下极。

（4）假性乳房下垂：乳房下极下垂明显，乳头位于或高于乳房下皱襞。（通常见于产后乳房萎缩）

在进行乳房手术时，可以重建或恢复年轻时乳房的形状和外观。手术包括将NAC放置在适当的位置，并保持乳房外侧边缘和乳房下皱襞处于正常位置。乳房一定不能越过身体的中线。乳房投影应该落在第2或第3肋骨的位置，并逐渐到乳头。乳头应该位于乳房下皱襞上方一至两个肋间。

女性在做乳房手术时，大多会要求增加其乳房内上方的丰满度或塑造乳沟。她们应该理解这种乳房外观并非天然存在，而是借助了有支撑作用的胸衣，如果没有胸衣支撑，就无法长久维持乳房内上方的丰满度。当有指征时，使用局部皮瓣的皮下脂肪组织替代乳房实体的体积能起到定型效果。

对称性

在进行美乳手术和乳房重建手术时，应尽一切努力使双侧乳房在大小、形状、乳头乳晕的位置等方面形成对称的外观。通常，双侧乳房的大小略有不同很常见（图4-12）。

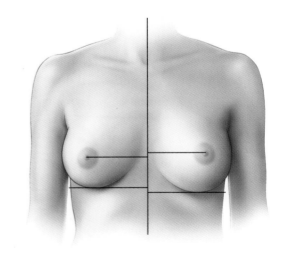

图4-12　双侧乳房的细微差异

构成胸壁的骨骼和肌肉之间的细微差别较为常见，即使在位置上很小的差别也会导致乳房之间的细微差别更加突出。外科医师应该在手术前向患者阐明这些不同之处，并在治疗计划中讨论改善双侧乳房对称性的可能性。当外科医师讨论潜在不良整形效果的可能性和设计最佳重建方案时，乳房的大小、形状和乳房的下垂程度都是需要考虑的关键因素。

> 对于接受乳房手术的患者，最大的担忧之一就是双侧乳房不对称。事实上，在自然界成对的事物中存在多重不对称，乳房也不例外。

如果希望获得理想的乳房形状，应该熟知在手术中哪一部分需要重建，哪些应该保留。通常以对侧乳房的大小和形状作为标准，特别是在运用皮瓣的手术中，通常会用组织重塑技术调整两侧乳房。

瘢痕

在制订手术计划时应详细考虑切口的位置。有增生性瘢痕或瘢痕疙瘩病史在决定如何进行乳房美容手术时具有重要意义。以往的乳房手术瘢痕也应注意，为了防止组织缺失，在条件允许的情况下，可把以往的瘢痕纳入将要切除的组织中，或者以之前的瘢痕作为这次的手术切口。一般来说，所有的手术切口都应该设计在瘢痕不明显的地方。乳晕周围、垂直线和乳房下皱褶的切口隐蔽性好，更易被患者接受。切口的选择也应有利于手术切口的愈合。

乳房的美学分区

乳房的美学分区可以通过组织轮廓、颜色和皮肤纹理变化进行描述。乳房的美学常涉及以下分区：

（1）乳房皮肤至乳晕。
（2）乳晕至乳头。
（3）乳房皮肤至胸壁乳房下皱襞。
（4）腋前线。
（5）乳房至胸骨边缘皮肤。

研究还表明，围绕乳头的圆形乳晕是符合女性意愿的外观，因为我们习惯看到乳房上的圆形乳晕，当使用肿瘤整形技术设计乳房切除方案时一定要考虑到这一点。

> 外科医师在设计乳房象限切除、乳房切除和乳房美学重建手术时，应将重点放在乳房的美学分区上。

切口和皮瓣的设计应考虑到这些美学分区，以能够让手术瘢痕或皮瓣适应局部情况，并使其平滑过渡到乳房隆起。使用皮瓣重建乳房部分切除的缺损时，当过渡区最小或以皮瓣边界作为过渡区域时的乳房外观，更容易在美学上被接受。如果破坏了乳房的美学分区，重建的乳房更有可能出现类似补丁的外观（图4-13A）。基于乳房美学分区的重建提升了术后乳房的美观性，也可以使皮瓣痕迹不那么明显（图4-13B）。

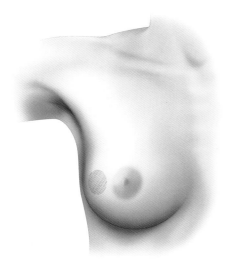
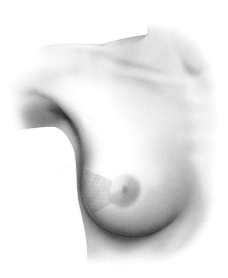

A B

图4-13 基于乳房美学分区的皮肤切口设计

临 床 案 例

[病例 4-1]

　　该患者希望获得良好的乳房美学外形和肿瘤学安全切缘。我们需要考虑这个患者是否是理想的保乳手术（breast-conserving surgery, BCS）患者，还是更适合进行乳房切除与重建。按照肿瘤的局部情况，我们发现从解剖学考量，不论使用保乳手术或乳房切除实施单纯乳腺肿瘤切除，如果不进行重建都难以实现美观（图4-14A）。根据这些情况，我们以患者为中心，决定尊重患者的意愿和肿瘤整形原则行局部肿瘤切除术。为了最大限度地局部控制与缓解肿瘤，患者需要接受新辅助化疗、肿瘤局部切除、术后放射治疗。这个病例很复杂，我们结合MRI及图形绘制技术，术前使用蓝色标记出肿瘤位置、设计皮肤切口与切除组织范围，按照平移肿瘤整形切除技术的要求，进行双侧乳腺肿瘤局部扩大切除（图4-14B）。右侧进行背阔肌肌皮瓣部分乳房重建，左侧行腺体组织瓣移位肿瘤特异技术乳房重建（图4-14C）。患者完成放疗后的乳房外观展示（图4-14D）。

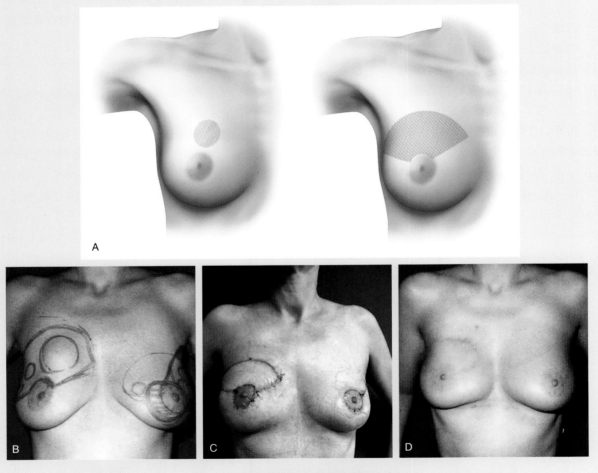

图4-14　双侧乳腺肿瘤外科手术治疗案例

评估

了解解剖标志及这些标志与乳房比例的关系对于乳腺外科手术的成功设计和实施至关重要。NAC是乳房的中心，是设计乳房手术的重要参考标志。因为乳房腺体和乳头与胸部的解剖标志相关联，术前对乳房腺体和乳头的精确测量有助于指导手术方式设计。

乳房检查应该从乳房皮肤的评估开始。在设计手术时，应注意皮肤的厚度、弹性、手术瘢痕和其他任何标志，如纹身、妊娠纹和乳房轮廓的不规则。对乳腺组织的评估检查包括乳房肿块或其他异常，乳头有无分泌物，以及对乳房感觉的详细记录，应特别注意乳头的感觉。乳房下垂应注意记录及分级。进行乳腺筛查的标准并不高，所有符合标准的女性都应该进行乳腺X线摄影（即既往的钼靶摄影）检查，一些人主张对所有40岁以上的女性进行乳腺X线摄影检查，对有乳腺癌家族史的患者，应该更早地进行乳腺X线摄影检查。乳房检查应记录每侧乳房底部的宽度、乳头高度、NAC的宽度、胸骨上切迹到乳头的距离以及从乳头到乳房下皱褶的距离等径线（图4-15）。

乳房中线是一条起始于锁骨中点，穿过乳头，到达乳房下皱褶的连线。乳腺外科医师通常认为，乳头位于距胸骨切迹中点19～21 cm处，距胸骨中线9～11 cm，距乳房下皱褶7～8 cm，略向上和内侧倾斜10°～15°的乳头是符合美学要求的外观。一般认为理想的乳晕直径为35～45 mm，乳头直径为5～8 mm，乳头突起为4～6 mm。

当然，没有什么是绝对的，这些测量数值仅仅作为乳房手术的参考。在实施乳房手术时，更重要的是要根据个体体型的差异，做出相应的调整。体格娇小、体脂比例低的消瘦患者通常乳房边界清晰，皮肤薄而且具有良好的弹性。这种体格的人通常面临瘢痕增宽的问题，而且可用于覆盖假体的皮下组织和乳腺组织较少。

肩宽并且身材紧凑的女性通常体脂率更高，这种体型通常乳房下极丰满。这些特点有助于隐藏手术瘢痕，并有更多的组织可用于覆盖假体。

超重且身体圆润的肥胖女性通常体脂率很高，这种体型的女性胸部较宽，腹部饱满，并伴有乳房下垂。由于腋窝脂肪较多，乳房外侧边界不清晰，需要更大的手术切口来解决这个问题。腋窝脂肪过多可以行吸脂术。

对于乳腺外科医师来说，为肥胖女性行乳房手术最具挑战性，这些患者常合并有其他疾病。此外，她们的乳房宽而肥大并且下垂。由于腋窝脂肪量大，乳房外侧边界不清晰，乳房皮肤薄而无弹性，多有条纹。在进行缩乳手术时必须慎重考虑，尽量减少乳头缺血或坏死的风险。

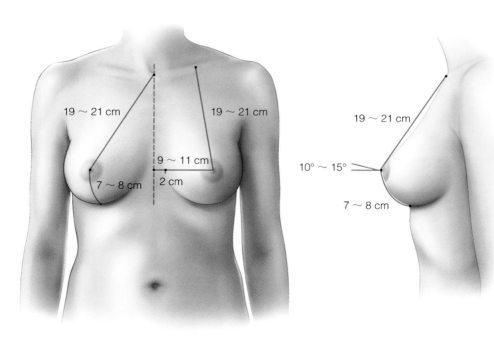

图4-15　乳房测量径线

评估结果

评价乳房整形手术和乳房重建手术的结果是一个不断讨论和研究的主题。由于患者个人偏好和文化背景的不同，这是一项特别困难的工作。不同体型的患者也使得很难给接受乳房手术的患者一个统一而特定的标准。如今，乳房重建手术已经不仅仅是让患者乳房恢复到原来的形状，乳房重建手术的趋势已经开始向为患者创造一对更令人愉悦、美观的乳房转变，双乳对称性手术正得到乳房重建术后患者更大的关注。

> 乳房重建手术最终目标是实现与对侧乳房对称。然而，就手术结果和患者满意度而言，乳房形状和大小同样重要。放射治疗后乳房的形状和大小不是恒定的，会随着时间的推移而改变，出现双侧乳房不对称，这通常需要进行细微的矫正。

客观地评估手术结果是一个必须面临的挑战。影像学当然起着重要的作用，人们也讨论过多种评价尺度，但很难从这些数据中得出共识。也许关于什么是理想手术结果的讨论和任何一种评价尺度同等重要。我们必须继续参与这一研究，剖析我们已经取得的成果，从我们的经验中吸取教训，继续取得进步。

结论

进行乳房手术时，必须充分了解乳房解剖学知识，以最大限度地提高治疗效果并保障患者的安全。了解每个患者的愿望以及其乳房大小和形状的理想状态有助于外科医师制订手术方案以取得最佳效果。

本 章 要 点

- 乳腺外科医师必须对乳房解剖学、生理学和乳房外形的美学特征有全面的了解。
- 为了减少乳房畸形的可能性，乳腺外科医师在切除术或乳房重建时必须考虑乳房的美学分区。
- 在手术中，一丝不苟地处理乳腺组织，可以避免乳腺组织坏死、感觉减退和淋巴水肿。
- 避免不必要的组织破坏在乳房手术中至关重要，因为这可能会损伤血管和神经等穿支结构。
- 在讨论乳房美容效果不佳的可能性和设计最佳的重建手术方案时，必须考虑乳房的大小、形状和乳房下垂的程度。
- 手术前应向患者阐明乳房存在的天然不对称性及加重乳房不对称的因素。
- 外科医师应建立客观的乳房外形评分系统。
- 需要运用客观评定量表准确评估部分乳房重建术后的手术效果。

延伸阅读

Arey LB. Developmental Anatomy, ed 7. Philadelphia: WB Saunders, 1965.

Baruchin AM, Rosenberg L. Re: axillary breast tissue: clinical presentation and surgical treatment. Ann Plast Surg 36: 661, 1996.

Bostwick J III. Plastic and Reconstructive Breast Surgery. Anatomy and Physiology, ed 2. St Louis: Quality Medical Publishing, 2000.

Carramenha e Costa MA, Carriquiry C, Vasconez LO, et al. An anatomic study of the venous drainage of the transverse rectus abdominis musculocutaneous flap. Plast Reconstr Surg 79: 208, 1987.

Clemente CF, ed. Gray's Anatomy of the Human Body, ed 30. Philadelphia: Lea & Febiger, 1985.

Cooper AP. On the Anatomy of the Breast. London: Longmans, 1840.

Courtiss EH, Goldwyn RM. Breast sensation before and after plastic surgery. Plast Reconstr Surg 58: 1, 1976.

Crosby JF Jr. Aesthetics: the ideas and ideals of beauty. In Masters FW, Lewis JR Jr, eds. Symposium on Aesthetic Surgery of the Nose, Ears, and Chin, vol 6. St Louis: CV Mosby, 1973.

De Cholnoky T. Accessory breast tissue in the axilla. N Y State J Med 51: 2245, 1951.

de la Torre J. Breast mastopexy, 2005. Available at *http://www.emedicine.com/plastic/topic128.htm.*

Fredericks S. Skeletal and postural relations in augmentation mammaplasty. Ann Plast Surg 1: 44, 1978.

Giuliano AE, Guenther JM, Kirgafi DM, et al. Lymphatic mapping and sentinel lymphadenectomy for breast cancer. Ann Surg 220: 391, 1994.

Goldman LD, Goldwyn RM. Some anatomical considerations of subcutaneous mastectomy. Plast Reconstr Surg 51: 501, 1973.

Goldwyn RM. Plastic and Reconstructive Surgery of the Breast. Boston: Little Brown, 1976.

Hamdi M, Van Landuyt K, Tonnard P, et al. Septum-based mammaplasty: a surgical technique based on Würinger's septum for breast reduction. Plast Reconstr Surg 123: 443, 2009.

Hoffman GW, Elliott LF. The anatomy of the pectoral nerves and its significance to the general and plastic surgeon. Ann Surg 205: 504, 1987.

Hoffman S. Reduction mammaplasty: a medicolegal hazard? Aesthetic Plast Surg 11: 113, 1987.

Hollingshead H. Textbook of Anatomy, ed 3. New York: Harper & Row, 1974.

Holman PD, Hetter GP, Peterson RA. Aesthetic concepts of augmentation mammaplasty: breast dynamics in plastic surgery. In Owsley JW, Peterson RA, eds. Symposium on Aesthetic Surgery of the Breast. St Louis: CV Mosby, 1978.

Kaye BL. Axillary breasts: an aesthetic deformity of the trunk. Clin Plast Surg 2: 397, 1973.

Kuzbari R, Deutinger M, Todoroff BP. Surgical treatment of developmental asymmetry of the breast. Long term results. Scand J Plast Reconstr Surg Hand Surg 27: 203, 1993.

Letterman G, Schurter M. Suggested nomenclature for aesthetic and reconstructive surgery of the breast. I. Breast reduction. Aesthetic Plast Surg 7: 187, 1983.

Letterman G, Schurter M. Suggested nomenclature for aesthetic and reconstructive surgery of the breast. II. Augmentation mammaplasty and mastopexy. Aesthetic Plast Surg 9: 293, 1985.

Letterman G, Schurter M. Suggested nomenclature for aesthetic and reconstructive surgery of the breast. III. Gynecomastia. Aesthetic Plast Surg 10: 55, 1986.

Letterman G, Schurter M. Suggested nomenclature for aesthetic and reconstructive surgery of the breast. IV. Congenital anomalies of the breast. Aesthetic Plast Surg 13: 59, 1989.

Mathes SJ, Nahai F. Reconstructive Surgery: Principles, Anatomy, and Technique. St Louis: Quality Medical Publishing, 1997.

Miller LB, Bostwick J III, Hartrampf CR Jr, et al. The superiorly based rectus abdominis flap: predicting and enhancing its blood supply based on anatomic and clinical study. Plast Reconstr Surg 81: 713, 1988.

Nahai F. The Art of Aesthetic Surgery. Principles and Techniques. Applied Anatomy of the Breast. St Louis: Quality Medical Publishing, 2005.

Newman M. Supernumerary nipples. Am Fam Physician 38: 183, 1988.

Pearl RM, Johnson D. The vascular supply to the skin: an anatomical and physiological reappraisal. Part 2. Ann Plast Surg 11: 196, 1983.

Regnault P. Breast ptosis: definition and treatment. Clin Plast Surg 3: 193, 1976.

Rouvière H. Anatomy of the Human Lymphatic System. Ann Arbor, MI: Edwards Brothers, 1938.

Schlenz I, Kuzbari R, Gruber H, et al. The sensitivity of the nipple-areola complex: an anatomic study. Plast Reconstr Surg 105: 905, 2000.

Spear SL, Davidson SP. Aesthetic subunit of the breast. Plast Reconstr Surg 12: 440, 2003.

Wood WC, Scandalakis JE. Anatomic Basis of Tumor Surgery. St Louis: Quality Medical Publishing, 1999.

Würinger E. Refinement of the central breast reduction by application of the ligamentous suspension. Plast Reconstr Surg 103: 1400, 1999.

Würinger E, Mader N, Posch E, et al. Nerve and vessel supplying ligamentous suspension of the mammary gland. Plast Reconstr Surg 101: 1486, 1998.

第 5 章

乳腺癌保乳治疗
Breast-Conserving Therapy

Hunter R. Moyer, Toncred Marya Styblo

自1894年William Halsted[1]首次提出乳腺癌根治术以来，外科手术切除一直是治疗乳腺癌的主要手段。事实上，在随后的75年，根治性乳房切除术是所有乳腺恶性肿瘤的首选手术方式。幸运的是，随着乳腺筛查技术的进步，肿瘤生理学知识的更新，以及良好的患者沟通宣教，更多乳腺癌患者得到早期诊断。此外，20世纪后半叶，外科和医学肿瘤学家开始寻求标准治疗的替代方案，包括乳腺癌改良根治术和单纯乳房切除术，以及化疗和放射治疗等新的治疗方式。保乳治疗（breast-conserving therapy, BCT）是这些努力的结晶，已被多个严格对照、前瞻性、随机临床试验证实，是早期乳腺癌的一种安全有效的治疗方法[2-9]。

BCT包括完整切除肿瘤，同时保证切缘阴性。BCT手术时可同期或不同期进行腋窝分期手术，但术后通常需要进行辅助放射治疗。

成功的浸润性乳腺癌BCT包括以下内容：

（1）肿瘤切缘阴性。

（2）同侧腋淋巴结转移状况的评估。

（3）保留健康的乳腺组织和乳房美学。

成功的治疗是以局部和远处无复发转移、美学效果及患者满意度来衡量的。如果遵循BCT的既定指南，生存率应等于乳房切除术，复发率应低于每年1%，美容效果和患者满意度应等于或优于传统治疗。

适应证和患者选择

BCT适用于早期乳腺癌患者已成为共识[10]。绝大多数T1期和T2期伴或不伴淋巴结转移的局部早期乳腺癌患者均可进行BCT，但是也有例外。传统上，BCT的绝对禁忌证是：① 复发概率高的患者，尤其是患有多中心病灶的患者[11]；② 妊娠患者，结缔组织疾病的患者，或有过胸部放射史的患者[12]。相对禁忌证包括：① 乳腺癌易感性强的患者，如*BRAC*基因突变患者；② 美容效果可能较差的患者，其中包括肿瘤/乳腺占比高的患者[13-16]，肿瘤位于乳房中央或乳晕下方的患者[17, 18]及需要切除乳头-乳晕复合体（nipple-areola complex, NAC）的肿瘤。最后，年龄是一个独立的预后因素，可以增加治疗失败的发生率和异时性乳腺癌的风险。

新辅助化疗的引入以及肿瘤整形外科手术技术的不断进展正在改变这些禁忌，BCT的指征被不断拓宽。业已证明术前化疗病理完全缓解率（complete pathologic response rates, pCR）可达30%以上[19]，40% ～ 70%的患者可达到部分缓解[20]。有临床试验显示，新辅助化疗可使高达90%的初始不适合BCT的患者获得BCT的条件[21, 22]。甚至有临床试验发现，对于某些多中心病灶患者，新辅助化疗后BCT，其生存率和复发率与乳房切除术相同[23]。高分期乳腺癌患者新辅助化疗后行保乳手术（breast-conserving surgery, BCS），其安全性与乳房切除术相当，新辅助化疗拓宽了高分期患者BCS的适应证[24, 25]。对于需要放射治疗的患者，BCS或乳房切除术后乳房重建的最佳时机尚不清楚；假体植入及自体组织乳房重建都可能受到放射治疗的负面影响，通常多给予延期重建[26]。

> 肿瘤整形技术将肿瘤学原则与美学原理相结合。肿瘤外科和整形外科的结合拓宽了BCT的适应证，并最大限度地降低了不良美学效果的可能性。

例如，对于肿瘤体积较大或者肿瘤位于乳房美学敏感部位的患者，肿瘤外科与整形外科结合的模式有助于实现BCT目标，增加BCT肿瘤切除的安全性及保证乳房美学效果的可能性。

技术

BCT乳腺肿瘤切除需要在关注乳房美学的前提下，将由健康组织包裹肿瘤的同心圆组织完全切除，术后要进行放疗[27]。通常需要同时进行腋窝淋巴结分期的评估手术。目前最广泛应用的技术模式包括局部扩大切除术（wide local excision）和前哨淋巴结活检术（sentinel lymph node biopsy, SLNB）以及术后放射治疗。局部扩大切除术也称为肿块切除术（lumpectomy）（图5-1A）、区段切除术（segmentectomy）或部分乳房切除术（partial mastectomy）。术后全乳放射治疗的总剂量是45～50 Gy，另外对瘤床区域进行追加剂量（boost）的放射治疗。象限切除术（quadrantectomy）是指切除肿瘤边缘以外的1～2 cm的健康薄层腺体组织（图5-1B），该技术在欧洲更常使用，并已证明具有较低的局部复发率。然而，与肿块切除术比较，象限切除术的美学效果差。

肿瘤切除

乳腺癌BCT的肿瘤切除要求必须达到肿瘤切

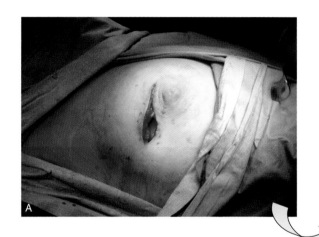
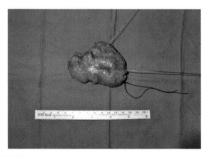

肿块切除术

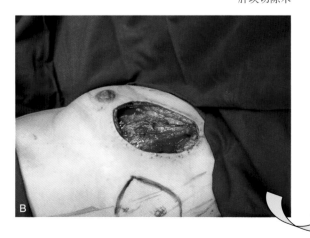
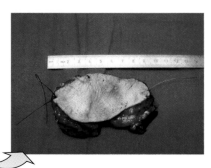

象限切除术

图5-1　乳腺癌BCT肿块切除术和象限切除术所致的乳房缺损比较

缘阴性，必要时需要采取其他措施来实现切缘阴性，这一观点是被普遍接受的。最近的一次会议共识表明，大多数肿瘤学家认同肿瘤切缘的安全距离为 1 ～ 2 mm[27]。然而，阴性切缘的宽度仍然存在争议，"近切缘（close margin）"被定义为其切缘宽度在 1 mm 以内。

肿瘤表面或接近肿瘤表面采用椭圆形或斜形皮肤切口，中央或内侧肿瘤采用乳晕周围切口，乳腺尾部肿瘤采用腋窝切口，以尽量"隐藏"术后皮肤瘢痕为原则。可以用活检或乳腺X线引导下的标记夹或金属丝定位标记肿瘤，以识别肿瘤的位置。直接解剖分离肿瘤，避免通过隧道解剖肿瘤，切除范围应包括肿瘤边缘的部分正常组织。取出标本后，应对肿瘤进行方位定位标记以便病理学检查准确定位。我们更喜欢用不同长短的标记线标记肿瘤的侧面和表面。有效止血后，切除的边缘用不透射线的夹子标记。将伤口包好并覆盖，然后进行腋窝手术，同时将标本送冰冻切片检查。如果切除边缘阴性，则闭合浅层皮肤和筋膜，手术残腔就会由浆液性渗出填充。

腋窝

腋窝手术需要单独考虑。腋窝淋巴结转移状况分析有助于分期、治疗和指导辅助治疗。

> 腋窝淋巴结阳性提示预后较差，通常需要额外的辅助治疗。

当患者处于仰卧位时，腋窝的边界包括背阔肌前缘、胸大肌前外侧缘、前锯肌浅面上方、腋静脉和乳房尾部。腋窝内的重要结构包括腋动脉、腋静脉，支配前锯肌的胸长神经，支配背阔肌的胸背神经，以及支配上臂的肋间臂神经。依据腋窝淋巴结与胸小肌的关系对其进行分组，胸小肌外侧淋巴结定义为第1组（level Ⅰ），胸小肌覆盖的淋巴结定义为第2组（level Ⅱ），胸小肌内侧淋巴结定义为第3组（level Ⅲ）。

前哨淋巴结（sentinel node, SLN）是第一个从肿瘤部位接受淋巴回流的淋巴结，可以通过染料或放射性示踪剂来识别。染料示踪技术需要在肿瘤部位注射 3 mL 蓝色染料(异硫氰蓝或亚甲蓝)，然后轻轻按摩几分钟以增加淋巴回流。在腋窝做切口并

识别了胸大肌后，外科医师需要精准地寻找蓝染的淋巴结。切除染色的淋巴结（通常有几个）并送病理学检查。核素示踪技术是在手术前 2 ～ 4 h 将大约 5 mL 的锝标记硫胶体注射到肿瘤部位的皮下。术中手持伽马射线探测探头来识别"背景噪声"及核素在腋窝最活跃的部位。

> 腋窝切口选择在核素显示的高热点的位置，同时，切口设计必须考虑到可能进行的全腋窝淋巴结清除术。

在前哨淋巴结探测仪引导下解剖分离，识别并切除"最热点"淋巴结。继续探测切除超过这枚SLN计数10%以上的周围淋巴结，直到没有大于背景1/2的热点淋巴结。如发现SLN阳性，需要进行第1组和第2组腋窝淋巴结清扫。会议共识指出，标准的SLN活检（SLN biopsy, SLNB）应该联合应用核素示踪和蓝染料示踪，二者联合应用准确率达95%以上[28]。

腋窝解剖取位于腋窝中心，胸大肌和背阔肌的边缘之间小的横向切口。锐性分离切口上下皮瓣，放置牵引器以显露术野。识别并游离胸大肌外侧缘可使其收缩，显露Rotter淋巴结、胸小肌及结扎胸肌内侧神经，牵开胸小肌，可见第2组淋巴结。沿腋静脉走向从外侧到内侧的细致解剖，分离第1组淋巴结。解剖过程中先识别并解剖游离与肩胛下静脉伴行的胸背神经，然后识别胸长神经。清除腋窝淋巴脂肪组织后，仔细止血，残腔内放置引流管，关闭浅筋膜和皮肤。

放射治疗

术后放射治疗是乳腺癌多学科治疗中的重要组成部分。

> 放射治疗的目标是降低局部复发风险（年复发率 < 1%）。

保乳手术后标准的放射治疗是全乳照射大约50 Gy/5周，随后给予瘤床加量（boost）大约15 Gy/2周。最近的进展是局部乳房照射，可在5天内通过腔内导管、球囊导管或外照射，提供相同剂量的辐射。虽然该方案目前已经在临床使用，但目

前尚没有远期评估的结论。辐射以连续的低剂量给予，或者以每次高剂量方式完成。

结果

由于 BCT 和乳房切除术对大多数患者来说是疗效相当的局部治疗方法，选择术式不仅基于医师从治疗角度的考量，也要注重患者基于生活质量所做出的选择。保乳治疗的成功需要通过患者生存率、局部复发率、美容效果和患者满意度来综合衡量（表 5-1）。

许多前瞻性、随机试验已证明 BCT 对于早期乳腺癌具有与乳房切除术相似的生存获益[2-9]。影响乳腺癌患者的预后因素包括淋巴结转移状况、肿瘤大小、肿瘤分级和系统治疗等[12, 29]。

乳腺癌 BCT 与乳房切除术比较局部复发率略高。乳腺癌保乳共识的目标是 10 年局部复发率在 5%～10%[27]，这意味着 BCT 的年复发风险为 1%，如此复发风险是患者比较容易接受的。

> 乳腺癌 BCT 的局部复发率略高，尤其是在没有联合放射治疗时，BCT 联合与不联合放疗的局部复发率分别为 14.3% 和 39.2%[4]。

> 然而，局部复发后经过乳房切除进行挽救并不影响患者生存。

BCT 更宽的阴性切缘可以降低乳腺癌局部复发率，然而，关于最佳切缘的问题仍然存在争议，临床试验的结果也有差异[30-32]。此外，对于肿瘤近切缘或切缘阳性患者，再次切除并没有使生存率提高[31, 33, 34]。在我们医院，我们采用多学科团队合作的治疗模式，患者在 BCT 后常规接受术后放疗。我们要求外科手术必须达到切缘阴性，从而以降低局部复发率。

BCT 术后，患者有更好的生活质量和更好的形体[35-38]。患者满意度与乳腺癌患者预后、生活质量、社会状况和乳房美学密切相关。乳房美学效果取决于患者的年龄和种族，乳房的原始大小和对称性，肿瘤的位置，切除的组织量和给予的放射治疗剂量[15-17, 30, 39]。一般来说，乳房体积较小而对称的年轻女性患者更容易获得完美的美学效果，因为这类患者切除的组织量少，放射剂量分布比较均匀。然而，多个系列研究报道，乳腺癌单纯 BCT 很难获得优良的美学效果[40, 41]。在乳腺癌 BCT 中采用肿瘤整形技术进行即刻乳房重建，可以改善美学效

表 5-1 比较保乳治疗与乳房切除术治疗效果的前瞻性研究

临床试验	报道年份	例数	治疗方式	随访时间（年）	研究终点	乳房切除术（%）	BCT（%）
NCI	1995	237	BCT(+AXD/+XRT) *vs* Mas	10.1	OS DFS	75 69	77 72
EORTC, 10801	2000	868	BCT(+AXD/+XRT) *vs* Mas	13.4	OS LR*	66 12	65 20
MCI	2002	701	BCT(Quad/+AXD/+XRT) *vs* Radical Mas	20	OS LR†	43 2.3	44 8.8
NSABP, B-06	2002	1 851	Lum *vs* Lum+XRT *vs* Mas	20	OS RR	46 10.2	47 26.78‡

注：* P=0.01；† P < 0.001；‡ 只行肿块切除术和肿块切除术加放疗的复发率分别为 39.2% 和 14.3%。
NCI，美国国立癌症研究院（National Cancer Institute）；EORTC，欧洲癌症研究与治疗组织（European Organization for the Research and Treatment of Cancer）；MCI，米兰癌症研究院（Milan Cancer Institute）；NSABP，美国国家乳腺外科辅助治疗研究项目（National Surgical Adjuvant Breast Project）；BCT，保乳治疗（breast-conserving therapy）；AXD，腋淋巴结清除术（axillary dissection）；XRT，放射治疗（radiotherapy）；Mas，乳房切除术（mastectomy）；Quad，象限切除术（quadrantectomy）；Lum，肿块切除术（lumpectomy）；OS，总生存率（overall survival）；DFS，无病生存率（disease-free survival）；LR，局部复发率（local recurrence）；RR，复发率（recurrence rates）。

果，提高患者满意度。

肿瘤整形外科

直到大约10年前，保乳手术（breast-conserving surgery, BCS）和乳房切除术进行或不行乳房重建是乳腺癌手术治疗的两个焦点问题。为了解决最合理的肿瘤切除范围与希望尽量减少不可接受的局部畸形之间的矛盾，既能修复乳房缺损、又不需要全乳房切除的肿瘤整形技术应运而生[42]。

随着肿瘤切除的日益精细化，乳腺癌保乳重建术已成为通过容积替代或容积移位重建修复手术缺损的第三种选择。这两种技术都是对传统的乳房重建或乳房缩小手术方法的改进。关于肿瘤整形保乳重建术的肿瘤学原则和美学结果的最新研究数据证实了这种方法临床应用的可行性。乳房切除术和BCS有相似的远期生存率，而保乳手术通常与更好的美学效果和正面心理效应结果相关[4, 43]。

导致BCS术后不良美学效果的因素包括切除乳腺组织与乳房体积的比例以及切除的部位。换句话说，相对于小乳房，大乳房即使是接受直径40 mm的组织切除，也不太影响外形。与其他部位相比，切除位于乳腺中央及乳晕下方的肿瘤，其美学效果较差[42]。肿瘤整形保乳治疗其他方面的指征正在逐步确立，由于任何保乳手术都必须绝对遵守病理边缘阴性原则，因此单发病灶是肿瘤整形保乳治疗的最佳指征。与所有的手术一样，选择复杂的外科手术时，必须考虑麻醉风险和可能影响组织存活及切口愈合的并发症。

与保乳和乳房切除术相比，保乳重建术有多方面的优势。

> 肿瘤整形保乳重建术可以进行范围更大的局部切除，从而带来肿瘤治疗安全性的优势[44]。

肿瘤整形技术拓宽了BCS的适应证，因为可以进行更广泛的切除，即使体积较大的肿瘤也能保证较低的切缘阳性发生率[45]。肿瘤整形技术对局部复发率的影响尚待确定[45]。据报道，与单独使用BCS相比，肿瘤整形术的患者满意度更高[45]。肿瘤整形技术在治疗高分期患者时与BCS的肿瘤有效性是一致的[46, 47]。而对于肿瘤高分期患者，新辅助化疗则可能降低肿瘤整形重建的适应证[48-50]。

肿瘤整形保乳术可能会降低全乳房切除和乳房重建的需要，乳房切除重建相关的并发症更多，重建乳房的感觉损失且美学效果可能更差[51]。该术式还可以为部分乳房切除及放疗后出现明显乳房畸形的患者提供二次乳房美学矫正的机会[52]。

乳腺组织广泛局部切除后出现的缺损可以采用以下两种方法进行重建。第一种方法是容积置换，是将组织从一个位置移位到另一个位置。第二种方法是组织移位，涉及容积移位技术，即通过重新排列乳腺组织来修复缺损。这两种技术都将局部的腺体或皮腺瓣转位到缺损的部位。

技术的选择取决于诸多因素，包括切除的范围、手术时机、乳房的大小和肿瘤的位置，以及患者的意愿。容量置换技术可以保持乳房的原始大小和形状，而不需要对对侧乳房施行任何方式的手术，但它们可能会导致手术时间延长以及出现皮瓣和供区的并发症。组织移位手术可避免供体部位并发症，但可能会出现移位腺体组织瓣缺血有关的并发症，对侧乳房是否也需要手术整形以达到对称性，这取决于切除肿瘤的范围。表5-2列出容积置换和组织移位技术选择的指征，相关的优势及劣势。

表 5-2 容积置换或组织移位技术选择的影响因素

影响因素	容积置换	组织移位
乳房大小	小或中等	中等或大
肿瘤位置	乳房任何位置	乳房中心或下部
形成瘢痕的位置	乳房和背部	双侧乳房
手术时间	2～3 h	1～2 h（一侧）
并发症	供体部位，皮瓣坏死	皮瓣缺血，脂肪坏死
出现时间	即刻=延迟	即刻>延迟

放射治疗前行肿瘤切除与乳房重建可以一期完成，也可以分两次进行（见第13章），二步法是先完成经组织病理学检查证实的肿瘤完整切除术获得阴性的组织病理学切缘，以后再进行二期重建。

在最近的一系列研究中，与Gendy等人的报道研究结果一致，采用容积置换的肿瘤整形保乳术的结果明显优于保留皮肤的乳房切除术（skin-sparing mastectomy, SSM）联合乳房重建（表5-3）[51]。在合理选择手术指征的前提下，容积置换与组织移位技术效果相当（表5-4）。

表 5-3 肿瘤整形保乳术和乳房全切/重建的预后比较

比 较 项 目	肿瘤整形保乳术（%）	乳房全切/重建（%）
术后并发症	8	14
需要额外手术干预	12	79
乳头感觉消失	2	98
活动受限	54	73

表 5-4 肿瘤整形保乳术的预后

项 目	容 积 置 换	组 织 移 位
研究项目总数	7[51, 53-56]	11[57-64]
患者总例数	189	433
中位随访时间（月）	24 ～ 53	21 ～ 54
局部复发率（%）	0 ～ 5	0 ～ 7
美学效果不佳率（%）	0 ～ 9	0 ～ 18

结论

乳腺癌肿瘤整形保乳技术拓宽了BCS的指征，可以实现非常广泛的肿瘤切除，即使超过20%的乳房切除也可以通过整形技术获得满意的美学效果。这项技术使外科肿瘤医师和整形外科医师的技能相互借鉴，以团队合作工作模式共同完成乳腺癌的外科治疗。在20世纪，对乳腺癌生物学理解的进步使乳腺癌患者手术选择更加保守。尽管化疗取得了进步，但是外科手术在乳腺癌的治疗中仍起着重要作用。乳腺癌肿瘤整形保乳技术可使患者在肿瘤治疗安全性基础上避免乳房切除，并保持了乳房的美学形态。

本 章 要 点

- 对乳腺癌的治疗目前更多倾向于保留乳房。
- BCT要求肿瘤的切缘阴性，同侧腋窝淋巴结处理及术后乳房放疗。
- 尽管BCT局部复发率略高，但总生存率与乳房切除术相当。
- 大多数早期乳腺癌都适合保留乳房。
- 新辅助化疗可以使不能保留乳房的患者获得保乳机会。
- 象限切除术和肿块切除术均可导致乳房的部分缺损。
- BCT的目的是保持高的生存率和良好的美学效果。
- BCT后美学效果不佳并不罕见。
- 肿瘤整形技术可最大限度地降低美学效果差的可能性，并扩大BCT的适应证。

参考文献

[1] Halsted WS. The results of operations for the cure of cancer of the breast performed at the Johns Hopkins Hospital from June, 1889 to January, 1894. Johns Hopkins Hosp Rep 4: 297, 1894.

[2] Arriagada R, Le MG, Rochard F, et al. Conservative treatment versus mastectomy in early breast cancer: patterns of failure with 15 years of follow-up data. Institut Gustave-Roussy Breast Cancer Group. J Clin Oncol 14: 1558, 1996.

[3] Blichert-Toft M, Rose C, Andersen JA, et al. Danish randomized trial comparing breast conservation therapy with mastectomy: six years of life-table analysis. Danish Breast Cancer Cooperative Group. J Natl Cancer Inst Monogr 11: 19, 1992.

[4] Fisher B, Anderson S, Bryant J, et al. Twenty-year follow-up of a randomized trial comparing total mastectomy, lumpectomy, and lumpectomy plus irradiation for the treatment of invasive breast cancer. N Engl J Med 347: 1233, 2002.

[5] Fisher B, Bauer M, Margolese R, et al. Five-year results of a randomized clinical trial comparing total mastectomy and segmental mastectomy with or without radiation in the treatment of breast cancer. N Engl J Med 312: 665, 1985.

[6] Jacobson JA, Danforth DN, Cowan KH, et al. Ten-year results of a comparison of conservation with mastectomy in the treatment

of stage I and II breast cancer. N Engl J Med 332: 907, 1995.

[7] van Dongen JA, Voogd AC, Fentiman IS, et al. Long-term results of a randomized trial comparing BCT with mastectomy: European Organization for Research and Treatment of Cancer 10801 trial. J Natl Cancer Inst 92: 1143, 2000.

[8] Veronesi U, Cascinelli N, Mariani L, et al. Twenty-year follow-up of a randomized study comparing breast-conserving surgery with radical mastectomy for early breast cancer. N Engl J Med 347: 1227, 2002.

[9] Veronesi U, Salvadori B, Luini A, et al. Breast conservation is a safe method in patients with small cancer of the breast. Long-term results of three randomised trials on 1,973 patients. Eur J Cancer 31A: 1574, 1995.

[10] Cancer Trends Progress Report: 2007 Update. Bethesda, MD: National Cancer Institute, 2007.

[11] Kurtz JM, Jacquemier J, Amalric R, et al. Breast-conserving therapy for macroscopically multiple cancers. Ann Surg 212: 38, 1990.

[12] Benda RK, Mendenhall NP, Lind DS, et al. Breast-conserving therapy (BCT) for early-stage breast cancer. J Surg Oncol 85: 14, 2004.

[13] de la Rochefordière A, Abner AL, Silver B, et al. Are cosmetic results following conservative surgery and radiation therapy for early breast cancer dependent on technique? Int J Radiat Oncol Biol Phys 23: 925, 1992.

[14] Olivotto IA, Rose MA, Osteen RT, et al. Late cosmetic outcome after conservative surgery and radiotherapy: analysis of causes of cosmetic failure. Int J Radiat Oncol Biol Phys 17: 747, 1989.

[15] Taylor ME, Perez CA, Halverson KJ, et al. Factors influencing cosmetic results after conservation therapy for breast cancer. Int J Radiat Oncol Biol Phys 31: 753, 1995.

[16] Staradub VL, Rademaker AW, Morrow M. Factors influencing outcomes for breast conservation therapy of mammographically detected malignancies. J Am Coll Surg 196: 518, 2003.

[17] Vrieling C, Collette L, Fourquet A, et al. The influence of patient, tumor and treatment factors on the cosmetic results after breast-conserving therapy in the EORTC 'boost vs. no boost' trial. EORTC Radiotherapy and Breast Cancer Cooperative Groups. Radiother Oncol 55: 219, 2000.

[18] Waljee JF, Hu ES, Newman LA, et al. Predictors of breast asymmetry after breast-conserving operation for breast cancer. J Am Coll Surg 206: 274, 2008.

[19] Bear HD, Anderson S, Brown A, et al. The effect on tumor response of adding sequential preoperative docetaxel to preoperative doxorubicin and cyclophosphamide: preliminary results from National Surgical Adjuvant Breast and Bowel Project Protocol B-27. J Clin Oncol 21: 4165, 2003.

[20] Jacquillat C, Weil M, Baillet F, et al. Results of neoadjuvant chemotherapy and radiation therapy in the breast-conserving treatment of 250 patients with all stages of infiltrative breast cancer. Cancer 66: 119, 1990.

[21] Bonadonna G, Valagussa P, Brambilla C, et al. Primary chemotherapy in operable breast cancer: eight-year experience at the Milan Cancer Institute. J Clin Oncol 16: 93, 1998.

[22] Zurrida S, Greco M, Veronesi U. Surgical pitfalls after preoperative chemotherapy in large size breast cancer. Eur J Surg Oncol 20: 641, 1994.

[23] Oh JL, Dryden MJ, Woodward WA, et al. Locoregional control of clinically diagnosed multifocal or multicentric breast cancer after neoadjuvant chemotherapy and locoregional therapy. J Clin Oncol 24: 4971, 2006.

[24] Cho JH, Park JM, Park HS, et al. Oncologic safety of breast-conserving surgery compared to mastectomy in patients receiving neoadjuvant chemotherapy for locally advanced breast cancer. J Surg Oncol 108: 531, 2013.

[25] Shin HC, Han W, Moon HG, et al. Breast-conserving surgery after tumor downstaging by neoadjuvant chemotherapy is oncologically safe for stage III breast cancer patients. Ann Surg Oncol 20: 2582, 2013.

[26] Berbers, J "Reconstruction: before or after post-mastectomy radiotherapy? A systematic review of the literature." Eur J Cancer 50: 2752, 2014.

[27] Schwartz GF, Veronesi U, Clough KB, et al. Consensus Conference on Breast Conservation. J Am Coll Surg 203: 198, 2006.

[28] Schwartz GF, Giuliano AE, Veronesi U. Proceedings of the Consensus Conference on the Role of sentinel lymph node biopsy in carcinoma of the breast. Philadelphia, April 2001; Cancer 94: 2542, 2002.

[29] Dabakuyo TS, Bonnetain F, Roignot P, et al. Population-based study of breast cancer survival in Cote d'Or (France): prognostic factors and relative survival. Ann Oncol 19: 276, 2008.

[30] Gage I, Schnitt SJ, Nixon AJ, et al. Pathologic margin involvement and the risk of recurrence in patients treated with breast-conserving therapy. Cancer 78: 1921, 1996.

[31] Smitt MC, Nowels KW, Zdeblick MJ, et al. The importance of the lumpectomy surgical margin status in long-term results of breast conservation. Cancer 76: 259, 1995.

[32] Tartter PI, Kaplan J, Bleiweiss I, et al. Lumpectomy margins, reexcision, and local recurrence of breast cancer. Am J Surg 179: 81, 2000.

[33] Pittinger TP, Maronian NC, Poulter CA, et al. Importance of margin status in outcome of breast-conserving surgery for carcinoma. Surgery 116: 605; discussion 608, 1994.

[34] Swenson K, Decher L, Haselow R, et al. Prognostic factors after conservative surgery and radiation therapy for early stage breast cancer. Am J Clin Oncol 21: 111, 1998.

[35] Curran D, van Dongen JP, Aaronson NK, et al. Quality of life of early-stage breast cancer patients treated with radical mastectomy

or breast-conserving procedures: results of EORTC trial 10801. The European Organization for Research and Treatment of Cancer (EORTC), Breast Cancer Cooperative Group (BCCG). Eur J Cancer 34: 307, 1998.

[36] Ganz P, Schag A, Lee J, et al. Breast conservation versus mastectomy. Is there a difference in psychological adjustment or quality of life in the year after surgery? Cancer 69: 1729, 1992.

[37] Moyer A. Psychosocial outcomes of breast-conserving surgery versus mastectomy: a meta-analytic review. Health Psychol 16: 284, 1997.

[38] Pusic A, Thompson T, Kerrigan C, et al. Surgical options for early-stage breast cancer: factors associated with patient choice and postoperative quality of life. Plast Reconstr Surg 104: 1325, 1999.

[39] Wazer DE, DiPetrillo T, Schmidt-Ullrich R, et al. Factors influencing cosmetic outcome and complication risk after conservative surgery and radiotherapy for early-stage breast carcinoma. J Clin Oncol 10: 356, 1992.

[40] Deutsch M, Flickinger JC. Patient characteristics and treatment factors affecting cosmesis following lumpectomy and breast irradiation. Am J Clin Oncol 26: 350, 2003.

[41] D'Aniello C, Grimaldi L, Barbato A, et al. Cosmetic results in 242 patients treated by conservative surgery for breast cancer. Scand J Plast Reconstr Surg Hand Surg 33: 419, 1999.

[42] Cochrane RA, Valasiadou P, Wilson AR, et al. Cosmesis and satisfaction after breast-conserving surgery correlates with the percentage of breast volume excised. Br J Surg 90: 1505, 2003.

[43] Clough KB, Kroll SS, Audretsch W. An approach to the repair of partial mastectomy defects. Plast Reconstr Surg 104: 409, 1999.

[44] Veronesi U, Volterrani F, Luini A, et al. Quadrantectomy versus lumpectomy for small size breast cancer. Eur J Cancer 26: 671, 1990.

[45] Losken A, Dugal CS, Styblo TM, et al. A meta-analysis comparing breast conservation therapy alone to the oncoplastic technique. Ann Plast Surg 72: 145, 2014.

[46] Emiroglu M, Sert I, Karaali C, et al. The effectiveness of simultaneous oncoplastic breast surgery in patients with locally advanced breast cancer. Breast Cancer 2015 Jan 14. [Epub ahead of print]

[47] Bogusevicius A, Cepuliene D, Sepetauskiene E. The integrated evaluation of the results of onco-plastic surgery for locally advanced breast cancer. Breast J 20: 53, 2014.

[48] Regano S, Hernaz F, Redondon-Figuero C, et al. Oncoplastic techniques extend breast conserving surgery to patients with neoadjuvant chemotherapy response unfit for conventional techniques. World J Surg 33: 2082, 2009.

[49] Mazouni C, Naveau A, Kane A, et al. The role of oncoplastic breast surgery in the management of breast cancer treated with primary chemotherapy. Breast 22: 1189, 2013.

[50] Broecker JS, Hart A, Losken A, et al. Neoadjuvant chemotherapy combined with oncoplastic reduction for high stage breast cancer patients. Presented at the Society of Surgical Oncology Symposium, Boston, Mar 20, 2016.

[51] Gendy RK, Able JA, Rainsbury RM. Impact of skin-sparing mastectomy with immediate reconstruction and breast-sparing reconstruction with miniflaps on the outcomes of oncoplastic breast surgery. Br J Surg 90: 433, 2003.

[52] Slavin SA, Love SM, Sadowsky NL. Reconstruction of the radiated partial mastectomy defect with autogenous tissues. Plast Reconstr Surg 90: 854; discussion 866, 1992.

[53] Raja MA, Straker VF, Rainsbury RM. Extending the role of breast-conserving surgery by immediate volume replacement. Br J Surg 84: 101, 1997.

[54] Dixon JM, Venizelos B, Chan P. Latissimus dorsi mini-flap: a technique for extending breast conservation. Breast 11: 58, 2002.

[55] Kat CC, Darcy CM, O'Donoghue JM, et al. The use of the latissimus dorsi musculocutaneous flap for immediate correction of the deformity resulting from breast conservation surgery. Br J Plast Surg 52: 99, 1999.

[56] Losken A, Schaefer TG, Carlson GW, et al. Immediate endoscopic latissimus dorsi flap: risk or benefit in reconstructing partial mastectomy defects. Ann Plast Surg 53: 1, 2004.

[57] Galimberti V, Zurrida S, Zanini V, et al. Central small size breast cancer: how to overcome the problem of nipple and areola involvement. Eur J Cancer 29A: 1093, 1993.

[58] Chang E, Johnson N, Webber B, et al. Bilateral reduction mammoplasty in combination with lumpectomy for treatment of breast cancer in patients with macromastia. Am J Surg 187: 647; discussion 650, 2004.

[59] Nos C, Fitoussi A, Bourgeois D, et al. Conservative treatment of lower pole breast cancers by bilateral mammoplasty and radiotherapy. Eur J Surg Oncol 24: 508, 1998.

[60] Masetti R, Pirulli PG, Magno S, et al. Oncoplastic techniques in the conservative surgical treatment of breast cancer. Breast Cancer 7: 276, 2000.

[61] Newman LA, Kuerer HM, McNeese MD, et al. Reduction mammoplasty improves breast conservation therapy in patients with macromastia. Am J Surg 181: 215, 2001.

[62] Spear SL, Pelletiere CV, Wolfe AJ, et al. Experience with reduction mammaplasty combined with breast conservation therapy in the treatment of breast cancer. Plast Reconstr Surg 111: 1102, 2003.

[63] Monticciolo DL, Ross D, Bostwick J III, et al. Autologous breast reconstruction with endoscopic latissimus dorsi musculosubcutaneous flaps in patients choosing breast-conserving therapy: mammographic appearance. AJR Am J Roentgenol 167: 385, 1996.

[64] Clough KB, Kroll SS, Audretsch W. An approach to the repair of partial mastectomy defects. Plast Reconstr Surg 104: 409, 1999.

第 6 章

保乳治疗的决策与术后美学外观及功能的预见和对策

Breast-Conserving Therapy: Decision-Making and Anticipating the Unfavorable Aesthetic and Functional Result

John Hijjawi

保乳治疗的目的

传统意义上保乳治疗（breast-conserving therapy, BCT）的目标包括阴性切缘及肿瘤完整切除、指导辅助化疗的淋巴结状态评估，与乳房切除术区别在于保留了健康的乳腺实质，即使达不到良好的乳房美容学效果，也要尽量保留。当这些目标同时实现时，保乳治疗的肿瘤安全性就不会悖离20多年前Milan临床试验的初衷。完整的肿瘤切除联合辅助放疗无疑是临床 I 期和 II 期乳腺癌患者有效的治疗方法，术式的选择则包括乳腺肿瘤切除术、部分乳房切除术、乳房象限切除术及乳房区段切除术。多项研究结果表明，除了多中心或多灶性肿瘤以外，保乳治疗和乳房切除术二者之间总生存率（overall survival, OS）与无病生存率（disease-free survival, DFS）无明显差异[1-5]。

> 阴性切缘的肿瘤切除是降低局部复发、提高无病生存的前提条件。

当然，影响BCT患者复发的因素也同样是影响乳房切除术的因素[6]，包括诊断时年龄、肿瘤的生物学特征、化疗与否、是否接受系统治疗以及是否达到足够的手术安全切缘[6-8]。

BCT对乳腺癌患者的吸引力显而易见。这是由于对于大部分患者而言，BCT可在门诊手术室进行，术后乳房皮肤瘢痕小、不需要放置引流且能保留大部分正常乳腺组织，最重要的是能够保留乳头-乳晕复合体（nipple-areolar complex, NAC）。当然，那些缺乏医学知识的患者通常认为BCT意味着"治疗不足（less treatment）"，说服她们是困难的。

BCT期望未得实现的原因

最大限度地延长患者的DFS和保留乳房美学外观的双重目标并非不能同步实现。虽然近20年的几项研究表明，接受BCT的患者，85%以上能够获得好的或较好的乳房外观，但是这些研究对乳房美学外观的评价结果通常是由治疗医师完成，并未纳入患者的自我评价[9, 10]。在最近纳入了患者对乳房美观性自我评价的研究中，几乎100%的患者注意到双侧乳房不对称，28% ~ 35%的患者对手术后的乳房外形治疗结果不满意[11, 12]。提示要想在充分肿瘤治疗的基础上，维持完美的乳房外形并不容易，二者之间存在矛盾[13]。

早期乳腺癌治疗成功的定义已经超越了低复发率这样简单的标准，"最少有效治疗（less treatment）"理念业已成为患者的追求，BCT和乳房切除术都贯彻了这一理念。如果没有对所有治疗效果如良好的OS与DFS，满意对称的乳房外形，保留功能的乳房等进行长期的患者满意度调查，那么治疗很难被定义为完美和成功的[12, 14]。我们所说的"功能性乳房（functional breasts）"是指乳房的体积、形状和乳房的轮廓有足够的对称性[15]，包括乳房下皱襞

（inframammary fold, IMF）所在的位置。功能性乳房可使患者舒适、自信地穿着各种类型的胸罩和内衣，而不需要外部的假体、特殊构造的内衣或笨重的外衣[16]。由于右侧乳房下部进行了乳腺肿瘤切除和放射治疗，患者出现了体积、形状以及乳房下皱褶位置的不对称，使得她很难将胸罩带固定在合适的位置（图6-1）。

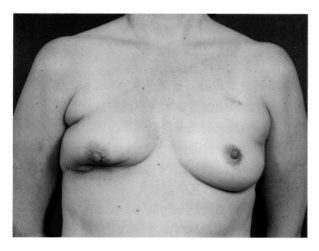

图6-1　乳腺肿瘤切除和放射治疗所致的乳房畸形

生理状态下女性双侧乳房下皱褶如果在高度上相差3 cm，很可能会造成穿戴文胸困难，因为文胸的带子会卡住较低的乳房下皱褶，造成不适，需要不断调整。乳腺癌BCT可能造成这种局面。另一位患者接受了右侧乳房的BCT，治疗导致乳房体积不对称，因此她需要戴一个250 cm³的义乳才能穿着舒适（图6-2）。可以想象，一个在接受癌症治疗后无病生存9年的患者，如果仍需要配戴250 cm³

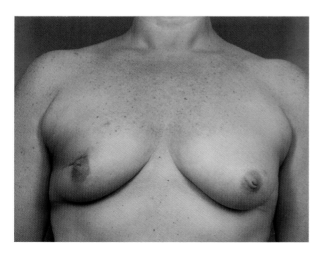

图6-2　乳腺癌BCT所致乳房体积不对称

的义乳才能感觉到她的乳房在衣服内是对称的，那么她现在可能不会像初始治疗那样对BCT充满期望[11-17]。在接受了"癌症成功"治疗多年后，如果患者的乳房轮廓明显畸形，即使只有在她裸体时才能看到，当每次换衣服或沐浴低头看到自己的乳房时，她仍会感到恐惧。很难想象，每天面对这样畸形的乳房，这些患者如何能够真正摆脱对癌症的恐惧[18, 19]。

当前，乳腺癌治疗已经进入了一个崭新时代，患者开始对乳腺癌治疗和乳房重建的结果产生了期待。在某种程度上讲，有乳腺癌家族遗传性史的患者行预防性乳房切除术，与癌症患者治疗的效果无显著差异。当然，对于一个不需要接受化疗、放疗，甚至在降低疾病风险的过程中放弃了NAC的患者来说，乳房重建的挑战远远小于治疗癌症本身。越来越多的女性期望她们的乳房不仅在癌症治疗后看起来与治疗前一样，而且能够改善其形状、乳房下垂及乳房大小。尽管这种期待部分源于主诊外科医师的宣教，但互联网和癌症互助组织中信息的扩散也起到了推波助澜的作用[20]。

> 今天的乳腺癌患者期望她们的乳房不仅在癌症治疗后看起来与治疗前是一样的，而且在外形、乳房下垂及乳房大小上也会有所改善。

BCT美学效果预测因素：原发肿瘤的处理

整形外科医师在与计划实施BCT或者乳房切除重建患者的沟通中，"我的乳房在进行了手术和放疗之后，外形还会好看嘛？"，这通常是患者最为关心的问题[21]。这个问题不能简单地用"会"或"不会"来回答。乳腺外科医师做完肿瘤切除手术后，乳房美学重建的问题就由整形外科医师来完成。通常，患者可能片面地理解，认为自己术后的乳房美学效果将由整形外科医师的进一步治疗予以保证。其实外科医师难以判断肿瘤的切除，以及肿瘤切除术后伴随的放射治疗对BCT美学效果的影响。尽管这种团队合作的治疗方法最终对患者有益，但必须是治疗团队的所有成员都能够非常注意最终美学效果的影响因素，那才能真正保证BCT最后的乳房美学效果。

手术之前对几项简单预测因素进行评估，有利于医师为患者提供一个最佳满意度的治疗方案（框6-1）。

框6-1　源于患者和外科医师的BCT美学效果预测因素

- 肿瘤/乳房体积比的评估
- 切除组织的定位
- 患者对于乳房大小改变的期望
- 真皮和深层筋膜之间潜在的空间

无论患者先前是拥有大乳房还是小乳房，详细了解其对改变乳房大小（大或小）的期望都是必要的。对于想要拥有更大乳房的患者来讲，单独的BCT很难让其满意。图6-3是一位多年来一直期望拥有更大乳房的患者，她一直专注于左侧乳腺癌的治疗，BCT后延迟行背阔肌肌皮瓣（muscle-sparing latissimus dorsi flap）乳房重建，并进行了双侧假体植入隆乳手术。即在完成放射治疗后，将未受辐照的背部组织转移修复受辐照的乳房，然后再植入乳房假体，满足了患者有一对更大乳房的愿望。

对于想要缩小乳房的患者，将缩乳术作为肿瘤整形手术中的一部分即刻完成远比BCT几个月或几年后进行效果更佳，因为放射治疗是缩乳术美学效果的影响因素[22, 23]。

外科医师还必须考虑拟切除组织量占整个乳房体积的比例，这与残腔处理有关。事实是，在一个像乳房这样的软组织结构中出现较大残腔，会发生明显的塌陷，导致乳房结构的扭曲[13, 24]。在小乳房的女性中，切除整个乳房体积的12%～20%就会

造成乳房体积的明显改变，这不仅影响术后的美学效果，功能也会受到影响。一位小乳房的患者，做了一侧乳腺肿瘤切除术，切除80 g乳腺组织，导致明显的乳房不对称（图6-4）。

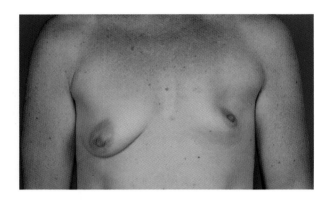

图6-4　小乳房患者左侧乳腺肿瘤切除术后双侧乳房明显的不对称

大乳房的女性可接受高达30%乳腺组织的切除，而不需要进行乳房重建。然而应告知他们为了保证舒适地穿着文胸，可能需要在对侧行对称性乳房整形手术。术前影像技术在乳腺癌手术中的应用越来越多，这有助于我们准确地评估需要切除组织的体积，以获得足够宽的切缘[14, 25-28]。

当从影响美观的区域中切除部分组织，即使是一小部分也会导致乳房显著地扭曲变形。这些区域包括乳房上内侧、乳沟区或NAC下方。还须考虑放疗对NAC位置的影响。因为手术愈合过程中组织会发生收缩，放疗后组织也会发生纤维化。临近NAC区域组织的切除会造成该区域死腔塌陷，进而导致乳头内陷。一位患者接受了肿瘤切除手术，真皮与深层筋膜相连，切口愈合和放射治疗完成后

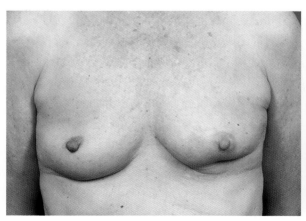

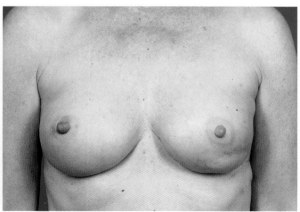

图6-3　延迟的背阔肌肌皮瓣乳房重建并双侧假体植入隆乳手术

发生乳头内陷（图6-5A）。右侧乳房自体脂肪移植术和左侧乳房固定术改善了患者乳房的对称性且部分纠正了乳头内陷（图6-5B）。

如果组织切除在真皮和前锯肌筋膜或胸肌筋膜之间没有留下任何腺体组织，一旦愈合，将不可避免地导致真皮与筋膜粘连。如果切除乳房的最外侧或乳房下缘，缺陷可能并不严重。然而事实上，在乳房的任何位置，组织切除后真皮与筋膜深层粘连均会导致NAC位置的改变或乳房本身轮廓的畸形。

放疗对BCT美学效果影响的预测

对于大多数患者来说，术后辅助放疗是BCT的关键组成部分。但有一部分专家认为，对乳腺组织进行放疗是导致BCT后乳房畸形及不对称的影响因素之一，但这种影响是无法评估的[29, 30]。大多数外科医师认为，乳房体积小、乳房下垂及乳房脂肪组织所占比例高是BCT术后美学效果较差的主要因素[31]。

按照常规的辐射剂量和对瘤床加量进行放疗，乳房的远期美学效果较差[32]。除总辐射剂量因素外，分次辐射及剂量也是需要评估的独立变量。采用三维适形部分乳腺加速放疗（accelerated partial-breast irradiation, APBI）与全乳放疗相比，3年后的乳房美学效果更差，且美学效果随时间推移会越来越差[33]。但也有小样本研究发现，APBI比全乳放疗的美学效果要好[34]。全乳放疗的辐射次数也可能影响美学效果，如在皮肤急性反应表现方面。与常规分次放疗相比，低分割全乳照射或短时间内给予一定剂量的放疗模式可减轻急性和短期的皮肤反应[35, 36]。但这些研究结论与乳房整体的美学效果及

无疼痛生存（pain-free survival）的远期相关性尚需要进一步证实。

> 放疗照射方式包括APBI与全乳放疗、体外照射与近距离照射、低分割放疗与常规分割放疗。

免行放射治疗及辅助放疗禁忌人群

已有研究发现，＞70岁激素受体阳性乳腺癌患者行BCT后，辅助放疗并没有生存优势[37]。在这部分人群中，更容易预测BCT后乳房美学效果。胶原血管疾病，特别是硬皮病或活动性系统性红斑狼疮患者，会因辐射诱发其组织迅速纤维化从而对放射治疗敏感[38]，这部分患者被认为是BCT禁忌人群。既往因霍奇金淋巴瘤接受斗篷照射法治疗的乳腺癌患者，在手术治疗前应向患者交代对侧乳腺患癌的风险以及乳房切除术的优势[39]。虽然这种患者是BCT的适应人群，但因需额外的放射治疗，也应仔细权衡利弊。

预期管理及决策分享

综上所述，在与乳腺癌患者治疗方案选择的沟通过程中，帮助患者选择行BCT还是乳房切除联合重建手术时，通常不是一个简单的"是"或"否"的问题。在乳房重建中，患者对治疗的愿望、期望值及耐受性均会对治疗决策产生影响。有必要事先了解患者对乳房整体不对称、患侧潜在轮廓畸形的容忍度、渴望保留乳房的强烈程度及肿瘤治疗

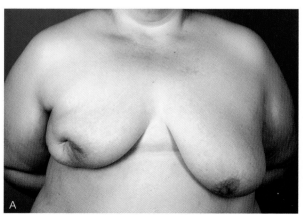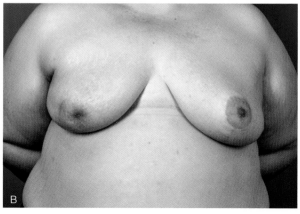

图6-5 NAC区域肿瘤切除、放射治疗后乳头内陷及其矫正手术后改变

后数月或数年再行乳房重建的可能性。如果患者纠结于选择BCT还是乳房切除加（不加）乳房重建，应将上述信息结合先前讨论的影响保乳治疗效果的重要因素共同提供给患者，让其自行选择适合自己的手术方式。

> 外科医师必须评估患者对乳房整体不对称、患侧潜在轮廓畸形的容忍度，渴望保留乳房的强烈程度及肿瘤治疗后数月或数年再行乳房重建的可能性，为了获得最佳的治疗结果，患者必须参与决策的制订。

与必须行乳房切除术的患者沟通相比，与可以选择乳房切除术也可以选择BCT的患者沟通更难。尽管这些问题术前都无法进行精准预期，在谈话的过程中，我们需要"读懂"患者，深层次体会患者对乳房不对称、轮廓扭曲的容忍度以及接受进一步治疗的意愿。乳房重建手术中也需要向患者交代其他可选择的手术方式，例如，脂肪移植、肿瘤整形和组织移植的部分乳房重建手术方式等。

新辅助化疗和乳腺影像技术在保乳手术治疗中的地位

目前，虽然选择乳房切除术的女性比例依然较高[17, 40-42]，但随着许多新理念和新方法应用于BCT，患者选择BCT的比例也在逐渐提高。新辅助化疗引入"降期保乳（mastectomy to BCT turnover patient）"这一理念，也就是说初诊肿瘤太大而不能行BCT的患者能通过新辅助化疗的方法成功缩小肿瘤再选择BCT[43-45]。

> 淋巴结转移状况评估对辅助化疗取舍的指导价值。

乳腺影像技术的不断改进使我们能够更精准地评估肿瘤对新辅助化疗的反应，这对于那些初诊时因肿瘤体积大而不能行BCS的患者，经新辅助化疗后,保证其行BCT的安全性是至关重要的[46, 47]。先进的乳腺影像技术不仅有助于确定患者对新辅助化疗的反应，也有助于精准规划肿瘤切除范围。精准的影像技术能让我们术前确定切除

范围，以保证肿瘤及肿瘤周边足够的组织被切除而又不过度切除正常的乳腺组织[24-26]。虽然这些患者可能仍然选择乳房切除术，但毫无疑问的是，新辅助化疗拓宽了大肿瘤患者手术术式的选择指征，给予她们选择BCT的机会。患者认为自己参与了治疗的相关决策，会更满意自己选择的治疗结果[48, 49]。

扩大切除和肿瘤整形手术的优势

肿瘤整形手术的优势在于能通过包括皮瓣重建的容积置换技术[50-53]，或通过乳房腺体组织移位和缩乳技术的容积移位消除肿瘤扩大切除术所形成的乳房内残腔[16, 22, 23]。这些治疗需要在放射治疗前完成。放射治疗后延迟乳房重建的缩乳技术往往并发症较高，对于此类患者，脂肪移植和皮瓣技术仍是首选。

肿瘤整形手术对保障肿瘤治疗安全性的获益远远超出了乳房美学和保留正常乳房轮廓的范畴。多项研究显示与单纯的BCT相比，肿瘤切除联合整形技术获益更突出[54, 55]。因为肿瘤整形技术与单纯BCT的局部复发率几乎相似，这在外科手术中是罕见的双赢局面[56, 57]。事实上，不仅这两种技术的局部复发率相似，在肿瘤整形组，即使肿瘤比单纯BCT组的体积大，局部复发率仍然相似[56]。肿瘤整形手术在拓宽保乳治疗适应证的基础上，保证了BCT的美学效果。一位患者接受肿瘤切除及二次切除手术后仍呈现切缘阳性，又进行第三次手术(第二次再切除)，累计切除乳腺组织超过400 g，完成内上蒂组织瓣移位乳房重建术（图6-6A，B），最后的图片为患者放疗6个月后的乳房外观（图6-6C）。

必须考虑肿瘤整形重建手术的时机，因为如果首次肿瘤切除后发现切缘阳性时，患者需要考虑是选择接受乳房切除术还是接受切除重建的问题。由于切缘原因，多数外科医师选择等几天后的最终病理分析结果，以确定切缘的状态再进行重建。在切缘距肿瘤较近或是阳性切缘的情况下，这种延迟几天的重建模式同时可以再进行二次切除。

让患者真正满意的不仅仅是治疗后乳房外形的完美,任何干扰或延迟辅助治疗技术的应用也都会被患者认为是影响其整体疗效的因素。由于肿瘤整形手术切口偏大、手术复杂，放射治疗等辅助治

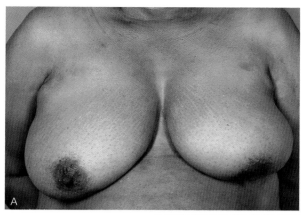
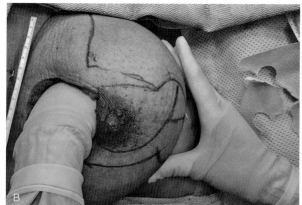
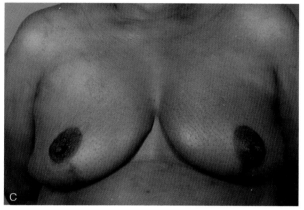

图6-6 内上蒂乳腺组织瓣移位乳房重建术术前、术中及术后

疗的起始时间延迟似乎是显而易见的。然而，一项meta分析证实，使用肿瘤整形技术治疗的患者与仅接受BCT的患者在并发症发生率方面没有差异[58]。因此，使用这两种术式治疗的患者，辅助治疗的起始时间实际上是相似的[59]。

乳腺X线摄影检查是乳腺癌全程管理过程中另一项重要手段。因此，我们除了要考虑乳腺本身的美学效果外，还要避免因轮廓畸形或乳房不对称行乳房重建术的患者因影响乳腺成像质量而影响诊断[60, 61]。Losken等人[62]在单纯行BCT和肿瘤整形重建的患者比较时发现了相似的乳房质变率，例如油脂囊肿和良性钙化。同时发现，两组人群达到X线检查影像质量稳定的时间是相似的，但肿瘤整形组需要的诊断性穿刺活检几乎是BCT组的3倍。更为重要的是，研究还发现肿瘤整形组平均切除组织量为291 g，是BCT组4倍以上。这种切除组织量间的巨大差异带来了一个重要的问题，即Losken研究的两个组患者基线条件可能并不具有可比性。如果不使用某些肿瘤整形技术，仅行BCT切除290 g乳腺组织几乎不太可能。因此，尽管肿瘤整形组的活检率高于BCT组，但对于需要切除组织量如此大的患者，如果不进行肿瘤整形乳房重建，通常需要将乳房切除术作为替代方案。如果向患者详细解释这一点，使她们明白肿瘤整形乳房重建增加了活检的次数，但这远不能与失去乳房相提并论，患者将更容易接受以后的乳房活检。

对于乳房非常大的乳腺癌患者，由于假体植入乳房重建在双侧对称性等方面还是有困难的，医师更愿意患者接受BCT而不是乳房切除和重建。这能够将困难的假体植入乳房重建转化为易处理的肿瘤整形重建[63]。有对照研究表明，肥胖的乳腺癌患者如选择假体植入乳房重建术，并发症发生率明显增加[64, 65]。

BCT不良美学效果患者的后期处理

意识到处理BCT后不良美学效果的困难性是非常重要的，同时也需要权衡乳房切除术和放疗对患者的影响。尽管脂肪移植或脂肪填充术可以改善BCT治疗后导致的小到中等程度的轮廓畸形[66-70]，但只要存在乳房下垂，对侧乳房通常需要某些方式矫正以改善其对称性。BCT后畸形的患者在接受脂肪移植之前，需了解脂肪移植对癌症监测的影响，BCT后畸形的患者行脂肪移植术会干扰乳腺X线摄影且良性病变发生率较高，如油脂囊肿和钙化的发生率为15%～20%[67, 71]。然而，单纯行BCT的患者在X线摄影中也会发现质变，18%的患者在随访的某个时间点需要进行穿刺活检。此外，无癌症病史的患者接受缩乳术后，30%患者术后X线摄影也会发现油脂囊肿和良性钙化[72]。尽管有这些发现，乳房缩小成形术还是被大众广泛接受，从乳腺成像改变的角度来看，接受对BCT后乳房畸形行脂肪移植似乎是合理的。

脂肪移植和乳腺癌复发之间的关系也是一个需要关注的重要课题。因为既往以脂肪移植技术给正常女性隆乳就引起过此类争议，对于乳腺癌患者将更被关注。多项研究证实，BCT后乳房畸形行脂肪移植，局部复发率仅为1.3%～4%，与单独行BCT组相似[71, 73, 74]。

图6-7展示了一例BCT所致不良美学效果患者的后期处理。患者在右侧乳房行BCT后出现乳头回缩及双侧乳房不对称，在门诊手术室完成两轮脂肪移植术和左侧乳房上提固定术后，乳房的对称性和乳头回缩显著改善。

为了更好地改善乳房的不对称性，满足患者对乳房大小的要求，单纯的脂肪移植可能不是一个合理的选择。通常需要移植更多的组织如带蒂皮瓣甚至是游离皮瓣来均衡双侧乳房体积的差异，对侧乳房可能仍然需要行乳房缩小术或乳房悬吊术[50]。对于完成乳腺癌治疗数年的患者，也不一定都接受通过复杂的手术恢复其乳房外形及对称性以提高其满意度。

一位患者在BCT几年后想要拥有更大、更对称的乳房（图6-8A）。整形修复分两步完成，第一步行左乳胸背血管穿支（thoracodorsal artery perforator, TDAP）皮瓣移植术，以增加乳房体积（图6-8B）。第二步行双侧乳房悬吊术，患者获得了期望的效果（图6-8C）。

在放射治疗前，乳房缩小术操作简单，但在放射治疗后进行就变得相对复杂了[22]。Kronowitz团队发现[23, 75]，BCT患者放射治疗后行乳房缩小术的并发症是放射治疗前施行手术患者的2倍以上。因此，在合适的条件下，也可以通过吸脂让受过辐射的乳房适当缩小的同时还不产生新的切口[76, 77]。

结论

过去的十年中，影响选择BCT或乳房切除术的因素比较复杂，也越来越多元化。新辅助化疗的实施、先进乳腺摄影技术的出现、肿瘤整形与延迟乳房重建技术的广泛应用，以及日益增长的患者期望促成了这一结果。在设备和技术上，任何的改进均有利于医师对乳腺癌的治疗。可以肯定的是，治疗方式的多样化会增加患者选择的困难，一定程度上也增加了医师和患者沟通的难度。

医师的首要任务是肿瘤的根治，这也是患者在开启其乳腺癌治疗之旅初始阶段所关心的首要问题。许多患者在癌症治疗初期主要关心其预后，但是医师也应该了解不同治疗方案对患者乳房美学和功能的影响。虽然患者在接受完治疗后表示"只要活着就好（just to be alive）"，但随着时间的流逝，乳房不对称带来的不便日益突出，她可能会发现自己越来越不满意当初的治疗决定。

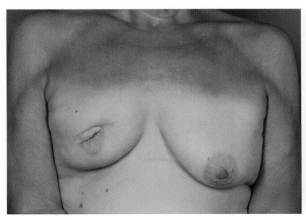
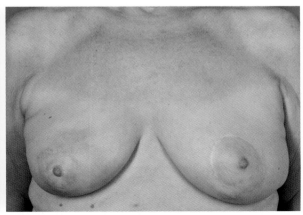

图6-7　BCT后不良美学效果及其处理

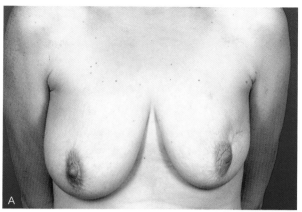

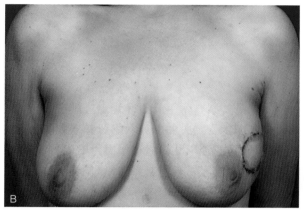
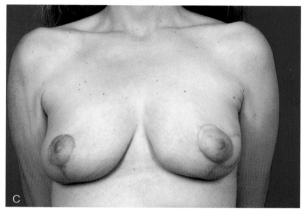

图6-8 BCT几年后，为满足患者需要，分两次对双侧乳房进行整形修复

总之，上述因素对预测BCT的不良美学结局至关重要。了解接受放射治疗的患者进行延迟乳房重建所面临的困难十分重要，如果整个治疗团队从最初制订治疗方案时就意识到这一点，将会帮助患者后期避免许多不必要的复杂治疗。

医师也应意识到，任何选择BCT的患者均有复发的可能性。若放射治疗后复发，应进一步行乳房切除术。在选择自体组织全乳房重建或者部分乳房重建时，在与患者充分沟通说明手术对供区部位的影响前，不应以牺牲可用于自体全乳房重建的供区部位为代价以完成部分乳房重建。

最后，在多学科团队密切合作下，与患者沟通时须详细告知乳腺癌治疗的相关内容，给他们提供最佳治疗方案以选择，最终才能取得最佳的治疗效果。

本 章 要 点

- 从肿瘤学角度考虑，对乳腺癌患者成功进行BCT取决于多方面因素，其中最重要的

是切缘状态。

- 临床医师在实施乳房重建手术前，了解最终的切缘状态和阳性切缘的含义至关重要。

- 患者对BCT后乳房美学效果的满意度并没有想象的高，BCT后乳房的不良外观和功能障碍发生率高达25%～35%。

- 评估患者对BCT后乳房不对称的容忍度，乳房外形的期望值，以及保留乳房意愿的强烈程度（反过来说想要切除乳房的强烈程度），是了解她对各种治疗的耐受性及治疗成功与否的关键。

- 在实施放射治疗之前，BCT后修复乳房畸形比之后更容易。

- 肿瘤整形技术中容积替代法和移位法都是能改善BCT术后美学预期的重要方法。

- 影响乳房美观性的关键因素包括肿瘤/乳房体积比、皮肤的切除范围、真皮深层与深层筋膜之间的粘连以及美学敏感部位的

组织切除量。

- 影响患者对治疗结果满意度的关键因素包括对乳房大小的期望度、对各种治疗的耐受性、对保留乳腺组织肿瘤复发的恐惧度以及在治疗决策过程中的参与度。
- 在对BCT导致的部分乳房畸形进行重建修复时，尽量不要牺牲可用于肿瘤复发行乳房切除术后全乳房重建的

供区。

- 应用新辅助化疗与先进的乳腺摄影技术有助于减少正常组织的切除量及获得足够安全的肿瘤切缘。
- 通常BCT联合肿瘤整形乳房重建术更适合大乳房患者。
- 放射治疗通常会影响假体植入物隆乳的美学效果。

参考文献

[1] Arriagada R, Le MG, Rochard F, et al. Conservative treatment versus mastectomy in early breast cancer: patterns of failure with 15 years of follow-up data. Institut Gustave-Roussy Breast Cancer Group. J Clin Oncol 14: 1558, 1996.

[2] Blichert-Toft M, Rose C, Andersen JA, et al. Danish randomized trial comparing breast conser-vation therapy with mastectomy: six years of life-table analysis. Danish Breast Cancer Cooperative Group. J Natl Cancer Inst Monogr 11: 19, 1992.

[3] Fisher B, Anderson S, Redmond CK, et al. Reanalysis and results after 12 years of follow-up in a randomized clinical trial comparing total mastectomy with lumpectomy with or without irradiation in the treatment of breast cancer. N Engl J Med 333: 1456, 1995.

[4] Jacobson JA, Danforth DN, Cowan KH, et al. Ten-year results of a comparison of conservation with mastectomy in the treatment of stage I and II breast cancer. N Engl J Med 332: 907, 1995.

[5] Veronesi U, Luini A, Galimberti V, et al. Conservation approaches for the management of stage I/II carcinoma of the breast: Milan Cancer Institute trials. World J Surg 18: 70, 1994.

[6] Clarke M, Collins R, Darby S, et al. Effects of radiotherapy and of differences in the extent of surgery for early breast cancer on local recurrence and 15-year survival: an overview of the randomised trials. Lancet 366(9503): 2087, 2005.

[7] Mazouni C, Fina F, Romain S, et al. Post-operative nomogram for predicting freedom from recurrence after surgery in localised breast cancer receiving adjuvant hormone therapy. J Cancer Res Clin Oncol 141: 1083, 2015.

[8] Toesca A, Botteri E, Lazzeroni M, et al. Breast conservative surgery for well-differentiated ductal intraepithelial neoplasia: risk factors for ipsilateral breast tumor recurrence. Breast 23: 829, 2014.

[9] Chao KK, Vicini FA, Wallace M, et al. Analysis of treatment efficacy, cosmesis, and toxicity using the MammoSite breast brachytherapy catheter to deliver accelerated partial-breast irradiation: the William Beaumont Hospital experience. Int J Radiat Oncol Biol Phys 69: 32, 2007.

[10] Dewar JA, Benhamou S, Benhamou E, et al. Cosmetic results following lumpectomy, axillary dissection and radiotherapy for small breast cancers. Radiother Oncol 12: 273, 1988.

[11] Wang HT, Barone CM, Steigelman MB, et al. Aesthetic outcomes in breast conservation therapy. Aesthet Surg J 28: 165, 2008.

[12] Bajaj AK, Kon PS, Oberg KC, Miles DA. Aesthetic outcomes in patients undergoing breast conservation therapy for the treatment of localized breast cancer. Plast Reconstr Surg 114: 1442, 2004.

[13] Moyer HR, Carlson GW, Styblo TM, Losken A. Three-dimensional digital evaluation of breast symmetry after breast conservation therapy. J Am Coll Surg 207: 227, 2008.

[14] Landercasper J, Attai D, Atisha D, et al. Toolbox to reduce lumpectomy reoperations and improve cosmetic outcome in breast cancer patients: the American Society of Breast Surgeons Consensus Conference. Ann Surg Oncol 22: 3174, 2015.

[15] Blondeel PN, Hijjawi J, Depypere H, et al. Shaping the breast in aesthetic and reconstructive breast surgery: an easy three-step principle. Plast Reconstr Surg 123: 455, 2009.

[16] Blondeel PN, Hijjawi J, Depypere H, et al. Shaping the breast in aesthetic and reconstructive breast surgery: an easy three-step principle. Part III—reconstruction following breast conservative treatment. Plast Reconstr Surg 124: 28, 2009.

[17] Throckmorton AD, Esserman LJ. When informed, all women do not prefer breast conservation. J Clin Oncol 27: 484, 2009.

[18] Jagsi R, Li Y, Morrow M, et al. Patient-reported quality of life and satisfaction with cosmetic outcomes after breast conservation and mastectomy with and without reconstruction: results of a survey of breast cancer survivors. Ann Surg 261: 1198, 2015.

[19] Hamelinck VC, Bastiaannet E, Pieterse AH, et al. Patients' preferences for surgical and adjuvant systemic treatment in early breast cancer: a systematic review. Cancer Treat Rev 40: 1005, 2014.

[20] Attai DJ, Cowher MS, Al-Hamadani M, et al. Twitter social media is an effective tool for breast cancer patient education and support: patient-reported outcomes by survey. J Med Internet Res 17: e188, 2015.

[21] Collins ED, Moore CP, Clay KF, et al. Can women with early-stage breast cancer make an informed decision for mastectomy? J Clin Oncol 27: 519, 2009.

[22] Losken A, Elwood ET, Styblo TM, Bostwick J III. The role of reduction mammaplasty in reconstructing partial mastectomy defects. Plast Reconstr Surg 109: 968; discussion 976, 2002.

[23] Kronowitz SJ, Hunt KK, Kuerer HM, et al. Practical guidelines for repair of partial mastectomy defects using the breast reduction technique in patients undergoing breast conservation therapy. Plast Reconstr Surg 120: 1755, 2007.

[24] Faermann R, Sperber F, Schneebaum S, et al. Tumor-to-breast volume ratio as measured on MRI: a possible predictor of breast-conserving surgery versus mastectomy. Isr Med Assoc J 16: 101, 2014.

[25] Parvaiz MA, Yang P, Razia E, et al. Breast MRI in invasive lobular carcinoma: a useful investigation in surgical planning? Breast J 22: 143, 2016.

[26] Jochelson MS, Lampen-Sachar K, Gibbons G, et al. Do MRI and mammography reliably identify candidates for breast conservation after neoadjuvant chemotherapy? Ann Surg Oncol 22: 1490, 2015.

[27] Painter TJ, Dipasco PJ, Misra S, et al. Effect of magnetic resonance imaging on breast conservation therapy versus mastectomy: a review of the literature. Int J Surg Oncol. Epub 2011 Apr 19.

[28] Akazawa K, Tamaki Y, Taguchi T, et al. Preoperative evaluation of residual tumor extent by three-dimensional magnetic resonance imaging in breast cancer patients treated with neoadjuvant chemotherapy. Breast J 12: 130, 2006.

[29] de la Rochefordière A, Abner AL, Silver B, et al. Are cosmetic results following conservative surgery and radiation therapy for early breast cancer dependent on technique? Int J Radiat Oncol Biol Phys 23: 925, 1992.

[30] Pierce SM, Recht A, Lingos TI, et al. Long-term radiation complications following conservative surgery (CS) and radiation therapy (RT) in patients with early stage breast cancer. Int J Radiat Oncol Biol Phys 23: 915, 1992.

[31] Hille-Betz U, Vaske B, Bremer M, et al. Late radiation side effects, cosmetic outcomes and pain in breast cancer patients after breast-conserving surgery and three-dimensional conformal radiotherapy: risk-modifying factors. Strahlenther Onkol 192: 8, 2016.

[32] Murphy C, Anderson PR, Li T, et al. Impact of the radiation boost on outcomes after breast-conserving surgery and radiation. Int J Radiat Oncol Biol Phys 81: 69, 2011.

[33] Peterson D, Truong PT, Parpia S, et al. Predictors of adverse cosmetic outcome in the RAPID trial: an exploratory analysis. Int J Radiat Oncol Biol Phys 91: 968, 2015.

[34] Bitter SM, Heffron-Cartwright P, Wennerstrom C, et al. WBRT vs. APBI: an interim report of patient satisfaction and outcomes. J Contemp Brachytherapy 8: 17, 2016.

[35] Jagsi R, Griffith KA, Boike TP, et al. Differences in the acute toxic effects of breast radiotherapy by fractionation schedule: comparative analysis of physician-assessed and patient-reported outcomes in a large multicenter cohort. JAMA Oncol 1: 918, 2015.

[36] Shaitelman SF, Schlembach PJ, Arzu I, et al. Acute and short-term toxic effects of conventionally fractionated vs hypofractionated whole-breast irradiation: a randomized clinical trial. JAMA Oncol 1: 931, 2015.

[37] Hughes KS, Schnaper LA, Bellon JR, et al. Lumpectomy plus tamoxifen with or without irradiation in women age 70 years or older with early breast cancer: long-term follow-up of CALGB 9343. J Clin Oncol 31: 2382, 2013.

[38] Wo J, Taghian A. Radiotherapy in setting of collagen vascular disease. Int J Radiat Oncol Biol Phys 69: 1347, 2007.

[39] Alm El-Din MA, El-Badawy SA, Taghian AG. Breast cancer after treatment of Hodgkin's lymphoma: general review. Int J Radiat Oncol Biol Phys 72: 1291, 2008.

[40] McGuire KP, Santillan AA, Kaur P, et al. Are mastectomies on the rise? A 13-year trend analysis of the selection of mastectomy versus breast conservation therapy in 5865 patients. Ann Surg Oncol 16: 2682, 2009.

[41] Fisher CS, Martin-Dunlap T, Ruppel MB, et al. Fear of recurrence and perceived survival benefit are primary motivators for choosing mastectomy over breast-conservation therapy regardless of age. Ann Surg Oncol 19: 3246, 2012.

[42] Dragun AE, Huang B, Tucker TC, et al. Increasing mastectomy rates among all age groups for early stage breast cancer: a 10-year study of surgical choice. Breast J 18: 318, 2012.

[43] Fitzal F, Riedl O, Mittlböck M, et al. Oncologic safety of breast conserving surgery after tumour downsizing by neoadjuvant therapy: a retrospective single centre cohort study. Breast Cancer Res Treat 127: 121, 2011.

[44] Fitzal F, Mittlboeck M, Steger G, et al. Neoadjuvant chemotherapy increases the rate of breast conservation in lobular-type breast cancer patients. Ann Surg Oncol 19: 519, 2012.

[45] Buchholz TA, Mittendorf EA, Hunt KK. Surgical considerations after neoadjuvant chemotherapy: breast conservation therapy. J Natl Cancer Inst Monogr 2015: 11, 2015.

[46] Vriens BE, de Vries B, Lobbes MB, et al. Ultrasound is at least as good as magnetic resonance imaging in predicting tumour size post-neoadjuvant chemotherapy in breast cancer. Eur J Cancer 52: 67, 2016.

[47] Marinovich ML, Macaskill P, Irwig L, et al. Agreement between MRI and pathologic breast tumor size after neoadjuvant chemotherapy, and comparison with alternative tests: individual patient data meta-analysis. BMC Cancer 15: 662, 2015.

[48] Nicolai J, Buchholz A, Seefried N, et al. When do cancer patients regret their treatment decision? A path analysis of the influence of clinicians' communication styles and the match of decision-making styles on decision regret. Patient Educ Couns 99: 739, 2015.

[49] Covelli AM, Baxter NN, Fitch MI, et al. 'Taking control of cancer': understanding women's choice for mastectomy. Ann Surg

Oncol 22: 383, 2015.

[50] Hamdi M, Van Landuyt K, Hijjawi JB, et al. Surgical technique in pedicled thoracodorsal artery perforator flaps: a clinical experience with 99 patients. Plast Reconstr Surg 121: 1632, 2008.

[51] Hamdi M, Van Landuyt K, Monstrey S, Blondeel P. Pedicled perforator flaps in breast reconstruction: a new concept. Br J Plast Surg 57: 531, 2004.

[52] Zaha H, Onomura M, Nomura H, et al. Free omental flap for partial breast reconstruction after breast-conserving surgery. Plast Reconstr Surg 129: 583, 2012.

[53] Izumi K, Fujikawa M, Tashima H, et al. Immediate reconstruction using free medial circumflex femoral artery perforator flaps after breast-conserving surgery. J Plast Reconstr Aesthet Surg 66: 1528, 2013.

[54] Kaur N, Petit JY, Rietjens M, et al. Comparative study of surgical margins in oncoplastic surgery and quadrantectomy in breast cancer. Ann Surg Oncol 12: 539, 2005.

[55] Giacalone PL, Roger P, Dubon O, et al. Comparative study of the accuracy of breast resection in oncoplastic surgery and quadrantectomy in breast cancer. Ann Surg Oncol 14: 605, 2007.

[56] Chakravorty A, Shrestha AK, Sanmugalingam N, et al. How safe is oncoplastic breast conservation? Comparative analysis with standard breast conserving surgery. Eur J Surg Oncol 38: 395, 2012.

[57] Rietjens M, Urban CA, Rey PC, et al. Long-term oncological results of breast conservative treatment with oncoplastic surgery. Breast 16: 387, 2007.

[58] Losken A, Dugal CS, Styblo TM, et al. A meta-analysis comparing breast conservation therapy alone to the oncoplastic technique. Ann Plast Surg 72: 145, 2014.

[59] Dogan L, Gulcelik MA, Karaman N, et al. Oncoplastic surgery in surgical treatment of breast cancer: is the timing of adjuvant treatment affected? Clin Breast Cancer 13: 202, 2013.

[60] Roberts JM, Clark CJ, Campbell MJ, et al. Incidence of abnormal mammograms after reduction mammoplasty: implications for oncoplastic closure. Am J Surg 201: 611, 2011.

[61] Dolan R, Patel M, Weiler-Mithoff E, et al. Imaging results following oncoplastic and standard breast conserving surgery. Breast Care (Basel) 10: 325, 2015.

[62] Losken A, Schaefer TG, Newell M, et al. The impact of partial breast reconstruction using reduction techniques on postoperative cancer surveillance. Plast Reconstr Surg 124: 9, 2009.

[63] Tong WM, Baumann DP, Villa MT, et al. Obese women experience fewer complications after oncoplastic breast repair following partial mastectomy than after immediate total breast reconstruction. Plast Reconstr Surg 137: 777, 2016.

[64] Nguyen KT, Hanwright PJ, Smetona JT, et al. Body mass index as a continuous predictor of outcomes after expander-implant breast reconstruction. Ann Plast Surg 73: 19, 2014.

[65] Fischer JP, Nelson JA, Kovach SJ, et al. Impact of obesity on outcomes in breast reconstruction: analysis of 15,937 patients from the ACS-NSQIP datasets. J Am Coll Surg 217: 656, 2013.

[66] Kronowitz SJ, Mandujano CC, Liu J, et al. Lipofilling of the breast does not increase the risk of recurrence of breast cancer: a matched controlled study. Plast Reconstr Surg 137: 385, 2016.

[67] Pérez-Cano R, Vranckx JJ, Lasso JM, et al. Prospective trial of adipose-derived regenerative cell (ADRC)-enriched fat grafting for partial mastectomy defects: the RESTORE-2 trial. Eur J Surg Oncol 38: 382, 2012.

[68] Schultz I, Lindegren A, Wickman M. Improved shape and consistency after lipofilling of the breast: patients' evaluation of the outcome. J Plast Surg Hand Surg 46: 85, 2012.

[69] Chirappapha P, Rietjens M, De Lorenzi F, et al. Evaluation of lipofilling safety in elderly patients with breast cancer. Plast Reconstr Surg Glob Open 3: e441, 2015.

[70] Petit JY, Maisonneuve P, Rotmensz N, et al. Safety of lipofilling in patients with breast cancer. Clin Plast Surg 42: 339, 2015.

[71] Brenelli F, Rietjens M, De Lorenzi F, et al. Oncological safety of autologous fat grafting after breast conservative treatment: a prospective evaluation. Breast J 20: 159, 2014.

[72] Rubin JP, Coon D, Zuley M, et al. Mammographic changes after fat transfer to the breast compared with changes after breast reduction: a blinded study. Plast Reconstr Surg 129: 1029, 2012.

[73] Petit JY, Lohsiriwat V, Clough KB, et al. The oncologic outcome and immediate surgical complications of lipofilling in breast cancer patients: a multicenter study—Milan-Paris-Lyon experience of 646 lipofilling procedures. Plast Reconstr Surg 128: 341, 2011.

[74] Petit JY, Botteri E, Lohsiriwat V, et al. Locoregional recurrence risk after lipofilling in breast cancer patients. Ann Oncol 23: 582, 2012.

[75] Kronowitz SJ. State of the art and science in postmastectomy breast reconstruction. Plast Reconstr Surg 135: 755e, 2015.

[76] Jakubietz RG, Jakubietz DF, Gruenert JG, et al. Breast reduction by liposuction in females. Aesthetic Plast Surg 35: 402, 2011.

[77] Abboud MH, Dibo SA. Power-assisted liposuction mammaplasty (PALM): a new technique for breast reduction. Aesthet Surg J 36: 35, 2016.

第 7 章

肿瘤整形保乳手术肿瘤学的安全性

Oncologic Safety of the Oncoplastic Approach for Breast Conservation Surgery

Kristine E. Calhoun, Benjamin O. Anderson

随着乳腺肿瘤整形手术的日益普及，人们重新将注意力集中在如何最好地完成部分乳房切除术上，保证在最大限度地扩大肿瘤外科切缘的同时，优化术后乳房的美学效果。简单的"挖除移走（scoop and run）"肿块的切除方法可以很好地切除较小的恶性病变。然而，在不使用特殊手术技术的情况下，较大的乳房行这种切除模式会造成乳头-乳晕复合体（nipple-areolar complex, NAC）的碟形凹陷和（或）移位变形。无论是否伴有浸润性癌，导管原位癌（ductal carcinoma in situ, DCIS）通常沿乳腺导管的节段性解剖结构生长，通过约几厘米的狭窄长节段从乳房周围延伸至乳头。

大多数肿瘤整形相关部分乳房切除技术尚未开展肿瘤安全性，如局部复发率等方面的纵向研究。Asgeirsson等[1]报道了一项中期随访4.5年的研究结果，局部年复发率为0%～1.8%。2013年，Haloua等[2]发布了关于88篇乳腺肿瘤整形保乳术的文献综述发现：① 大多数研究具有显著的缺陷，包括设计不够健全，重要的研究方法学缺陷；② 现有支持这些肿瘤整形保乳技术疗效的证据主要来源于设计缺陷和证据力度不足的研究；③ 我们现在需要更加可靠的随机对照试验（randomized controlled trials, RCT）或设计良好的多中心前瞻性队列研究。从部分乳房切除术的相关文献中推断出，乳腺肿瘤整形保乳手术的肿瘤学安全性更多地来源于基础理论而非研究数据。作为肿瘤学家，通常认为这种理由可能合乎逻辑，但却是不一定准确的。

本章重点讨论乳腺肿瘤整形保乳手术肿瘤学安全性这一主要问题，以及实现肿瘤学安全目标的措施。还讨论了肿瘤整形保乳技术可能涉及的肿瘤学问题或理念。此外，本章还详细介绍了如何利用影像学、手术切缘评估和瘤床标记等措施以优化肿瘤患者的预后。这些发现旨在强调外科医师应如何调整或修改乳腺肿瘤患者行肿瘤整形部分乳房切除术时的决策。

长椭圆形乳腺癌（long segmental cancers）可能很难或不可能用传统的肿块切除技术切除且保证切缘阴性。因此，可以沿着肿瘤边缘轮廓使用特殊的乳腺肿瘤切除方法和闭合技术，在不移动NAC基础上，以保持乳房形状的方式闭合腺体组织，如乳腺肿瘤切除腺体组织皮瓣推进闭合术（图7-1）。包裹肿瘤的乳腺全层组织切除后（图7-1A）；将纤维腺体组织从胸壁上游离，为腺体闭合做准备（图7-1B）；腺体组织瓣推进，关闭胸壁前的乳腺组织层，最后关闭皮肤层，术区留下的小腔形成暂时的浆液血清肿，随后通过术后的放射治疗予以消除（图7-1C）。

整形保乳手术的肿瘤学意义

为了更加安全可靠地保留乳房，外科医师需要足够宽度的手术切缘以获得完整的肿瘤切除，并达到维持乳房形状和外观的手术效果[3]。乳腺肿瘤整形肿块切除是利用乳腺组织皮瓣推进成形术而使外科医师在乳腺癌患者手术中可以切除较大的肿瘤[4]。而基于缩乳手术的原理而发展的容积置换技

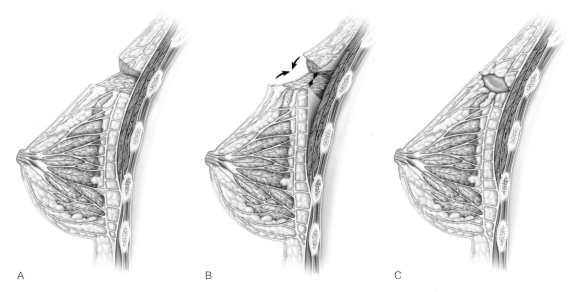

A   B   C

图7-1   乳腺肿瘤切除腺体组织皮瓣推进闭合术

术，则大大地增加了在各种复杂癌症病例中乳房保留方法的可选择性。随着整形保乳手术的应用，出现两个备受关注的肿瘤学问题：① 如果认为手术切缘宽度适当，那么原发性乳腺癌（DCIS或浸润癌）的肿瘤大小是否是影响局部控制率的因素？② 容积移位技术是否对5～10年的疾病局部控制率有负面影响？

NSABP-B-06试验旨在评估早期乳腺癌的治疗效果，该项随机试验入组条件为临床Ⅰ期或Ⅱ期，肿瘤直径 < 4 cm 的患者[5]。因此，B-06并没有为我们提供肿瘤直径≥4 cm乳腺癌治疗结果的直接证据。类似的，Veronesi的[6]乳腺癌保乳治疗随机试验比较了根治性乳房切除术与乳房象限切除术加放疗的效果，其肿瘤大小限制比前者更加严格，肿瘤大小限制在 ≤ 2 cm。

> 用于验证保乳治疗合理性的具有里程碑意义的随机临床试验，通过20年的随访，对于较小肿瘤的患者，保留乳房与乳房切除具有相似的无瘤生存率和总生存率，但实际上并没有直接证据表明较大肿瘤（T₃）的保乳治疗具有如此类似的结果。

对较大肿瘤的乳腺癌患者采用保乳措施实际上是基于对较小肿瘤治疗结果的外推，而不是直接来源于前瞻性随机试验结果。

同样，体积大的DCIS保乳治疗，肿瘤学的安全性还没有在前瞻性随机试验中探索。最初发现，用线性切缘宽度衡量DCIS切除范围，切缘宽度是影响局部复发率的预测因子。Silverstein等[7]带领的Van Nuys团队最初研究发现，对于病变范围较大的DCIS患者行BCT，即使进行术后放射治疗，局部复发率也很高。因此认为，对于病变范围较大的DCIS患者最好进行乳房切除。然而，在随后数据重新评估的结果发现，手术切缘宽度才是DCIS局部复发更重要的预测因素，而肿瘤的大小（ > 4 cm ）是次要因素。Silverstein等[8]依据这一结果重申，如果外科医师能够以更宽的切缘，整块（en bloc）切除病灶，那么病灶的原始大小就变得相对不重要了。

20世纪90年代的研究表明，尽管有明确证据表明多种外科技术的BCT能够可靠地保证肿瘤学的安全性，但在美国，BCS未被充分利用[9, 10]。当前，肿瘤整形外科技术需要更新理念。更大范围的部分乳房切除手术得以发展与普及。肿瘤整形外科医师将使用各种适合不同的患者个体的肿瘤整形的方法，比如蝙蝠翼乳房固定术、径向区段切除术，双环法固定术和闭合的导管系统切除术以进行部分乳房切除术。

肿瘤整形方法创造性地解决了可能由于诸如乳房大小、肿瘤大小和位置、乳房下垂程度等差异造成的挑战。这种多样性的肿瘤整形技术在临床实践中的应用体现了保留或者改善乳房形状和外观手术的艺术性。同时，由于手术技术方法的多样性，限制了对肿瘤整形手术技术与经典的乳腺肿瘤切除技术进行有意义的随机分组临床试验。也就是说，比较不同的肿瘤整形手术技术与经典的乳腺肿瘤切除技术，在乳腺癌局部复发和生存率差异的随机分组临床试验的意义有其局限性。在肿瘤整形保乳治疗患者第一个5～10年，对局部控制结果进行完善的前瞻性随访非常重要。在此期间，肿瘤学的安全性则通过局部复发率和生存率来体现。另外，手术切缘的宽度是否可以作为病灶完全切除的准确预测指标，也是我们需要考虑的问题。

Kaur等[11]于2005年报道了对30例连续接受肿瘤整形部分乳房切除术患者和30例连续接受经典的部分乳房切除术患者的非随机比较分析结果。发现肿瘤整形手术组切除标本的平均体积（200 cm^2）明显高于经典手术切除组（118 cm^2），这表明在肿瘤整形手术中成功切除了更多组织。此外，肿瘤整形手术与经典手术切除组比较，达到阴性切缘（> 2 mm）比例分别为83%和57%。在最近的一项研究中，Giacalone等[12]对原发肿瘤直径> 15 mm乳腺癌患者进行了前瞻性比较研究，该研究由患者自己决定接受经典的部分乳房切除术（象限切除）还是接受肿瘤整形切除术。除了接受肿瘤整形手术组的患者比经典手术组的患者更年轻之外，两组其他所有研究基线水平具有可比性。研究发现，肿瘤整形手术组与象限切除手术组比较，平均肿块切除体积更大，最近侧切缘宽度更宽，> 5 mm和> 10 mm的游离无瘤手术切缘的比例更高。然而，两组在因手术切缘问题而需要二次手术方面并无差异。这些发现证实，尽管是以一种非随机的研究方式，整形外科技术与经典的部分乳房切除术比较，在改善乳房美学外观的同时，切除了更多的组织，切除的组织边缘也更宽。

虽然有充分的研究证据证实整形保乳手术增加了外科手术切缘宽度，但是关于使用隆乳术联合皮瓣容积置换闭合术（图7-1）与随后的乳腺癌局部复发率的关系，发表的研究数据仍然有限。Grubnik对于治疗型隆乳术回顾性分析发现，> 80%的患者获得了良好的乳房美学效果，其中的局部复发率< 10%[13]。增加额外切口的乳腺组织切除手术是否会以某种方式导致肿瘤细胞的种植性播散，从而增加局部复发率？其他具有局部侵袭性特征的癌症被证明会在局部复发，如发生在胆囊癌腹腔镜手术的内镜入路上和乳腺叶状肿瘤的瘤床区域[14]。

> 虽然肿瘤的种植性播散理论上是成立的，但这种现象在典型的乳腺导管癌或者小叶癌中尚没有被证实。

相反，罕见有突出临床意义的乳腺癌细胞针道种植的相关研究报道，偶有研究报道在乳腺癌穿刺针道取样的组织学中检测到癌细胞，但没有研究表明这些沿针道脱落的癌细胞与显著的不良临床结果相关。目前关于乳腺肿瘤种植性转移相关性的假设似乎仅仅是一种理论。

病灶范围的确定

在许多情况下，切除足够多的组织以获得足够的手术切缘宽度可能需要较广泛的组织切除。缺乏手术计划和预见性可能导致乳房变形。外科手术方式的规划对于切除足够的组织，并能够保留乳房形状和轮廓的完整性至关重要。为了设计最佳的手术切除方案，外科医师不仅要了解病灶在乳房内的分布情况，还要了解影像学检查在多大程度上能够准确预测乳腺疾病的真实组织学范围和方向。精确的手术方案的规划应该包括最大限度地降低切缘阳性的发生率。

标准的乳腺成像

乳腺X线摄影和超声检查相结合常常有助于预测乳房内肿瘤的发展方向和程度。侵袭性癌症形成肿瘤块，结合使用以上两种影像学检查可以清楚地看到。在侵袭性肿瘤中超声检查优于乳腺X线摄影，特别是当肿块被致密的纤维腺体组织所包裹时。

乳腺X线摄影和超声检查在确定非侵袭性癌症分布方面的可靠性较低。当DCIS伴有微钙化灶存在时，乳腺X线摄影片可以清晰地显示。然而，当钙化仅局限在癌灶中央而在癌灶周围没有分布时，依据乳腺X线图像显示的钙化灶确定的肿瘤范围可能严重低估了组织学扩散的范围[15]。由于乳腺DCIS通常不表现为肿块样的改变，因此超声检查在确定DCIS的范围、指导肿瘤切除方面作用有限甚至没有价值。标准成像的一个优势在于可以帮助预测以局部扩展为特征的肿瘤分布范围。然而，在许多情况下，可能无法预测不连续性扩展肿瘤的全部范围，特别是当肿瘤具有较多的非浸润癌成分时。

当乳腺X线摄影结果异常与病变的整个范围不一致时，更有可能出现切除不完全[16]。因为低级别DCIS缺乏微钙化沉积，尤其容易发生这类检查漏检。对于这类病例，即使已获得标本的X线影像，且影像显示所有疾病均被切除，但组织学检查仍可能发现手术切缘呈阳性。通常需要进行第二次手术，采用肿瘤整形区段定向再切除或乳房切除术。因此，对于外科医师来说，重要的是：① 在制订手术计划时，使用所有的影像信息来仔细评估疾病的位置和范围；② 在进行初次切除时，要考虑到手术切缘有可能是阳性的，理想情况下，初次手术切口的位置不应影响再切除的乳房美学效果。再次残腔壁的切除通常是原切口进入，不需要扩大切口，随后的乳房切除术需要扩大或者使用新的切口。

乳房MRI成像

乳腺X线摄影可能会低估DCIS的范围达1～2 cm，特别是当高分化的DCIS伴有细沙粒样微钙化时[17]。由于乳腺MRI使用钆增强来突出新陈代谢活跃的组织，因此在MRI上可以清楚地显示出乳腺X线隐匿性癌症。与乳腺X线摄影和超声图像相比，MRI的对病变范围的评估与病理评价中发现的肿瘤范围相关性最好。此外，MRI对浸润性小叶癌检测的假阴性率最低[18]。当然，没有一种成像技术是完美的。MRI虽然敏感性高，但在活检前诊断乳腺癌的特异性较低，仅为67.7%[19]。MRI研究显示一些需要进一步评估的增强区域，其中20%～30%最终组织学证实是良性的乳腺组织。

2005年美国乳腺外科医师学会共识声明，支持在乳腺X线检测准确性受限的乳腺组织致密型乳房使用MRI评估已确诊乳腺癌，尤其是浸润性小叶癌患者同侧病变范围，以及对侧是否有病变[20]。Lehman等[21]发表了一项多中心临床试验，在该试验中，一侧确诊的乳腺癌患者，在乳腺X线摄影及临床检查对侧乳腺均阴性的患者，MRI检查检出3%的对侧乳腺癌。对于既有浸润又有非浸润成分的乳腺癌而言，将乳腺X线摄影、超声检查和（或）MRI等影像学方法相结合，评估肿瘤的大小可能会产生最佳效果[22]。

乳房病灶的定位

乳腺MRI可以发现乳腺X线隐匿性癌的存在。通常情况下，在MRI发现病变后再进行乳腺超声检查可以在同一区域显示该病变，而且病变可以在术前超声引导下定位。对隐匿性病变进行空芯针穿刺活检可以确认更广泛的病变，这使外科医师能够合理计划肿瘤整形切除术。在超声未能发现明显恶性肿瘤区域的情况下，可以使用MRI引导的活检技术在乳房中放置标记夹，这些标记夹可以通过乳腺X线摄影定位以指导肿块切除。

Boetes等[23]通过评估60例共61个癌灶的乳腺肿瘤范围，比较了MRI与乳腺X线摄影和超声检查的准确性。乳腺X线和超声检查未发现指定的肿瘤的概率分别为10%和15%，而MRI检查仅为2%。在乳腺X线摄影和超声检查中，肿瘤的大小被严重低估，低估率分别是14%和18%；但MRI与组织病理学评估相比，肿瘤的大小没有显著性差异。除指定病变外另有额外的浸润性病变者，31%可经乳腺X线摄影发现，超声检查可发现38%，MRI检查可100%发现。MRI可能特别有助于评估浸润性小叶癌（invasive lobular carcinoma, ILC）的疾病范围[18]。与乳腺X线摄影和超声检查相比，增强MRI检测ILC的假阴性率最低，在测量ILC的大小时最准确。然而，对于乳腺X线摄影发现的可疑病变，MRI检查阴性并不能排除活组织检查的必要性。偶尔，某些乳腺癌，特别是DCIS，可能无法在MRI上显示，但由于存在X线摄影可检测到的微钙化，可能在乳腺X线摄影中被显示出来[19, 24]。

> 关于MRI的初步研究数据是令人鼓舞的，然而，假阳性率高是MRI临床应用的一个重要限制因素。

研究显示，大约1/3的MRI检查显示有需要进一步评估的增强区域，这些区域表现为密度增高区，但最终组织学证实为良性乳腺组织[25, 26]。实际上，如果不是为了进行MRI引导的取样病理学检查或者放置标记夹，使用MRI是不明智的，因为在许多情况下，研究中发现的问题在乳房肿块切除术前不能得到解决。此外，MRI并不总是能准确预测非浸润性癌的范围，特别是当存在低级别DCIS时。

手术治疗

导丝定位以确定切除范围

准确定位病变在任何部分乳房切除术中都极为重要。当病灶是触诊不可触及的，例如DCIS，或术前化疗临床反应良好的浸润性癌，导丝定位的方法可以提高切缘阴性的概率而降低再切除率。

钩形导丝已广泛应用于不可触及病变的术前定位，尤其是DCIS。在制订肿瘤切除计划时，外科医师需要准确地确定需要切除的区域范围。Silverstein等[27]建议术前放置2～4根固定导丝来划定单个病灶的边界。放置导丝，将乳房中12点方向的目标微小钙化灶置入导丝标记，乳房内的目标区域显示了要切除的组织区域（图7-2）。从距皮肤穿刺点1 cm深开始计算，自上向下延伸约5 cm。在Liberman等[28]的一项研究中，使用导丝定位标记钙化病变，有34例（81%）病例完成了可疑钙化的完全切除。有学者认为，单根导丝定位较大的乳腺病变时更有可能导致切缘阳性，因为外科医师缺乏标识来确定病变的真正边缘。这在乳腺X线摄影发现的大面积乳腺DCIS中尤其成问题，因为这类病变缺乏区分正常组织和病变组织的自然标志。固定导丝可能可以辅助外科医师实现病变完全切除。

虽说该技术不能保证一定完全切除病变，但使病变完全切除率增加[8]。应用导丝定位的病例应对手术标本进行X线摄影，可以提供准确和即时的信息反馈，以确定切除的充分性。

对于可以用超声观察到的肿块病变，术中超声可用于指导腺体组织切除，并评估广泛局部切除的彻底性[29]。在某些情况下，如果靶病灶在乳腺X线摄影和超声上表现相似，可以用术中超声代替导丝定位[30]。

差色墨染技术

手术医师在手术切除时最好能确定正确的标本定位。常用的缝线标记，"长-外侧，短-上侧"的方法并不理想，因为标本在X线摄影的过程中，在到达病理科医师手中之前，可能会发生显著的改变。

乳房手术标本以不同颜色着色，便于定位（上、外侧、下、内侧、后、前）。这种彩色墨水在显微镜下和肉眼下都能识别，如果手术边缘呈癌组织阳性，能提供正确的方向定位。墨水还标记了乳房切面（前侧和后侧）中全层切除的边缘，如果这些平面显示镜下肿瘤距切缘近（margin microscopically close），通常不需要再次手术切除，因为在这些平面中不会再有其他乳腺腺体组织。

墨水套装现已提供六种颜色的墨水（黑、蓝、黄、绿、橙色和红色），这些对于标记标本边缘（上、下、内侧、外侧、浅表和深部）非常有用（图7-3）。使用肿瘤整形技术切除的大多数标本形状复杂，并不是一块"立方体"组织。手术医师最容易理解组织面与乳房解剖的关系。

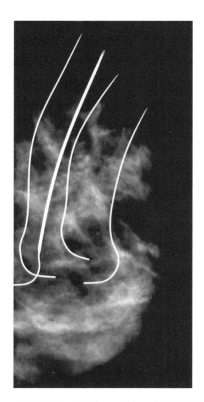

图7-2 钩形导丝对触诊不可触及病变的术前定位

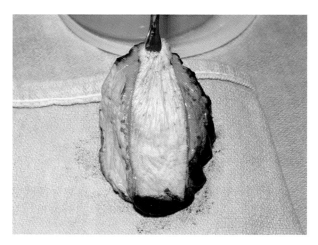

图7-3 应用六种颜色的墨水套装标记标本上、下、内侧、外侧、浅表和深部切缘

> 如果外科医师亲自对标本进行定位墨染，将有更大的信心来解决可能出现的切缘定位问题。

外科医师应注意其操作过程中标本表面的撕裂或裂缝，并避免在这些区域沉积墨水，因为这可能会导致最终切缘的假阳性。

给标本上墨后，使用乙酸或类似的固定剂，防止运输过程中墨水在标本表面移位。仔细地对标本边缘进行墨染，判断乳房是否残留肿瘤，已被证明与预后改善相关[31]。在全层切除的情况下，乳房切除平面上已经有了浅层和深层的切缘，因此，不能通过再次手术来改善。外科医师可以准确地绘制这些乳房切除后的平面切缘。这种方法有助于避免在放射治疗前额外的不必要的切除。然而，为了在术中更好地使用墨染技术，需要外科医师和病理科医师之间达成默契的合作，以避免误解或沟通错误。

术中放置边缘标记夹

大多数放射治疗医师要求外科医师术中在切除的残壁放置钛或不锈钢的标记夹，勾勒出肿瘤切除术的切除范围，以指导术后远距离放射治疗（外照射）或精确的近距离放射治疗计划制订，并指导术后肿瘤区域的瘤床增量照射（boost）。大多数外科医师在缝合伤口前，至少在切除的残腔四周壁各放置一个标记夹，在切除瘤床的基底中心放置一个或两个标记夹。在肿瘤整形手术过程中进行多层切口闭合，如乳房固定推进皮瓣-容积移位闭合术，不可避免地会改变这些标记夹的最终位置，特别是在乳房切除胸平面。即使对于熟悉肿瘤整形手术闭合类型的放射治疗医师，这些标记夹在X线平片或CT上的显影对切缘标识的意义也很容易被混淆。外科医师与放射治疗医师之间的沟通对于确定有效增加剂量所需的最终1～2cm的额外治疗边界至关重要。

附加技术

一些机构提倡术中利用切除标本成像技术，以确保肿瘤在切除标本内。另一些则使用单独的残腔壁取样和冰冻切片，以进一步降低切缘阳性的可能性。最近，Chagpar等[32]进行的一项随机试验表明，常规使用残腔边缘法可能会降低保乳手术患者

的最终切缘阳性率和再次切除率。该研究没有采用残腔边缘法的对照组的切缘阳性率非常高，达到34%。这表明当外科医师无法通过其他方法成功降低切缘阳性率时，该技术最直接有效。

阳性切缘的再切除

如果初次切除后切缘阳性需要再次手术，则必须同时考虑手术入路和手术时机。在大多数情况下，可以通过初次手术切口完成。然而，在某些情况下，为了让先前的切口有充分时间愈合，一个新的切口可能在技术上更合适。当阳性切缘只涉及标本的一小部分时，并不需要再次切除整个残腔。相反，假设初始标本的着墨是彻底的，方向定位是准确的，则只需要去除1～2个残腔的边缘。当所有的边缘都是阳性时，可能需要乳房切除术来获得满意的手术切除效果。这种情况下，在乳房切除术中需同时包括最初的肿瘤整形切口和NAC，技术上具有较大的挑战性。如果延迟3～4周再切除，残腔中的血清肿几乎被重新吸收由纤维组织替代，活检腔形成肿块样改变，很容易在术中触诊定位。对于非浸润性癌症，Silverstein等[27]建议延迟3个月再切除是可行的，此时残腔血清肿已被完全吸收。有趣的是，在检查延迟再切除的标本时，一组研究发现，当再次切除的间隔时间较长时，再次切除组织仍然有残余癌的病例较少，这可能是由于纤维化的过程中组织挛缩，缩小了显微镜下所观察的边缘[32]。这项研究表明，局部急性修复机制可能导致高达50%的残余肿瘤负荷的破坏，并可能补充放疗的细胞杀伤作用。这种效果在初次切除后2个月内（13～69天）就很明显了。广泛腺体重塑或皮瓣重建后的阳性边缘再切除通常是具有挑战性的，需要与重建外科医师一起进行。当患者不接受再次切除，要求保留乳房时，乳房切除加重建也是一种选择。

手术并发症和可能的辅助治疗延迟

复杂手术增加并发症的发生率，并可能延迟相应的全身辅助治疗。切口感染、脂肪坏死和复杂皮肤闭合口的延迟愈合（例如乳腺肿瘤切除联合乳房缩小成形提升手术中的T连接）是肿瘤整形手术的潜在并发症。一项将肿瘤整形技术与单纯BCT进行比较的meta分析表明，两组的并发症发生率无显著差异。相反，Kahn和他的同事发现，乳腺癌

整形保乳术与广泛局部切除术，乳房切除术或乳房切除术后即刻重建术相比，开始化疗治疗的时间没有差异[33, 34]。外部乳头的血液供应来自其下的纤维腺体组织，主要是输乳管窦，而不是来自周围乳晕皮肤的侧支循环。因此，如果解剖剥离延伸至乳头后方，则可能发生乳头坏死[1]。事实上，有资料表明，肿瘤整形容积移位保乳术与部分乳房切除肌皮瓣重建术比较，相关并发症发生率低。Kronowitz等[35]通过一项对84名接受部分乳房切除和放射治疗的女性患者的回顾研究分析指出，立即用局部组织修复乳房缺损，比一些外科医师用背阔肌肌皮瓣延迟乳房重建具有更低的并发症风险，两组分别为23%和67%；具有更好的美学结果，分别为57%和33%。

结论

肿瘤整形部分乳房切除术正日益得到认可和接受。肿瘤整形技术使切除较大的癌灶成为可能，避免全乳房切除从而改善了美学效果。肿瘤较大时用保乳手术切除可能会导致局部复发风险升高，这种担忧被明显扩大的手术切缘所抵消，这种手术设计采用全层切除技术，遵循肿瘤的节段分布解剖原则。然而，其5～10年和更长的远期局部复发率

尚无大量数据评估，这提示外科医师使用肿瘤整形技术时应谨慎和细致，特别是要密切注意根据影像学发现和手术病理学结果进行完全切除。当使用容积移位技术进行较大的肿瘤切除时，应与肿瘤放射治疗医师充分沟通，以便适当地调整放射技术，尤其是在进行瘤床Boost设野时，需要针对实际的肿瘤床而不是仅依手术解剖范围来设定。

本 章 要 点

- 严格遵守肿瘤学原则是至关重要的。
- 为降低局部复发率，应避免切缘阳性。
- 术前成像有助于确定病灶的范围。
- 导丝定位有助于确定手术需要切除的范围。
- 肿瘤整形技术在保持或改善美学效果的同时，扩大了肿瘤周围健康组织的切除范围，从而降低由切除不充分导致的再次手术概率。
- 术中切缘评估非常重要。
- 需要更长期的研究来确定肿瘤整形技术是否是降低局部复发率的独立预测因素。

参考文献

[1] Asgeirsson KS, Rasheed T, McCulley SJ, Macmillan RD. Oncological and cosmetic outcomes of oncoplastic breast conserving surgery. Eur J Surg Oncol 31: 817, 2005.

[2] Haloua MH, Krekel NM, Winters HA, et al. A systematic review of oncoplastic breast-conserving surgery: current weaknesses and future prospects. Ann Surg 257: 609, 2013.

[3] Masetti R, Pirulli PG, Magno S, et al. Oncoplastic techniques in the conservative surgical treatment of breast cancer. Breast Cancer 7: 276, 2000.

[4] Anderson BO, Masetti R, Silverstein MJ. Oncoplastic approaches to partial mastectomy: an overview of volume-displacement techniques. Lancet Oncol 6: 145, 2005.

[5] Fisher B, Anderson S, Bryant J, et al. Twenty-year follow-up of a randomized trial comparing total mastectomy, lumpectomy, and lumpectomy plus irradiation for the treatment of invasive breast cancer. N Engl J Med 347: 1233, 2002.

[6] Veronesi U, Cascinelli N, Mariani L, et al. Twenty-year follow-up of a randomized study comparing breast-conserving surgery with radical mastectomy for early breast cancer. N Engl J Med 347: 1227, 2002.

[7] Silverstein MJ, Lagios MD, Craig PH, et al. A prognostic index for ductal carcinoma in situ of the breast. Cancer 77: 2267, 1996.

[8] Silverstein MJ. An argument against routine use of radiotherapy for ductal carcinoma in situ. Oncology (Williston Park) 17: 1511; discussion 1533, 1539, 1542 passim, 2003.

[9] Lazovich D, Solomon CC, Thomas DB, et al. Breast conservation therapy in the United States following the 1990 National Institutes of Health Consensus Development Conference on the treatment of patients with early stage invasive breast carcinoma. Cancer 86: 628, 1999.

[10] Chen CY, Sun LM, Anderson BO. Paget disease of the breast: changing patterns of incidence, clinical presentation, and treatment in the U.S. Cancer 107: 1448, 2006.

[11] Kaur N, Petit JY, Rietjens M, et al. Comparative study of surgical margins in oncoplastic surgery and quadrantectomy in breast cancer. Ann Surg Oncol 12: 539, 2005.

[12] Giacalone PL, Roger P, Dubon O, et al. Comparative study of the accuracy of breast resection in oncoplastic surgery and quadrantectomy in breast cancer. Ann Surg Oncol 14: 605, 2007.

[13] Grubnik A, Benn C, Edwards G. Therapeutic mammaplasty for breast cancer: oncological and aesthetic outcomes. World J Surg 37: 72, 2013.

[14] Chaney AW, Pollack A, McNeese MD, et al. Primary treatment of cystosarcoma phyllodes of the breast. Cancer 89: 1502, 2000.

[15] Holland R, Hendriks JH. Microcalcifications associated with ductal carcinoma in situ: mammo-graphic-pathologic correlation. Semin Diagn Pathol 11: 181, 1994.

[16] Page DL, Dupont WD, Rogers LW, et al. Continued local recurrence of carcinoma 15−25 years after a diagnosis of low grade ductal carcinoma in situ of the breast treated only by biopsy. Cancer 76: 1197, 1995.

[17] Holland R, Faverly DRG. The local distribution of ductal carcinoma in situ of the breast: whole-organ studies. In Silverstein MJ, ed. Ductal Carcinoma in Situ of the Breast. Philadelphia: Lippincott Williams & Wilkins, 2002.

[18] Boetes C, Veltman J, van Die L, et al. The role of MRI in invasive lobular carcinoma. Breast Cancer Res Treat 86: 31, 2004.

[19] Bluemke DA, Gatsonis CA, Chen MH, et al. Magnetic resonance imaging of the breast prior to biopsy. JAMA 292: 2735, 2004.

[20] Dardik A. Use of magnetic resonance imaging in breast oncology. J Am Coll Surg 200: 742, 2005.

[21] Lehman CD, Gatsonis C, Kuhl CK, et al. MRI evaluation of the contralateral breast in women with recently diagnosed breast cancer. N Engl J Med 356: 1295, 2007.

[22] Silverstein MJ, Lagios MD, Recht A, et al. Image-detected breast cancer: state of the art diagnosis and treatment. J Am Coll Surg 201: 586, 2005.

[23] Boetes C, Mus RD, Holland R, et al. Breast tumors: comparative accuracy of MR imaging relative to mammography and US for demonstrating extent. Radiology 197: 743, 1995.

[24] Rosen EL, Smith-Foley SA, DeMartini WB, et al. BI-RADS MRI enhancement characteristics of ductal carcinoma in situ. Breast J 13: 545, 2007.

[25] Van Ongeval C. MR imaging of the breast-present indications. JBR-BTR 83: 80, 2000.

[26] Trecate G, Tess JD, Vergnaghi D, et al. Breast microcalcifications studied with 3D contrast-enhanced high-field magnetic resonance imaging: more accuracy in the diagnosis of breast cancer. Tumori 88: 224, 2000.

[27] Silverstein MJ, Larson L, Soni R, et al. Breast biopsy and oncoplastic surgery for the patient with ductal carcinoma in situ: surgical, pathologic, and radiologic issues. In Silverstein MJ, Recht A, Lagios M, eds. Ductal Carcinoma in Situ of the Breast. Philadelphia: Lippincott Williams & Wilkins, 2002.

[28] Liberman L, Kaplan J, Van Zee KJ, et al. Bracketing wires for preoperative breast needle localization. AJR Am J Roentgenol 177: 565, 2001.

[29] Kaufman CS, Jacobson L, Bachman B, Kaufman LB. Intraoperative ultrasonography guidance is accurate and efficient according to results in 100 breast cancer patients. Am J Surg 186: 378, 2003.

[30] Rahusen FD, Bremers AJ, Fabry HF, et al. Ultrasound-guided lumpectomy of nonpalpable breast cancer versus wire-guided resection: a randomized clinical trial. Ann Surg Oncol 9: 994, 2002.

[31] Neuschatz AC, DiPetrillo T, Steinhoff M, et al. The value of breast lumpectomy margin assessment as a predictor of residual tumor burden in ductal carcinoma in situ of the breast. Cancer 94: 1917, 2002.

[32] Chagpar AB, Killelea BK, Tsangaris TN, et al. A randomized, controlled trial of cavity shave margins in breast cancer. N Engl J Med 373: 503, 2015.

[33] Nasir N, Rainsbury RM. The timing of surgery affects the detection of residual disease after wide local excision of breast carcinoma. Eur J Surg Oncol 29: 718, 2003.

[34] Khan J, Barrett S, Forte C, et al. Oncoplastic breast conservation does not lead to a delay in the commencement of adjuvant chemotherapy in breast cancer patients. Eur J Surg Oncol 39: 887, 2013.

[35] Kronowitz SJ, Feledy JA, Hunt KK, et al. Determining the optimal approach to breast reconstruction after partial mastectomy. Plast Reconstr Surg 117: 1; discussion 12, 2006.

第 **8** 章

部分乳房切除术后畸形的矫正
Improving the Partial Mastectomy Deformity

Grant W. Carlson

乳腺癌保乳治疗（breast conserving therapy, BCT）的远期成功标准是通过乳房的局部复发率和乳房外观的美学效果来衡量的。较宽切缘可在一定程度上降低局部复发，但影响最终保乳后的美学效果。研究表明，在80%的病例中，保乳的效果是优和良好的[1]，这类研究中大多数是由肿瘤放射治疗医师进行评价的，并涉及患者的自我报告。在保乳的整体美学效果中，患者的选择和手术比放疗影响更大。

保乳手术（breast conservation surgery, BCS）的选择标准并不统一。 在随机试验中，肿瘤体积小是BCS的主要适应证[2]。中小型乳房的大体积肿瘤一般经全乳房切除术并进行即刻乳房重建。新辅助化疗和内分泌治疗可以使肿瘤体积缩小，从而使更多的患者可选择部分乳房切除术。

部分乳房切除术所致的明显乳房畸形可以通过乳房重建修复其美学形态。手术方式是根据缺损的大小和乳房的大小来决定。中大型乳房，缺损小的患者，一般不需要重建。 本章主要讨论在不改变乳头位置或对称性的情况下，改善部分乳房切除术后的畸形。手术切除范围超过乳房体积15%～20%时，缺损部位需要用远处的皮瓣进行容积置换或将缺损部位周围的组织进行组织移位填充。这些技术将在其他章节中讨论。

患者评估

腺体组织和皮肤切除的大小与美学效果直接相关。当切除大量组织时，美学效果不佳的概率大大增加[3, 4]。

> 手术中切除的体积与乳房体积之比对于决定是否应用肿瘤整形重建技术具有重要的意义。

Stevenson等[5]发现，手术切除超过乳房体积的12%时预示美学效果不佳。Cochrane等[6]评估了151名接受保乳术的女性。他们通过估计乳房切除的百分比来评估术后的美学效果。在手术切除范围≤10%乳房体积的患者中，83.5%的患者对术后效果非常满意；而切除范围>10%的乳房体积患者中，只有37%的患者对术后效果满意。

> 外科医师应意识到，切除乳房内侧和下方的肿瘤很有可能会损毁乳房的外形[7]。

乳房内侧肿瘤行肿块切除术后的缺损可使乳房轮廓变形，即使在患者着上衣的情况下也非常明显（图8-1）。

下象限肿瘤的切除可能会因乳头-乳晕复合体（nipple-areola complex, NAC）在切除部位下垂导致"鼻样畸形（snoopy nose deformity）"也称为"鸟嘴征"（图8-2），放疗所致乳腺纤维化和回缩会加剧这种畸形。 部分乳房切除术时去除皮肤会改变乳头位置，尤其在位置较低的下象限。由于年轻女

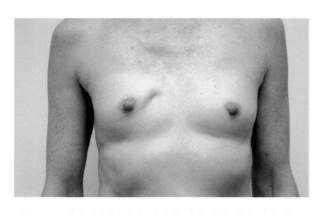

图8-1   乳房内侧肿瘤行肿块切除术后的乳房轮廓畸形

性的乳房含脂肪较少，因此在肿瘤切除后的残腔很少出现塌陷并形成畸形。较大的乳房虽然去除大量腺体后也不会出现塌陷，但放疗会更容易发生乳腺纤维化和回缩。

治疗策略

在美国，对于乳腺肿瘤切除术或部分乳房切除术造成的缺损，传统的处理方法是仅缝合组织缺损上方的皮肤。Morrow等[8]最近的一篇综述指出，不缝合乳腺残腔通常可获得更好的美学效果。据称，这样可以利用乳房缺损部位形成的血清肿，随后血清肿吸收、纤维化以保持乳房形态。该技术适用于乳房较大且肿瘤位置较深的患者。切除浅表肿瘤后，液体的重吸收和瘢痕挛缩经常会导致皮肤凹陷，特别是乳房较小且乳房含脂肪少的女性。

在欧洲，行部分乳房切除术后通常予残腔缝合，但在美国这尚未被广泛采用。在操作过程中，如果没有将皮肤与下方的乳腺腺体充分游离，这种方法可能导致乳头偏离。但是，这有助于避免仅采用皮肤的闭合技术所见到的某些乳房轮廓畸形，如乳房侧面变形、皮肤挛缩以及NAC向瘢痕处偏移（图8-3）。此方法尤其适用在乳房上象限的缺损。使用乳房推进皮瓣来闭合乳腺肿瘤切除术中的缺损将在后面叙述。

术前治疗计划的制订

治疗计划制订的关键是描绘出肿瘤在乳房中的范围。仔细审读乳腺X线摄影片和超声检查结果是

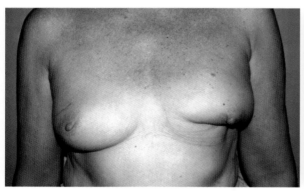
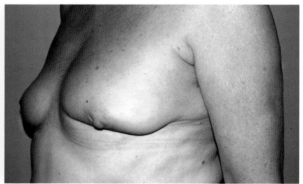

图8-2   下象限肿瘤行部分乳房切除所致鸟嘴征

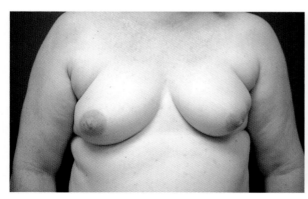
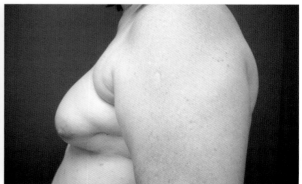

图8-3   乳房外侧肿瘤乳房部分切除术后所致乳房侧面变形、皮肤挛缩及NAC向瘢痕处偏移

非常有帮助的。在确定治疗之前进行经皮空心针穿刺活检可以提供有价值的信息，并减少手术切除时切缘阳性的发生率。定位导丝的运用可引导手术切除触诊无法触及的病灶。增强MRI提高了确定肿瘤范围的敏感性，并正在作为术前计划的辅助手段进行研究。

乳腺浸润性癌或导管原位癌（ductal carcinoma in situ occur, DCIS）行肿块切除术或象限切除术后，切缘阳性的发生率高达25%[9]。切缘阳性的危险因素包括高侵袭性生物学特征、切除范围、肿瘤伴有广泛的导管内癌成分（extensive intraductal component, EIC）和年轻患者（框8-1）。术中应用组织印片细胞学检查或冰冻切片组织学检查可以减少切缘阳性的风险。这些技术既费时又昂贵，也可能因为组织取样不准确等技术问题而致误诊。但如果这些技术利用恰当，可以大大降低再次手术的风险。

框8-1　乳腺部分切除病灶残留的预测因素

- 肿瘤体积大
- 淋巴结转移阳性
- 肿瘤组织学分级高
- 肿瘤范围不具体
- EIC（广泛的导管内癌成分）
- 患者年龄＜45岁

切口选择

对需要行乳房切除术的患者，乳房皮肤切口设计时应让患者呈站立位。乳房松弛皮肤张力线（relaxed skin tension lines, RSTL）或称静息皮肤张力线（resting skin tension lines, RSTL）是沿身体自然皮纹走行分布的（图8-4A）。循RSTL设计的切口通常会产生最佳的美学效果。许多乳腺外科医师提倡绕中央的NAC做放射性同心圆切口（图8-4B）。这些切口通常可能与RSTL垂直而容易造成乳房畸形，尤其是在乳房内侧象限更是如此。

如果肿瘤非常靠近NAC，作乳晕周围切口会比较美观。对于中等或大直径乳晕的患者，这些切口也可用于切除位于乳晕外围的肿瘤。乳晕周围切口需要将乳房皮肤与腺体分离，尤其适用于良性病变，如纤维腺瘤。

乳房下皱褶切口可以很好地暴露乳房下极的深部肿瘤。术中将乳房从胸大肌筋膜向上翻起，从乳房深面切开显露肿瘤。这种切口对于中型至大型乳房的女性是很隐蔽的。这种方法尤其适用于导丝定位触诊不可触及的病变。在切除乳房下象限肿瘤时，放射状的切口可减少乳头内陷。这种切口尤其适用于病灶在9点钟和3点钟位置的下垂乳房。在这种情况下，术前标记切口在患者站立时更容易，并能确保手术切口将沿着松弛的皮肤张力线走行。

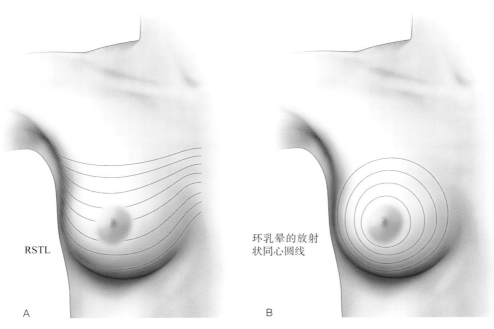

RSTL

环乳晕的放射
状同心圆线

A　　　　　　　　　　B

图8-4　RSTL和环乳晕的放射状同心圆线

技术选择

对于中型或大型乳房患者，施行局部乳房切除术大多数不需要任何形式的乳房重塑以避免畸形。对于这类患者，切除范围超过乳房体积的15%～20%的患者，根据乳房下垂的程度选择乳房重建的方式，这些患者通常可以通过远距离组织瓣容积置换乳房重建，或者行乳腺组织移位和NAC重新定位进行乳房重塑。这些技术通常需要进行对侧对称性手术，相关内容将会在其他章节进行阐述。

对于拥有A罩杯或B罩杯乳房的女性，即使是切除较小的组织也可能影响美观。当必须切除组织量大于乳房体积的10%时，这些患者应考虑乳房切除术后即刻重建。

> 对于拥有中型乳房（B～C罩杯）并且只有轻微乳房下垂的患者来说，如果要切除乳房体积的10%～20%，那么使用乳腺组织推进皮瓣进行局部组织重排是一个很好的选择。这项技术尤其适用于肿块位于外象限且不需要切除皮肤的患者。

传统上，对于侵及乳头中央区的肿瘤要进行乳房切除术。业已证实，中央区肿瘤行中央区象限切除术加放疗的局部复发率与乳房周围病变行BCT相似[10]。手术导致的缺损可用多种技术闭合，包括直接缝合关闭，真皮腺体推进皮瓣或下蒂法乳房缩小成形术。

事实上，大多数乳腺癌肿瘤切除不用切除覆盖的皮肤。这样避免了NAC重新定位固定和乳房外形的扁平化。

> 如果乳房下象限和外侧象限的皮肤被切除，真皮腺体推进皮瓣通过沿外侧乳房下皱褶的切口可以提供一个满意的修复效果。胸上腹壁皮瓣和胸背筋膜皮瓣也可分别修复内侧和外侧全层皮肤缺损。

乳房上象限小的全层皮肤缺损可以直接关闭，需要将切口外围的皮肤及皮下组织与其下的腺体组织游离，分层缝合腺体与皮肤，采用组织推进瓣闭合腺体。皮肤单独缝合，注意确保皮肤切除的长度

是宽度的3～4倍，以免NAC的移位。

外科技术

乳腺组织推进皮瓣

手术暴露通常是通过肿瘤部位与RSTL走形一致的皮肤切开实现的。当肿瘤位于乳房的上侧和内侧时，应将切口尽可能靠近乳晕位置，以防止切口透过衣服显露。当肿瘤靠近乳头并且乳晕直径足够大能够充分暴露时，沿乳晕周围做环形切口是可取的。当病变位于下象限深处时，在某些情况下可以使用乳房下皱褶切口。

广泛游离乳房浅筋膜浅层，以暴露肿瘤并防止乳头移位或皮肤凹陷。这种方法可以使乳房腺体得以重新聚拢，而不会对Cooper韧带产生张力。如果可能，在从乳头延伸的径向轴上行楔形或椭圆形切除乳腺实质。这种切除方法通常垂直于被覆皮肤切口的方向，从而进一步降低了NAC移位的风险。在乳房上象限周边的肿瘤，肿瘤全层切除至胸大肌筋膜，以利于乳腺与胸大肌游离后的乳腺组织重排。通过游离乳后间隙将乳腺组织推进，切口深层用可吸收线缝合。第二层缝合浅表切缘以闭合肿瘤切除术的缺损。在修复过程中，皮肤重新覆盖并进行无张力缝合。

横向椭圆形切除可用于中央区肿瘤的切除。乳房的其余部分从胸壁移开，并进行边缘重新缝合。这种操作可能会使乳房变平，但是对于中型至大型乳房而言，这个结果是可以接受的。图8-5为中央区肿瘤横向椭圆形切口部分乳房切除术后并放疗后患者的乳房，乳房形状得以保留。

真皮腺体推进皮瓣

真皮腺体推进皮瓣可用于乳腺中央区切除术后的重建，中央区切除形成包括NAC以及外下象限的全层缺损（图8-6）。该真皮腺体皮瓣（Grisotti皮瓣）源于乳房的外下极组织[11]。切口沿乳房下皱褶向外侧延伸，自乳房下筋膜广泛游离乳房，以便皮瓣更好地旋转。皮瓣的宽度取决于乳房的大小和下垂的程度。皮瓣的一部分可进行去表皮化以填充软组织缺损，其余部分可用于重建中央缺损处的乳晕。该技术有时会导致乳头错位或乳晕大小不一，这可以通过二次NAC矫形手术修复（图8-11）。这种技术也可将美学缺陷从乳房转移到不太显眼的

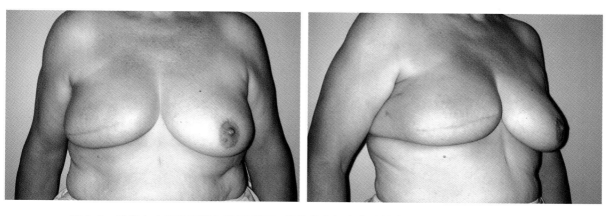

图8-5 乳房中央区肿瘤横向椭圆形切口部分乳房切除术后并放射治疗后患者的乳房形态

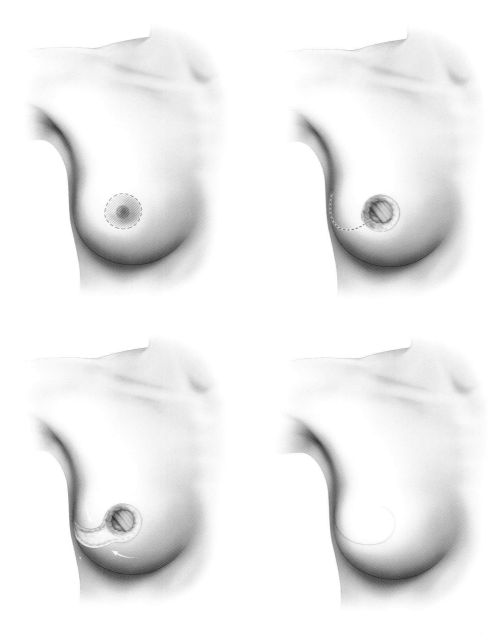

图8-6 乳腺中央区切除真皮腺体推进皮瓣乳房重建

腋下。对侧很少需要行对称性手术。

该技术的另一种变型是侧方真皮腺体皮瓣，即全层腺体向下游离至胸壁。该技术用于中央型缺损，这种皮瓣可向中间推进，以填充缺损并保持乳房形状。

乳晕周围乳房固定术

乳晕周围乳房固定术，有时被称为蝙蝠翼乳房固定术，可用于治疗位于上方和邻近NAC而没有直接浸润主要导管的肿瘤。采用包括覆盖病变表面皮肤的乳晕旁切口（图8-7A）。在小的乳房中行全层切除，并采用包括NAC的下方组织推行腺体组织皮瓣闭合缺损（图8-7B，图8-10）。闭合腺体切缘时须小心，以避免凹陷和NAC变形。去除外侧多余的皮肤和腺体，在乳晕周围切口的两侧留下180度横向切口。对于中度乳房下垂的患者，肿瘤位于NAC上方或下方的乳晕周周时，可采用上蒂

或下蒂乳房缩小成形术切除肿块和闭合切口。

乳腺组织推进皮瓣闭合乳房部分切除术后缺损

手术步骤

（1）乳腺组织推进皮瓣闭合术可用于周围型乳腺肿瘤，计划行全层放射状、楔形或椭圆形乳腺实质切除的患者。切除的最大宽度取决于乳房的大小。在小乳房中，允许无张力闭合的最大宽度为4 cm；在大乳房中，腺体实质的推进可关闭达8 cm宽度的切口。皮肤切口通常垂直于腺体实质切除的长轴。对乳房的外象限进行大面积切除时，放射状的皮肤切口可达到更好的暴露并且美学效果易于接受。

（2）皮瓣在乳房浅筋膜上方游离，可广泛暴露。

（3）使用手术刀进行全层切除，以精确控制切缘及对标本进行病理评估。

（4）冰冻切片确认边缘状态后，通过乳房后间

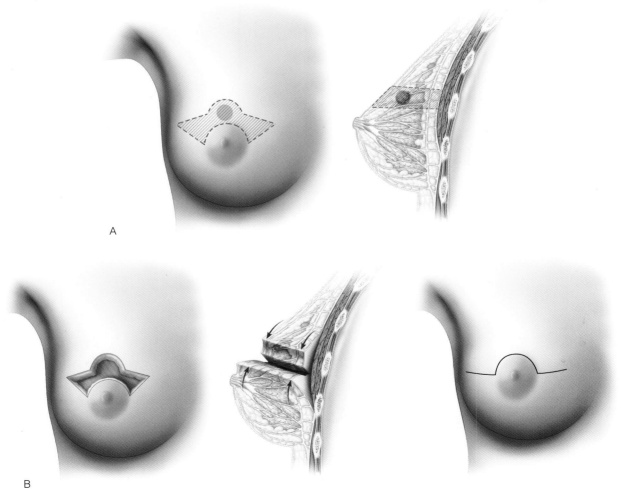

A

B

图8-7　NAC上方肿瘤切除蝙蝠翼乳房固定术

隙游离，将残余乳房从胸壁上掀起。四周游离至腺体边缘，利于皮瓣旋转和推进。

（5）深部切缘用可吸收线间断缝合。

（6）如果闭合时张力过大，则可能需要进一步游离。充分游离乳房的皮肤，可以避免因腺体瓣的推进而产生的扭曲。浅层切缘用缝合线做第二层缝合。

（7）将游离的皮肤重新覆盖在乳房上，避免NAC移位。

真皮腺体组织推进皮瓣

手术步骤

（1）真皮腺体组织皮瓣可用于乳房中央区的切除缺损和乳房外下象限的全层缺损的重建。

（2）皮瓣沿侧方乳房下皱褶设计。在中央缺损处，切口从乳房下皱褶的中间一直延伸到缺损的下边缘。

（3）乳房外侧皮瓣从胸壁上广泛游离则可以实现无张力推进。

（4）将皮瓣的一部分去表皮化以填充软组织缺损，其余部分可用于重建中央缺损处的乳晕。此法可能会导致乳头位置不正或乳晕大小不一。

（5）通过将皮瓣推进到缺损处，二期进行乳头乳晕重建，可以避免乳头位置不正或乳晕大小不一。

临 床 案 例

［病例 8-1］

38 岁女性患者，右侧乳腺下象限 2 cm 的可触及肿块（图 8-8A，B）；肿块位置很表浅，实施了全层切除（图 8-8C，D）；采用侧方真皮腺体皮瓣修复缺损（图 8-8E）；患者术后接受了辅助放射治疗，治疗 1 年后的效果图（图 8-8F ～ H）。

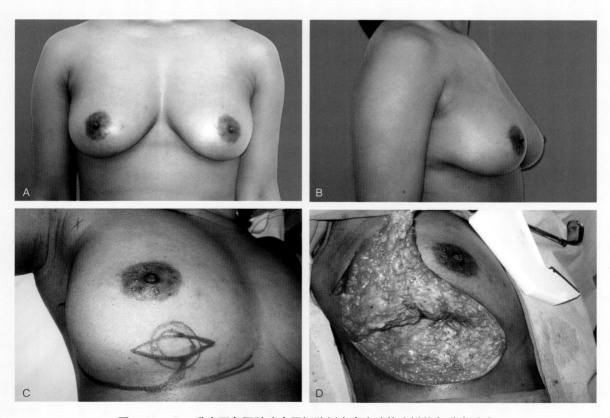

图 8-8A ～ D 乳房下象限肿瘤全层切除侧方真皮腺体皮瓣修复乳房重建

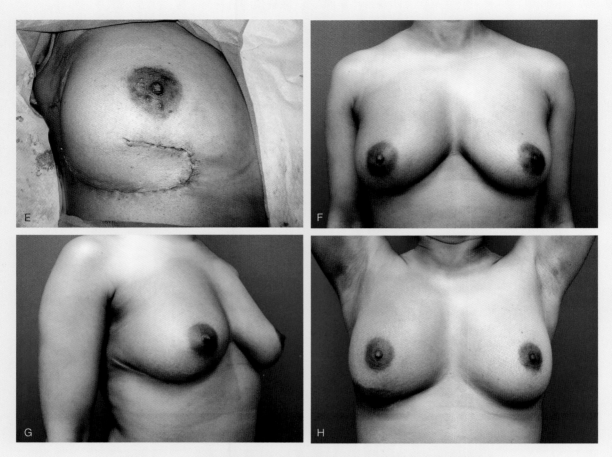

图8-8E～H 乳房下象限肿瘤全层切除侧方真皮腺体皮瓣修复乳房重建

[病例8-2]

　　54岁女性患者通过乳腺X线摄影发现了位于右侧乳腺中央区深部的肿块，利用导丝定位后通过乳房下皱褶切口实施切除术（图8-9A）。切口包含定位导丝，将乳房从胸大肌上游离（图8-9B）；术后给予辅助放射治疗。该患者治疗1年后的效果（图8-9C～E）。

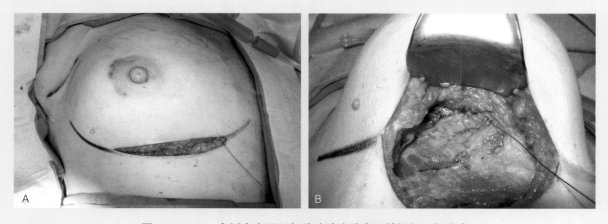

图8-9A～B 右侧中央区深部乳腺肿瘤乳房下皱褶切口切除术

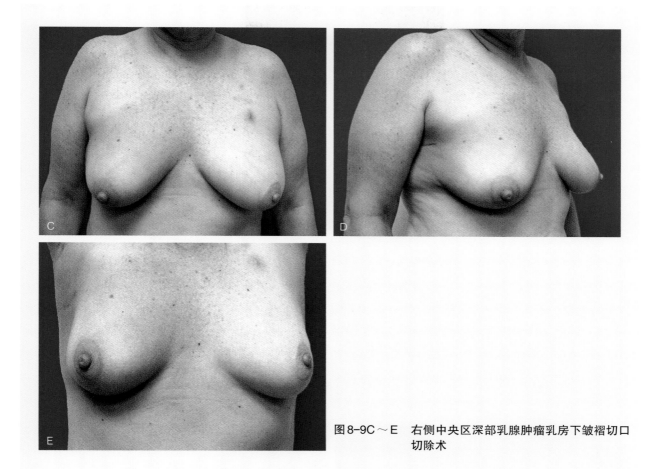

图 8-9C ～ E　右侧中央区深部乳腺肿瘤乳房下皱褶切口切除术

[病例 8-3]

　　76 岁女性患者，右侧乳腺 NAC 上方可触及 1 cm 肿块，通过乳晕周围环形切口切除全层腺体（图 8-10A）；乳房的下半部分与胸大肌之间游离，并与切口浅层边缘缝合，横向切除侧面多余的皮肤（图 8-10B，C），术后未进行放射治疗。

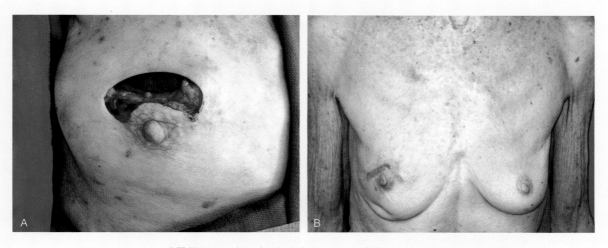

图 8-10A ～ B　乳晕周围环形切口切除乳腺 NAC 上方肿块，下方腺体游离乳房重塑术

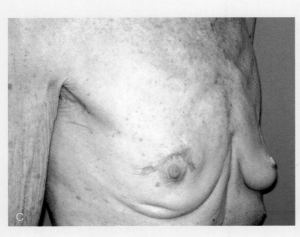

图8-10C 乳晕周围环形切口切除乳腺NAC上方肿块，
下方腺体游离乳房重塑术

［病例8-4］

　　53岁女性患者，左乳乳晕下有慢性脓肿病史（图8-11A）；曾经历多次引流术（图8-11B）；该
患者接受了中央区切除术（图8-11C，D），并利用侧方皮肤腺体皮瓣修复缺损（图8-11E）；患者术
后2年乳房外观（图8-11F，H）；二期进行乳头乳晕重建，重建术后3个月后（图8-11G，I）。

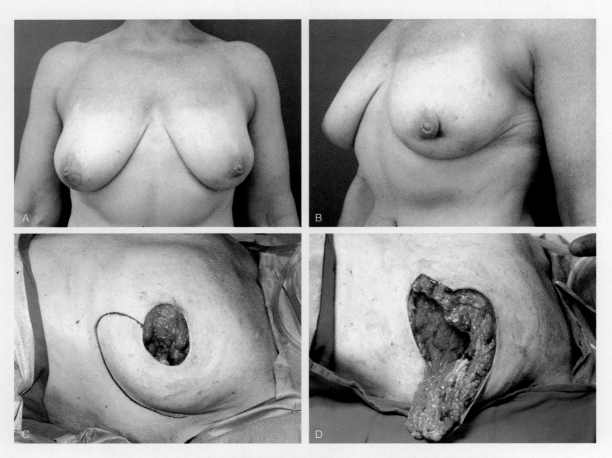

图8-11A～D 乳晕下慢性脓肿中央区切除术，侧方皮肤腺体皮瓣修复缺损

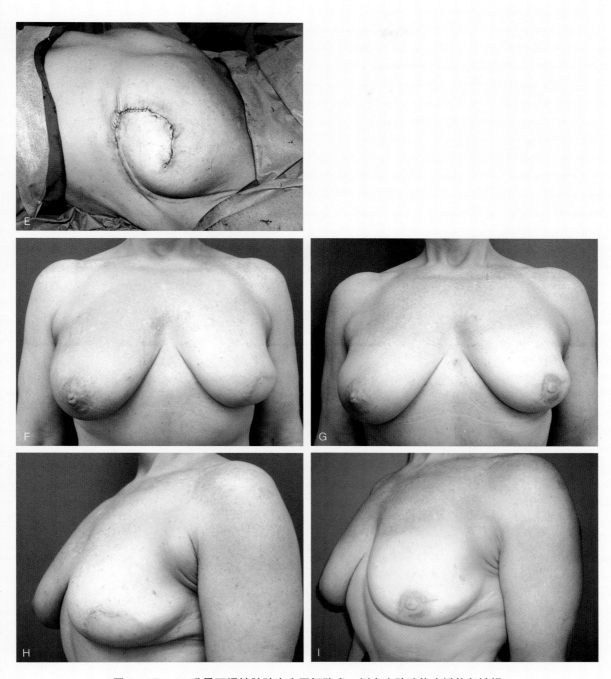

图8-11E～I 乳晕下慢性脓肿中央区切除术，侧方皮肤腺体皮瓣修复缺损

结论

当大多数腺体切除术的切除范围小于乳房体积的10%时，不需要进行任何形式的重建。然而，中等大小缺损使用真皮腺体组织推进皮瓣和皮肤腺体推进皮瓣进行重建，可以不改变对侧乳房就能达到双乳对称。

本 章 要 点

- 患者选择：对于中、大型乳房的患者来说，如果缺损占乳房体积的比例＞15%，一般不需要实施乳房重建术。

- 乳腺腺体组织推进皮瓣适用于修复乳房上象限的缺损。
- 在部分乳房切除术后乳房腺体重塑时，分离皮肤筋膜和乳腺腺体组织是预防NAC畸形的重要手段。
- 放射状楔形切除或椭圆形切除有助于降低

- NAC移位的风险。
- 乳腺组织应从乳房后间隙广泛地游离，以便于乳腺组织瓣的旋转。
- 深层和浅层腺体组织边缘缝合可闭合乳房肿块切除术所造成的缺损。

参考文献

[1] Harris JR, Levene MB, Svensson G, et al. Analysis of cosmetic results following primary radiation therapy for stage I and II carcinoma of the breast. Int J Radiat Oncol Biol Phys 5: 257, 1979.

[2] Fisher B, Redmond C, Poisson R, et al. Eight-year results of a randomized clinical trial comparing total mastectomy and lumpectomy with or without irradiation in the treatment of breast cancer. N Engl J Med 320: 822, 1989.

[3] Mills JM, Schultz DJ, Solin LJ. Preservation of cosmesis with low complication risk after conservative surgery and radiotherapy for ductal carcinoma in situ of the breast. Int J Radiat Oncol Biol Phys 39: 637, 1997.

[4] Olivotto IA, Rose MA, Osteen RT, et al. Late cosmetic outcome after conservative surgery and radiotherapy: analysis of causes of cosmetic failure. Int J Radiat Oncol Biol Phys 17: 747, 1989.

[5] Stevenson J, Macmillan RD, Downey S, et al. Factors affecting cosmetic outcome after breast conserving therapy. Eur J Cancer 37: 31, 2001.

[6] Cochrane RA, Valasiadou P, Wilson AR, et al. Cosmesis and satisfaction after breast-conserving surgery correlates with the percentage of breast volume excised. Br J Surg 90: 1505, 2003.

[7] Clough KB, Nos C, Salmon RJ, et al. Conservative treatment of breast cancers by mammaplasty and irradiation: a new approach to lower quadrant tumors. Plast Reconstr Surg 96: 363, 1995.

[8] Morrow M, Strom EA, Bassett LW, et al. Standard for breast conservation therapy in the management of invasive breast carcinoma. CA Cancer J Clin 52: 277, 2002.

[9] Mullenix PS, Cuadrado DG, Steele SR, et al. Secondary operations are frequently required to complete the surgical phase of therapy in the era of breast conservation and sentinel lymph node biopsy. Am J Surg 187: 643, 2004.

[10] Simmons RM, Brennan MB, Christos P, et al. Recurrence rates in patients with central or retroareolar breast cancers treated with mastectomy or lumpectomy. Am J Surg 182: 325, 2001.

[11] Grisotti A. Immediate reconstruction after partial mastectomy. Oper Tech Plast Reconstr Surg 1: 1, 1994.

第 9 章

乳房象限切除术后缺损修复重塑技术

Improving the Quadrantectomy Defect

Jean-Yves Petit

为避免乳房大范围象限切除术后美学效果不佳，近年来提倡进行美容性切除（aesthetic resections）并且注重腺体组织的缝合修复。一些部分乳房重建技术，例如皮瓣或乳房缩小成形术[1-3]，因此被提出。但合理运用这些方法需要在整形外科进行培训。大多数T_1期和较小的T_2期肿瘤的治疗可以在不掌握这些复杂整形手术操作方法的情况下进行，但在这些病例中，明显的手术瘢痕、乳晕的不对称、局部腺体缺损或乳房体积不对称，都会影响最终的乳房美学效果[4]。

在这一章节中，我们将介绍几种外科手术方法来提高保乳治疗（breast-conserving treatment, BCT）的最终乳房美学效果。这些技术指的是Clough定义的 I 级肿瘤成形术[5]。这类技术的应用扩大了部分乳房切除的范围，使较大肿瘤的局部切除得以实现，以避免全乳房切除，并可以降低切缘阳性率[6]。对乳腺癌BCT患者采用肿瘤整形技术具有良好的肿瘤学预后[7]。

外科技术

术前标记

手术前一天，外科医师必须与患者讨论手术计划中的入路与手术瘢痕的最终位置。外科医师应与患者就乳房的形状、大小或者乳晕位置进行讨论与记录。在分析与标记乳房的术前设计时，患者应当处于站立位。

双侧乳房的不对称可能是由肿瘤组织导致的乳房体积增大、残余组织水肿或因术前活检产生的血肿引起。以上的这些乳房不对称应与乳房先天性不对称进行鉴别。

> 对于乳腺癌局部外科治疗，就乳房体积而言，大型乳房比小型乳房的美学效果会更好，这一信息应与患者进行充分沟通。

乳房与乳房下皱襞（inframammary fold, IMF）之间应当标记中线，可用于评估术后乳房的对称性。患者处于站立位进行术前的手术切口设计，设计线使用永久性记号笔进行标注。乳腺外科医师普遍接受的是，在乳房的中下部应当取放射状切口，乳房的中上部位宜取环乳晕切口（图9-1）。

切口设计是影响术后美学效果的重要因素之一，图9-2显示了切口设计对术后美学效果影响的几个实例。其中图9-2A患者的手术切口位置较好，但乳头-乳晕复合体（nipple-areola complex, NAC）的位置不对称。图9-2B患者在右侧乳房手术并接受放射治疗后依然有满意的美学效果，左侧NAC相应地进行位置调整。乳晕下象限的乳晕周围切口可能会在乳晕和IMF之间产生一条畸形的瘢痕。乳房内上象限的放射状切口如果超过了"领圈线（décolleté line）"则视觉效果可能会显得非常显眼。图9-2C中由于放射状切口在领圈区域并超出了NAC以外的位置，该患者的手术美学效果极差。

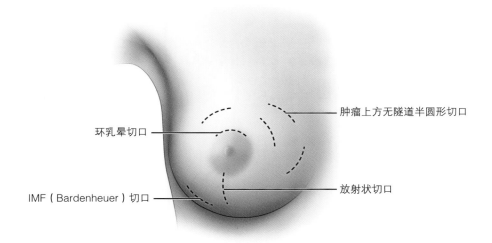

环乳晕切口

肿瘤上方无隧道半圆形切口

IMF（Bardenheuer）切口

放射状切口

图9-1 基于肿瘤整形外科规律的皮肤切口

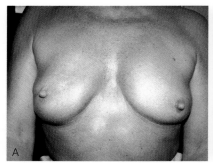
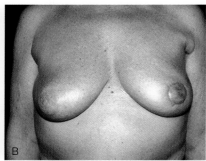
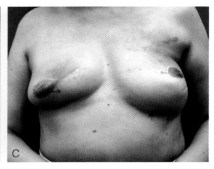

A　　　　　　　　　　B　　　　　　　　　　C

图9-2 乳腺肿瘤切除切口设计对术后美学效果影响

如果肿瘤位于乳晕附近，乳晕缘切口可以提供最佳的效果[5]；否则延长的皮肤切口可能会导致局部皮肤回缩畸形。乳晕下方的肿瘤可以通过环乳晕切除法切除NAC及肿瘤，腺体重塑缝合，皮肤荷包缝合完成修复（图9-3）。当肿瘤位于乳房外上象限时，放射状切口可以更好地显露肿瘤，但推荐降低切口位置以避免超过领圈线。如果切口必须延长至腋窝以进行淋巴结清除，建议使用折线来减少瘢痕收缩及皮肤回缩。

图9-4这位患者的肿瘤位于乳房中央区域（图9-4A）。进行了中央象限切除术，包括腺体、中央区皮肤的切除，腺体缝合以及皮肤荷包闭合（图9-4B）。

是否需要切除皮肤通常取决于肿瘤与皮肤真皮层之间的关系，特别是当肿瘤位于腺体表面时。而当肿瘤位于腺体组织的深处时，乳房下方的切口会有更隐蔽的效果。

选择乳房下方切口，应当在距离IMF上方1 cm

处进行标记，以确保手术切口隐蔽在胸罩内。切口的长度应该在5～6 cm，但也方便让切口延伸至腋窝，以进行前哨淋巴结活检或者腋窝淋巴结清除。IMF下方手术切口可以通过乳房后间隙使乳房与胸壁完全游离，并在不改变乳房外形的情况下探查整个乳房以及切除任何象限的肿瘤。图9-5展示的这位患者是利用IMF下方切口，在放射性探针引导下通过乳腺后入路进行肿瘤切除。

乳房象限切除技术

建议使用楔形的皮肤切口，适当去表皮化，留下更多的真皮层，以最大限度地增加真皮层的血液供应，使皮瓣边缘更容易存活。肿瘤切除术应当在腺体组织内进行，切缘距肿瘤边缘至少1 cm。腺体的切除应当直接深入至胸大肌筋膜，且剩余腺体层的闭合相当重要。有些学者建议不缝合残腔，保持其敞开状态，这会增加术后即刻出现血肿或血清肿的风险，且在放疗后这一缺损会发展到皮下。腺体

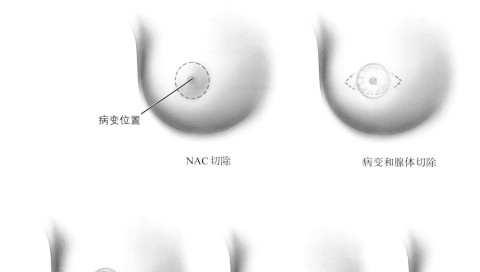

病变位置

NAC切除   病变和腺体切除

腺体重塑与修复   荷包缝合关闭皮肤切口   完成皮肤缝合

图9-3 乳晕下方肿瘤环乳晕切除NAC及肿瘤，腺体重塑，皮肤荷包缝合

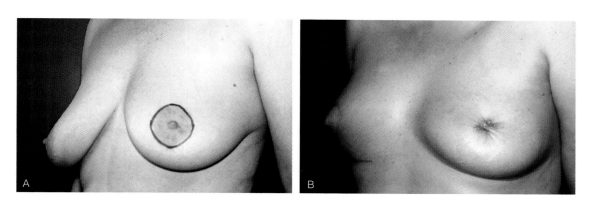

图9-4 乳房中央区肿瘤NAC及其中央区腺体切除乳房重塑

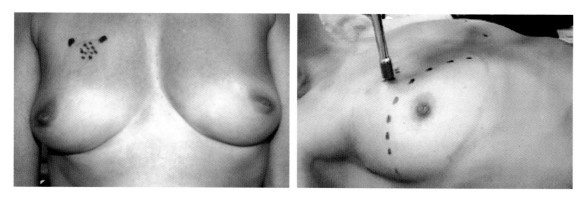

图9-5 IMF切口，放射性探针引导下，乳腺后入路的肿瘤切除术

层的闭合通常由简单的近似柱形缝合完成，且可以通过推动拉拢胸大肌筋膜表面的腺体促进其闭合。在腺体闭合的过程中，同时可对深层的腺体进行触摸探查，有时可以发现隐匿性的病变。任何可疑的结节都应当切除并进行组织病理学检查。

为了更好地重塑乳房，在保证皮肤血供的前提下，可以对腺体组织和皮肤进行适当潜行剥离。在腺体组织浅、深层同时游离的情况下，腺体组织瓣的血供可能会受到损害，尤其在脂肪丰富的女性乳房上，这可能会引起术后腺体继发性脂肪坏死。由于脂肪丰富的乳房更容易产生局部坏死，故应当在术前通过乳腺影像进行腺体组织情况的评估。

解剖学方面，腺体组织在乳房上象限较薄，这使得腺体上极缺损的修复没那么重要（图9-6A）。为了避免因组织缺损而导致的皮肤凹陷，在切除肿瘤时，切除的腺体组织范围应当大于皮肤切除的范围，切除的标本形状类似于金字塔状，这样在这个区域的皮肤可能会产生比较自然光滑的凹陷，这通常不会引起患者过多的关注。相反，腺体下极的重塑更有必要性，这一部分的腺体缺损必须仔细地进行修复（图9-6B）。

某些情况下，乳晕缘入路的乳房象限切除术也是可取的，可用于肿瘤的切除及 NAC 的复位。

皮肤应当遵循整形外科原则进行仔细缝合。真皮层大致以可吸收缝线间断缝合，皮内以4-0或5-0可吸收缝线连续缝合。对于有皮肤瘢痕增生史或者对可吸收缝线有炎症反应的患者，皮内缝合推荐使用不可吸收缝线，例如3-0或4-0尼龙线，并且在10～12天拆线。有时候，乳晕缘切口可以使用不可吸收缝线缝合。有些外科医师认为使用不可吸收缝线可以减少乳晕缘巨大瘢痕产生的风险。

通常未必需要放置引流管，然而对于切除范围较大的区域则应当放置引流管。

改善对称性

与健侧乳房的对称性评估应当在皮肤闭合前及腺体缺损修复后进行，此时皮肤可用订皮机暂时缝合。为了更好地评估乳房对称性，外科医师应当从多角度来进行分析。患者处于仰卧位时，外科医师对患者乳房的评估，可从头侧及足侧两个角度进行乳房外形的比较。这些视角可以对乳房的凸度、宽度及乳晕位置进行重要评估。然后可以重新调整患者为坐位，以进行最终的乳房对称性评估，在这种体位下可仔细评估 IMF 位置、乳晕及乳房的宽度。图9-7这位患者，乳房重塑后的侧面观效果似乎可以接受，但从正面看双侧乳晕存在明显的不对称。

> 如果仅从侧面观来进行乳房对称性的评估，则存在错误评价的风险。必须始终进行正面观评估，且应当在患者处于坐位时进行乳房最终的对称性评估。

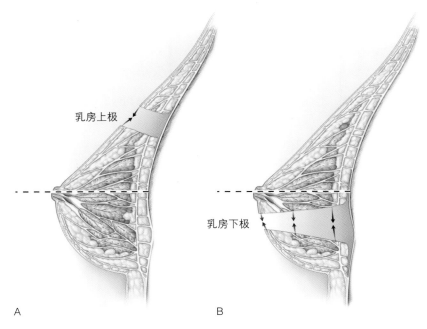

图9-6　乳房不同部位腺体厚度的变化

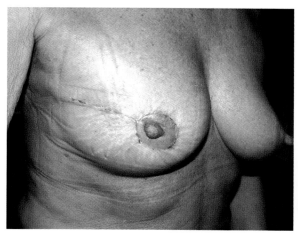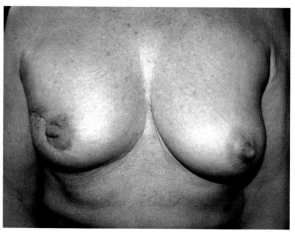

图9-7 乳房重塑后不同视角的美学效果差异

乳房的不对称可以因乳头乳晕的错位、乳房的大小不同及位置差异而引起。以下的技术方法可以用于纠正这类缺陷。

（1）乳头乳晕的错位是较为常见的，可以由经过培训的非整形外科专业的外科医师进行修复。乳头乳晕的中心化可以通过乳晕周围不对称性的去表皮来获得，在乳房象限切除的对侧乳晕周围进行保留真皮层的新月形去表皮化，皮肤采用皮内可吸收线缝合，缝合线和真皮皱产生的皮肤张力将腺体组织推向肿瘤切除术的缺损处，从而改善乳房形状。图9-8展示了通过不同部位乳晕周围皮肤去表皮化的乳头乳晕中心化定位技术。

（2）当乳房位置和体积的差异导致对称性的缺陷时，通常需要整形外科医师的专业技术进行乳房不对称性修复。这一过程可以与乳腺象限切除术同时进行，也可以推迟至二期手术时进行。只有在轻度形状不对称的情况下，对侧乳房的简单修复可以安全地由无整形外科训练经验的外科医师进行计划和实施。对乳房下垂产生的轻度差异，建议使用健侧乳房的乳晕周围去表皮法来纠正，乳房皮肤的减少也有助于进行乳房固定，然而，这些过程经常会增加乳晕张力而使得乳房变平。在外侧皮肤大范围切除后进行腺体重塑可改善乳房的凸度，但这通常需要经过充分的整形外科技术培训的医师才可完成。

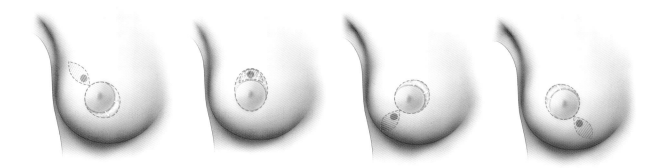

图9-8 不同部位乳晕周围皮肤去表皮化的乳头乳晕中心化定位技术

临 床 案 例

[病例9-1]

　　当不对称是由通过斜行切口进行的外上象限切除术引起时，可以通过"镜像肿瘤切除（mirror tumorectomy）"技术来改善对称性。在对侧乳房的外上象限进行相同方式的切除（技术方法与先前展示的乳房象限切除术部分相似）。为了避免常见的乳晕向腋窝移位，通常需要通过乳晕周围去表皮或者使用"Z"字整形来使得乳晕中心化定位。健侧乳房的对称性手术过程可以视为该侧乳房腺体组织检查的机会，任何可疑的腺体区域都应当被切除并送组织病理学检查。手术前应仔细研究需要进行对称性手术的患者的乳腺X线摄影片，以发现任何异常的腺体结构。该患者需要乳晕周围去表皮及外侧三角区切除术（图9-9）。

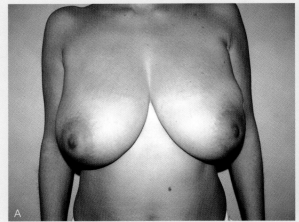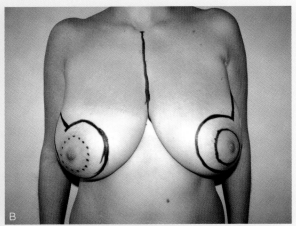

图9-9　镜像肿瘤切除技术的双侧乳房对称性处理

[病例9-2]

　　右侧乳腺肿瘤患者（图9-10A），接受了右侧乳房下象限切除、乳晕上蒂乳房重塑及左侧乳房对称性手术（图9-10B）。图9-10C和D为手术后1年的乳房对称性的效果。

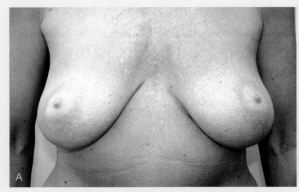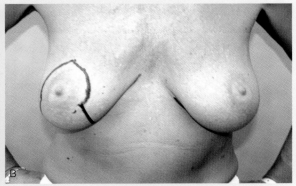

图9-10A～B　右侧乳房下象限切除、乳晕上蒂乳房重塑，左侧乳房对称性手术

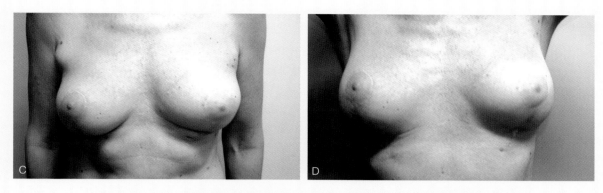

图9-10C～D 右侧乳房下象限切除、乳晕上蒂乳房重塑，左侧乳房对称性手术

[病例9-3]

对于一些患者，乳腺组织的重塑是复杂的，整形医师参照腺体及皮肤的缺损来评估制订治疗方案。通常来说，传统的乳房整形技术已经足够，且可以让整形医师根据肿瘤部位使用自己熟悉的技术重建乳房形态。此患者接受了罕见的乳房象限切除术，在切除了232 g组织后产生了一个巨大的缺损（图9-11A，B）。第一步是大致修复腺体平面（图9-11C）。在腺体组织重塑后，通过乳晕周围去表皮来充分减少皮肤包被（图9-11D）。图9-11E为该患者在接受了双侧大范围且罕见的乳房象限切除术及双侧乳房重塑术后早期的乳房形态。

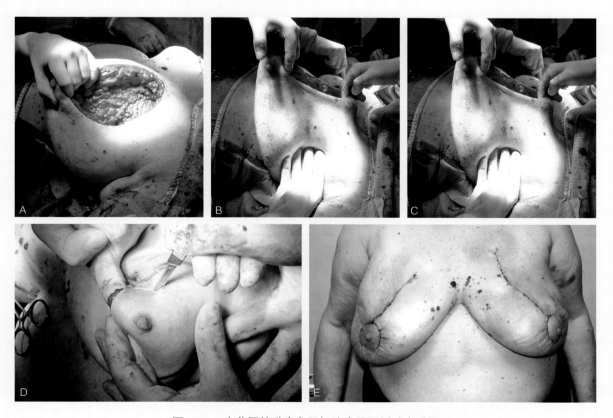

图9-11 大范围的乳房象限切除术及双侧乳房重塑

[病例9-4]

30岁女性患者，左乳内下象限T_2N_0乳腺癌，乳房中等大小伴中度下垂（图9-12A），接受了乳房象限切除术、前哨淋巴结活检术及乳房重塑。乳房象限切除术留下了一个9 cm×5 cm大小的皮肤缺损，乳腺组织切除量为100 g（图9-12B）。根据Lejour技术[2]，对侧乳房接受了缩小成形术，共切除组织量120 g，以平衡患侧乳房体积的缺损，其缺损包括右乳皮肤及乳丘。图9-12C展示的是术前对该患者左侧乳房的缺损、皮瓣及切除范围的设计。以上基蒂的腺体皮瓣与下方皮肤区游离筋膜后提升，作为全厚组织皮瓣，通过旋转填充内侧缺损。图9-12D为患者术后即刻效果，图9-12E和F分别为术后并放疗后1年和4年的乳房美学效果。

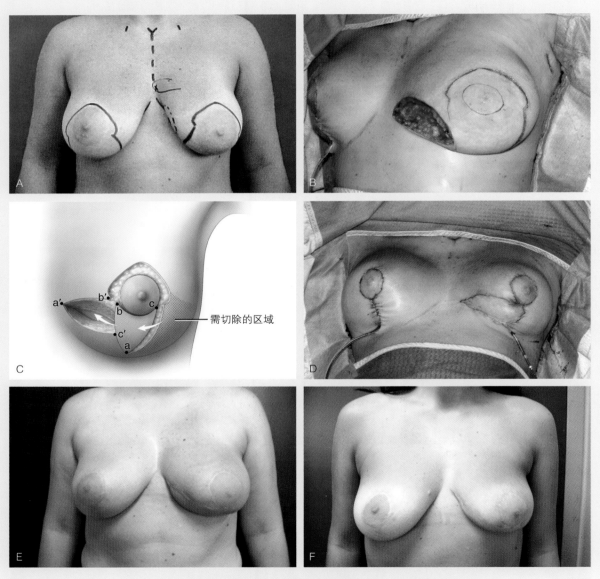

图9-12 左侧乳房象限切除容积移位乳房重塑并右侧乳房缩小成形术

结论

以下操作可以改进BCT的美学效果：

（1）术前通过图像标记进行仔细评估。

（2）患者体位及双侧乳房均在手术野的准备范围。

（3）肿瘤切除后腺体组织的调整。

（4）根据整形外科医师的建议对腺体和皮肤进行合理的对合。

（5）乳晕位置的调整。

（6）乳晕周围去表皮。

（7）镜像肿瘤切除术以检查对侧乳房及改善双侧乳房的对称性。

> 重要的是，在保证乳腺癌部分乳房切除肿瘤学安全性的前提下，方可考虑重塑乳房的美学效果。

对乳腺癌BCT美学结果的追求不应影响基于根治性肿瘤切除的癌症手术原则，重塑乳房能力的提升使外科医师可以更有信心地进行乳房的广泛象限切除术，从而进行根治性癌症手术。

本 章 要 点

- 应仔细设计乳房象限切除术后的缺损。
- 应考虑通过远处切口来进行乳房象限切除术，以获得更好的美学效果。
- 腺体的闭合，特别是偏下极的部位，应使畸形最小化。
- 乳头的中心化定位技术通常可以改善乳房外形。
- 当乳房大小和形状改变时需进行对侧乳房对称性手术。

参考文献

[1] Pitanguy I. Surgical treatment of breast hypertrophy. Br J Plast Surg 20: 78, 1967.

[2] Lejour M. Vertical mammaplasty and liposuction of the breast. Plast Reconstr Surg 94: 100, 1994.

[3] Spear SL, Pelletiere CV, Wolfe AJ, et al. Experience with reduction mammaplasty combined with breast conservation therapy in the treatment of breast cancer. Plast Reconstr Surg 111: 1102, 2003.

[4] Wazer DE, DiPetrillo T, Schmidt-Ullrich R, et al. Factors influencing cosmetic outcome and complication risk after conservative surgery and radiotherapy for early-stage breast carcinoma. J Clin Oncol 10: 356, 1992.

[5] Clough KB, Ihrai T, Oden S, et al. Long-term oncoplastic surgery for breast cancer based on tumour location and a quadrant-per-quadrant atlas. Br J Surg 99: 1389, 2012.

[6] Kaur N, Petit JY, Rietjens M, et al. Comparative study of surgical margins in oncoplastic surgery and quadrantectomy in breast cancer. Ann Surg Oncol 12: 539, 2005.

[7] De Lorenzi F, Hubner G, Rotmensz N, et al. Oncological results of oncoplastic breast-conserving surgery: long term follow-up of a large series at a single institution: a matched-cohort analysis. Eur J Surg Oncol 42: 71, 2016.

第10章 乳腺肿瘤整形手术后的放射治疗

Breast Radiotherapy in Oncoplastic Surgery

Steven Eric Finkelstein, Frank A. Vicini, Chirag Shah

BCT模式是乳腺癌整体治疗的一大进步，使得乳腺癌患者可在不降低肿瘤疗效的前提下得以保留乳房。在过去几十年中，外科手术和放射治疗技术的不断发展促进了乳腺癌BCT的不断推广使用，从而越来越多的患者有条件接受保乳手术。近年来，整形外科技术作为外科的一种新兴的手术方式，日益广泛地应用到乳腺癌患者的BCT中，进一步提高了乳房美学效果、对称性以及患者生活质量，却不影响肿瘤疗效。本章旨在评价整形外科手术及术后放疗治疗乳腺癌的疗效与临床应用价值。

保乳手术和乳腺放射治疗技术

BCT是浸润性和非浸润性乳腺癌标准治疗的主流代表方法。大量多中心随机对照研究经过长期的随访结果证实了浸润性乳腺癌患者接受保乳手术和乳房切除手术的等效性；同样在导管原位癌（ductal carcinoma in situ, DCIS）的相关研究中，行BCT的有效性也经过长期随访被证实[1-5]。值得强调的是，多项研究表明，BCT中如免除放疗会使得局部复发明显增加。有荟萃分析表明，保乳术后放疗不仅能够降低浸润性和非浸润性乳腺癌的局部复发风险，还能降低浸润性乳腺癌的死亡风险[6, 7]。与乳房切除术比较，BCT能够提高患者生活质量和乳房美学效果[8, 9]。BCT和全乳切除术的另一个重要区别是，BCT需要进行持续定期的影像学检查，以监测患侧乳房皮肤和皮下组织的毒性反应，以及

评价双侧乳房的对称性和美学效果[10, 11]。

传统上，全乳放疗使用的是二维放疗技术。然而经过几十年的发展，放疗技术已经逐渐发展到以三维放疗设计为主[12]。

放疗计划设计是利用解剖标志、目标体积（靶区），以及勾画累及器官来定位放疗野边界。当患者接受了保乳术后放疗时，接受全剂量照射的靶区包括全乳房和（或）根据放疗指征确定的淋巴引流区域。重要正常组织器官包括心脏、双肺和对侧乳腺，则需要尽可能通过调整放疗计划完全避开或减少照射剂量。目前最常用的全乳放疗技术是切向束辐照（图10-1）。这种设计方式可减少胸腔内器官暴露在照射野当中，尤其是心脏和双肺。治疗计划能够评估全乳、瘤床以及其他的正常累及器官的照射剂量。近年来，调强放射治疗已经进一步用于优化治疗计划以及减少重要正常器官如心脏的受照射剂量，有研究数据显示调强放射治疗能够减少急性和慢性毒性反应[13-15]。

根据乳房大小的不同，乳腺放疗可采用不同的放疗技术，图10-2A和图10-2B均展示了使用标准固定角度楔形板的放疗照射野。图片左边的等剂量线和处方剂量的百分比相关。CT横断面上相同颜色的线表示乳腺组织相关剂量分布。对于大乳房患者，105%处方剂量的等剂量线覆盖更大体积的乳腺组织（图10-2B），而小乳房患者110%处方

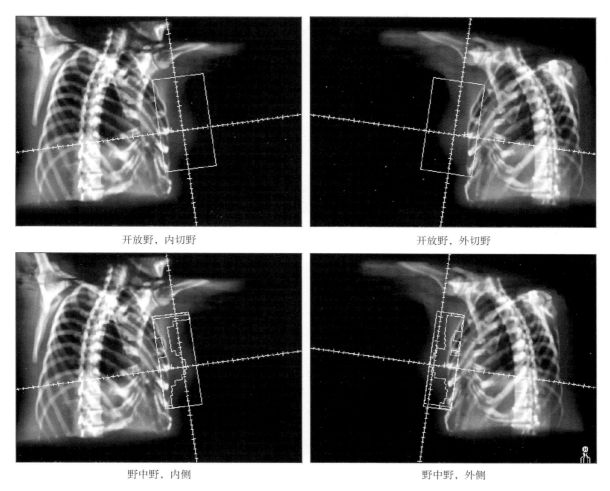

开放野，内切野　　　　　　　　　　开放野，外切野

野中野，内侧　　　　　　　　　　野中野，外侧

图 10-1　BCT 全乳放疗切向束辐照设计

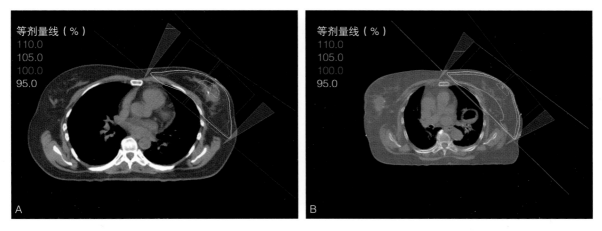

图 10-2　小乳房和大乳房的放疗计划对比

剂量的等剂量线却几乎没有显示（图 10-2A）。因此，剂量不均匀性是大乳房固有的，因为它受乳房大小和形状的影响，也受后野边缘从内侧至外侧的边界距离影响。更大的乳房以及更大的边界距离，尤其是 > 25 cm 的距离，会导致治疗区域的剂量分布不均匀。通常来讲，靶区内处方剂量上下浮动 7% ～ 10% 是可以接受的。

现阶段可以运用不同的补偿方法来调整剂量分

布从而提高靶区剂量均匀性。其中一个技术是开放野非补偿治疗计划（图10-1）。一项广泛应用于改善剂量不均匀的技术是在射线束内放置补偿装置，通常使用固定角度的楔形补偿装置或近期使用的可个体化改变补偿角度的虚拟补偿装置。楔形板（或补偿装置）的较厚部分放置方向与乳房三角顶端方向一致，在射线束中以补偿乳头区乳房顶端的薄壁组织。

在多叶准直光栅（multileaf collimation, MLC）开始使用后，野中野MLC定制补偿技术越来越被重视。利用这一技术，MLC被用来针对高剂量不均匀区域以覆盖高剂量小范围区域形成更小的照射野，从而改善剂量整体均匀性。另外一种技术是调强放疗技术（intensity-modulated radiotherapy, IMRT），通常包括三维计划设计，采用正向计划或者使用剂量–体积限制靶区和正常器官的逆向计划计算优化剂量分布。和没有补偿的开放切向野相比，每种补偿方法均可以减少和重新分配"热点（hot spots）"，即超过处方剂量100%的等剂量线。

尽管包括三维适形放疗（3-dimensional conformal radiation therapy, 3D–CRT）和IMRT放疗技术的发展和临床应用，保乳术后放疗的毒性和美学效果仍倍受关注。虽然BCT患者部分不良美学效果与放疗有关，但BCT对乳房对称性和美学效果的影响大部分归因于外科手术所致乳房体积的缩小。

> 整形外科手术首先是一个肿瘤外科手术，是在切除肿瘤的基础上，整合乳房缩小成形、乳房固定和组织转移（重排）等多种技术进行乳房外形的重塑，从而提高BCT后的乳房美学效果和患者满意度[16, 17]。

目前，整形外科术后放疗的临床数据、美学效果以及毒性相关研究结果是有限的。然而随着整形外科手术的广泛应用，临床医师了解现有的研究数据和发展方向是必要的。

肿瘤整形技术

> 肿瘤整形技术不是孤立的手术方法，而是一项需要基于患者治疗前的乳房大小、解剖学类型、肿瘤位置，以及肿块切除后瘤床大小等多方面因素综合考虑的技术方案，以在不降低肿瘤治疗疗效的前提下，提高治疗后的乳房美学效果。

最常应用的整形外科手术是腺体组织重排，包括局部腺体或组织瓣移位，以及从局部或区域部位进行组织瓣移位和重排。这些技术能够最大限度减少保乳术后的缺损和（或）将缺损转移到对乳房美学影响相对不明显的区域[16]。第二种常用的技术是乳房固定术，主要应用于下垂的乳房或者大乳房，这种技术也可用于对侧乳房矫正以提高对称性。最后是乳房缩小成形术，对双侧大乳房患者，可以通过缩小对侧乳房以顺应患侧乳房的缩小，从而达到双侧乳房的对称。对侧乳房对称性矫正手术可以即刻或者延迟进行，以适应患侧乳房辅助治疗后的改变[17]。

> 传统放疗技术对乳房美学效果的影响和毒性。

和乳腺癌放疗相关的主要毒性反应包括皮肤和皮下组织反应，以及由此导致的潜在不良美学效果。急性反应通常包括皮肤红斑、色素沉着、皮疹以及干性或湿性脱屑等。发生在皮肤和其他急性反应组织的急性毒性反应程度可能和乳房的大小有关。其他的急性毒性反应包括乳房水肿、皮肤水肿、胸壁炎症、疲劳和亚急性肺炎。目前没有证据表明乳房整形保乳术比常规肿块切除保乳术后放疗的急性毒性反应更重。慢性毒性反应主要是由于放疗数个月后组织纤维化以及微血管损害的发展所致。尽管只是相对轻微的影响，放疗纤维化可以导致乳房变形或不对称。晚期纤维化的风险和剂量不均匀性有关，尤其对大乳房患者影响更为显著；也可能和术后瘢痕范围大有关，因此大范围手术可能会增加纤维化的风险。尽管即刻肿瘤整形保乳术手术瘢痕可能会较大而一定程度地影响重建乳房的美学效果，但由于接受肿瘤整形保乳治疗的许多患者，如果仅行单纯肿块切除，将引起更大不对称性和不良美学效果，或者需要接受乳房切除术。因此与未行肿瘤整形手术的患者比较，肿瘤整形保乳术总体美学效果可能会更令患者满意。

全乳放疗后患侧乳房的美学效果在每一次随访时由临床医师记录。放疗科医师通常使用四分制美学效果评分系统对比患侧和健侧乳房。患侧乳房可评分为"优秀（excellent）"，即患侧与健侧乳房相似；"良好（good）"，即患侧与健侧乳房差别细微，＜25%的差异；"一般（fair）"，即患侧与健侧乳房差异明显；"差（poor）"，即患侧乳房严重变形[18, 19]。一般而言，重建乳房远期效果达到优秀和良好者达70%以上。Fowble等[18]的系列研究评估697例Ⅰ、Ⅱ期乳腺癌BCT的患者，经过58个月的随访，美学效果达到优秀和良好者为93%。Wazer等[19]的研究发现乳腺组织切除的体积与不良美学效果相关，而肿瘤整形保乳技术正是通过修复瘤床周围乳腺组织缺损，从而改善肿瘤切除术后的乳房美学效果。另外，既往的研究表明，再次切除、手术切口或瘢痕的位置、切除皮肤范围、高龄、肿瘤体积大、放疗，以及中央区或内象限原发肿瘤，这些是肿瘤整形保乳术美学效果的影响因素[19~21]。

显然，肿瘤整形外科技术可以改善上述因素相关的美学效果[17]。放疗剂量均匀性的改善也与更好的远期美学效果相关，因此，使用补偿装置或者剂量调制来达到更优化的剂量均匀性是很重要的。同样的，全乳照射、瘤床加量的总剂量，以及剂量分割模式可能会影响整体美学效果。目前的指南和临床实践中，经典的放疗模式通常全乳照射的总剂量≤50 Gy，每次的分割剂量≤2.6 Gy，瘤床加量后的总剂量一般≤66 Gy。

> 大乳房应用传统放疗技术治疗后往往美学效果较差。导致毒性增加和较差美学效果的原因是大的皮肤皱褶自身会形成补偿膜效应，从而增加皮肤毒性反应，并且大乳房的剂量不均匀性会增加。

Gray等[22]对257例接受BCT患者进行评估，发现大乳房比小乳房治疗后不对称性和乳房挛缩变形发生率显著升高。类似的，Moody等[23]研究发现大乳房和小乳房患者晚期放疗后不良美学改变发生率分别为39%和6%。William Beaumont医院近期的研究表明，无论是在常规分割还是大分割放疗中，大乳房BCT患者急性和慢性毒性反应都是增加的[24]。

> 理论上，肿瘤整形外科技术造成的乳房缩小可能会影响放疗剂量分布的均匀性和美学效果。然而这没有经研究证实，并且必须平衡外科手术并发症，即扩大手术对比单纯肿块切除手术并发症对美学效果的潜在影响。

瘤床加量放疗（boost radiotherapy）是指给予瘤床增加几次分割剂量照射。多个随机对照研究证实，在全乳放疗的基础上予以Boost能够降低局部复发风险[25, 26]。然而，Boost技术同时也会增加潜在毒性，包括毛细血管扩张和纤维化[26, 27]。关于Boost和整形保乳术的一个关注点是瘤床的勾画。

> 对于绝大部分患者，无论对全乳还是Boost，合理的靶区设计，精准的瘤床勾画至关重要。

通常外科医师会把不透射线的定位夹放置在瘤床边缘标记瘤床的内、外、下和上界，以及深面与浅面。这个技术能够帮助放疗科医师准确确定切除的区域，也就是需要加量的部位。做放疗计划时，靶体积需要包括定位夹以及术后血清肿或其他CT扫描可见的术后组织改变。全乳和瘤床加量靶区会通过三维重建以便于实现靶体积充分的剂量覆盖。部分外科医师担心放置在乳腺组织的定位夹的稳定性，其可能会在关闭术腔组织时移位。尽管这一顾虑是现实的，但定位夹的使用仍然是可取和被推荐的，尤其是对于那些在放疗前需要接受化疗的患者。在这些患者当中，术后血清肿可能在计划放疗时已经完全吸收，从而在CT扫描上瘤床不可见。定位夹的放置可能对肿瘤整形保乳术更为重要。这些患者手术瘢痕可能和原始肿瘤部位不相关，整形术后肿瘤切缘组织可能会移位于正常乳腺组织中，这些因素均会影响到准确定位勾画瘤床靶区。

Curie研究所的一项研究对31例患者进行了评估，其中13例接受标准的肿块切除术，18例接受肿瘤整形保乳术。研究者发现需要至少3个定位夹来增加瘤床体积定位的准确性[28]。Pezner等[29]对25例患者的研究得到相似的结果，在有至少4个定位夹的患者中，73%的患者最终瘤床限于一个，这一最终瘤床可能定位于原发瘤床象限，或者延伸到另外一个区域，27%患者的瘤床分开为2个或3个区域。Emory大学（Emory University）的一项纳入86例乳房缩小成形术的研究发现，43%的患者在原发肿瘤象限之外发现定位夹，使得瘤床的剂量分布更多地超出了原来象限[30]。这些发现引起了广泛关注，因为不加Boost治疗会增加局部复发的潜在风险，而Boost靶点的扩大又会增加毒性，尤其是其引起纤维化和毛细血管扩张。

肿瘤整形手术联合放射治疗的结局

> 在过去的几年里，可供评价接受保留乳房联合肿瘤整形手术治疗患者的研究数据越来越多。然而，前瞻性研究的数据与长期随访资料仍然是有限的。

表10-1为肿瘤整形手术联合放射治疗相关研究结果。

土耳其的一项回顾性研究分析了1996-2011年的82例接受肿瘤整形乳房缩小成形术患者的资料。10年局部复发率为8.7%，总生存率为82%，早期和晚期并发症发生率分别为12.2%和14.6%[31]。Emory大学的一项回顾性研究报道了相似的结果，86例患者，5年同侧乳房浸润癌和导管原位癌复发率分别为7%和9%[30]。一项回顾性研究也显示，79例接受了肿瘤整形保乳手术的患者手术相关的并发症发生率为18%，放疗后的毒性反应发生率为6%，美学效果为优秀和良好的比例分别为3%和94%，患者满意度极高，3年随访无局部复发[32]。其他系列研究也相继报道了相关治疗结果[33-35]。

> Peled等[36]研究发现，肿瘤整形乳房成形术与乳房切除即刻乳房重建术随后接受放射治疗患者比较有更低的并发症发生率，包括非计划手术干预、皮瓣坏死和感染发生率，两组总体发生率分别为19%和45%。

表10-1　肿瘤整形手术联合放射治疗研究结果

研究机构	发表年份	病例数	随访（月）	整形技术	结局
Fepecik培训和研究医院[31]	2015	82	121	乳房缩小成形术	10年LR：8.7%；早期/晚期并发症：12.2%/14.6%。
Emory大学[30]	2014	86	54	乳房缩小成形术	5年IBTR：7%/9%（浸润性癌/DCIS）；43%的定位夹在原来象限外。
Coastal Cardina放疗中心[32]	2015	79	35	主要是下蒂乳房皮瓣成形术	LC 100%；美学效果优秀/良好：3%/94%。
Curie研究所[28]	2003	101	44	多种术式	5年LR：9.4%；较好的美学效果：82%。
芝加哥大学[33]	2012	45	38	—	无局部复发；14%的切缘阳性患者立即手术，立即手术有更低的并发症。
加利福尼亚大学，旧金山[36]	2014	37	33	乳房成形术	乳房切除和重建术对比肿瘤整形保乳术有更高的并发症发生率：二者非计划干预分别为37.5%和2.7%；皮肤坏死分别为29.7%和10.8%；感染发生率分别为35.9%和16.2%。
堪萨斯州大学[37]	2014	58			肿瘤整形术急性并发症和非整形术相似，肿瘤整形术与非整形术比较，无法愈合发生率分别为8.6%和1.2%；脂肪坏死发生率分别为25.9%和9.5%。
Verbeeten研究所[40]	2015	125（26%整形保乳术）	—	—	肿瘤整形保乳术和常规肿块切除美学效果相似，常规肿块切除有更好的客观美学效果。

注：DCIS，导管原位癌；IBTR，同侧乳房复发；LC，局部控制率；LR，局部复发。

对比肿瘤整形和非肿瘤整形肿块切除术，发现二者具有相似的并发症发生率和美学效果，其中肿瘤整形保乳术有更高的脂肪坏死发生率，这可能与接受肿瘤整形保乳术患者接受术后放疗的比例高相关[37]。南加利福尼亚大学（University of Southern California）的一项研究评估了66例通常需要接受乳房切除手术而最终接受"极限肿瘤整形术（extreme oncoplasty）"患者，对比245例常规整形保乳术患者。所有的患者术后均接受全乳及Boost辅助放疗，接受"极限肿瘤整形术"患者术后切缘阴性达94%，6.1%改为乳房切除，2年随访的局部复发率仅为1.5%，常规组为1.2%[38]。

值得关注的一个问题是对于即刻手术、延迟-即刻手术和延迟手术术后放疗的时序安排。Egro等[39]发现即刻乳房缩小成形术的并发症最低，三种手术的并发症发生率分别为20.5%、33%和60%，且即刻手术组具有更低的不对称性发生率以及更少次数的美学修复治疗程序，患者满意度或者美学效果没有明显差异。芝加哥大学（University of Chicago）的一项研究有类似的结果，研究发现延迟手术对比即刻重建有更高的并发症发生率[33]。

有几项研究评价了肿瘤整形术后的美学效果和生活质量。Lansu等[40]的研究回顾性评价125例接受BCT的患者，发现接受肿瘤整形保乳术的患者有更差的客观美学效果和生活质量，值得注意的是，这项研究包括了多种混合的放疗方案和技术。然而，一项对比64例常规保乳手术和32例肿瘤整形保乳手术的研究发现，肿瘤整形保乳术有更好的美学效果[41]。

大多数研究显示接受肿瘤整形保乳术的患者术后采用的是全乳放疗。Roth等[42]的一项研究回顾性评价了134例接受组织间近距离加速部分乳腺照射，使用高剂量率或者脉冲式剂量率治疗。经过39个月的随访，出现3例失败，但纤维化、毛细血管扩张和色素沉着发生率低。有研究表明肿瘤整形技术联合术中放疗也是可行的[39]。

结论和展望

展望未来，肿瘤整形技术作为乳腺癌的一种标准治疗方法，其应用必定日益广泛。到目前为止，前瞻性和回顾性研究的数据均表明，肿瘤整形技术在不降低肿瘤治疗效果的前提下，显著改善了乳腺癌保乳治疗的美学效果和患者生活质量。然而，仍然缺乏大型的前瞻性研究、长期随访，对比肿瘤整形保乳术和常规保乳手术的临床疗效、并发症、患者生活质量和美学效果。这些大型研究需要明确肿瘤整形技术的适应证，包括患者的临床特征、肿瘤大小、肿瘤部位和辅助治疗等[5]。虽然这可以基于先前接受标准BCT患者的并发症和美学效果的数据来评估，但进行相关的前瞻性研究势在必行[43,44]。

另外，未来的进一步工作也需要明确探讨肿瘤整形技术对术后放疗的影响。已有关于采用组织间近距离放射治疗方式的加速部分乳腺照射研究，但是对于近距离放疗技术或者外照射技术与肿瘤整形外科技术合理融合还有一定困难，在术前需要与患者沟通确定肿瘤整形技术方案，以及为术后行部分乳腺放疗而对瘤床残腔进行的标识性处理。另外，当肿瘤整形外科术后瘤床残腔与定位夹的识别有困难时，需要有更好的技术方法精准确定瘤床的位置，而不会因为瘤床范围变大而使放疗瘤床加量的毒副反应削弱了肿瘤整形技术的优势。越来越多的患者接受新辅助化疗，肿瘤整形保乳术在这部分患者中的应用尚有待研究，因为瘤床在新辅助化疗后有所缩小，且退缩方式的不一致性均会对切除手术和重建方式造成影响[45-47]。

最后，对比常规保乳术和肿瘤整形保乳术的成本-效益研究，应该在评价美学效果和患者生活质量的基础上进行，二者的临床疗效应该是没有差异的。然而，现有的数据支持肿瘤整形保乳术中阳性切缘的发生率低，比常规保乳术更节省费用[48,49]。另外，和乳房切除即刻重建相比，肿瘤整形保乳术的成本-效益会更有优势，因为乳房切除重建术后放疗的并发症发生率更高[34]。目前来看，肿瘤整形保乳术应该继续推广并且科学评估，一方面能够进一步提高美学效果，另一方面可以扩大适应证，让更多的乳腺癌患者得到保乳治疗。

本 章 要 点

- 在过去的20多年里，保乳术后放疗技术的发展使得术后急性和慢性毒性反应发生率显著降低。

- 尽管放疗计划有所进步，部分患者（例如大乳房患者）仍然有较高的放疗相关毒性发生风险。
- 肿瘤整形保乳术不是单一的一项技术，是由多种技术融合，其选择需要考虑患者的个体差异以及肿瘤原发部位特异性等

因素。

- 放射治疗医师必须知道患者是否使用了肿瘤整形技术。
- 未来开展的研究需要全面对比肿瘤整形保乳术和传统保乳术的临床疗效、毒性反应、美学效果和经济效益等，以提供充分的数据支持肿瘤整形保乳术的开展和推广。

参考文献

[1] Fisher B, Anderson S, Bryant J, et al. Twenty-year follow-up of a randomized trial comparing total mastectomy, lumpectomy, and lumpectomy plus irradiation for the treatment of invasive breast cancer. N Engl J Med 347: 1233, 2002.

[2] Veronesi U, Cascinelli N, Mariani L, et al. Twenty-year follow-up of a randomized study comparing breast-conserving surgery with radical mastectomy for early breast cancer. N Engl J Med 347: 1227, 2002.

[3] Litière S, Werutsky G, Fentiman IS, et al. Breast conserving therapy versus mastectomy for stage I-II breast cancer: 20 year follow-up of the EORTC 10801 phase 3 randomised trial. Lancet Oncol 13: 412, 2012.

[4] Jacobson JA, Danforth DN, Cowan KH, et al. Ten-year results of a comparison of conservation with mastectomy in the treatment of stage I and II breast cancer. N Engl J Med 332: 907, 1995.

[5] Solin LJ, Fourquet A, Vicini FA, et al. Long-term outcome after breast-conservation treatment with radiation for mammographically detected ductal carcinoma in situ of the breast. Cancer 103: 1137, 2005.

[6] Darby S, McGale P, Correa C, et al. Effect of radiotherapy after breast-conserving surgery on 10-year recurrence and 15-year breast cancer death: meta-analysis of individual patient data for 10,801 women in 17 randomised trials. Lancet 378: 1707, 2011.

[7] Correa C, McGale P, Taylor C, et al. Overview of the randomized trials of radiotherapy in ductal carcinoma in situ of the breast. J Natl Cancer Inst Monogr 2010: 162, 2010.

[8] Jagsi R, Li Y, Morrow M, et al. Patient-reported quality of life and satisfaction with cosmetic outcomes after breast conservation and mastectomy with and without reconstruction: results of a survey of breast cancer survivors. Ann Surg 261: 1198, 2015.

[9] Munshi A, Dutta D, Kakkar S, et al. Comparison of early quality of life in patients treated with radiotherapy following mastectomy or breast conservation therapy: a prospective study. Radiother Oncol 97: 288, 2010.

[10] Hille-Betz U, Vaske B, Bremer M, et al. Late radiation side effects, cosmetic outcomes, and pain in breast cancer patients after breast-conserving surgery and three-dimensional conformal radiotherapy: risk-modifying factors. Strahlenther Onkol 192: 8, 2016.

[11] Mery B, Vallard A, Trone JC, et al. Correlation between anthropometric parameters and acute skin toxicity in breast cancer radiotherapy patients: a pilot assessment study. Br J Radiol 88: 1055, 2015.

[12] Munshi A, Pai RH, Phurailatpam R, et al. Do all patients of breast carcinoma need 3-dimensional CT based planning? A dosimetric study comparing different breast sizes. Med Dosim 34: 140, 2009.

[13] Barnett GC, Wilkinson JS, Moody AM, et al. Randomized controlled trial of forward-planned intensity modulated radiotherapy for early breast cancer: interim results at 2 years. Int J Radiat Oncol Biol Phys 82: 715, 2012.

[14] Pignol JP, Olivotto I, Rakovitch E, et al. A multicenter randomized trial of breast intensity-modulated radiation therapy to reduce acute radiation dermatitis. J Clin Oncol 26: 2085, 2008.

[15] Donovan E, Bleakley N, Denholm E, et al. Randomised trial of standard 2D radiotherapy (RT) versus intensity modulated radiotherapy (IMRT) in patients prescribed breast radiotherapy. Radiother Oncol 82: 254, 2007.

[16] Piper M, Peled AW, Sbitany H. Oncoplastic breast surgery: current strategies. Gland Surg 4: 154, 2015.

[17] Silverstein MF, Mai T, Savalia N, et al. Oncoplastic breast conservation surgery: the new paradigm. J Surg Oncol 110: 82, 2014.

[18] Fowble BL, Solin LJ, Schultz DJ, et al. Ten year results of conservative surgery and irradiation for stage I and II breast cancer. Int J Radiat Oncol Biol Phys 21: 269, 1995.

[19] Wazer DE, DiPetrillo T, Schmidt-Ullrich R, et al. Factors influencing cosmetic outcome and complication risk after conservative surgery and radiotherapy for early-stage breast carcinoma. J Clin Oncol 10: 356, 1992.

[20] Al-Ghazal SK, Blamey RW, Stewart J, et al. The cosmetic outcome in early breast cancer treated with breast conservation. Eur J Surg Oncol 25: 566, 1999.

[21] Van Limbergen E, Rijnders A, van der Schueren E, et al. Cosmetic evaluation of breast conserving treatment for mammary cancer. 2. A quantitative analysis of the influence of radiation dose, fractionation schedules and surgical treatment techniques on cosmetic results. Radiother Oncol 16: 253, 1989.

[22] Gray JR, McCormick B, Cox L, et al. Primary breast irradiation in large-breasted or heavy women: analysis of cosmetic outcome. Int J Radiat Oncol Biol Phys 21: 347, 1991.

[23] Moody AM, Mayles WP, Bliss JM, et al. The influence of breast size on late radiation effects and association with radiotherapy dose inhomogeneity. Radiother Oncol 33: 106, 1994.

[24] Shah C, Wobb J, Grills I, et al. Use of intensity modulated radiation therapy to reduce acute and chronic toxicities of breast cancer patients treated with traditional and accelerated whole breast irradiation. Pract Radiat Oncol 2: e45, 2012.

[25] Poortman PM, Collette L, Bartelink H, et al. The addition of a boost dose on the primary tumour bed after lumpectomy in breast conserving treatment for breast cancer. A summary of the results of the EORTC 22881−10882 'boost versus no boost' trial. Cancer Radiother 12: 565, 2008.

[26] Romestaing P, Lehingue Y, Carrie C, et al. Role of a 10-Gy boost in the conservative treatment of early breast cancer: results of a randomized clinical trial in Lyon, France. J Clin Oncol 15: 963, 1997.

[27] Collette S, Collette L, Budiharto, et al. Predictors of the risk of fibrosis at 10 years after breast conserving therapy for early breast cancer: a study based on the EORTC Trial 22881−10882 'boost versus no boost.' Eur J Cancer 44: 2587, 2008.

[28] Furet E, Peurien D, Fournier-Bidoz N, et al. Plastic surgery for breast conservation therapy: how to define the volume of the tumor bed for the boost? Eur J Surg Oncol 40: 830, 2014.

[29] Pezner RD, Tan MC, Clancy SL, et al. Radiation therapy for breast cancer patients who undergo oncoplastic surgery: localization of the tumor bed for the local boost. Am J Clin Oncol 36: 535, 2013.

[30] Eaton BR, Losken A, Okwan-Duodu D, et al. Local recurrence patterns in breast cancer patients treated with oncoplastic reduction mammoplasty and radiotherapy. Ann Surg Oncol 21: 93, 2014.

[31] Emiroglu M, Salimoglu S, Karaali C, et al. Oncoplastic reduction mammoplasty for breast cancer in women with macromastia: oncological long-term outcomes. Asian J Surg 2015 Sep 7. [Epub ahead of print]

[32] Maguire PD, Adams A, Nichols MA. Oncoplastic surgery and radiation therapy for breast conservation: early outcomes. Am J Clin Oncol 38: 353, 2015.

[33] Roughton MC, Shenaq D, Jaskowiak N, et al. Optimizing delivery of breast conservation therapy: a multidisciplinary approach to oncoplastic surgery. Ann Plast Surg 69: 250, 2012.

[34] Clough KB, Lewis JS, Couturaud B, et al. Oncoplastic techniques allow extensive resections for breast-conserving therapy of breast carcinomas. Ann Surg 237: 26, 2003.

[35] Hernanz F, Regaño S, Redondo-Figuero C, et al. Oncoplastic breast-conserving surgery: analysis of quadrantectomy and immediate reconstruction with latissimus dorsi flap. World J Surg 31: 1934, 2007.

[36] Peled AW, Sbitany H, Foster RD, et al. Oncoplastic mammoplasty as a strategy for reducing reconstructive complications associated with postmastectomy radiation therapy. Breast J 20: 302, 2014.

[37] Tenofsky PL, Dowell P, Topalovski T, et al. Surgical, oncologic, and cosmetic differences between oncoplastic and nononcoplastic breast conserving surgery in breast cancer patients. Am J Surg 207: 398, 2014.

[38] Silverstein MJ, Savalia N, Khan S, et al. Extreme oncoplasty: breast conservation for patients who need mastectomy. Breast J 21: 52, 2015.

[39] Egro FM, Pinell-White X, Hart AM, et al. The use of reduction mammoplasty with breast conservation therapy: an analysis of timing and outcomes. Plast Reconstr Surg 135: 963e, 2015.

[40] Lansu JT, Essers M, Voogd AC, et al. The influence of simultaneous integrated boost, hypofractionation, and oncoplastic surgery and cosmetic outcome and PROMs after breast conserving therapy. Eur J Surg Oncol 41: 1411, 2015.

[41] Massa M, Meszaros P, Baldelli I, et al. Aesthetic evaluation in oncoplastic and conservative breast surgery: a comparative analysis. Plast Reconstr Surg Glob Open 3: e339, 2015.

[42] Roth AM, Kauer-Dorner D, Resch A, et al. Is oncoplastic surgery a contraindication for accelerated partial breast radiation using the interstitial multicathether brachytherapy method? Brachytherapy 13: 394, 2014.

[43] Kelly DA, Wood BC, Knoll GM, et al. Outcome analysis of 541 women undergoing breast conservation therapy. Ann Plast Surg 68: 435, 2012.

[44] Waljee JF, Hu ES, Newman LA, et al. Predictors of breast asymmetry after breast-conserving operation for breast cancer. J Am Coll Surg 206: 274, 2008.

[45] Schwartz GF, Meltzer AJ, Lucarelli EA, et al. Breast conservation after neoadjuvant chemotherapy for stage II carcinoma of the breast. J Am Coll Surg 201: 327, 2005.

[46] Cance WG, Carey LA, Calvo BF, et al. Long-term outcome of neoadjuvant therapy for locally advanced breast carcinoma: effective clinical downstaging allows breast preservation and predicts outstanding local control and survival. Ann Surg 236: 295, 2002.

[47] Danforth DN Jr, Zukewski J, O'Shaughnessy J, et al. Selection of local therapy after neoadjuvant chemotherapy in patients with stage IIIA,B breast cancer. Ann Surg Oncol 5: 150, 1998.

[48] Giacalone PL, Roger P, Dubon O, et al. Comparative study of the accuracy of breast resection in oncoplastic surgery and quadrantectomy in breast cancer. Ann Surg Oncol 14: 605, 2007.

[49] Kaur N, Petit JY, Reitjens M, et al. Comparative study of surgical margins in oncoplastic surgery and quadrantectomy in breast cancer. Ann Surg Oncol 12: 539, 2005.

第11章

乳腺肿瘤整形手术适应证及其优势

Indications and Benefits of Oncoplastic Breast Surgery

Maurice Y. Nahabedian

肿瘤整形手术应用于乳腺癌的治疗已获得业内医师的认可[1, 2]。各个国家的乳腺外科医师都乐于应用肿瘤整形外科技术治疗乳腺肿瘤患者，从而获得乳房术后最佳外观效果。简而言之，肿瘤整形手术就是先将全部乳腺癌组织和肿瘤周围部分腺体组织切除，然后即刻或者延期-即刻重建修复缺损部分的乳房。随着外科医师们创造性地设计出更多安全、有效并使患者满意的术式，肿瘤整形技术将不断向前发展。

> 不主张用肿瘤整形手术来替代保留皮肤的乳房切除术（skin-sparing mastectomy, SSM）和即刻乳房重建；但对于易于切除的早期乳腺癌则是一种可行的替代方法。

肿瘤整形手术的优势

关于肿瘤整形手术的优势已是累牍连篇，其中最令人满意的是，经过合理筛选后，一些患者可以避免乳房切除术。肿瘤整形手术拓宽了乳腺癌保乳治疗（breast-conserving therapy, BCT）的指征。通常，小型乳房患者或者乳晕下肿瘤患者不是BCT的适应证，因为放疗常导致乳腺组织严重变形。肿瘤整形手术则可以利用容积移位和容积置换的策略来减轻变形并避免乳房切除术。

在乳腺癌治疗中，保留乳房所带来的心理学优势是不容置疑的。保留乳房患者的满意度要高

于乳房切除术[3-6]。许多女性的乳头-乳晕复合体（nipple-areola complex, NAC）因此得以保留，从而避免了后续乳头重建。肿瘤整形手术与BCT相比更有优势，因为乳腺实质缺损通过即刻重建得以修复，并且手术导致的乳房轮廓异常也明显减轻，甚至完全避免。据统计，5% ～ 40%的女性在实施保乳术后乳房轮廓发生改变[7]。由于放疗会对组织的血管系统产生影响并诱导其纤维化，这种缺损将变得难以矫正。而对放疗导致的变形进行矫正又会延迟伤口愈合并且使乳房外观效果不佳。肿瘤整形手术同时进行肿瘤切除手术和整形外科手术，能够减小乳房外观轮廓畸形的发生，同时可以增大肿瘤切缘，也减少了后续可能再次手术的概率。所以肿瘤整形手术改善了肿瘤治疗效果和乳房术后外观的美容效果。

肿瘤整形手术的安全性和有效性已在第7章中进行了充分讨论。尽管与乳房切除术比较，其局部复发率略有升高，但是这些肿瘤的早期发现和治疗对生存率并没有产生不良影响。肿瘤的局部复发与切缘密切相关，切缘越宽，局部复发的可能性越小。研究表明，≥1 cm的切缘与乳房切除术的复发率相近[8]。在肿瘤整形外科手术中，切除肿瘤周围2 ～ 3 cm的组织并不少见，因为由此产生的畸形能够立即得到纠正。所以肿瘤整形术可帮助术者切至更宽的切缘，这也正是这一式的主要优势之一。尽管这不是选择肿瘤整形手术的主要原因，对患者实施乳房缩小成形术时，同时进行对侧乳腺组织采样可能有助于诊断对侧隐匿性乳腺癌。也有学

者认为，乳房缩小成形术通过切除额外的乳腺组织，有助于进一步降低乳腺癌发生风险，然而目前这方面的研究较少[9]。

肿瘤整形外科手术的肿瘤学可行性已被广泛认可[10, 11]。为了全面评估该方法的肿瘤学安全性和有效性，一项由得克萨斯大学MD安德森癌症中心（University of Texas MD Anderson Cancer Center）进行的乳房切除和即刻重建的研究中，研究者对1 694名女性乳腺癌患者肿瘤局部复发率进行回顾性分析[12]，结果发现39例患者复发（2.3%）。在复发的患者中，28例（72%）累及皮肤或者皮下组织，11例（28%）累及胸壁。浅表复发和深层复发伴有转移性病变的发生率分别为57%和91%。在这些复发的患者中，复发累及皮肤或者皮下组织的女性2年和5年无转移生存率分别为52%和42%，而对于累及胸壁的复发患者，其2年和5年生存率都是24%。

与乳房切除即刻乳房重建相比，肿瘤整形手术具有相似的复发率和生存率。Clough等[13]回顾分析了101例接受部分乳房切除即刻乳房缩小成形术的女性患者资料，切缘均包括肿瘤外≥1 cm正常组织，随访时间为7～168个月，中位数为46个月。其5年复发率是9.4%，5年累积生存率是95.7%，5年无转移生存率是82.8%。

患者满意度调查研究表明，接受肿瘤整形手术比接受SSM即刻乳房重建的患者满意度更高[14]。其原因主要与保留了自然的乳房外形和NAC有关。

> **不可低估NAC对于保持女性躯体形象和女性特质方面的重要性。**

在评估接受NAC重建的女性患者满意度研究中，只有13%的患者对于NAC轮廓、纹理、颜色和外观等完全满意[15]。

由于肿瘤整形外科手术通常能够保留NAC的外观和感觉，这使患者具有更高的满意度。采用乳房缩小成形术和背阔肌肌皮瓣乳房重建术后，患者的满意度非常高（表11-1）[13-19]。

在涉及乳房缩小成形术或背阔肌肌皮瓣乳房重建术的六项研究中，患者满意度为84%～100%。其中的三项研究，虽然同时接受这两种术式的并发症发生率为8%～38%，但患者满意度依然达到100%。这些并发症包括皮下积液、感染、愈合延迟、脂肪坏死、乳房和NAC感觉变化、日常活动受限以及纤维化等。近期的一项荟萃分析比较了5 497例单纯保乳手术（breast conserving surgery, BCS）和3 165例肿瘤整形手术患者满意度。肿瘤整形手术组中乳房缩小成形术满意度为90%，组织瓣重建术为92%，单纯BCT组患者的满意度为83%，肿瘤整形手术组满意度显著高于BCT组（$P < 0.001$）。

患者筛选

在所有的外科治疗过程中，患者的意愿及患者对手术结果的期望值是获得手术成功至关重要的因素（表11-2）。

> 或许，乳腺癌肿瘤整形外科选择中最重要的标准是患者是否有保留乳房的意愿，以及肿瘤切除的外科医师和肿瘤整形外科医师的共识和建议。

表 11-1　肿瘤整形技术并发症发生率和患者满意度回顾分析

研 究 者	技 术	患者总数（n）	并发症发生率（%）	患者满意度（%）
Kat等（1999）[16]	背阔肌肌皮瓣	30	38（皮下积液、感染）	100
Losken等（2002）[17]	乳房缩小成形术	20	30（愈合延迟）	100
Clough等（2003）[13]	乳房缩小成形术	101	20（愈合延迟、纤维化）	88
Gendy等（2003）[14]	背阔肌肌皮瓣	47	8（感觉变化、日常活动受影响）	84
Spear等（2003）[18]	乳房缩小成形术	11	27（脂肪坏死）	100
Losken等（2004）[19]	背阔肌肌皮瓣	30	33（复发、皮下积液）	NA※

注：※NA，没有评估。

表 11-2 肿瘤整形外科手术的适应证

美 学 因 素	肿瘤学因素
肿瘤/乳房体积比（＞20%）	强调边缘阴性
肿瘤位置位于乳房中央区、偏下或者内侧，或肿瘤巨大	需要广泛切除
乳房肥大，或者乳房明显下垂，或者双侧乳房不对称，而患者有缩小乳房的意愿	由于年龄或者乳房大小等因素，患者不适合进行乳房切除和重建
有可预见不良后果	患者期望进行保乳治疗

总的来说，符合以下条件的乳腺癌患者可从肿瘤整形外科手术中获益：

（1）有强烈愿望保留乳房和NAC的患者。

（2）从肿瘤学角度来看具备BCT的条件。

（3）较大乳房而肿瘤中等大小或较大。

（4）乳房较小而肿瘤体积也较小。

（5）乳房单发肿瘤病灶。

（6）Ⅰ期或Ⅱ期乳腺癌。

（7）既往无乳腺癌病史或放射治疗史。

一般说来，下列患者不能从乳腺肿瘤整形外科手术中获益：

（1）复发性乳腺癌。

（2）乳腺多中心肿瘤。

（3）小型乳房而肿瘤体积大。

（4）局部晚期乳腺癌。

（5）肿瘤最大直径＞5 cm。

（6）BCT失败或者既往接受过乳房放射治疗。

对考虑肿瘤整形手术的患者，进行术前评估很重要。需要注意患者的身体状况、乳房大小、乳房不对称的程度以及乳房的自然外观。在考虑选择肿瘤整形手术时，要全面评估肿瘤位置、大小和乳房体积。肿瘤局部或者肿瘤浸润范围符合肿瘤整形外科手术切除的条件，但如果肿瘤呈不规则浸润，则通常不太符合肿瘤整形手术的适应条件[20]。分析这些因素时，乳房体积相关的参数也需要考虑进去。这包括需要切除的乳房体积、保留的乳房体积以及二者的比例。肿瘤的位置其实对于大型乳房的女性来说并不重要，因为有多种技术可用来进行乳房重建，确保正常的乳房轮廓和形态。

部分乳房切除术后缺损重建的一般原则

肿瘤整形外科手术后重建的指导原则源于合理的患者筛选。用于矫正肿瘤整形手术后乳房畸形的各种技术之前都已进行了描述。一般来说，重建手术类型的选择取决于乳房的特征，包括预计的乳房体积、切除的组织量及保留的组织量。根据这些评估，外科医师就能确定何种肿瘤整形手术更适合患者。这些技术是建立在容积移位和容积置换的原则上的。容积移位技术包括组织重排法，可以是简单的如肿瘤及周围组织切除后组织直接闭合，也可以是更复杂的手术步骤如乳房缩小成形术。这些方法常适用于具有中等以上乳房大小的女性，其自然的乳房体积足以重建自然外观的乳房。当原位组织不足以进行重排时，就要考虑容积置换技术，可以利用远处组织来替换切除的部分。该技术常用于原始乳房较小的女性以及乳房切除部分较大的女性[21, 22]。肿瘤整形外科的新技术是将容积移位和容积置换技术同时使用。业已证实，对于一些乳房较小或者乳房下垂的女性患者，通过合理的病例选择，乳房局部缺损可通过邻近的腺体组织重排，辅以一个小型胸大肌下的组织扩张器或假体植入物重塑乳房。

有时需要对对侧乳房实施手术来保证双侧乳房对称性[23]。就所有的乳房手术来说，在整个手术过程中，乳腺外科医师必须时刻保持强烈的乳房形状重塑意识，以确保双侧乳房轮廓自然、位置对称。在各种形式的乳腺腺体组织切除后缺损修复时，必须重视术后乳房外观与术前接近。

临 床 案 例

[病例 11-1]

　　右侧乳腺外下象限的 Ⅱ 期乳腺癌患者，患者胸骨切迹至乳头距离右侧为 32 cm，左侧为 34 cm（图 11-1A）。拟先行右下象限部分乳房切除术，待确定切缘阴性，再行乳房缩小整形术。首先进行右乳外下象限部分乳房切除，术后 2 周组织病理学证实切缘阴性（图 11-1B），按预定治疗计划进行分期-即刻肿瘤整形乳房缩小成形术。切除肿块样本重量是 125 g。计划通过倒 T 形技术来进行乳房缩小成形术。二次手术显示肿块切除后的空腔，并切除瘤床周围一薄层腺体实质组织，切除组织为 225 g（图 11-1C）。制作一个下方带蒂的腺体组织瓣（图 11-1D）将其移位到乳房缺损处修复缺损（图 11-1E）。患者术后恢复良好，并按计划完成放射治疗，早期照片显示单侧乳房缩小成形术满意的美学形态（图 11-1F）。随后对侧实施乳房缩小成形术，左侧乳腺组织切除总量为 350 g，术后 4 年美学效果评价为优秀。侧面照片显示放疗后的右侧乳房和对侧乳房轮廓形态相似（图 11-1G，H）。正面照片显示术后双侧乳房外观对称（图 11-1I）。

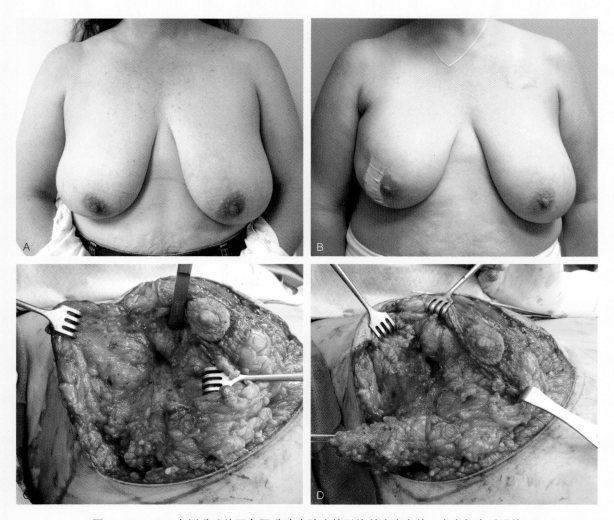

图 11-1A ～ D　右侧乳腺外下象限乳腺癌肿瘤整形外科治疗术前、术中与术后照片

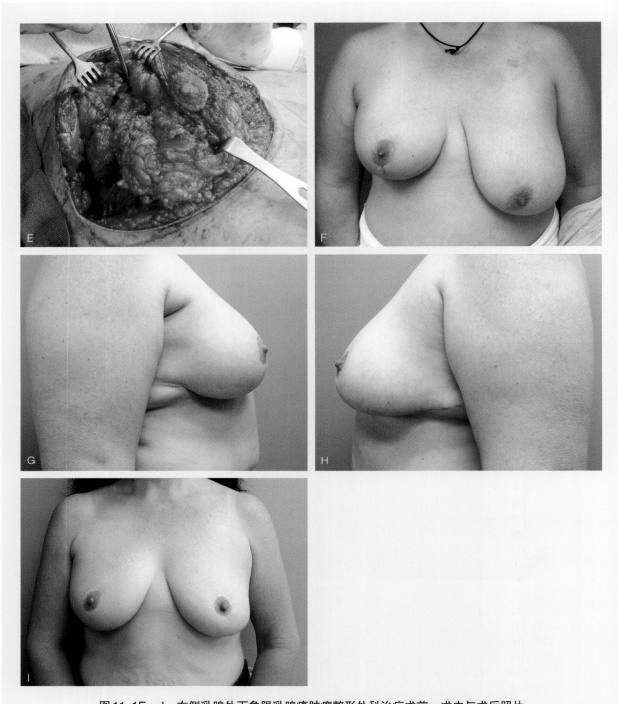

图11-1E～I 右侧乳腺外下象限乳腺癌肿瘤整形外科治疗术前、术中与术后照片

结论

乳腺癌肿瘤整形外科手术的安全性和有效性越来越得到认可。外科医师良好的预见性、合理的病例选择、严格遵循肿瘤学原则和重视重建技术细节是获得成功的关键。肿瘤切除医师和整形外科医师的合作是患者安全的坚实基础。尽管乳腺癌治疗已取得显著进步，但我们仍应不懈地努力与探索，在不增加患者局部复发率甚至死亡风险前提下，力求保持患者乳房的美学效果。

本 章 要 点

- 有意愿保留乳房但外科切除可能会影响乳房美学效果的乳腺癌患者是肿瘤整形手术的适宜人群。
- 肿瘤整形手术指征的其他方面包括需要进行广泛切除，肿瘤/乳房体积比大，大而下垂的乳房，缺损位于乳房中央区、下侧或内侧。
- 肿瘤切除外科医师和整形外科医师通力合作是确保患者治疗安全的关键。
- 部分乳房切除术的缺损需要通过容积移位

（组织瓣）技术和容积置换（体积缩小）技术来修复。

- 肿瘤整形手术的优点包括：① BCT 的内涵得到丰富；② 肿瘤切缘更宽；③ 降低了导致不良美学效果的风险；④ 进行乳房缩小成形术时可以获得对侧乳腺组织进行取样病理学检查；⑤ 乳房缩小成形术通过切除更多的乳腺组织可能降低复发风险；⑥ 生存率与复发率与乳房切除术相似；⑦ 利用组织瓣技术使乳房形状和大小得以保持。

参考文献

[1] Losken A, Hamdi M. Partial breast reconstruction: current perspectives. Plast Reconstr Surg 124: 722, 2009.

[2] Munhoz AM, Montag E, Gemperli R. Oncoplastic breast surgery: indications, techniques and perspectives. Gland Surg 2: 143, 2013.

[3] Veiga DF, Veiga-Filho J, Ribeiro LM, et al. Quality-of-life and self-esteem outcomes after oncoplastic breast-conserving surgery. Plast Reconstr Surg 125: 811, 2010.

[4] Patel KM, Hannan C, Gatti M, et al. A head to head comparison of quality of life and aesthetic outcomes following immediate, staged-immediate, and delayed oncoplastic reduction mamma-plasty. Plast Reconstr Surg 127: 2167, 2011.

[5] Rezai M, Knispel S, Kellersmann S, et al. Systematization of oncoplastic surgery: selection of surgical techniques and patient-reported outcome in a cohort of 1,035 patients. Ann Surg Oncol 22: 3730, 2015.

[6] Santos G, Urban C, Edelweiss MI, et al. Long-term comparison of aesthetical outcomes after oncoplastic surgery and lumpectomy in breast cancer patients. Ann Surg Oncol 22: 2500, 2015.

[7] Clough KB, Cuminet J, Fitoussi A, et al. Cosmetic sequelae after conservative treatment for breast cancer: classification and results of surgical correction. Ann Plast Surg 41: 471, 1998.

[8] Kaur N, Petit JY, Rietjens M, et al. Comparative study of surgical margins in oncoplastic surgery and quadrantectomy in breast cancer. Ann Surg Oncol 12: 539, 2005.

[9] Boice JD Jr, Persson I, Brinton LA, et al. Breast cancer following breast reduction surgery in Sweden. Plast Reconstr Surg 106: 755, 2000.

[10] Asgeirsson KS, Rasheed T, McCulley SJ, et al. Oncological and cosmetic outcomes of oncoplastic breast conserving surgery. Eur J Surg Oncol 31: 817, 2005.

[11] Munhoz AM, Montag E, Arruda EG, et al. Critical analysis of reduction mammaplasty techniques in combination with breast conservation surgery for early breast cancer treatment. Plast Reconstr Surg 117: 1091, 2006.

[12] Langstein HN, Cheng MH, Singletary SE, et al. Breast cancer recurrence after immediate reconstruction: patterns and significance. Plast Reconstr Surg 111: 712, 2003.

[13] Clough KB, Lewis JB, Couturaud B, et al. Oncoplastic techniques allow extensive resections for breast-conserving therapy of breast carcinomas. Ann Surg 237: 26, 2003.

[14] Gendy RK, Able JA, Rainsbury RM. Impact of skin-sparing mastectomy with immediate reconstruction and breast-sparing reconstruction with miniflaps on the outcomes of oncoplastic breast surgery. Br J Surg 90: 433, 2003.

[15] Jabor MA, Shayani P, Collins DR, et al. Nipple areola reconstruction: satisfaction and clinical determinants. Plast Reconstr Surg 110: 457, 2002.

[16] Kat CC, Darcy CM, O'Donoghue JM, et al. The use of the latissimus dorsi flap for the immediate correction of the deformity resulting from breast conserving therapy. Br J Plast Surg 52: 99, 1999.

[17] Losken A, Elwood ET, Styblo TM, et al. The role of reduction mammaplasty in correcting partial mastectomy defects. Plast Reconstr Surg 109: 968, 2002.

[18] Spear SL, Pelletiere CV, Wolfe AJ, et al. Experience with reduction mammaplasty combined with breast conservation therapy in the management of breast cancer. Plast Reconstr Surg 111: 1102, 2003.

[19] Losken A, Schaefer TG, Carlson GW, et al. Immediate endoscopic latissimus dorsi flap. Ann Plast Surg 53: 1, 2004.

[20] Anderson BO, Masetti R, Silverstein ML. Oncoplastic approaches to the partial mastectomy: an overview of volume displacement techniques. Lancet Oncol 6: 145, 2005.

[21] Nahabedian MY, Patel KM, Kaminsky AJ, et al. Biplanar oncoplastic surgery: a novel approach to breast conservation for small and medium sized breasts. Plast Reconstr Surg 132: 1081, 2013.

[22] Kaminsky AJ, Patel KM, Cocilovo C, et al. The biplanar oncoplastic technique case series: a 2-year review. Gland Surg 4: 257, 2015.

[23] Kaviani A, Safavi A. Immediate and delayed contralateral symmetrization in oncoplastic breast reduction: patients' choices and technique formulation. Plast Reconstr Surg Glob Open 3: e286, 2015.

第12章

肿瘤整形手术方案设计
Designing the Oncoplastic Operation

Gianluca Franceschini, Marzia Salgarello, Giuseppe Visconti, Liliana Barone Adesi, Riccardo Masetti

术前严格筛选患者和设计手术方案，是乳腺癌患者肿瘤整形手术成功的关键。术前准确评估肿瘤的临床和生物学特性以及患者的乳房形态，有利于医师选择根治或最佳保守手术方案。此外，与患者进行手术方式选择的沟通，并介绍每种方案的优缺点以及技术难点也是必要的。

对于所有肿瘤直径/乳房体积比例较为理想，而且可以在不影响美学效果的前提下实现局部手术的患者。保乳手术（breast-conserving surgery, BCS）是我们首选的手术方案[1-3]。

在不太理想的病例中，当传统保乳手术可能使患者面临更高的局部畸形风险时，肿瘤整形技术可以应用于手术过程当中。全乳房切除术一般应用于多中心性病灶、T_4 期乳腺癌、炎性乳腺癌以及乳腺 X 线摄影提示广泛的恶性微小钙化的病例中。当使用肿瘤整形技术也可能产生明显的局部畸形风险的情况下，为了确保手术边缘阴性时，乳房切除术仍然是必须的选择方案[4, 5]。所以说，与 BCS 和乳房切除术一样，肿瘤整形技术已经是乳腺癌外科治疗的可选方案之一[2, 3, 6]。

肿瘤整形保乳手术方案的术前设计

当保乳手术可行时，根据肿瘤的位置、乳房的体积和形状、病变的大小以及手术可能引起的形态学改变等因素来选择最合适的保乳技术。对于较小（相对于乳房大小）且不需要广泛腺体切除的肿瘤，传统的 BCS 可以获得良好的美学效果。

如果要切除 > 20% 的实质腺体以实现安全的肿瘤局部控制，特别是对于位于乳房中央、内侧或下极位置的肿瘤，使用肿瘤整形技术有助于取得较好的美学效果[7-11]。

肿瘤整形 BCS 方案制订包括如下内容：

（1）根据所选择的乳腺腺体切除术，术前进行准确的皮肤标记。

（2）评估乳腺腺体切除对乳头-乳晕复合体（NAC）影响的风险，当 NAC 出现明显移位时，调整皮肤标记位置，确保 NAC 可以重新定位到乳房中央部位。

（3）评估移位或者填充最合适的体积，用于腺体切除后缺损重塑修复方案。

（4）评估双侧乳房对称性并选择最合适的方案。

肿瘤整形 BCS 包括最有效腺体切除方案的选择和术前在皮肤上进行准确地标记。同时患者的年龄、乳房的大小、总体健康状况以及个人意愿也需要考虑在内（表12-1）。

根据肿瘤部位选择肿瘤整形方案：容积移位技术

乳晕周围肿瘤

采用乳晕周围肿瘤整形容积移位技术治疗可以获得较好的效果。对于有轻微或中等程度下垂的乳房，建议采用环状乳房固定术或蝙蝠翼乳房固定术；对于有严重下垂或多余皮肤的乳房，建议采用乳房缩小成形术。

表 12-1　肿瘤整形手术方案设计

肿 瘤 部 位	方 式 选 择
乳晕周围	环状乳房固定术（轻度乳房下垂） 蝙蝠翼乳房固定术（肿瘤位于乳晕上方，靠近皮肤，无乳房下垂） 乳房缩小成形术（重度乳房下垂）
腺体中央	Grisotti 式乳房固定术（轻度乳房下垂） 荷包式切除术（不用于下垂程度低的乳房） 乳房缩小成形术（重度乳房下垂）
腺体底部	根据乳房大小和下垂程度的不同乳房缩小成形术式（垂直式、L式、倒T式）
乳房上象限或任何需要切除下 方皮肤的肿瘤	局部皮瓣 带蒂皮瓣

临 床 案 例

[病例 12-1]

　　与传统的保乳技术比较，乳晕周围区域的任何病变都可以通过环状乳房固定术来解决。此术式在乳头周围设计了两个直径不同的同心圆（图12-1A）。由于乳晕皮肤只能轻度牵拉，所以在设计内圆的直径时需避免最终的乳晕直径过小。根据乳房的大小，内圆的直径通常在4～4.5 cm。外圆直径不应超过原乳晕直径2～2.5 cm，以免扩大乳晕周围瘢痕或使乳房过度平坦。

　　第一步是切开代表新乳晕边界的内圆切口（图12-1B）。

　　随后切开外圆皮肤，两个圆之间的皮肤去表皮化。通过这个切口，任何乳晕周围的病变都能被轻易触及（图12-1C，D）。可以通过扩大切口至胸肌筋膜来进行乳腺腺体的象限切除，与传统的保守性皮肤切口相比，可以更好地控制肿瘤的切除范围（图12-1E，F）。

　　通过移动残留腺体位置来适当地进行乳房重塑。通常用电刀将残留的腺体从胸肌筋膜分离出来，同时注意控制主要穿支血管的数量，以避免影响剩余腺体组织的血液供应。止血完成后，重新缝合剩余的乳腺腺体，尽量使乳腺外形看起来正常。为了将残余腺体的深部边缘固定于新位置，在筋膜正上方和残余腺体深处进行缝合。通常使用2-0薇乔缝合线和4-0可吸收缝合线来重建乳房。如果需要的话，可以用荷包缝线来缩小大圆圈的直径，然后缝合到乳晕的新边缘，最后只留下乳晕周围的瘢痕（图12-1G）。术后6个月，患者只有乳晕周围瘢痕可见（图12-1H）。

　　腋窝淋巴结清扫通常通过单独的切口进行，但偶尔也可以通过上述乳晕周围切口进行。如果两个圆是同心圆，则NAC的位置不会升高；如果外圆的中心点高于现有的乳头，NAC的位置可能会略微升高。皮肤缝合后，用弹性绷带包裹胸部，以降低血肿形成的风险。

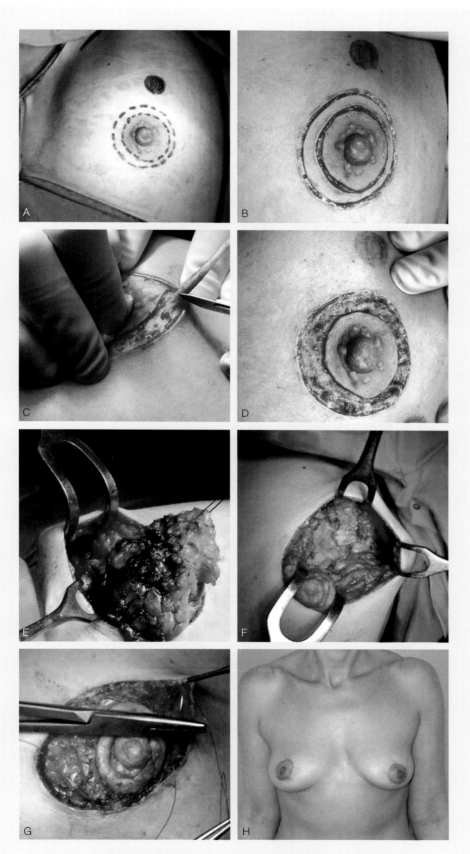

图12-1　环状乳房固定术术前设计、手术主要步骤及术后乳房美学效果

[病例12-2]

　　蝙蝠翼乳房固定术适用于位于乳晕周围区上方的肿物，特别是当肿瘤接近皮肤时。手术设计皮肤切口时应使患者取坐位，设计两个半圆形，一个在乳晕边缘，另一个在乳晕上方20～25 mm处，与乳晕两侧成斜翼相连（图12-2A）。首先切开乳晕旁切口，然后是上半圆和两翼（图12-2B）。完整切除乳腺肿瘤，残留的腺体从胸肌筋膜游离从而获取合适大小的组织以重建缺损（图12-2C，D）。乳房缺陷重塑需要的技术参考环状乳房固定术。图12-2E显示了术后4个月患者的乳房美学效果。

　　该术式可以大量切除病变表面的皮肤，因此可以提高浅表肿瘤手术治疗的安全性。手术结束时可能会出现NAC位置升高，但这通常不会造成明显的不对称。

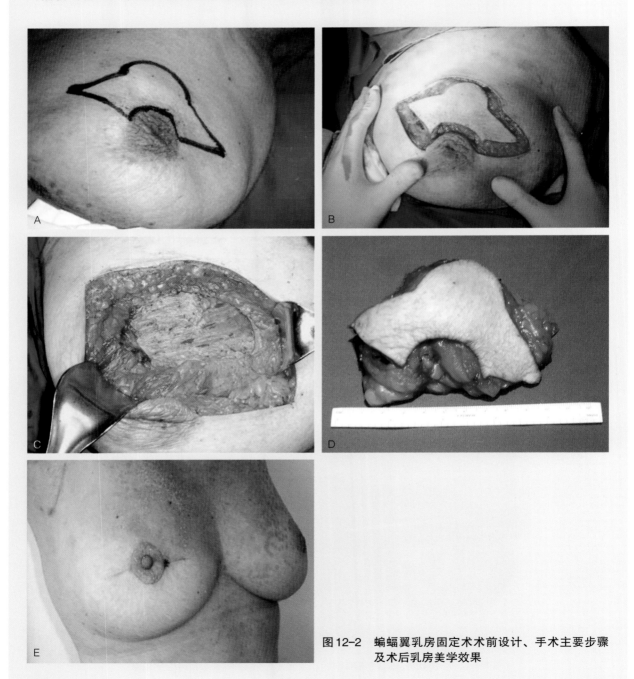

图12-2　蝙蝠翼乳房固定术术前设计、手术主要步骤及术后乳房美学效果

乳房缩小成形术

对于乳房严重下垂的患者，乳房缩小成形术的模式可能会使患者获得更好的治疗效果。

在肿瘤切除之后，可以很容易地利用上侧或下侧带蒂皮瓣重建正常形状的乳房，并将NAC移动到适当的位置。

乳晕后中央区肿瘤

对于涉及乳晕后区域的中央性肿瘤或Paget病，近年来有几种保留乳房的肿瘤整形手术来代替乳房切除术。所有这些技术都包括完整切除整个NAC及其区域的肿瘤，以及其下方至胸肌筋膜的相应的圆柱形腺体。中央部位缺损可通过简单的荷包缝合法、线性缝合法或皮肤组织瓣修复。通常情况下，我们采用Grisotti技术[12]，因为该技术很简单，并且可以提供良好的美学效果。

临 床 案 例

[病例12-3]

患者取坐位，沿着乳晕的边界画一个圆。同时，在乳晕下方绘制另一个圆，并且以上圆的内侧和外侧为起点绘制两条曲线，横向连接于乳房下皱褶处（图12-3A）。按照标记切开皮肤，切除除下部圆圈中皮肤以外的所有乳晕处皮肤。将肿瘤和乳头乳晕区完全切除至胸肌筋膜（图12-3B，C）。从残留腺体的下侧部游离的皮肤腺体皮瓣用于重塑形成新的乳晕。切开该皮瓣下方胸肌筋膜并与胸肌筋膜分离，使其可以充分旋转和移动。然后将其与残留腺体缝合，预留足够组织用于堆叠出乳晕区，并缝合保留皮肤的圆形区域，以代替切除的乳晕。应注意避免过度结扎皮瓣下的血管，以最大限度地减少新乳晕缺血性损伤的风险。手术结束时，乳房可能比对侧乳房稍小，但形状保持不变。

图12-3D显示术后2周患者乳房形状外观。如果患者愿意，可以进行一期乳头重建，或者在后期进行乳晕纹身。如果发生严重不对称，则需要对侧乳房的重塑。

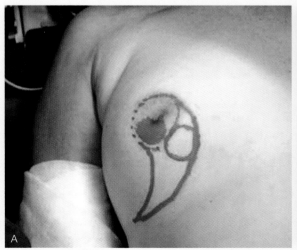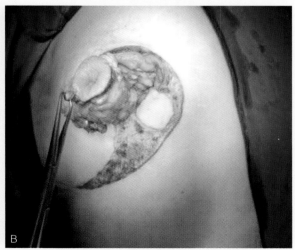

图12-3A～B　Grisotti技术术前设计、手术主要步骤及术后乳房美学效果

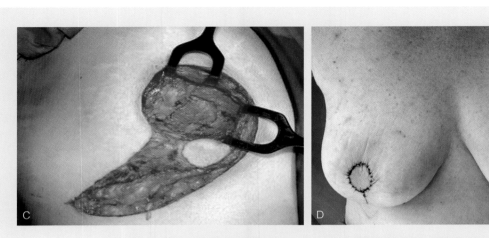

图12-3C～D　Grisotti技术术前设计、手术主要步骤及术后乳房美学效果

乳房下象限肿瘤

如果使用传统的乳房肿块切除术，位于乳房下部区域的病灶通常会有较高美学效果不佳的风险。

NAC的下移和（或）乳房下部的凹陷常见于乳房下象限肿瘤切除术。对于这种类型的肿瘤，倾向于采用乳房缩小成形术的方案，即使对于小乳房，该方式也能够在保证切缘的前提下切除大量组织后，仍维持良好的乳房美学效果。

临 床 案 例

［病例12-4］

可以使用垂直、L形或锁孔形切口。根据乳房下垂的程度和要切除的组织大小来选择手术方式。为了使两侧乳房对称，对侧通常需要实施相同的手术方式（图12-4A）。对于垂直和L形切口，通常在患者取半坐位下进行皮肤切口设计。两侧的乳房下皱褶和中线均用亚甲蓝进行标记。然后在两侧的锁骨中部到乳房下皱褶处各划一条线，将乳房分为两半。该线也称为半乳线（hemimammary line），通常穿过乳头，但当乳头偏内或偏外时，该线不穿过乳头（图12-4B）。

如图12-5示，在乳房下皱褶水平处，半乳线与乳房下皱褶的交点为点F。通过测量两个乳房的中线和F点之间的距离来确定两条半乳线是否对称。通过Pitanguy法，在半乳线上的乳房下皱褶向前侧投影的上方1 cm处标记出A点，此点大约为新的乳头位置。使用圆规，在对侧乳房上标记一个与A点对称的点，记为A′点。

通过向外侧推动乳房（Biesemberger动作），在下乳房的中间部标记B点，使其与半乳线，A点和F点对齐。通过B点即确定切口的内侧线（AB线）。通过向内侧推动乳房，标记出点C，使与半乳线、A点、F点对齐。通过C点即确定切口的外侧线（AC线）。然后，保持点A向前突出于较高位置，手术医师在B点和C点处捏紧皮肤，使它们相互接近。AB和AC这两条线必须与半乳线重合。

在F点上方大约1 cm处标出D点，通过D点确定J形切口的最低点。然后，将AB线连接到D点，然后在乳房外下象限中向外侧弯曲，并且在乳房下皱褶上方约3 cm且距腋前线3～5 cm处向上弯曲。这条线的端点称为E点。

通过将CE点相连来完成标记。从C点开始凹面向上轻轻地横向弯曲至E点。当助手将乳房从A点向上和向前握住时，手术医师会通过捏紧皮肤并合拢AB和AC线以及BDE和CE线来仔细检查标记。ABCDE代表切除皮肤区域。

利用圆规，将B′、D′和E′点在对侧乳房上对称地标记出来。在对侧乳房上使用Biesemberger动作来标记C′点，以检查标记切口区域是否比对侧更宽或更窄。这种标记方法不是基于固定的测量，而是基于乳房的比例。如果存在乳房不对称现象，则标记所包围的皮肤区域会有所不同，较大的乳房会更宽。

为了确保精确和快速的皮肤伤口愈合，将BDE线和CE以及B′D′E′线和C′E′线分为相同长度的三个部分，并在这些点上用亚甲蓝进行标记。在手术的最后阶段，将BDE线上的三个较长的段与CE线的三个较短的段缝合。通过缝合这三个关键点，可以最大限度地减少皮肤张力。在乳房下垂的情况下，垂直或J形模式是一种非常常用的模式。它不仅适用于切除位于乳房中下象限的肿瘤，而且适用于直接切除，如乳房缩小成形术。

位于内下或外下象限的肿瘤以及位于上象限的肿瘤都可以从这种手术方式中获益。如果下象限中有肿瘤，则通过下象限切口进行切除；对于上象限中的肿瘤，则通过乳晕周围切口进行切除。将设计好的下象限垂直或J形组织皮瓣进行深层游离处理。抬高下方的皮瓣充填缺损改善形状。皮瓣通常在胸大肌上用一针或两针0号薇乔线悬垂，并用2-0薇乔线缝合到周围的乳腺腺体。

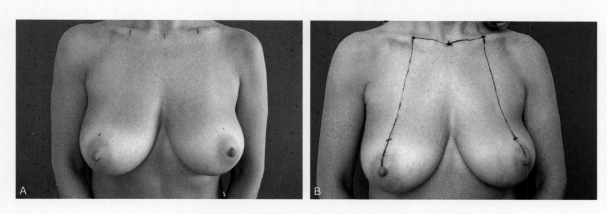

图12-4 乳房缩小成形术半乳线（hemimammary line）标识

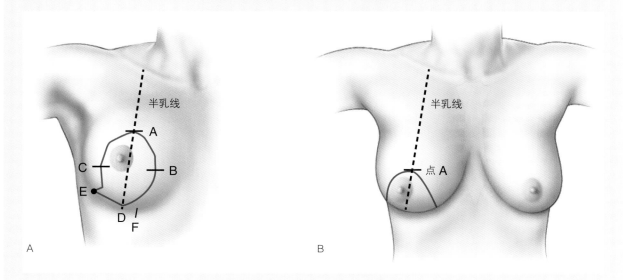

图12-5 乳房缩小成形术切口设计

[病例12-5]

　　45岁女性乳腺癌患者使用J形肿瘤整形和NAC上提技术进行右乳外上象限部分切除术（图12-6A，B）。术中在肿瘤切除后（图12-6C）即刻进行肿瘤整形术，游离下侧皮瓣（图12-6D），暂时填补上部缺损（图12-6E）。游离对侧乳房下部的腺体组织皮瓣填补切除区域修复提升，达到对称的效果（图12-6F～H）。该患者术后9个月的乳房形态（图12-6I，J）。

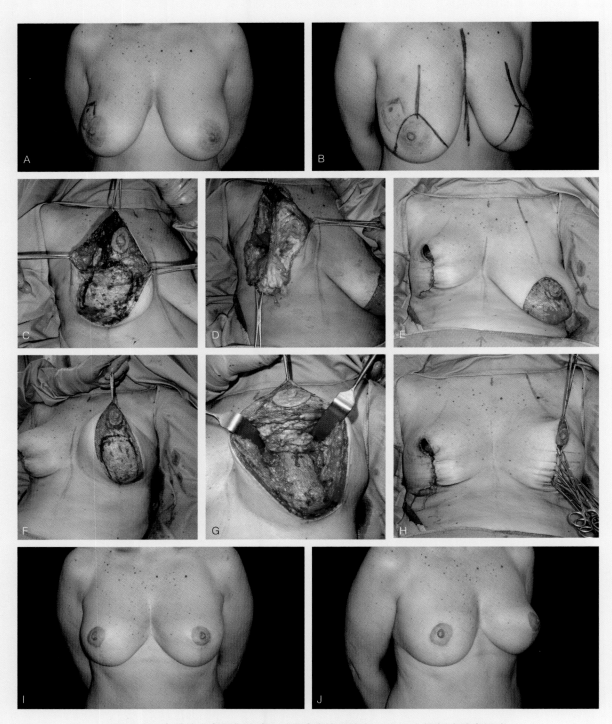

图12-6　右乳外上象限切除术，J形肿瘤整形技术，NAC上提部分乳房重建

[病例 12-6]

　　锁孔形乳房缩小上提术的皮肤切口设计如下。首先在胸骨切迹的中央做一个记号，在两侧锁骨距胸骨标记 6 cm 处分别做一横向标记（图 12-7A）。从两侧锁骨标记到下方的乳头分别绘制一条直线（图 12-7B）。

　　新的乳头中心位于这条线上，距胸骨上切迹的距离大约为 19 ～ 23 cm，具体高度取决于患者乳房大小（图 12-7A）。以新的乳头为中心，画一个直径为 5 cm 的半圆。从圆的下半部分为起点向外延伸出大约 6 cm 长的辐射状线，并以直线连接到先前在乳房下皱褶上做的标记（图 12-7B）。在内侧，这些线应该连接到距胸骨中线约 1 cm 处，并且不应该到达对侧乳房的内侧。在外侧，为了避免下皱褶切口横向延伸太远且太低，标记线不应超过乳房下皱褶的自然外侧端，而应该是在乳房下皱褶上方 2 ～ 3 cm 与腋中线相交。该交汇点与外侧翼的下端用一直线相连。沿标记切开皮肤，将肿瘤及其周围组织和表面覆盖皮肤完全切除（图 12-7C）。将腺体切除向下延伸至胸大肌筋膜，并且游离出上侧带蒂的皮瓣以用来移动 NAC（图 12-7D）。

　　对于位于外下或内下象限的肿瘤，腺体切除时可以包括更多的乳房外侧或内侧部分。这需要对内侧或外侧皮瓣进行更大范围的游离。完成腺体切除后，将内侧和外侧皮瓣缝合在一起，以恢复乳房的正常形状，留下垂直、L 形或典型的倒 T 形瘢痕。

　　图 12-7E 和图 12-7F 分别显示了术前与术后 6 个月患者的乳房美学效果。乳房缩小成形术特别适用于乳房很大且下垂的女性，因为它可以改善乳房的外观并有利于术后放疗[13]。对于大乳房患者，受体位影响，每次放射治疗的定位很难完全一致，从而导致剂量分布不均匀，可能有较高的晚期放疗反应率，以及总体的局部治疗不足。通过采用此种方法使乳房缩小，可以避免这些风险，并且不会显著干扰临床或放疗的随访。

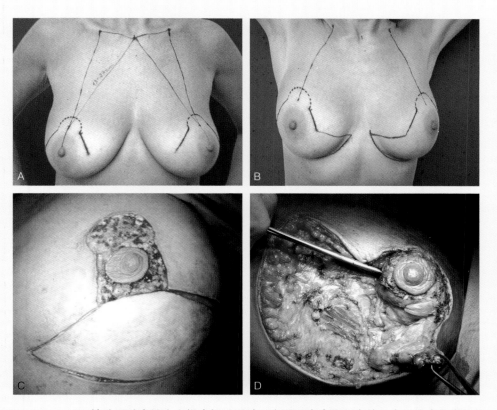

图 12-7A ～ D 锁孔形乳房缩小上提术切口设计、主要手术步骤及术前、术后乳房美学效果

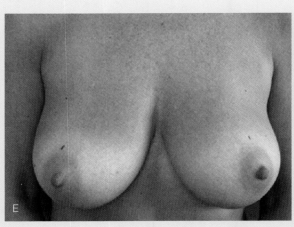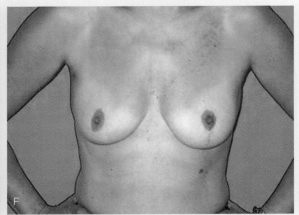

图12-7E～F　锁孔形乳房缩小上提术切口设计、主要手术步骤及术前、术后乳房美学效果

肿瘤位于乳房上象限

切除位于乳房外上象限的小肿瘤通常不需要任何特殊的乳房重建技术，只需要简单地将残留的软组织逐层缝合即可获得满意的美学效果。当肿瘤位于外上或内上象限，切除后造成较大的缺损时，需要进行某种形式的乳房重建。对于乳房较大而且下垂的患者，缩小乳房的重建形式获益较大，一方面可以通过乳晕旁入路进行肿瘤切除，另一方面可以通过游离乳房下部的脂肪腺体皮瓣来填补缺损。

容积置换技术

当患者乳房较小，切除组织量超过残余乳房大小时，运用容积置换技术填补缺损的能力有限。在这种情况下，通常需要使用局部或远处皮瓣的容积置换技术来进行适当地修复缺损。

对于局部皮瓣，利用胸背动脉蒂可构建多种组织瓣，如背阔肌肌皮瓣、背阔肌肌蒂皮瓣或带蒂胸背动脉穿支皮瓣（thoracodorsal artery perforator flap, TDAP）[14, 15]。

> 容积置换技术修复缺损可以较好地维持双侧乳房的对称性，很少需要通过对侧手术平衡两侧乳房的对称性。

运用容积置换技术进行外上象限缺损修复，通常能取得较好的美学效果。

对侧乳房对称性处理

为了改善双侧乳房对称性和美学效果，在治疗计划中通常也包括对侧乳房的重塑[5, 16]。

应当与患者充分沟通对侧乳房手术方案，特别是年轻和乳房较大且下垂的患者。对侧乳房的手术应当采用与患侧相同的肿瘤整形手术方案。

临床案例

［病例12-7］

如果两侧乳房之间的差异不显著，通常使用乳晕周围乳房固定术，因为该术式相对简单、快速，能使对侧乳房抬高最多2 cm。在肿瘤切除手术结束时，患者在手术台上即可决定是否采用此种手术方案。图12-8这名患者为了达到双侧乳房完全对称的目的，在进行左侧乳腺癌外上象限肿瘤切除术的同时进行了右侧乳房的乳晕周围乳房固定术（图12-8A）。图12-8B显示了术后6个月患者乳房美学效果。同心乳房固定术的切口设计应该在患者仰卧位的情况下进行。乳房缩小成形术比较费时间，但能更有效地使双侧乳房对称，特别适用于需要切除的组织量大和下垂的乳房需要较大幅度上提的情况。这种方案需要在手术前设计好，因为切口标记必须在患者取站立位或坐位的情况下进行。

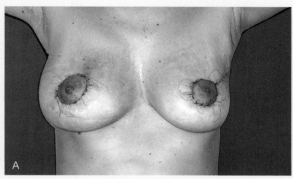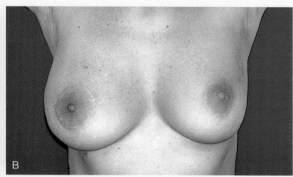

图12-8 乳晕周围乳房固定术

在进行对侧乳房对称性修饰的手术时，手术医师应借机切除术前乳腺X线摄影上看到的对侧乳房中的任何可疑组织。在许多系列研究中，对侧亚临床乳腺癌的检出率大约为5%[4]。

接受患侧乳房缩小成形术的患者，对侧乳房可以从相同的手术方案中获得双侧乳房对称和降低健侧乳腺患癌风险两方面的益处。因为被切除的健侧乳腺组织的组织病理学检查，可以评估健侧乳房中是否存在隐匿性肿瘤。

结论

精心策划、患者选择和手术设计是肿瘤整形外科手术的关键。一旦决定给患者行乳房重建，就要开始对手术方案进行规划。肿瘤位置往往是影响最合适的重建方案选择的第一要素，再根据乳房的大小和形状进一步确定具体重建方案。保持双侧乳房对称性也是应该考虑的因素之一。

本 章 要 点

- 精心地筛选患者和术前规划是任何方式乳腺癌肿瘤整形手术成功的关键因素。
- 肿瘤在乳房的位置是指导选择肿瘤整形方案的主要依据。同时，乳房的大小和患者的年龄、一般情况以及个人愿望也是需要考虑的因素。
- 环状和蝙蝠翼乳房固定术是乳晕周围肿瘤的首选术式，而对于乳晕下肿瘤，Grisotti术式更为可取。
- 乳房缩小成形术可以获得很好的肿瘤局部控制和美学效果，特别是伴有乳房下垂的患者。
- 对侧乳房对称性手术的选择取决于患者的意愿，尤其适用于美学效果期望较高的患者。

参考文献

[1] Brédart A, Petit JY. Partial mastectomy: a balance between oncology and aesthetics? Lancet Oncol 6: 130, 2005.

[2] Anderson BO, Masetti R, Silverstein MJ. Oncoplastic approaches to partial mastectomy: an overview of volume-displacement techniques. Lancet Oncol 6: 145, 2005.

[3] Masetti R, Pirulli PG, Magno S, et al. Oncoplastic techniques in the conservative surgical treatment of breast cancer. Breast Cancer 7: 276, 2000.

[4] Smith ML, Evans GR, Gürlek A, et al. Reduction mammaplasty: its role in breast conservation surgery for early-stage breast

cancer. Ann Plast Surg 41: 234, 1998.

[5] Cody HS III. Current surgical management of breast cancer. Curr Opin Obstet Gynecol 14: 45, 2002.

[6] Masetti R, Di Leone A, Franceschini G, et al. Oncoplastic techniques in the conservative surgical treatment of breast cancer: an overview. Breast J 12(5 Suppl 2): S174, 2006.

[7] Lanfrey E, Rietjens M, Garusi C, et al. [Mammoplasty for symmetry of the contralateral breast and its oncologic value] Ann Chir Plast Esthet 42: 160, 1997.

[8] Clough KB, Cuminet J, Fitoussi AD, et al. Cosmetic sequelae after conservative treatment for breast cancer: classification and results of surgical correction. Ann Plast Surg 41: 471, 1998.

[9] Clark J, Rosenman J, Cance W, et al. Extending the indications for breast-conserving treatment to patients with locally advanced breast cancer. Int J Radiat Oncol Biol Phys 42: 345, 1998.

[10] Clough KB, Lewis JS, Couturaud B, et al. Oncoplastic techniques allow extensive resection for breast-conserving therapy of breast carcinomas. Ann Surg 237: 26, 2003.

[11] Kaur N, Petit JY, Rietjens M, et al. Comparative study of surgical margins in oncoplastic surgery and quadrantectomy in breast cancer. Ann Surg Oncol 12: 539, 2005.

[12] Galimberti V, Zurrida S, Zanini V, et al. Central small size breast cancer: how to overcome the problem of nipple and areola involvement. Eur J Cancer 29A: 1093, 1993.

[13] Losken A, Styblo TM, Carlson GW, et al. Management algorithm and outcome evaluation of partial mastectomy defects treated using reduction or mastopexy techniques. Ann Plast Surg 59: 235, 2007.

[14] Hamdi M, Van Landuyt K, Monstrey S, et al. Pedicled perforator flaps in breast reconstruction: a new concept. Br J Plast Surg 57: 531, 2004.

[15] Hamdi M, Salgarello M, Barone-Adesi L, Van Landuyt K. Use of the thoracodorsal artery perforator (TDAP) flap with implant in breast reconstruction. Ann Plast Surg 61: 143, 2008.

[16] Salgarello M, Visconti G, Barone-Adesi L, et al. Contralateral breast symmetrisation in immediate prosthetic breast reconstruction after unilateral nipple-sparing mastectomy: the tailored reduction/augmentation mammaplasty. Arch Plast Surg 42: 302, 2015.

第13章

肿瘤整形重建的时机：即刻或延期重建和延期-即刻重建

Timing of the Oncoplastic Reconstruction: Immediate, Delayed, and Delayed-Immediate

Alexandre Mendonça Munhoz, Rolf Gemperli

乳腺癌患者的乳房整形重建可选择在保乳治疗（breast-conserving therapy, BCT）时（即刻重建）、随后数周（分期-即刻重建）或数月（延期重建）[1]进行。面对缺失的乳房，很多患者选择穿戴义乳维持美观，因此并不是所有的肿瘤外科医师都会在进行保乳手术时尝试整形重建。其实，即刻重建可以与保乳手术同时进行，该手术过程并不烦琐；其次，即刻重建可以减轻患者在治疗过程中因乳房切除所造成的心理上的痛苦；相反，重建手术间隔的时间越久，潜在的并发症也就越多，如皮肤坏死、裂开或感染等，而这些并发症会对患者的预后带来不利影响。虽然即刻重建可以广泛切除肿瘤[2-5]，但仍存在切缘阳性的可能。此外，部分患者沉浸在患癌的痛苦中，以至于无法立即考虑即刻整形重建的建议，这种情况下大多数患者会选择延期重建。然而这部分患者经过手术和放疗后，乳腺组织发生瘢痕和纤维化，大大增加了延期重建手术的难度[1, 2, 5-7]。

综上所述，术前准备过程中应充分考虑乳房的体积、肿瘤的位置、需切除乳腺组织的范围并充分了解患者的意愿，从而才能制订个体化的乳房重建方式并选择最合适的手术时机。除此之外，手术医师应详尽告知患者及其家属乳房重建过程中所存在的风险。

即刻重建

此前的案例中发现，患者接受保乳手术或放疗后进行延期重建的美学效果并不理想（图13-1），因此专家们提出了即刻重建的手术方式[8]。即刻重建手术的优点一方面是BCS可以与重建同时进行，患者不需要经历手术后乳房残缺所导致的心理创伤；另一方面是皮肤没有手术所导致的皮肤瘢痕增生及放疗引起的腺体纤维化，可大大降低乳房重建手术的难度，并且美学效果也会更好[1, 3]。

> 术前评估认为BCT会导致明显畸形时应优先选择即刻重建。然而，抗肿瘤治疗与放疗的安全性仍是首要考虑因素。

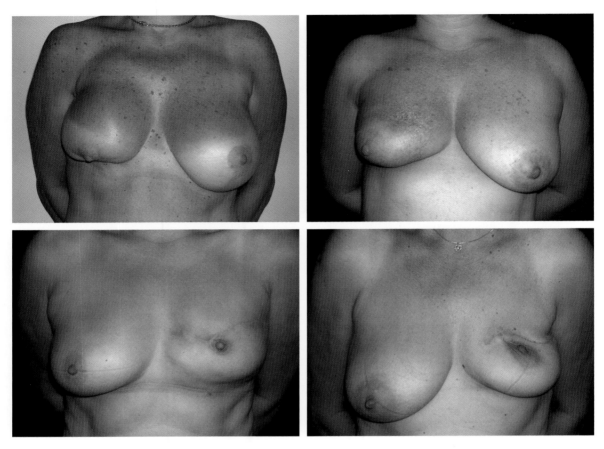

图 13-1 2位没有接受即刻重建的患者在保乳术和放疗后的美学效果不佳

临 床 案 例

[病例13-1]

48岁女性患者，诊断为左侧乳腺浸润性导管癌，肿瘤最大直径为1.9 cm（图13-2A，B）。该患者行左乳外上象限切除+前哨淋巴结活检术（sentinel lymph node biopsy, SLNB），并于术中即刻进行双侧乳房缩小成形术。左乳切除组织125 g，右乳切除组织145 g（图13-2C，D）。患者术后行放射治疗，术后8个月，美学效果评价为优秀（图13-2E，F）。

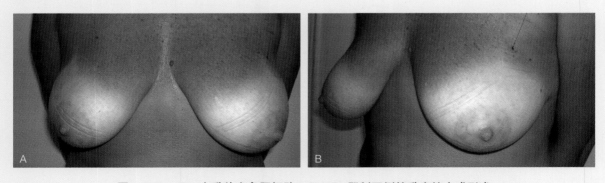

图 13-2A ～ B 左乳外上象限切除 + SLNB+ 即刻双侧缩乳房缩小成形术

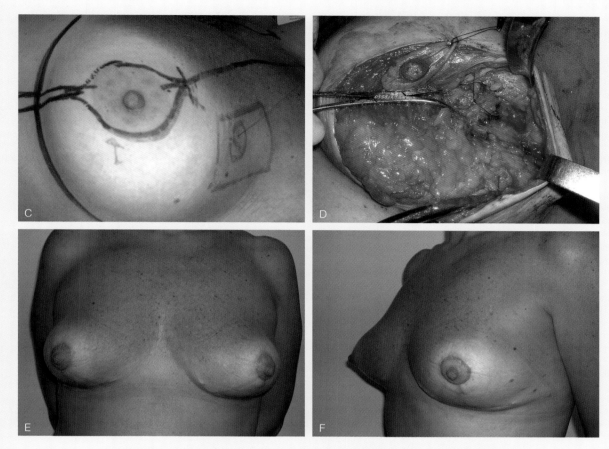

图13-2C～F 左乳外上象限切除＋SLNB＋即刻双侧缩乳房缩小成形术

近年来，专家们倾向推荐选择即刻乳房重建[13, 8]。Papp等[9]观察比较了40例即刻重建和延期重建的患者，在美学效果方面选择即刻重建的患者手术成功率明显高于选择延期重建的患者，并且延期重建16%的患者乳房美学效果评分较差。Kronowitz等[3]发现延期重建的患者通常需要移植自体带蒂组织，为放疗照射区的乳腺组织提供血液供应以促进愈合。尽管放疗确实会影响美学效果，但部分学者认为这与放疗的技术水平有关[2, 6]，如总放射剂量、瘤床加量（boost）及放射野数量的设定等[10, 11]。Beadle等[10]发现，接受与未接受boost的患者中，放疗并发症的发生率分别为0%与22%。Harris等[11]发现增加外照射治疗总剂量（＞60 Gy）可增加皮肤纤维化发生的概率。我们治疗的案例中，全乳房照射的最大剂量为50 Gy，肿瘤组织boost加量10 Gy，患者术后并发症主要发生在早期[12-15]。

结局

我们进行了一项回顾性研究分析，比较了即刻重建与延期重建患者在并发症、住院时间、术后再次修复的次数以及患者的满意度方面的异同[16]。结果发现，即刻重建手术因可以减少心理创伤而更胜一筹，并且重建手术的并发症主要出现在术后早期。有人猜测腋窝淋巴结的手术方式与并发症的发生有关，然而，接受腋窝淋巴结清除和前哨淋巴结活检术的患者在并发症方面并没有显著差异。在我们的回顾性研究中，即刻重建组与延期重建组共纳入了144例患者，随访时间平均约47个月。即刻重建组患者106例，并发症发生率为22.6%（24/106），其中皮肤坏死率7.5%，脂肪坏死率5.6%，6.6%患者出现局部复发，平均住院时间为1.89天；延期重建组患者38例，并发症发生率为31.5%（12/38），其中皮肤坏死率18.4%，脂肪坏死率10.5%，5.2%

患者出现局部复发，平均住院时间为1.35天。统计学分析结果显示，平均住院时间（$P < 0.001$）和再次修复的次数（$P < 0.043$）与选择重建的时机有关。单因素分析结果显示，两组之间并发症的发生率无统计学差异（$P < 0.275$）。然而，在对其他危险因素进行校正后，延期重建组并发症的发生率显著高于即刻重建组［OR = 2.65，95% CI（confidence interval）= 1.01 ～ 7.00，$P = 0.049$］。Egro等[17]最近的研究中对乳房缩小成形手术的时机进行了评估，结果发现，即刻重建组的并发症与再次修复手术的次数也明显低于延期重建组。

抗肿瘤优势

即刻重建能够为部分患者带来更好的抗肿瘤效果。研究发现，相对于正常乳房体积患者，巨乳症患者会出现更多与放疗相关的并发症[10, 11]。即刻乳房缩小成形术能为大乳房患者提供选择BCT的机会，因为它可以降低术后的放疗难度[6, 10, 11, 18-20]。Brieley等[19]在评估放疗晚期反应与乳房大小相关性时发现，晚期放疗纤维化在大乳房患者中占36%，而在小乳房患者中为3.6%；同样，Gray等人[20]发现相比较小乳房患者，大乳房患者术后伴随着更高的乳房回缩和不对称的风险。因此，通过手术缩小的乳房可以使放射野的范围缩小，放射剂量分布更均匀，从而降低放疗晚期并发症[18-20]。

手术切缘

实施即刻重建的先决条件是肿瘤组织的广泛切除，且保证切缘阴性。其实，即刻重建可以使肿瘤切除范围更广，大大降低了切缘阳性和局部复发的概率[1, 3-5]。

临 床 案 例

[病例13-2]

61岁女性患者，诊断为左侧乳腺浸润性导管癌，肿瘤最大直径为3.5 cm（图13-3A，B）。患者行左乳中下象限切除＋腋窝淋巴结清扫术（axillary lymph node dissection, ALNB），术中即刻进行了双侧乳房缩小成形，左乳切除组织量为225 g，右乳切除组织235 g（图13-3C，D）。患者术后行放射治疗，术后1年，美学效果非常好（图13-3E，F）。

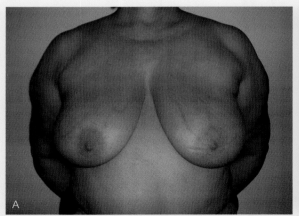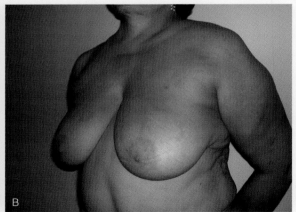

图13-3A ～ B 左乳中下象限切除＋ALNB＋即刻双侧乳房缩小成形术

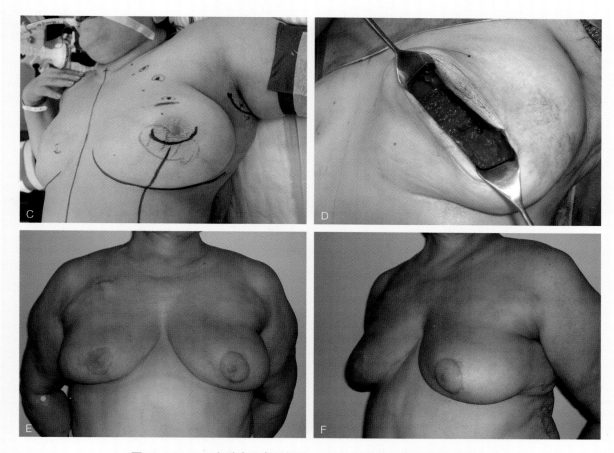

图13-3C～F 左乳中下象限切除+ALNB+即刻双侧乳房缩小成形术

Kaur等[4]比较了接受肿瘤整形外科手术和传统象限切除手术患者的组织切除量和手术切缘，发现即刻重建患者普遍切除了更多的乳腺组织，从而获得了更高的切缘阴性率。Losken等[7]证实与单纯BCT患者相比较，即刻乳房缩小成形术患者的切缘阳性率显著降低，最近发表的meta分析与该结果一致。即刻重建的切缘阳性率为12.2%，而单纯BCT组切缘阳性率为20.6%（$P < 0.001$），这是否与远期复发率有关尚无定论。Kronowitz等[3]发现，接受乳房缩小成形术患者的局部复发率为5%，而没有额外切除乳腺组织的单纯BCT组为13%。

> 当需要行即刻重建时，应尽一切努力降低肿瘤切缘阳性率。

虽然BCS术后即刻重建不影响术后的癌症监测[5, 7, 12-15]，但可能会改变术后肿瘤切缘的位置。另一个困扰是术后的瘢痕组织可能会在乳腺X线摄影上表现出与恶性病灶相似或掩盖病灶的结果[6, 14, 15]。虽然我们已经充分了解了这些影像学特点，甚至一些大型癌症诊疗中心已经掌握了区分复发肿瘤和脂肪坏死的技术，我们仍建议严密监测并及时对影像学可疑的组织进行穿刺活检以排除局部复发的可能[21]。当实施乳房缩小成形术时，应尽可能选取安全且脂肪坏死风险较低的组织皮瓣[15]。

> 瘢痕组织的影像学特点类似恶性病变甚至可能掩盖恶性病变，乳腺X线摄影上新发的肿块影像可能与正常的瘢痕相似。

术中行腺体组织即刻整形重建的患者，如果术后病理报告肿瘤距切缘较近或切缘阳性，由于难以精确定位原肿瘤所在位置，再次手术的难度也会明显加大，并可能危及肿瘤治疗的安全性[13-15]。此外，术中对手术切缘的评估可能存在假阳性和假阴性[21]。最近在米兰的一项研究中，Rietjens等人[5]在报道了切缘阳性或肿瘤距切缘近的比例为8%，低于NSABP B-06试验中报道到的10%。而Kronowitz等人[3]发现，在接受部分乳房切除术而未行重建的患者中，术后切缘阳性发生率为15.7%。研究者强调，行部分乳房切除术而未行重建患者的组织切除量仅占接受重建患者的1/4。在这项研究中，接受即刻重建患者术后肿瘤切缘阳性率较低与较大的组织切除量有关。

> 如果对切缘状态有顾虑，应在明确阴性切缘后再进行乳房重建。

　　既往的案例主要通过术中快速病理检查评估手术切缘[12-15]。术中快速病理主要包括以下几个方面：乳房切除标本的X线摄影、肉眼观察、组织印片细胞学和冰冻切片组织学检查。手术切除肿瘤后，由外科医师用缝线标记乳房标本方位，用不同颜色的墨染来标注肿瘤的位置。病理科医师评估肿瘤距每个切缘的径向距离，并在术中告知外科医师。若肿瘤边缘距切缘＜10 mm或显微镜下肿瘤距切缘＜2个小叶单位，则需要进行手术再次扩大切缘并送检。我们之前的患者资料显示，9.4%的患者因切缘阳性而进行了即刻扩大切除，5.7%患者的术中切缘阴性但术后常规组织病理学检查切缘呈阳性。

　　一些研究者认为，尽管显微镜下的细致观察可大大降低取样误差，但处理一些无法完整冰冻的较大标本时误差仍旧无法彻底消除[22]。而且冰冻过程中出现的伪像和（或）病理科医师对冰冻组织切片的经验不足都可能引起错误判断。某些手术操作可能改变了乳房的正常结构，所以病理科医师与肿瘤外科医师的合作是非常重要的。我们建议手术医师对切除标本进行离体定位时，在相应的瘤床边缘放置标记夹，一旦需要扩大切除，外科手术团队成员可以共同确认原始瘤床位置，从而可避免重复切除时位置不准确或损伤乳头-乳晕复合体。术前MRI可以帮助明确病变范围，并有助于联合手术治疗方案的设计。

　　即刻重建的另一个优势是可以检查对侧乳房

的安全性。尽管在乳房缩小成形术中发现隐匿性恶性病变的概率很低，但对于曾患过乳腺癌的患者来说，这种风险会有所增加[23-25]。Colwell等[25]回顾性分析了800例乳房缩小成形术患者的临床资料，其中包括乳房肥大、先天性乳房发育不对称和行乳房缩小成形术的乳腺癌患者，结果发现隐匿性乳腺癌的检出率在不同人群中存在差异。行乳房缩小成形术的乳腺癌患者对侧乳腺癌的检出率为1.2%，高于乳房肥大组的0.7%。我们的研究发现，有4.3%的患者在进行即刻重建时确诊为乳腺癌[23]。尽管存在隐匿性癌的风险，但其不能作为行对侧乳房缩小成形术的理由，但部分学者认为这对于高危患者来说可能有潜在的获益[3, 7]。

　　即刻重建手术也存在一定的不足。在某些情况下，手术可能耗时更长，技术要求更高，并且无论是整形外科医师还是肿瘤外科医师，想要开展肿瘤整形外科的工作都需要经过专家专项培训，这个过程也需要额外的成本[1, 8]。到目前为止，文献中关于肿瘤学的安全性和美学效果的研究案例并不多，并且这些案例的术前标准也并未明确[1]。由于整形重建技术水平和患者个体特点均存在差异，肿瘤整形的步骤和对美学效果的评价很难进行对比。因此，对BCS后即刻重建的评估是十分必要的。尽管存在局限性，并且即刻重建需要更多的术前规划和更为谨慎的术中操作，但我们坚信这一理念可以降低BCT后乳房畸形的发生率，有利于肿瘤治疗并维持大多数早期癌症患者的乳房美学效果（表13-1）[8, 12-15]。

表13-1	即刻重建的优势与不足
优　势	不　足
美学优势	重复切除定位有一定困难（切缘阳性）
一次手术（心理创伤少）	手术耗时更长，技术要求更高
无瘢痕组织（不受放疗影响）	治疗后监测（术后瘢痕，隐匿性恶性病变）
更广泛的切缘	费用和资源的占用（社区医院）
放疗相关的并发症发生率低（巨乳症）	
对侧乳腺病变的检出（隐匿性恶性病变）	

临 床 案 例

[病例 13-3]

36 岁女性患者，诊断为右侧乳腺浸润性导管癌（图 13-4A），肿瘤最大直径为 2.7 cm。患者行右侧乳腺下象限切除+前哨淋巴结活检术，术中即刻进行了双侧乳房缩小成形，左乳切除组织量为105 g，右乳切除组织量 95 g（图 13-4B ~ E）。术后双乳形态和对称性都非常好（图 13-4F）。

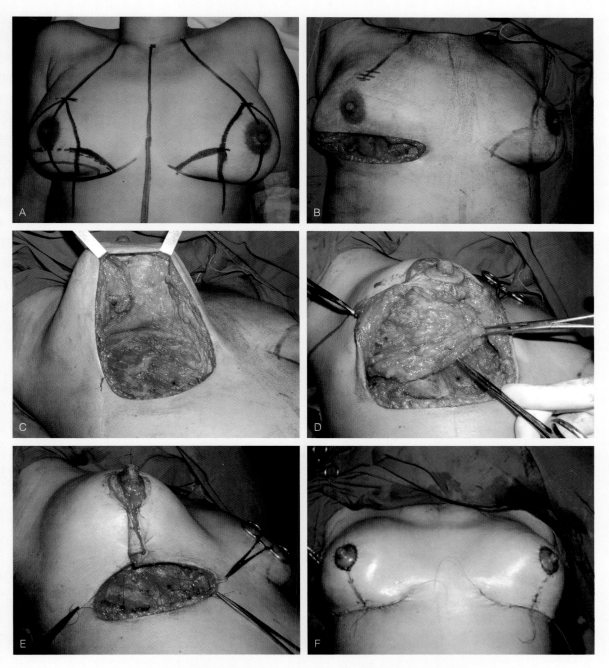

图 13-4　右侧乳腺下象限切除 +SLNB+ 即刻双侧乳房缩小成形术

延期重建

关于延期重建的优势一直存在争议[1, 2, 6, 9]。即刻重建的手术时间长、手术范围较常规BCS更大，有人认为这可能会延迟肿瘤的辅助治疗。此外，重建手术所带来的一些潜在并发症也有可能推迟辅助治疗的时间。我们[12-15, 23]和其他欧洲相关研究的数据[2, 5, 26]表明，BCS后即刻重建并不影响患者开始放疗和化疗的时间。我们的研究表明[23]，行乳房缩小成形术后患者的平均辅助化疗起始时间为34天，而未行此术式的患者平均辅助化疗起始时间为33.6天。尽管BCS后即刻重建可以减轻患者的痛苦，但也不可避免地存在两个潜在的风险。一是影响术后放疗，特别是Boost的实施；二是术后放疗可能影响BCS即刻重建的美学效果。对于术后Boost，由于Boost靶区包括肿瘤区域，因此涉及腺体组织重排的即刻重建技术可能会影响Boost靶区的准确定位[13-15, 27, 28]。由于肿瘤整形重建技术会改变乳房的正常结构，需要多学科团队，尤其是与放疗团队一起谨慎地协调规划手术方案[13-15]。为了定位肿瘤区域，建议外科医师使用墨染标记肿瘤部位的皮肤，并在瘤床边缘放置标记夹。对于重建术后的患者来说，没有原始肿瘤精确的影像定位信息，仅依靠体格检查，有可能无法完成对初始瘤床的精准定位[27, 28]。根据我们的经验，推荐放置既不会干扰常规的乳腺X线摄影，同时有助于识别高复发风险区域的外科标记夹[14, 15]。此外，目前尚无关于标记夹干扰体格检查、影响美学效果或影响乳房重建的报道。

术后放疗可影响即刻重建术后的美学效果。理论上讲，即刻重建无法预测乳房的最终外形和对称性。此外，放疗可以引起不同程度的纤维化、组织萎缩和脂肪坏死。由于乳房外形不断变化，放疗的皮肤反应是导致乳房继发性不对称的原因，因此无法预测最终的美学效果。以往经验表明[13-15]，大多数并发症都发生在术后早期。晚期并发症主要与皮肤病变或脂肪坏死有关，放疗在一定程度上会影响

临 床 案 例

[病例 13-4]

46岁女性患者，诊断为左侧乳腺浸润性导管癌，肿瘤最大直径2.6 cm（图13-5A）。行左乳外上象限切除+SLNB，术中即刻进行了胸背侧皮瓣重建，左乳切除组织量为75 g（图13-5B，C）。为了定位初始瘤床，在肿瘤切缘处放置了外科标记夹（图13-5D，E）。术后皮瓣即刻重建的效果见图13-5F。

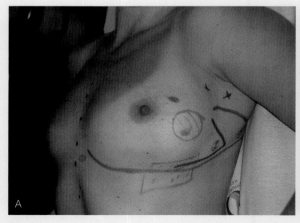
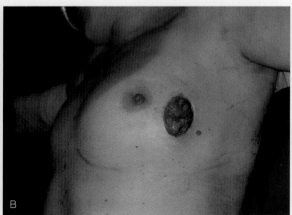

图13-5A～B　左乳外上象限切除+SLNB+即刻胸背侧皮瓣乳房重建，切缘处放置标记夹

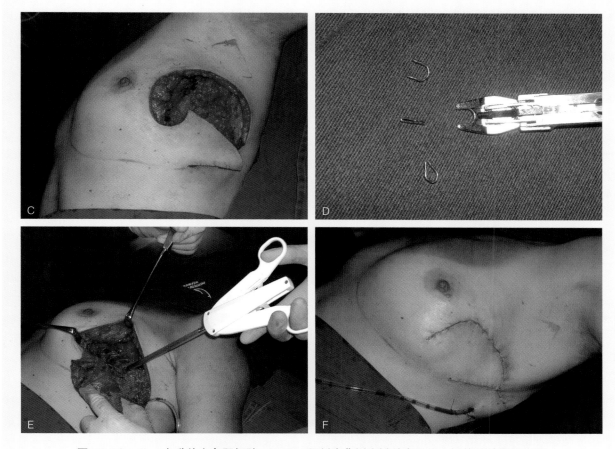

图13-5C～F 左乳外上象限切除+SLNB+即刻胸背侧皮瓣乳房重建，切缘处放置标记夹

美学效果。在长期随访中，大多数患者乳房的外形和对称性效果很好，只有9.4%的患者在即刻重建和放疗后会出现纤维化和乳腺的不对称。尽管如此，这些患者通过采用保守方法或简单的矫正手术获得了理想的效果，93.2%患者对即刻重建的效果非常满意。在放疗及乳房重建方面也有类似的研究，研究者认为尽管重建后双侧乳房的外观效果好，但经过放射的乳房外观确实不如未放射侧美观[10, 13, 17, 18]。Spear等[21]报道了脂肪坏死和乳头色素减退的病例，但症状都不严重。研究人员发现，除了在正常愈合过程中的差异，接受放疗侧的乳房硬化和肿胀时间比对侧乳房长。总之，虽然没有前瞻性研究来评估该问题，我们认为放疗对美学效果的影响与放疗的技术水平有关[10, 11]。

另一个重要问题是BCS后即刻重建所导致的乳房内瘢痕。这种术后瘢痕的影像学表现与恶性病变相似甚至可能掩盖恶性病变，且新发肿块可能与

正常瘢痕相似。像临床中常见的微小钙化，在影像学上也难以辨别其良恶性。因此，单纯影像学检查很难鉴别这种瘢痕处的病变是由纤维化（脂肪坏死性钙化）还是复发所导致。虽然我们已经充分了解了这些影像学特点，甚至一些大型癌症诊疗中心已经掌握了区分复发肿瘤和脂肪坏死的技术，我们仍建议严密监测并及时对可疑的影像学组织进行穿刺活检以排除局部复发的可能[12-15]。

另一方面，BCS造成的乳房皮肤和腺体组织的瘢痕会影响延期重建的实施。理论上讲，由于手术切口不同，延期重建很难设计出最理想的皮肤切除模式。Kronowitz等[3]认为，腺体组织的瘢痕会破坏局部血供以及损伤构建腺体瓣的能力。因此，尽管乳房整形选择延期重建在技术上是可行的，但其通常需要移植背阔肌肌皮瓣来帮助吸收术区渗液和放射区域伤口愈合。我们还是更倾向于不需要移植皮瓣的即刻重建。正如Kronowitz等[3]

的建议，考虑到未来的重建需求，可以行对侧乳房成形术来维持双侧乳房的对称或直接在乳房切除后行全乳房重建。此外，经过放疗后的皮肤与正常皮肤明显不同，用正常皮肤进行延期重建时可能会出现斑片状的外形，因此不能达到最佳的美学效果（表13-2）[24]。

表 13-2 延期部分乳房重建的优势与不足

优 势	不 足
重复探查（阳性切缘的检出）	2次手术（更多的心理创伤和更高的费用）
监测（术后瘢痕、隐匿性恶变的鉴别诊断）	存在组织瘢痕、放疗对乳房美学的影响

我们认为，与比延期重建相比，即刻重建的手术过程更简单，并且即刻重建使用的是没有受放疗影响的腺体组织，修复后的满意度也高于延期修复[16]。在我们治疗过的病例中，即刻重建组中92.4%的患者对术后外观满意，而延期重建组仅73.2%的患者对外观满意。虽然大多数患者乳房外形和大小都得到了明显改善，但延期重建组中有近23%患者放疗侧的乳房相比对侧乳房存在明显的回缩，这种乳房的不对称性使患者感到困扰。

延期-即刻重建

最近，一些专家建议选择BCT和整形修复的乳腺癌患者行延期-即刻重建[1]。顾名思义，延期-即刻手术是指第一次手术后的2～3周，待充分评估病理切缘后，再选择合适的技术进行肿瘤整形重建。这种手术方法可以将整形重建手术的时间推迟至充分明确乳腺肿瘤组织类型及手术切缘的病理后。如果BCS时行即刻重建，术后发现患者切缘受累，再次手术探查不仅过程比较麻烦，并可能对肿瘤治疗的安全性和美学效果产生不利影响。因此，延期-即刻手术的优势就在于能在得到明确手术的切缘病理后再进行乳房重建以避免二次手术。

延期-即刻重建手术与即刻重建手术相比理论上更占优势。但是，延期-即刻重建也有局限性，主要因为初次手术后，乳房形成的瘢痕组织和纤维化给再次手术带来技术上的困难。此外，延期-即刻重建手术比较耗时且需要额外的成本，为社区医院增加负担。

> 延期-即刻重建与即刻重建比较最大的优势是可获得确切的阴性切缘。

对于乳房修复手术，切缘是否受累决定了进行1次还是2次手术。一些专家[1, 29]支持即刻重建法，即肿瘤切除后就进行瘤床活检，这些标本送术中冰冻切片分析。然后整个残腔进行连续扩大切除，后者送检常规的组织病理学评估。一旦术中活检发现肿瘤，则再扩大切除瘤床位置进一步进行活检。如果第二次活检仍发现肿瘤，则需行乳房切除术。在我们之前的研究中，术中切缘的评估是通过组织病理学来评定，即术中对切除的大体标本进行影像学、肉眼观察，细胞学和冰冻切片的组织病理学检查。如果有切缘受累或对切缘评价有质疑，需要重复扩大切除[13-15]。

另一方面，Dixon等[29]首次提出两阶段手术法。第一阶段，进行BCS和完成切缘的组织学诊断；如果明确外科切缘阴性，通常在2周后（第二阶段）采用适当技术进行肿瘤整形重建。同样，Choi等人[30]建议，对较大肿块切除术后的缺损，尽早采用延期背阔肌肌皮瓣重建，一般在肿瘤切除术后1周并得到最终病理学检查结果后进行。

> 延期-即刻重建手术的优势是术前有确切的原发肿瘤定位。这对于最终组织病理发现肿瘤距切缘近或切缘阳性的需再次切除的患者至关重要。

在延期-即刻手术中，不需要二次切除手术切缘的患者可以获得与即刻重建相同的美学效果。而且，延期-即刻重建增加了患者的治疗选择，并能使他们充分地参与到治疗和重建的决策中。当无法获得术中病理结果时，这种延期-即刻重建是有优势的。同样，这方面强调了多学科团队合作的重要性和临床医师个人能力在肿瘤重建中的价值，因为术中评价切缘阴性，而术后最终评价发现切缘阳性这一现象可能会影响整个治疗过程（表13-3）。

临 床 案 例

[病例 13-5]

　　40岁女性患者，诊断为左侧乳腺浸润性导管癌，肿瘤最大直径2.5 cm，2年前行左乳内上象限切除术+放疗（图13-6A，B）。由于产生了大量瘢痕组织以及严重的放疗后皮肤反应，使用游离背阔肌肌蒂皮瓣行延期重建术（图13-6C，D）。乳头-乳晕复合体重建术后11个月，美学效果良好（图13-6E，F）。

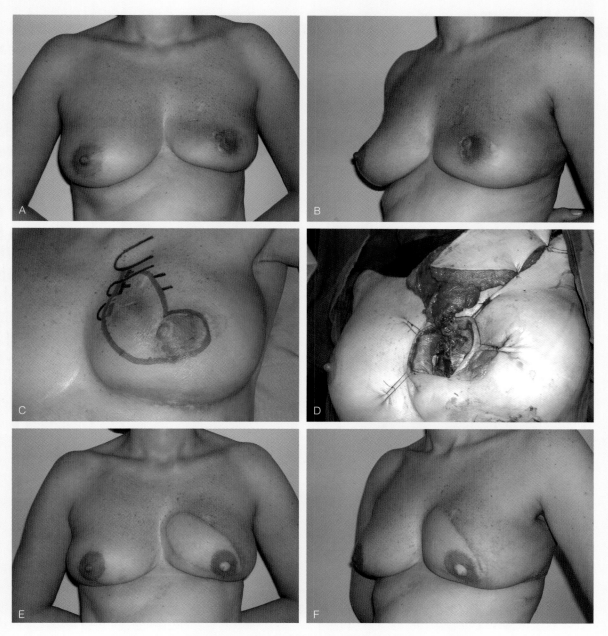

图 13-6　游离背阔肌肌皮瓣延期乳房重建

[病例13-6]

    51岁女性患者，诊断为右侧乳腺浸润性导管癌，肿瘤最大直径为3.0 cm，行右侧乳房下象限切除术+放疗（图13-7A，B）。由于产生了大量瘢痕组织以及严重的放疗后皮肤的毒副反应，3年后使用带蒂背阔肌肌皮瓣行延期重建手术（图13-7C，D）。术后6个月美学形态良好，然而乳房皮肤外观呈斑片状（图13-7E，F）。

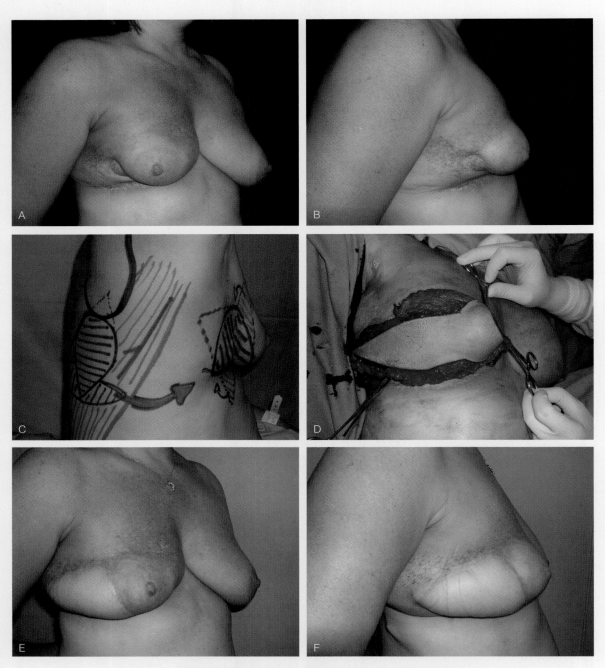

图13-7 带蒂背阔肌肌皮瓣延期重建，患者乳房皮肤外观呈斑片状

表 13-3 延期−即刻部分乳房重建的优势与不足

优　势	不　足
重复探查（阳性切缘）	存在近期的瘢痕组织
短期内两次手术（较少的心理创伤）	手术耗时更长，技术要求更高
没有放疗的负面影响	费用和资源的影响（社区医院）
对侧乳腺的检查（隐匿性恶变的发现）	

结论

　　与BCT相关的肿瘤整形技术并不是一个新概念，已经被越来越多的乳腺外科医师所接受。对于合适的患者，这种方法使外科医师可以进行广泛的切除，在取得满意美学效果的同时，更好地治疗肿瘤。同其他美容缩小成形技术相比，大多数并发症是暂时的和轻微的。尽管即刻重建需要术前更严密的规划、术中更谨慎的操作，但这种方式可以减少乳房外观畸形的发生，为肿瘤治疗提供便利，并可使大多数早期乳腺癌患者获得满意的美学效果。

本 章 要 点

- 细致的术前评估对保乳重建手术的成功是至关重要的。
- BCT部分乳房重建时机通常基于肿瘤方面的考量。
- 推荐即刻重建的手术方式。
- 延期−即刻重建更安全，但需要经历两个手术阶段。
- 必须向患者提供充分的医疗信息，并获得知情同意。

参考文献

[1] Asgeirsson KS, Rasheed T, McCulley SJ, et al. Oncological and cosmetic outcomes of oncoplastic breast conserving surgery. Eur J Surg Oncol 31: 817, 2005.

[2] Clough KB, Thomas SS, Fitoussi AD, et al. Reconstruction after conservative treatment for breast cancer: cosmetic sequelae classification revisited. Plast Reconstr Surg 114: 1743, 2004.

[3] Kronowitz SJ, Feledy JA, Hunt KK, et al. Determining the optimal approach to breast reconstruction after partial mastectomy. Plast Reconstr Surg 117: 1; discussion 12, 2006.

[4] Kaur N, Petit JY, Rietjens M, et al. Comparative study of surgical margins in oncoplastic surgery and quadrantectomy in breast cancer. Ann Surg Oncol 12: 539, 2005.

[5] Rietjens M, Urban CA, Rey PC, et al. Long-term oncological results of breast conservative treatment with oncoplastic surgery. Breast 16: 387, 2007.

[6] Slavin SA, Halperin T. Reconstruction of the breast conservation deformity. Semin Plast Surg 18: 89, 2004.

[7] Losken A, Elwood ET, Styblo TM, Bostwick J III. The role of reduction mammaplasty in reconstructing partial mastectomy defects. Plast Reconstr Surg 109: 968, 2002.

[8] Munhoz AM, Aldrighi C, Ferreira MC. Paradigms in oncoplastic breast surgery: a careful assessment of the oncological need and aesthetic objective. Breast J 13: 326, 2007.

[9] Papp C, Wechselberger G, Schoeller T. Autologous breast reconstruction after breast-conserving cancer surgery. Plast Reconstr Surg 102: 1932, 1998.

[10] Beadle GF, Silver B, Botnick L. Cosmetic results following primary radiation therapy for early breast cancer. Cancer 54: 2911, 1984.

[11] Harris JR, Levene MB, Svensson G, et al. Analysis of cosmetic results following primary radiation therapy for stages I and II carcinoma of the breast. Int J Radiat Oncol Biol Phys 5: 257, 1979.

[12] Munhoz AM, Montag, E, Arruda, EG, et al. Outcome analysis of breast-conservation surgery and immediate latissimus dorsi flap reconstruction in patients with T1 to T2 breast cancer. Plast Reconstr Surg 116: 741, 2005.

[13] Munhoz AM, Montag E, Arruda EG, et al. The role of the lateral thoracodorsal fasciocutaneous flap in immediate conservative breast surgery reconstruction. Plast Reconstr Surg 117: 1699, 2006.

[14] Munhoz AM, Montag E, Fels KW, et al. Critical analysis of reduction mammaplasty techniques in combination with conservative breast surgery for early breast cancer treatment. Plast Reconstr Surg 117: 1091, 2006.

[15] Munhoz AM, Montag E, Arruda EG, et al. Superior-medial dermoglandular pedicle reduction mammaplasty for immediate conservative breast surgery reconstruction. Ann Plast Surg 57: 502, 2006.

[16] Munhoz AM, Aldrighi CM, Montag E, et al. Outcome analysis of immediate and delayed conservative breast surgery reconstruction with mastopexy and reduction mammaplasty techniques. Ann Plast Surg 67: 220, 2011.

[17] Egro FM, Pinell-White X, Hart AM, Losken A. The use of reduction mammaplasty with breast conservation therapy: an analysis of timing and outcomes. Plast Reconstr Surg 135: 963e, 2015.

[18] Chang E, Johnson N, Webber B, et al. Bilateral reduction mammoplasty in combination with lumpectomy for treatment of breast cancer in patients with macromastia. Am J Surg 187: 647, 2004.

[19] Brierley JD, Paterson IC, Lallemand RC, et al. The influence of breast size on late radiation reaction following excision and radiotherapy for early breast cancer. Clin Oncol 3: 6, 1991.

[20] Gray JR, McCormick B, Cox L, et al. Primary breast irradiation in large-breasted or heavy women: analysis of cosmetic outcome. Int J Radiat Oncol Biol Phys 21: 347, 1991.

[21] Spear SL, Pelletiere CV, Wolfe AJ, et al. Experience with reduction mammaplasty combined with breast conservation therapy in the treatment of breast cancer. Plast Reconstr Surg 111: 1102, 2003.

[22] Laucirica R. Intraoperative assessment of the breast: guidelines and potential pitfalls. Arch Pathol Lab Med 129: 1565, 2005.

[23] Ricci MD, Gerbela A, et al. The influence of reduction mammaplasty techniques in synchronous breast cancer diagnosis and metachronous breast cancer prevention. Ann Plast Surg 57: 125, 2006.

[24] Boice JD, Harvey EB, Blettner M, et al. Cancer in the contralateral breast after radiotherapy for breast cancer. N Engl J Med 326: 781, 1992.

[25] Colwell AS, Kukreja J, Breuing KH, et al. Occult breast carcinoma in reduction mammaplasty specimens: 14-year experience. Plast Reconstr Surg 113: 1984, 2004.

[26] Petit JY, Rietjens M, Garusi M, et al. Integration of plastic surgery in the course of breast conserving surgery for cancer to improve cosmetic results and radicality of tumor excision. Recent Results Cancer Res 152: 202, 1998.

[27] Solin L, Danoff B, Schwartz G, et al. A practical technique for the localization of the tumor volume in definitive irradiation of the breast. Int J Radiat Oncol Biol Phys 11: 1215, 1985.

[28] Regine W, Ayyangar K, Komarnicky L, et al. Computer-CT planning of the electron boost in definitive breast irradiation. Int J Radiat Oncol Biol Phys 20: 121, 1991.

[29] Dixon JM, Venizelos B, Chan P. Latissimus dorsi mini-flap: a technique for extending breast conservation. Breast 11: 58, 2002.

[30] Choi JY, Alderman AK, Newman LA. Aesthetic and reconstruction considerations in oncologic breast surgery. J Am Coll Surg 202: 943, 2006.

肿瘤整形保乳治疗的社会心理学

Psychosocial Aspects of Oncoplastic Breast Conservation

Diana Harcourt

乳腺癌手术社会心理学的影响深远，包括对女性自我意识和体像的负面影响，以及对其亲友的影响。这些影响已经有大量的调查研究报告和个人档案记录。近年来，乳腺癌保乳治疗和肿瘤整形外科的发展，在一定程度上是基于期望降低患者的社会心理学负面影响，并为可能失去单侧或双侧乳房的女性乳腺癌患者带来极大的临床获益[1]。

本章探讨了乳房切除或部分切除术后行乳房重建术对患者心理可能造成的影响，并讨论了当女性患者对于整形重建手术这些复杂问题难以抉择时，医务人员对其提供适当支持的必要性。还讨论了最新开发的用于支持患者参与治疗决策的干预措施以及该领域进一步研究的方向。

乳房重建的心理学影响

该领域的大量研究表明，乳腺癌患者的焦虑、抑郁和生活质量等方面的社会心理影响通常在确诊后约1年恢复到术前水平。研究人员还探讨了治疗对患者自我体像（patients' body image）相关的思维、情感和行为的影响，以及对性和自尊心的影响。创伤较小的手术对患者自我体像的影响往往更小，但任何形式的手术都可能会产生持久的影响，且在其他社会心理方面有所改善时，对体像的影响仍然存在[2-5]。

尽管乳房重建并非解决乳房切除术给患者带来的挑战和痛苦的普遍补救办法，但业已证明，许多女性乳腺癌患者能够从乳房重建中获益。即使患者仍然难以适应乳房重建术后瘢痕、乳房感觉丧失和乳房不对称等对外观和体像的影响，但很少会后悔当初选择乳房重建的决定[6-10]。

多数患者选择保乳手术或乳房切除术后行乳房重建术替代单一的乳房切除术治疗这一现实，说明女性乳腺癌患者更重视治疗过程对自身形象和身体完整性的影响。女性患者通常会寻求让她们感觉"完整（intact）"的治疗，部分乳房重建的进展可能会吸引更多需要接受癌症手术的患者[9]。然而，尽管保乳手术和部分乳房重建技术损伤更小，但仍然可能发生不良的美学效果，导致患者感觉"不那么完整（less whole）"。

到目前为止，对部分乳房重建的社会心理学影响的研究有限。既往研究发现，行保留皮肤的全乳重建和部分乳房切除后重建的女性，对于残留癌症的焦虑和对乳房自检影响的担忧是相似的[11]。两组手术患者的焦虑和抑郁程度相似。

迄今为止，基于该领域的少量研究表明，部分乳房重建改善保乳患者自我体像可能是一个艰难而缓慢的过程，因为患者需要面临重建后乳房的外观、感觉、植入皮肤颜色和纹理异常与自我身体意象融合的挑战。

> 保乳手术并非适合所有女性乳腺癌患者，需要重点重申的是，那些接受手术创伤小的女性也会经历与全乳重建相似的困扰和担忧。

患者对手术的满意度和期望

几项研究报道，患者对乳房重建的结果和接受乳房重建手术的决定有很高的满意度。然而，关于患者满意度的调查结果是不一致的。在一项入组15 000余例在英国接受乳房切除术患者的调查中，超过5 000名患者选择了乳房重建术，在手术18个月后，1/3即刻重建和近1/4（22%）延期重建的患者不能把结果描述为"极好（excellent）"或"很好（very good）"。40%的即刻重建患者对术后乳房的外观不满意[12]。

> 患者满意度是一个复杂的问题，一般报告的"总体满意度（overall satisfaction）"并不能代表患者对某些具体方面的满意度。

瘢痕，（尤其是在供区部位）、双侧乳房不对称、并发症和需要额外的矫正性手术都是影响全乳房重建患者满意度的因素[8, 10, 13, 14]。这些因素也可能是部分乳房重建术患者满意度的影响因素。

术前心理变量也可能是影响患者满意度的因素，Roth等[15]调查研究发现，术前患者情感类型、抑郁症状和躯体症状（身体不适）均与术后1年的总体满意度和审美满意度有关，这提示术前社会心理支持和干预可能会影响患者术后满意度。

> 外科医师和患者对瘢痕及美学效果影响的认可度可能不一致，外科医师认为可能通过进一步手术干预改善术后瘢痕，而患者可能对目前的美学效果感到满意。

外科医师必须认识到，患者满意度可能随着时间的推移而变化，患者对手术结果主观体验的满意度可能与她的伴侣或治疗团队给出的客观评分不一致。事实上，研究和个案调查结果表明，个体外在表观的客观指标（例如瘢痕的程度）无法预测社会心理适应度[16]。即使其他人认为手术结果令人满意或伤口比较隐蔽，手术仍然会影响女性患者的体像并且可能会使她们感到痛苦。

很少有研究关注乳房重建术后并发症对患者的心理及满意度的影响。Gopie等[17]研究发现，患者

和外科医师在术后并发症的报告上存在差异，患者本人报告的并发症多于外科医师所判断的。认为有并发症的患者比自身认为没有并发症的患者焦虑和抑郁症状的发生率高。部分乳房重建术后并发症对患者社会心理的影响值得关注，应该更详细地了解部分乳房重建术后各种并发症及其与患者满意度的关系。

> 如果患者认为部分乳房重建是一种创伤小且简单的手术方法，这种手术对她们的体像和外观几乎没有影响，那她们的期望值就可能会特别高，甚至可能不切实际。

选择保乳手术而非单纯乳房切除术的女性患者可能特别关注体像和外观，这可能会导致她们对手术的结果非常敏感和挑剔，这也是必须确定每位患者对乳房重建要求的动机和术前期望值重要的原因之一。因为乳房重建不是真正的替代，期待重建乳房的感觉和外观与自然乳房一样的患者，很可能会对手术结果不满意。

决策

全乳房切除后是否行乳房重建的抉择可能是非常困难的。因为乳房重建手术的类型多，手术时机选择多，在如此复杂的情况下，做出选择需要深思熟虑[8]。如果需要在癌症确诊后不久就做出选择，可能会更加困难。此外，患者可能有意或无意地受到其他人的影响，包括伴侣或医疗团队人员[18, 19]。患者对部分乳房重建的决策经验还有待研究，做出部分乳房重建的决定不比决定是否行全乳房重建容易。如何帮助每位患者做出对自己最有利的决定，并确保每位患者都能获得做出选择所需的信息、支持和时机，是所有乳房重建团队成员面临的挑战。

女性选择全乳房或部分乳房重建的原因可能非常相似。她们可能想要感觉"正常（normal）"，保持身体的完整、匀称，保持她们的自信、自尊和女性气质。她们可能还希望摆脱对服装和生活方式的限制，如果选择全部或部分义乳，这些限制将是不可避免的。她们希望避免缺失的乳房成为持续提醒自己"患病"的联想，并避免乳房切除术对亲密关系的影响[8, 18, 20-23]。这些选择也可能受到

后续辅助治疗的影响。为数不多关于部分或全乳房重建对性心理影响的一项研究发现，重建手术并不能完全满足患者改善自我体像和性生活的期望[24]。然而，接受部分重建的女性在术后 1 年内对自我体像的满意度比接受全乳房重建的女性高[24]。这项研究结果表明，准确了解患者术前对乳房重建的期望值十分重要。但该研究样本量较小，使用的是特定研究问卷，而不是如 Breast-Q[25] 这样可以与其他研究直接做比较的标准化的量表。

> 医护团队欲支持女性患者对医疗决策和手术方式的选择，澄清每位患者的个人动机、期望、偏好和价值观是至关重要的。

乳房重建很难抉择的原因之一是某些女性乳腺癌患者对重建的乳房有"偏好敏感性（preference sensitive）"[26]，这意味着"正确选择（right choice）"取决于每位患者的个人偏好。然而，有助于医务人员准确把握患者现实期望的资源和方法很少，医务人员对这些患者的支持往往侧重于提供相关信息。然而，这并不一定有助于激发患者的期望或纠正其过高的期望，因为这可能有强化患者被动接受角色的效应[27]，而不是激发患者共同决策积极性的措施。其实，乳房重建是一个医患协作过程，患者应与医疗团队共同参与做出医疗决策，这一决策在考虑到现有的最佳科学证据的基础上，也要充分考虑患者的价值观和偏好。

当患者面临多种可选的治疗方案时，决策辅助工具（decision aids）可以帮助患者作出选择。决策辅助工具经常以计算机的形式补充咨询，该方法提供结构化的信息和问题，以帮助患者确定哪些方面对她们来说更重要，她们可以参考这些重要的方面，在提高相关知识的基础上做出更符合她们自己价值观、现实期望的决定[28]。这类资源可以帮助任何患者，尤其是那些对治疗选择举棋不定者做出自己最终的选择。

近年来，复杂的乳房重建在线决策工具的开发取得了显著进展。然而，一些患者仍然认为做出这些决策非常困难和痛苦。这种情况下，可取的做法是，在获得适当的支持，包括必要时心理学家和咨询师参与之前，最好暂时搁置有关乳房重建的决定。

提供信息

> 成功的肿瘤整形服务是帮助患者在术前和术后获得符合她们需求的信息。

在任何健康背景下，患者对手术结果的期望都会受到她们所掌握信息量的影响。然而，患者偏好的信息在数量、细节和类型上有很大的不同。许多患者在做决定时没有寻求详细的信息[8]。毫无疑问的是，乳房重建信息的可及性会影响患者作出是否接受乳房重建手术的决定；对接受乳房重建的患者，也会影响乳房重建术式和时机的选择[23]。提供清晰、准确、及时和个人相关的信息是治疗过程中的重要组成部分，并且可以减少患者日后后悔的可能性。Sheehan 等[29] 发现，对信息不那么满意的女性更有可能对自己的乳房重建决定感到中至强烈的后悔。

手术团队成员应该以各种形式为患者提供信息，包括宣传页、互联网、广播等。这些信息应包括手术可能对躯体和心理两个方面的影响，其中躯体方面的影响包括不适和感觉缺失，心理方面包括自我意识和对亲密关系的影响。供区手术并发症的相关信息也需提供[10]。理想的情况下，患者应该能够获取不同外科手术成功和不太成功结果的照片库资料，这种图库包含不同年龄、体型和种族背景的女性患者接受不同手术方式、术后恢复不同阶段的照片资料。然而，并不是所有患者都希望看到详细的照片库资料，因为其中的一些图片可能令人沮丧[30]。此外，由于外科医师建立自己的手术照片库可能需要一段时间，其为患者提供的资料需要借助于其他来源的照片，这些照片不一定能反映出外科医师自己的手术水平。

同伴支持

医疗人员很难对乳房重建术后某些方面做出具体的预测和描述，譬如术后的身体感觉。可能对一位女性来说是"轻微刺痛（mild tingling）"，而另一位女性则可能描述为"持续疼痛（persistent pain）"。

在许多健康情况下，同伴支持可以是一种宝贵的资源，会见以前曾经经历过乳房重建的女性患

者，与愿意分享个人经验者讨论治疗经历，可能有助于患者做出决策。然而，这种会面需要细心安排，以避免患者被那些对自己手术特别满意或不满意的人过度影响。一些团队是专门为那些正在考虑或已经完成乳房重建手术的女性服务的，比如Keeping Abreast（http://www.keepingabreast.org.uk）。然而，不是所有的女性都愿意去见其他患者，尤其是在这种新兴外科手术方式相对开展时间较短的情况下，要找到愿意分享自己经历的患者并不容易。在可能无法实现与其他患者面对面交流的情况下，可以通过像Healthtalk Online（www.healthtalkonline.org）这样的网站随时获取他人的治疗经验，也有助于提醒患者，在这段历程中，她并不孤单。

心理支持

肿瘤整形外科手术指南[31]概述了乳房重建中心理支持的重要性，多学科团队的所有成员都扮有重要角色。Wolf[30]认为，专科护士在支持决策和提供信息方面起着尤为重要的作用。她还强调了一些需要经常讨论的话题，包括恐惧、期望、"向他人展示（showing others）"、情绪恢复以及其他实际问题，比如胸罩的选择和如何进行术后按摩。

乳房重建的决策和适应手术发生的变化是一个持续的，往往具有挑战性的过程。许多患者很好地应对了这些挑战，在这一过程中，家人、朋友的支持以及良好的整形医疗服务都是非常宝贵的。然而，有些患者在术前、术中和术后可能需要专业的心理学家的帮助[32]。因此，如有需要，这种包括该领域的专业心理学家的社会心理支持应该是持续的，可以满足患者随时间推移不断变化的需求。患者的伴侣也可能从中受益[34]，因为即使他们有自己的需求和对手术的担忧，但仍然可能在患者的乳房重建手术中扮演着重要的支持鼓励的角色[19, 33]。

进一步研究

尽管人们对乳房重建的社会心理学方面越来越感兴趣，但仍需进一步研究女性患者在部分乳房重建前后的经历。需要从诊断开始进行纵向研究，以探索手术在决策、体像、幸福感、性功能、患者期望和关注点以及对结果的满意度等方面的长期和短期的社会心理影响。这类研究需要使用恰当的结果量化方法，以挖掘对患者本身有重要意义的问题。到目前为止，不同的研究使用了各种不同的患者报告结果的量化方式，这使得很难在各研究之间进行进一步的比较。在这一领域使用一套公认的核心成果，包括PROMs，比如Breast-Q可以大大提高我们在这一领域的认识。

> 深入地了解影响乳房重建女性患者的心理社会因素，将有助于为那些术前和术后有困难的患者提供关心和制订适当的干预措施。

结论

总之，肿瘤整形乳房重建为患者提供了潜在的社会心理益处。然而，患者需要在获得充分的信息和支持基础上做出自己的决策。如何为她们提供合适的信息和恰当的支持，是肿瘤整形乳腺外科团队要面临的众多挑战之一。虽然帮助患者做出乳房重建决策的新方法正在开发中，但在这一领域仍需要进一步以患者为中心的研究，以使肿瘤整形乳腺外科团队能够为患者提供更全面的，基于循证医学证据的人文关怀。

本 章 要 点

- 实施任何类型的乳房重建都是一个重大决策，手术对患者躯体和心理的影响都很难预测。
- 乳腺癌患者选择接受乳房重建是一个重要的决定，部分患者可能会难以做出这个决定。
- 提供满足患者个人需求的信息和促进共同决策的干预措施可以帮助女性克服术前和术后所要面临的挑战。
- 肿瘤整形部分乳房重建手术的社会心理影响可能类似于全乳房切除术后重建。
- 肿瘤整形保乳重建手术有可能为那些不愿接受乳房切除术和单纯保乳术后美学效果不理想的患者带来社会心理上的获益。
- 肿瘤整形部分乳房重建领域正在迅速发展中，仍然迫切需要进一步研究。

参考文献

[1] Watson M. Psychological issues in breast reconstruction. In della Rovere GQ, Benson JR, Breach N, et al, eds. Oncoplastic and Reconstructive Surgery of the Breast. London: Taylor & Francis/CRC Press, 2004.

[2] Al-Ghazal SK, Fallowfield L, Blamey RW. Comparison of psychological aspects and patient satisfaction following breast conserving surgery, simple mastectomy and breast reconstruction. Eur J cancer 36: 1938, 2000.

[3] Wilkins EG, Cederna PS, Lowery JC, et al. Prospective analysis of psychosocial outcomes in breast reconstruction: one-year postoperative results from the Michigan Breast Reconstruction outcome study. Plast Reconstr Surg 106: 1014, 2000.

[4] Parker PA. Breast reconstruction and psychosocial adjustment: what have we learned and where do we go from here? Semin Plast Surg 18: 131, 2004.

[5] Harcourt D, Rumsey N, Ambler N, et al. The psychological impact of mastectomy with or without immediate breast reconstruction: a prospective, multicenter study. Plast Reconstr Surg 111: 1060, 2003.

[6] Al-Ghazal SK, Sully L, Fallowfield L. The psychological impact of immediate rather than delayed breast reconstruction. Eur J Surg Oncol 26: 17, 2000.

[7] Harcourt D, Rumsey N. Psychological aspects of breast reconstruction: a review of the literature. J Adv Nurs 35: 477, 2001.

[8] Harcourt D, Rumsey N. Mastectomy patients' decision-making for or against immediate breast reconstruction. Psychooncology 13: 106, 2004.

[9] Fung KW, Lau Y, Fielding R, et al. The impact of mastectomy, breast-conserving treatment and immediate breast reconstruction on the quality of life of Chinese women. ANZ J Surg 71: 202, 2001.

[10] Abu-Nab Z, Grunfeld EA. Satisfaction with outcome and attitudes towards scarring among women undergoing breast reconstructive surgery. Patient Educ Couns 66: 243, 2007.

[11] Gendy RK, Able JA, Rainsbury RM. Impact of skin-sparing mastectomy with immediate reconstruction and breast-sparing reconstruction with miniflaps on the outcomes of oncoplastic breast surgery. Br J Surg 90: 433, 2003.

[12] National Mastectomy & Breast Reconstruction Audit, 4th Annual Report. Leeds, UK: NHS Information Centre, 2011.

[13] Schwartz MD. Contralateral prophylactic mastectomy: efficacy, satisfaction, and regret. J Clin Oncol 23: 7777, 2005.

[14] Frost MH, Slezak JM, Tran NV, et al. Satisfaction after contralateral prophylactic mastectomy: the significance of mastectomy type, reconstructive complications and body appearance. J Clin Oncol 23: 7849, 2005.

[15] Roth RS, Lowery JC, Davis J, et al. Psychological factors predict patient satisfaction with post-mastectomy breast reconstruction. Plast Reconstr Surg 119: 2008, 2007.

[16] Rumsey N, Harcourt D. The psychology of appearance. Buckingham, UK: Open University Press, 2005.

[17] Gopie JP, Timman R, Hilhorst MT, et al. The short-term psychological impact of complications after breast reconstruction. Psychooncology 22: 290, 2013.

[18] Marshall C, Kiemle G. Breast reconstruction following cancer: its impact on patients' and partners' sexual functioning. Sex Relat Ther 20: 155, 2005.

[19] Sandham C, Harcourt D. Partner experiences of breast reconstruction post mastectomy. Eur J Oncol Nurs 11: 66, 2007.

[20] Reaby LL. Reasons why women who have mastectomy decide to have or not to have breast reconstruction. Plast Reconstr Surg 101: 1810, 1998.

[21] Reaby LL, Hort LK, Vandervord J. Body image, self-concept, and self-esteem in women who had a mastectomy and either wore an external breast prosthesis or had breast reconstruction and women who had not experienced mastectomy. Health Care Women Int 15: 361, 1994.

[22] Denford S, Harcourt D, Rubin L, et al. Understanding normality: a qualitative analysis of breast cancer patients' concepts of normality after mastectomy and reconstructive surgery, Psychooncology 20: 553, 2011.

[23] Alderman AK, Hawley ST, Morrow M, et al. Receipt of delayed breast reconstruction after mastectomy: do women revisit the decision? Ann Surg Oncol 18: 1748, 2011.

[24] Hart AM, Pinell-White X, Egro FM, Losken A. The psychosexual impact of partial and total breast reconstruction: a prospective one-year longitudinal study. Ann Plast Surg 75: 281, 2015.

[25] Pusic AL, Klassen A, Scott AM, et al. Development of a new patient-reported outcome measure for breast surgery: the BREAST-Q. Plast Reconstr Surg 124: 345, 2009.

[26] Lee CN, Hultman CS, Sepucha K. Do patients and providers agree about the most important facts and goals for breast reconstruction decisions? Ann Plast Surg 64: 563, 2010.

[27] Sherman KA, Harcourt DM, Lam TC, et al. BRECONDA: development and acceptability of an interactive decisional support tool for women considering breast reconstruction. Psychooncology 23: 835, 2014.

[28] O'Connor AM, Rostom A, Fiset V, et al. Decision aids for patients facing health treatment or screening decisions: systematic review. BMJ 319: 731, 1999.

[29] Sheehan J, Sherman KA, Lam T, et al. Association of information satisfaction, psychological distress and monitoring coping style with post-decision regret following breast reconstruction. Psychooncology 16: 342, 2007.

[30] Wolf L. The information needs of women who have undergone breast reconstruction. Part I: decision-making and sources of information. Eur J Oncol Nurs 8: 211, 2004.

[31] Association of Breast Surgery at BASO, Association of Breast Surgery at BAPRAS, Training Interface Group in Breast Surgery, et al. Oncoplastic breast surgery—a guide to good practice. Eur J Surg Oncol 33(Suppl 1): S1, 2007.

[32] Fingeret MC, Nipomnick S, Guindani M, et al. Body image screening for cancer patients undergoing reconstructive surgery. Psychooncology 23: 898, 2014.

[33] Rowland E, Metcalfe A. A systematic review of men's experiences of their partner's mastectomy: coping with altered bodies. Psychooncology 23: 963, 2014.

[34] Potter S, Holcombe C, Ward JA, Blazeby JM; BRAVO Steering Group. Development of a core outcome set for research and audit studies in reconstructive breast surgery. Br J Surg 102: 1360, 2015.

第 3 篇

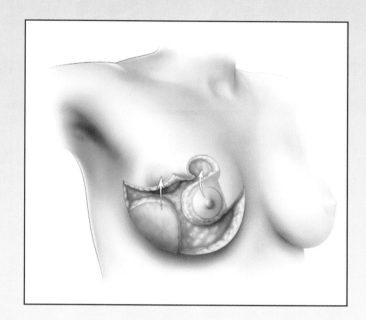

即刻部分乳房重建

Immediate Partial Breast
Reconstruction

第15章 乳房缩小技术对美学效果的优化

Reduction Techniques to Optimize Results

Steven J. Kronowitz

乳 腺癌保乳治疗（breast-conserving therapy, BCT）后的不良结局可能在文献中被低估，因为许多这种不良结局的患者并不愿意寻求额外的外科治疗来弥补这一缺憾。保留乳房可以为某些女性提供足够的心理满足感。然而，另一部分患者可能会惧怕因为保留乳房而导致额外的手术，或者可能并不了解有适合她本人的乳房重建的选择[1]。许多患者选择接受BCT来缩小手术范围，而并不急于经受一项大的二次重建手术，即便这项手术在放疗后是必须的。

无论预期的美学效果如何，许多患者都希望保留乳房。这使得部分乳房切除术更广泛地应用，并导致更大范围的局部切除被归类为部分乳房切除术[1]。随着部分乳房切除术临床应用越来越广泛，美学效果欠佳的风险很可能会增加[2]。在这些患者的多学科治疗中纳入即刻修复技术的重要性从未如此被广泛关注。

决策流程

除了改善美学效果外，使用乳房缩小成形技术即刻修复部分乳房切除术缺损还具有许多潜在的优势。其有利于切除肿瘤周围较宽的切缘组织，从而有可能降低乳腺癌的局部复发率[3]。部分乳房切除术缺损的即刻修复也可能增加大乳房患者接受BCT的机会。因为大乳房患者的放射治疗可能会导致不良的美学效果，一些放射肿瘤治疗医师对大乳房患者的放射治疗缺乏信心。这是由于大乳房的

脂肪含量增加，辐射传递的不均匀会导致纤维化增加。同时，由于大乳房的形状随体位变化而变化，放射治疗摆位的可重复性差导致辐射剂量分布很难复制[4]。乳房体积缩小可以在较低水平上提供更均匀的辐射剂量，从而减少了不可接受的晚期辐射反应[5, 6]。乳房缩小成形技术即刻修复部分乳房切除术缺损为那些原本不会被视为BCT适应证的患者提供了一种新选择。

> 乳房缩小成形技术即刻修复乳房部分切除缺损不会对术后癌症监测造成负面影响，反而可能提供一些意外的医疗获益。

对侧乳房的对称性处理通常是必需的。尽管这增加了发生并发症的可能性，但获得了对侧乳腺组织取样行组织病理学检查的机会。进行对称性乳房重建手术的患者中，约4.5%的患者在对侧切除的乳腺组织标本中发现了隐匿性癌[4]。尽管隐匿性癌的检测本身并不是进行对侧乳房缩小成形术的目的，但这可能为高危患者带来临床获益。乳房缩小成形术也已被证明可以显著降低患乳腺癌的风险，特别是在 > 40 岁的女性中[7]。

本章介绍一种管理算法，以指导临床医师确定哪些患者适合采用乳房缩小成形术修复部分乳房切除术缺损。它聚焦于患者的选择，并提出了新的乳房区域命名，并基于肿瘤的位置对皮下腺体蒂进行了相应的设计。

我们的研究结果表明，从乳房重建时机和乳房重建技术与并发症发生率的关系看，乳房缩小成形术相关的并发症最少[8, 9]；从乳房重建时机和乳房重建技术与美学效果看，由于乳房缩小成形术使用剩余的乳腺组织来保持乳房皮肤的颜色和纹理，其美学效果最佳（表15-1，表15-2）。

表 15-1　乳房重建时机和乳房重建技术与并发症发生率 ※

重建时机	与重建相关并发症发生的例数与发生率（％）			
	全部病例（n=69）	局部组织重排（n=20）	乳房缩小成形术（n=41）	背阔肌肌皮瓣或胸腹皮瓣重建（n=8）
全部病例	21/69（30）	6/20（30）	12/41（29）	3/8（38）
即刻（n=50）	13/50（26）	3/14（21）	8/33（24）	2/3（67）
延迟（n=19）	8/19（42）	3/6（50）	4/8（50）	1/5（20）

注：※ 并发症包括乳头坏死、供体或受区部位血清肿、切口裂开、感染、血肿、脂肪坏死和乳房切除术皮肤皮瓣坏死。

表 15-2　乳房重建时机和乳房重建技术与美学效果 ※

乳房重建技术	美学效果，例数（％）					
	全部病例†		即　刻‡		延　迟§	
	优秀或良好	尚可或差	优秀或良好	尚可或差	优秀或良好	尚可或差
局部组织重排或乳房缩小成形术	9（64）	5（36）	4（57）	3（43）	5（71）	2（29）
背阔肌肌皮瓣或胸腹皮瓣重建	3（60）	2（40）	1（33）	2（67）	2（100）	0（0）

注：※ 与基于每个乳房的并发症发生率的计算相反，决定每个患者的美学效果评分。评价了 10 例即刻乳房重建患者和 9 例延迟乳房重建患者的美学效果。
　† 平均间隔：从乳房重建到摄影时间为 10 个月；从放疗到摄影时间为 2 年 3 个月。平均缺损大小占乳房体积的 21％。
　‡ 平均间隔：从乳房重建到摄影时间为 12 个月；从放疗到摄影时间为 8 个月。平均缺损大小占乳房体积的 23％。
　§ 平均间隔：从乳房重建到摄影时间为 8 个月；从放疗到摄影时间为 4 年。平均缺损大小占乳房体积的 19％。

管理策略

我们根据肿瘤的位置制定了乳房的区域命名（图15-1），当使用乳房缩小成形技术修复部分乳房切除术缺损时，可以帮助蒂的设计。

尽管目前尚无确切的措施用于确定哪些患者将从使用乳房缩小成形技术修复部分乳房切除术缺损中获益，依据我们基于真皮腺体蒂设计制定的乳房区域7分法对乳房区域的分区，图15-2所提出的策略图在确定手术指征方面应该是有用的。此技术通常仅限于大乳房（D杯或更大）的患者。但是，某些具有中等大小乳房（C罩杯）、小肿瘤和乳房

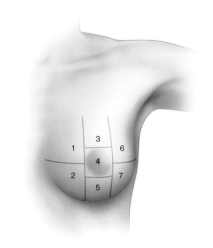

图15-1　基于真皮腺体蒂设计制定的乳房区域7分法

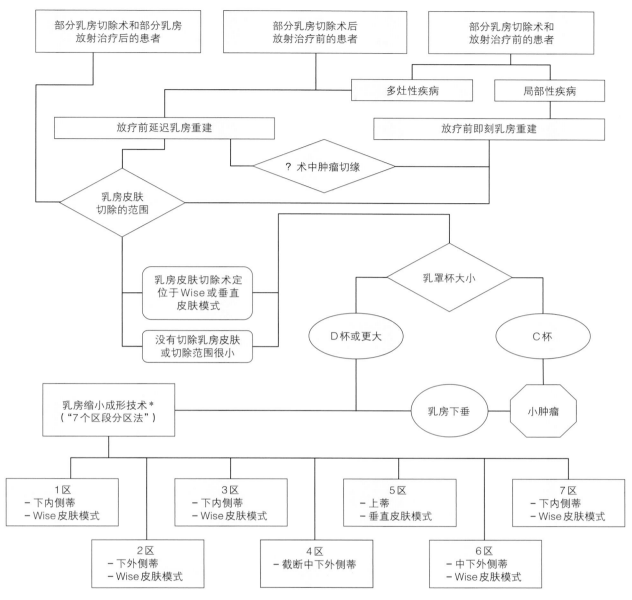

图15-2 乳房缩小成形技术适应人群筛选策略图

* 放疗前，仅对患侧乳房进行乳房缩小成形术，6个月或之后，使用相同的蒂设计进行对侧乳房缩乳成形术，以取得双侧乳房的对称

下垂的患者也可能是乳房缩小成形技术的适应人群。最终，由多学科的乳腺团队和患者来决定最佳方法。

策略图中介绍了三组患者（图15-2）。第一组是部分乳房切除术和部分乳房放疗后的患者，该组患者可能是有部分乳房切除术后缺损修复需求的潜在的最大人群，且这组人群有越来越多的趋势。由于放射治疗仅照射了部分乳房，因此这些患者的残余乳腺实质可以使用组织重排技术，而无需担心切口愈合不良。该组患者的另一个优势是，针对乳腺癌的治疗已经最终证实了切缘癌阴性，因此不需要

为放射肿瘤治疗医师提供原发肿瘤残腔的具体定位（通过放置手术定位标记夹）。缺点是乳房上已经有了切口，这可能会干扰皮肤切除模式的设计。这些患者的决策取决于乳房皮肤切除的范围、位置以及乳房的大小，小肿瘤和下垂的D杯和C杯乳房的患者是乳房缩小成形技术的最佳应用人群。第二组是那些部分乳房切除术后放疗前的患者，在乳房重建方面也有优势与缺点。优势是这些患者通常已经最终证实了切缘阴性。然而，缺点是肿瘤切除的具体位置和范围往往难以十分明确，当需要确定乳头-乳晕复合体（nipple-areola complex, NAC）是否能

从残留的乳腺实质中获得足够的血液供应时，这一点尤其重要。

> 在接受中央区切除，或通过探查发现有乳晕下组织切除证据的患者，外科医师实施乳房缩小成形术之前应先探查 NAC 的血液供应。

否则，在选择修复这些患者部分乳房缺损的最佳技术时，必须考虑肿瘤切除的位置、范围以及乳房大小。

第三组患者在接受部分乳房切除术和放疗之前就诊。这是理想的情况，因为这允许应用多学科讨论的方法来治疗。然而，这部分患者必须重点考虑，尽管大多数经受部分乳房切除术的患者是局部疾病，但对于少数有多中心病灶的患者可能行延迟修复更合理。因为有多中心病灶的患者肿瘤切缘阳性和严重乳房畸形的风险均会增加，这类患者更可能从乳房切除术后即刻或延迟-即刻乳房重建中获益。

> 这些患者要考虑的最重要的因素是肿瘤切缘的状况。是即刻进行缺损修复，还是等待 1 或 2 周，直到最终组织病理学检查确定边缘阴性，这需要由乳腺外科医师、病理科医师和整形外科医师共同讨论决定。

尽管将修复推迟到确认肿瘤切缘阴性后似乎有点墨守成规，但事实是，许多低风险的患者需要在放射治疗之前进行额外的手术解决切缘问题。在切缘问题解决后，必须考虑皮肤切除的位置和范围以及肿瘤/乳房体积比。

乳房重建时机

部分乳房切除术所致较大的畸形，加之全乳放射治疗对乳房形态及乳腺实质进一步损伤，对这一类缺损修复通常必须转移大容量自体组织复合体，许多经受 BCT 的患者都不愿接受此类手术。放射治疗对外科手术区域的辐照使二次修复变得相当困难，常常限制了对邻近被照射腺组织的使用，因为并发症的发生率高且乳房假体植入不是优选方案。但是，随着替代全乳照射的部分乳房照射的使用增加，使用剩余乳腺组织（乳房缩小成形技术）可能成为这些患者的可行选择。尽管我们通常更倾向于即刻修复，但是如果部分乳房切除术后导致意外的畸形，或者在部分乳房切除术时肿瘤切缘状态不清楚，一旦确定了最终切缘状态，仍然可以在放疗之前进行乳房重建。

肿瘤切缘状态

在乳腺实质重排之前，必须注意肿瘤的切缘状态。如果在术前或术中没有足够的把握确定肿瘤切缘状况，则不要进行任何组织重排，仅关闭部分乳房切除术的切口。在常规组织病理学检查确认切缘阴性后，在部分乳房切除术后的几周内进行修复，通常不会因此延迟放射治疗的实施。

在我们的系列研究，切缘阳性率的统计中，基于所有最初入组的 84 例患者，术后放疗与否不是影响术后肿瘤切缘阳性率的因素。基于接受放射治疗的 69 例患者在乳腺癌局部复发的统计中，术后放疗可能是其影响因素（表 15-3）。部分乳房切除术后即刻修复的患者中，只有 5% 的患者肿瘤切缘癌阳性[8]。大体积缺损而肿瘤切缘癌阳性率相对较低，反映了大体积缺损通常发生在部分乳房切除术和需要修复的患者中。该概率低于未接受修复的患者的阳性切缘率[10]，而据报道，未接受修复的患者乳房缺损体积通常较小。

表 15-3　重建时机和重建技术对乳腺癌术后肿瘤切缘阳性发生率和局部复发率的影响

相 关 因 素	切缘癌阳性 n=4，（%）	乳腺癌局部复发 n=4，（%）
重建技术		
全部病例	5	6
局部组织重排	5	5
乳房缩小成形术	6	5
背阔肌肌皮瓣或胸腹皮瓣重建	0	13
重建时机		
即刻	5	2
延迟	—‡	16§

注：‡ 统计学意义在边缘状态，$P = 0.06$。
§ 术后切缘癌阳性仅与部分乳房切除术后即刻重建有关。

肿瘤切缘阳性的低发生率减轻了人们对用乳房缩小成形技术即刻修复后可能出现切缘阳性的尴尬局面的担忧。此外，我们的经验表明，大多数由于预期有较大的缺损而计划进行修复的患者，通常会在完成乳房切除术后即刻进行乳房重建，不会额外再切除[8]。乳腺癌局部复发率相对较低（5%）是其安全性的进一步证据，应支持乳房缩小成形技术作为乳房重建的最佳方法之一用于即刻修复部分乳房切除术后缺损。

技术选择：皮肤缺损的大小和位置

皮肤缺损的预期大小和位置是决定最合适的修复技术时要考虑的重要因素。当乳房皮肤切除（肿瘤切除）位于Wise模式的边界内时，是最理想的乳房缩小成形术指征（图15-3）。相反，当要切除的皮肤位于Wise模式之外时，可能需要考虑调整Wise模式以包含切除的皮肤。如果要切除的皮肤仅涉及现有活检部位的再切除，并且如果活检部位和Wise模式之间有足够的皮肤桥，则可以单独再切除活检部位。可以通过沿着Wise模式位于上支或下支的切口切除肿瘤。尽管由乳腺外科医师来决定是否适合为肿瘤切除设置单独的切口，但是这种方法可以在乳房外形变化最小的情况下获得最佳的美学效果。

技术选择：预期的缺陷与NAC的距离

关于运用乳房缩小成形技术的另一个需要考虑的重要因素是预期的乳腺实质缺损与NAC的距离。当预期的缺损位于乳房中央（乳晕下）时，术前须告知患者乳头坏死的潜在风险，因为乳晕下组织切除术后NAC的血供将来自皮肤附件，可能是乳头坏死的潜在危险因素。术前需要与患者讨论替代方案的各种选择，包括使用游离乳头移植的乳房缩小成形技术以及周围乳腺实质的局部组织重排而不重新定位NAC。告知患者，在这种情况下使用局部组织重排技术时，修复时对侧乳腺组织不会减少，这为进一步推荐基于美学效果的对侧乳房对称性手术奠定基础。

外科技术

在MD Anderson癌症中心，绝大多数部分乳房切除术缺损都通过乳房缩小成形技术予以修复。

> 在设计真皮腺体蒂时，最重要的因素是肿瘤的位置。

基于真皮腺体蒂设计制定的乳房区域7分法（图15-1），整形外科和乳腺外科医师在术前应充

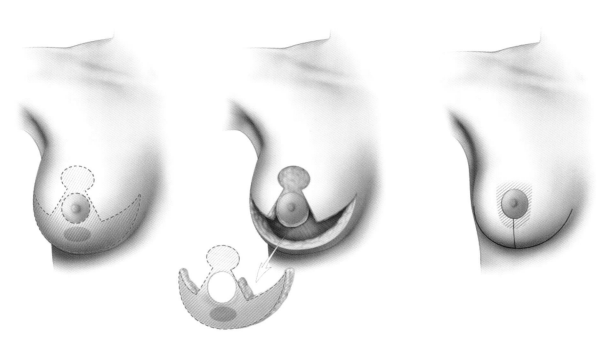

图15-3 皮肤缺损大小和位置在Wise模式边界内的乳房缩小成形术

分讨论，以最优化美学效果、最少并发症发生率为基点，共同决定皮肤切口的位置。乳腺外科医师通常可以通过沿着 Wise 皮肤模式定位的皮肤切口进入肿瘤所在的区域，Wise 皮肤模式对于修复部分乳房切除术缺陷特别适用。这种方法的优势其一是可以通过使用单独的腋窝切口进行前哨淋巴结活检（sentinel lymph node biopsy, SLNB）或全腋窝淋巴结清除术；其二是可以最大限度地降低因 Wise 皮肤模式外侧皮瓣血供减少而造成皮肤坏死的并发症。

我们最常使用的是下极真皮腺体蒂（图15-4）。下方蒂完成标准的乳房缩小成形术的广泛使用极有可能使外科医师更加自如地使用和修改这种蒂设计，这在修复部分乳房切除术缺损时经常需要用到。

对 MD Anderson 癌症中心进行的部分乳房切除缺损修复临床资料进行回顾性分析，通过回顾术后照片评估美学效果。由23位未参加这些乳房重建的助理医师、护士和整形外科住院医师组成的评估小组对患者术后照片进行盲评。如果重建乳房的形状与对侧乳房之间的对称性正常，则结果为优秀（excellent）；如果重建乳房的形状正常，但与对侧乳房有明显的不对称性，则结果为良好（good）；如果重建乳房不正常但与对侧乳房基本对称则为尚可（fair），如果重建乳房的形状和对称性均异常则为差（poor）。仅有7例乳房缩小成形技术的患者有可用的照片。从放射治疗到拍摄用于评价的照片

的平均时间间隔为23个月，优秀或良好为20个月，一般或差为27个月。肿瘤切除乳房缺损的组织量占初始乳房体积的平均数为18%，平均切除组织量为245 g。胸罩尺寸，C 罩杯1例，D 罩杯2例，DD 杯4例。7例患者中3例为即刻修复，4例为延迟修复。所有患者均采用下蒂修饰的乳房缩小成形术（表15-4）。

表 15-4　腺体实质蒂设计和肿瘤位置对美学结果的影响

特　　征	美学效果（%）	
	优秀或良好	尚可或差
所有患者	4（57）	3（43）
下蒂	3（57）	1（25）
上蒂	0（0）	2（100）
中央蒂	1（100）	0（0）
肿瘤部位		
外上	2（67）	1（33）
内上	0（0）	1（100）
内下	2（67）	1（33）
平均缺损大小※	19%	17%

注：※为乳腺癌切除标本的组织量（g）/估计的初始乳房重量（g）。基于初始胸罩尺寸和胸壁周长。乳腺组织中腺体组织和脂肪的相对比例及其各自的密度表明，乳腺组织的密度为1 g/cm³（也是水的密度）。因此，以 cm³ 为单位的乳腺组织的体积等于以 g 为单位的乳腺组织的重量。对于本研究，通过称量标本确定每个乳房切除标本的体积。同样，通过使用患者的罩杯大小和胸壁周长估算乳房重量来确定整个乳房的术前体积。

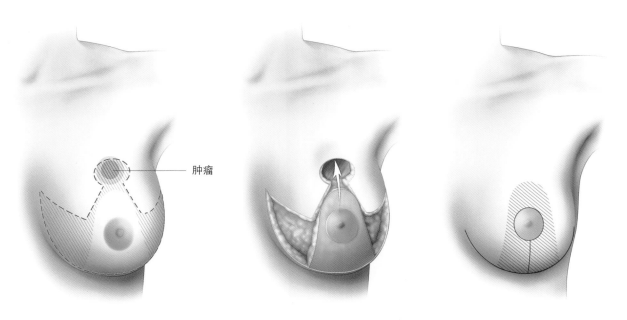

图15-4　Wise 皮肤模式下基真皮腺体蒂缩乳术

我们倾向于使用下极蒂，以获得令人更满意的美学效果[8]，因为这可以保持下极的凸出，并融合到 Wise 皮肤模式中。此外，如果需要，可以方便地修改下蒂以容纳游离的乳头移植。

当使用下极真皮腺体蒂修复部分乳房切除缺损时，我们修改了标准的下蒂设计[9]。已经有一些根据肿瘤位置设计真皮腺体蒂的实用指南。这些可以使用乳房缩小成形技术应用于修复部分乳房切除术缺损。

对于内上象限（1 区）中的缺陷，应使用下正中蒂。保留的内侧组织填补在 Wise 皮肤模式闭合时缺损区，并保留乳房乳沟（图 15-5A）。在内下象限（2 区）应使用下外侧蒂修复缺损。如果肿瘤侵犯了下蒂，保留的外侧成分将为 NAC 提供额外的血液供应。在 Wise 皮肤模式，皮瓣的内侧保留

一层厚皮下组织，以填补其皮肤闭合时的缺损，并保留乳房乳沟（图 15-5B）。

上中央象限（3 区）应使用下正中蒂。保留的内侧组织为具有巨大下垂乳房的患者提供美学上的优势，并为 NAC 提供了额外的血供，消除了对游离乳头移植的需求（图 15-6A）。位于中央区域的断蒂设计（4 区）需要进行游离的乳头移植，并在 Wise 皮肤模式皮瓣的中央部分留下较厚的皮下组织层，以填充缺损并改善轮廓（图 15-6B）。

垂直瘢痕的乳房缩小成形术应用于中央象限下方（5 区）的肿瘤患者（图 15-7A）。中下外侧蒂用于外上象限（6 区），保留的外侧部分填补了 Wise 皮肤模式闭合时的缺陷，保留的内侧成分则提供美学优势（图 15-7B）。在外下象限（7 区）使用下内侧蒂，如果外侧切除累及了 NAC 的血液供应，则

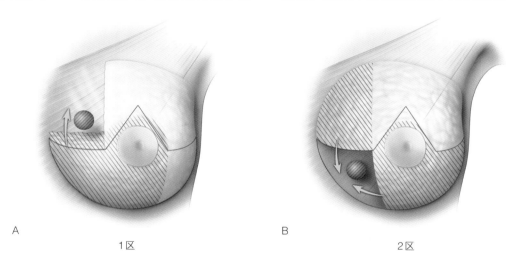

A　　　　　　　　　　　　　B

1 区　　　　　　　　　　　2 区

图 15-5　基于乳房区域 7 分法 Wise 皮肤模式真皮腺体蒂设计（1 区、2 区）

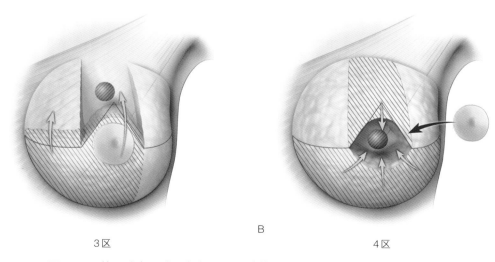

A　　　　　　　　　　　　　B

3 区　　　　　　　　　　　4 区

图 15-6　基于乳房区域 7 分法 Wise 皮肤模式真皮腺体蒂设计（3 区、4 区）

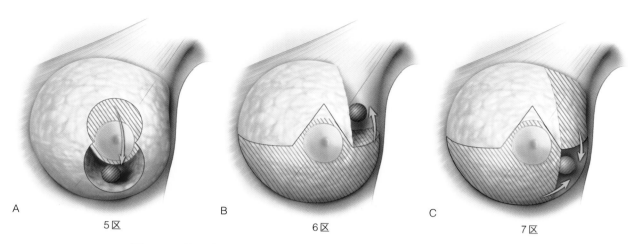

A　5区　　　　　B　6区　　　　　C　7区

图15-7　基于乳房区域7分法Wise皮肤模式真皮腺体蒂设计（5～7区）

保留的内侧组织可为NAC提供美学优势和额外的血液供应。在Wise皮肤皮瓣的外侧保留一层厚的皮下组织，以填补缺损（图15-7C）。

最常见的修改是下内侧蒂。与标准下蒂相比，可以为NAC提供增强的血液供应，因为保留了通常被标准下蒂设计所丢弃的内侧楔形乳腺组织。当肿瘤切除术累及标准的下蒂时，蒂向中线伸展（乳腺癌的最不常见部位）以增加来自肋间血管或胸廓内穿支血管的血液供应和可用于修复缺损的乳腺组织。

额外的内侧楔形乳腺组织和保留的下内侧蒂可能通过减少死腔而减少并发症的发生。在修复内上象限（1区）缺陷时尤其如此，我们发现，当不保留内侧楔形组织时，并发症发生率较高。

在应用乳房缩小成形技术进行部分乳房重建的并发症方面，表15-5为腺体组织蒂设计和修复时机相关并发症的发生率。

表15-5　腺体组织蒂设计和修复时机对并发症发生率的影响*

腺体组织蒂	全部病例		放疗前即刻重建[†]		放疗后延迟重建[‡]	
	例 数 n	并 发 症 n,（%）	例 数 n	并 发 症 n,（%）	例 数 n	并 发 症 n,（%）
下蒂	27	8（30）	21	5（24）	6	3（50）
上蒂	5	3（60）	4	2（50）	1	1（100）
侧方蒂	3	0（0）	3	0（0）	0	—
中央蒂	1	0（0）	0	—	1	0
McKissock双蒂	1	0（0）	1	0（0）	0	—
应用游离乳头移植或乳头重建	4	1（25）	4	1（25）	0	—

注：*并发症发生率是每次修复手术的累计值。并发症包括乳头坏死、血清肿形成、切口裂开、感染和血肿，乳腺组织脂肪坏死和乳房切除术皮瓣坏死。最常见的并发症是脂肪坏死（5/41，12%），血清肿的发生率为7%（3/41），乳房皮肤坏死率为5%（2/41），切口裂开为5%（2/41），感染为5%（2/41）。延迟修复患者血清肿的发生率为38%（3/8），即即刻修复的患者没有术后血清肿的发生。即刻修复和延迟修复术后的脂肪坏死的发生率相似，分别为12.5%（4/32）和13%（1/8）；而感染和切口裂开延迟修复比即刻修复发生率高，分别为12.5%（1/8）和3%（1/33）。仅有1例患者用下蒂行延迟修复而发生乳头坏死。但是，12%的即刻修复患者需要转换为断蒂的游离乳头移植或乳头重建，而所有延迟修复患者均不需要转换为断蒂的游离乳头移植或乳头重建，这可能与病例选择有关，在病例选择中可能排除了发生乳头坏死高风险的患者。

　[†]对于即刻重建，部分乳房切除术即刻重建和放疗之间的平均时间间隔是3个月，在有并发症的患者和没有并发症的患者之间，时间间隔没有差异。

　[‡]对于延迟重建，部分乳房切除术和放疗后的平均时间间隔为4个月，时间间隔越短，并发症的发生率越高，这可能反映出剩余的乳腺组织在放疗开始之前重新建立局部血液供应的时间越短，局部组织对辐射的耐受性越差。放疗和重建之间的平均间隔时间为37个月。

表15-6是基于我们的系列研究资料分析了乳腺肿瘤位置对并发症的发生率以及需要游离乳头移植或乳头重建的影响，表中的报告值以修复次数为基数（百分比）。

表 15-6 乳腺肿瘤位置对并发症的发生率以及需要游离乳头移植或乳头重建的影响 *

肿瘤位置	例数 n	全部并发症 n（%）	NAC可用 n（%）	NAC不可用，需要FNG或NR n（%）
外上	23	8（35）	22（96）	1（4）
内上	7	2（29）	6（86）	1（14）
外下	2	0（0）	1（50）	1（50）
内下	7	2（29）	7（100）	0（0）
中央	2	0（0）	1（50）	1（50）

注：* 修复部分乳房切除术缺损的并发症包括乳头坏死、血清肿形成、切口裂开、感染和血肿，乳腺组织脂肪坏死和乳房皮瓣坏死。在修复时完成部分乳房切除术后进行评估。90%接受乳房缩小成形修复部分乳房切除术缺损的患者具有可用的NAC，不需要游离乳头移植（free nipple graft, FNG）或乳头重建（nipple reconstruction, NR），$P=0.05$。

此外，对于乳房非常大的患者，NAC与乳房下皱褶（inframammary fold, IMF）之间距离较远，由下内侧蒂提供的额外血液供应可改善NAC的生存活力，并减少游离乳头移植的需求。

乳房内上象限（1区）是肿瘤切除缺损修复的一个极富挑战性的位置，因为通常1区的腺体组织非常薄弱，很难从中获得足够容积的组织去修复缺损，而下内侧蒂则可保留内侧楔形乳腺组织，从而可提供明显的美学益处。与其他真皮腺体瓣比较，我们发现，使用乳房缩小成形技术在乳房的外下象限（7区）和中央象限上方（3区）进行的大多数修复术，下内侧蒂也可增强美学效果。对于外下象限（7区）的缺陷，可以通过保留Wise皮肤模式皮瓣外侧的厚层乳腺组织进一步改善其美学效果。保留的内侧楔形乳腺组织增加了修复乳房内侧的丰满度，这改善了使用标准下蒂往往会出现的扁平外观，也加强了大乳房患者的乳沟并改善了美学效果，对于大多数大乳房患者，这是我们最常用的部分乳房切除术的修复模式。

下内侧蒂不是乳房其他几个象限缺损修复的首

选[9]。对于位于内下象限（2区）的缺损，我们通常使用下外侧蒂，并通过保留Wise皮肤模式皮瓣内侧的厚层乳腺组织来补偿丢失的组织。对于位于外上象限（6区）的缺陷，我们经常使用中下外侧蒂，利用外侧组织填补缺损。内侧成分具有上述美容优势，并增强了NAC的血供。对于位于下蒂垂直邻近区域的缺损，沿着乳房子午线（下中央象限或5区）的缺损，我们经常使用具有垂直皮肤缩小模式的上蒂。这可能是唯一不适合使用Wise皮肤切除模式的情况。

52岁的女性患者，右侧乳房的T_2肿瘤（5区），计划以垂直皮肤缩小的模式修复部分乳房切除术的缺损，术前进行标记（图15-8A）。乳腺外科医师进行肿瘤切除的缺损（5区）和SLNB的切口（图15-8B，C）。使用真皮腺体上蒂完成修复（图15-8D）。在接下来的几个月中，修复后乳房的上方乳腺组织下移使乳房下极丰满度得到改善。

当预期的缺损位于NAC下方的乳房中央时，我们会在术前告知患者，切除肿瘤后仅剩的NAC血供可能来自皮肤附件，这可能妨碍使用标准的乳房缩小成形技术。在这种情况下，还需要在术前与患者讨论手术方案。这些措施包括使用游离的乳头移植或外周局部组织重排的乳房缩小成形技术（中下外侧蒂），而无需重新定位NAC即可保留乳腺实质。在涉及局部组织重排的病例，对侧乳房在修复时不会缩小。相反，如果该方案的美学效果不合适，则应考虑进行完全乳房重建的乳房切除术，从而避免放射治疗的不良影响。

对侧乳房

大多数（约95%）接受使用乳房缩小成形技术修复部分乳房切除术缺损的患者，为了对称性，需要行对侧乳房缩小成形术[8]。我们更愿意在放射治疗完成后执行此手术。

> 当在放射治疗前对侧乳房缩小成形术与同侧乳房修复同时进行时，肿瘤侧修复的乳房可能会因淋巴引流受损引起的慢性水肿而变大；也可能因放射治疗引起的脂肪坏死和随后的萎缩而变小[9]。

但是，根据患者的选择和医师的偏好，为对称性而完成对侧乳房缩小成形术最佳时机的选择会有所不同[9, 11]。

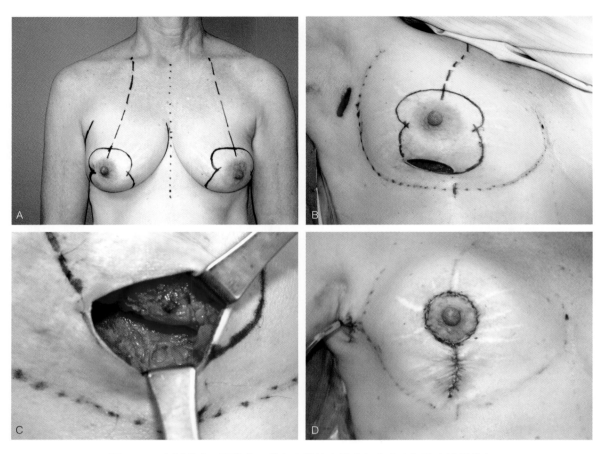

图15-8   右侧乳房5区肿瘤，垂直皮肤缩小模式部分乳房切除术缺损修复

临 床 案 例

[病例15-1]

39岁的D罩杯乳房女性患者，双侧同时性原发性乳腺癌，左侧T_2N_3，右侧T_2N_0。新辅助化疗反应非常好，患者要求BCT。对右侧乳腺1区肿瘤和左侧乳腺6区肿瘤的切口设计进行术前标记（图15-9A）。通过标记切口行肿瘤切除，右侧腋窝SLNB以及左侧Ⅰ、Ⅱ组腋窝淋巴结清扫（图15-9B）。肿瘤切除后的术中视野显示出切除后的缺损和真皮腺体蒂的设计（图15-9C）。右侧乳房的缺损使用下内侧蒂修复，左侧乳房缺损使用中下外侧蒂修复，修复完成后，展示术后即刻的修复效果（图15-9D）。特别强调的是，该患者保留的乳房内侧楔形组织填充右乳的缺损（1区）；保留的外侧楔形乳腺组织填充左侧乳房的缺损（6区）。

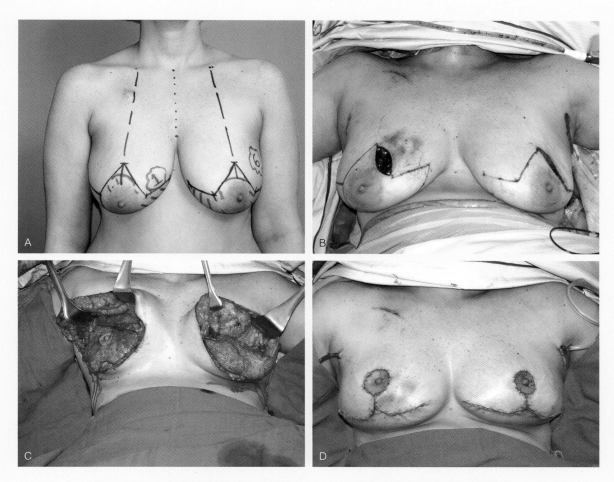

图 15-9　双侧同时原发性乳腺癌，双侧 Wise 皮肤模式真皮腺体蒂乳房缩小成形术

[病例 15-2]

　　46 岁胸罩大小为 38D 的女性患者，右侧乳房内上象限 T_1N_0（Ⅰ期）浸润性导管癌。行部分乳房切除即刻乳房修复，在做乳房缩小成形技术重建准备时，术前先进行 Wise 皮肤模式标记（图 15-10A）。进行部分乳房切除术，切除的标本组织量 80 g，乳房缺损（1 区）占初始乳房体积的 7%，先前的活检部位的再切除与肿瘤切除分开进行，这是通过沿着 Wise 模式上支入路的切口进行的（图 15-10B 和 C）。用下内侧蒂即刻修复乳房缺损，在修复过程中额外切除 60 g 的组织（图 15-10D）。同时进行了对侧乳房缩小成形以获取双侧乳房的对称，从对侧乳房切除的组织重 110 g，保留的内侧楔形乳腺组织填充了 1 区的缺损（图 15-10E）。修复 6 周后，重新切除的活检部位几乎不会被注意到，也没有影响乳房的外观（图 15-10F）。

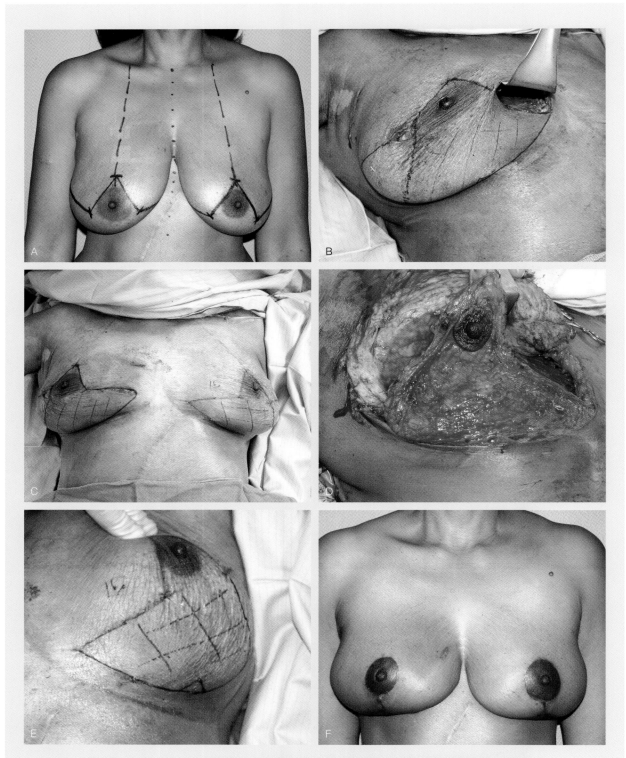

图15-10　右侧内上象限乳腺癌，双侧Wise皮肤模式下内侧真皮腺体蒂乳房缩小成形术

[病例 15-3]

    57 岁胸罩大小为 38DD 的女性患者，左侧乳房 7 区 T_3N_0（Ⅲ期）浸润性导管癌。患者接受了新辅助化疗，肿瘤对治疗反应良好，行部分乳房切除术即刻乳房重建，随后放射治疗，术前进行 Wise皮肤模式标记（图 15-11A）。行部分乳房切除及以及左侧Ⅰ、Ⅱ组腋窝淋巴结清扫，通过沿着 Wise模式的下支入路切口进行肿瘤切除，乳房切除组织量为 252 g（图 15-11B，C）。由此产生的缺损相当于最初乳房体积的 18%，用下内侧蒂即刻修复，进行修复时切除 325 g 的额外组织，肿瘤切除累及蒂的下方，但保留了内侧的血供（图 15-11D）。尽管这不是乳房缩小成形的经典技术，但在该患者同时也应用了类似的下内侧蒂进行了右侧乳房缩小成形术，从右乳房切除的组织量为 635 g（图 15-11E）。修复后的 10 个月和放疗后的 8 个月，乳房内侧的丰满度和重建后左乳房外下象限的轮廓光滑（图 15-11F）。我们目前将对侧乳房缩小成形术延迟到放射治疗后 6 个月。

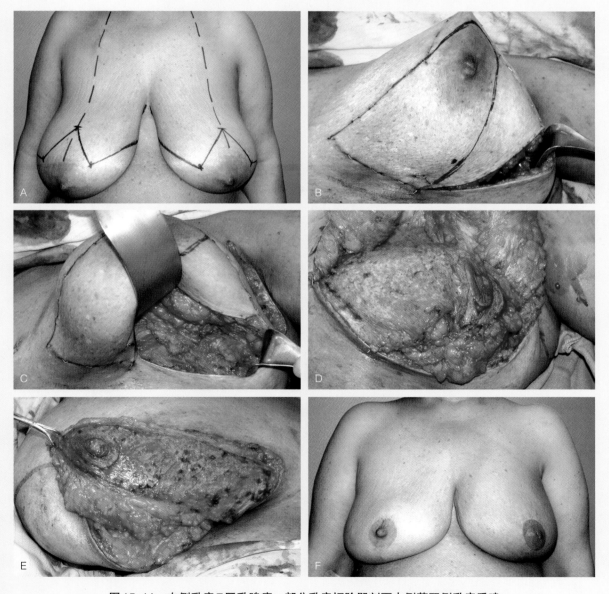

图 15-11　左侧乳房 7 区乳腺癌，部分乳房切除即刻下内侧蒂双侧乳房重建

[病例15-4]

　　该例41岁女性患者在接受部分乳房切除术治疗中央象限肿瘤后2周，出现意外的畸形，患者对乳房美学效果极不满意，并且患者也了解到乳房重建的美学效果也会受到放射治疗的不利影响，由此接受了放射治疗之前的延迟修复，在用乳房缩小成形技术进行部分乳房切除术修复准备时，术前进行Wise皮肤模式标记（图15-12A）。由于无法在术前确定中央切除的范围和确切位置（假定位于第3区），因此在开始乳房缩小成形术前探查NAC，以评估血供是否充分（图15-12B）。NAC保留的血液供应足够于使用下内侧蒂修复（图15-12C）。修复3个月后患者与外科医师都对术后乳房的美学效果满意（图15-12D）。

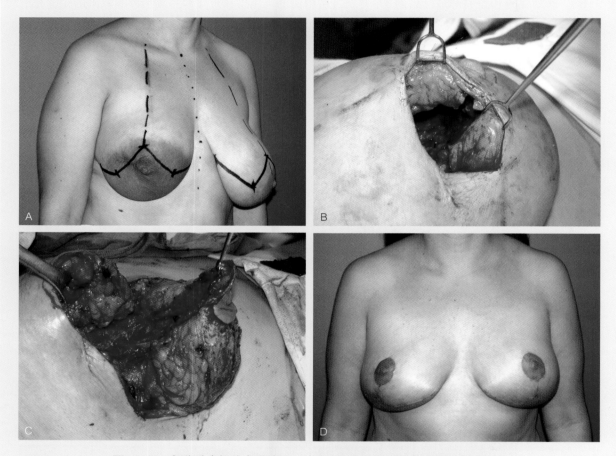

图15-12　部分乳房切除术后畸形，放疗前延迟的下内侧蒂乳房缩小成形术

结论

　　我们发现，在放疗前使用乳房缩小成形技术对部分乳房切除术缺损进行修复的患者可获得最佳效果[12, 13]。乳房缩小成形技术通常用于D罩杯或更大乳房的患者。使用基于下方的腺体组织蒂乳房缩小成形技术的并发症发生率可接受，美学效果良好。此外，大多数整形外科医师对于使用这种带蒂皮瓣都很熟悉，并且能在修复部分乳房切除术缺损时酌情修改其设计。我们发现，该技术降低术后肿瘤切缘阳性率和乳腺癌的局部复发[8, 9]。对于期望保乳的乳腺癌患者和巨乳症女性，这是对乳房重建方案的有益补充。

本 章 要 点

- 重要的是要与乳腺外科医师协调皮肤切口的位置。

- 使用沿着Wise皮肤模式、垂直皮肤模式、同心皮肤模式或先前的活检部位的皮肤切口来切除肿瘤。

- 如果先前的活检部位位于Wise皮肤模式之外，则将其重新切除，除非有肿瘤累及，否则不必扩展或修改式式。

- 建议使用单独的腋窝切口进行SLNB或全腋窝淋巴结清扫，以避免削弱和随后减少向外侧Wise皮瓣的血液供应。

- 如果对术中肿瘤切缘安全性没有足够把握，可先闭合切口，在常规组织病理切片获得阴性切缘后（数周内）使用乳房缩小成形技术修复缺损。

- 如果肿瘤切除累及了NAC的血供，那么外科医师应考虑延迟肿瘤整形修复以观察NAC的血供，通常2周时间足够上调NAC的血液供应，并选择在NAC坏死风险最小的情况下行肿瘤整形修复。

- 选择何种缩乳技术和乳头皮下蒂设计方法，主要取决于医生偏好及患者的皮肤缺损情况和肿瘤位置。可以选择Wise、垂直或同心皮肤切除模式，皮下蒂可以取自下方、上方或中央丘等任何位置。

- 避免在乳房下皱襞行Wise皮肤切除，以防伤口愈合不佳。

- 在Wise模式中，沿着下缘位于乳房子午线中央区域会形成三角形乳房皮肤，这在闭合切口后，使得T形连接处出现伤口开裂和伤口延迟愈合的机会减少。

- 重要的是，将内侧或外侧楔形乳腺组织作为下方的皮下蒂的一部分，以保证为NAC提供充足的血供。与缩乳整形相比，肿瘤切除术会减少NAC的血液供应。

- 只要可行，内侧楔形乳腺组织应包含皮下蒂（不包括2区缺损），有利于维持乳房内侧的丰满度，获得最佳的美容效果。

- 为了乳房的对称性达到最佳效果，要做到以下两点：为了对称性而行对侧乳房的缩乳治疗时，手术时间应该推迟至放疗完成，因为修复后的乳房需要一定时间后才会呈现出最终的大小（射线会诱发脂肪坏死，继发乳房萎缩）；计划进行对侧乳房的对称性手术时，皮下蒂的设计应与对侧乳房部分切除术后缺损修复手术保持一致。

参考文献

[1] Slavin SA, Love SM, Sadowsky NL. Reconstruction of the radiated partial mastectomy defect with autogenous tissues. Plast Reconstr Surg 90: 854, 1992.

[2] Clough KB, Cuminet J, Fitoussi A, et al. Cosmetic sequelae after conservative treatment for breast cancer: classification and results of surgical correction. Ann Plast Surg 41: 471, 1998.

[3] Clough KB, Kroll SS, Audretsch W. An approach to repair of partial mastectomy defects. Plast Reconstr Surg 104: 409, 1999.

[4] Rietjens M, Petit JY, Contesso G, et al. The role of reduction mammaplasty in oncology. Eur J Plast Surg 20: 246, 1997.

[5] Losken A, Elwood ET, Styblo TM, et al. The role of reduction mammaplasty in reconstructing partial mastectomy defects. Plast Reconstr Surg 109: 968, 2002.

[6] Smith ML, Evans GR, Gurlek A, et al. Reduction mammaplasty: its role in breast conservation surgery for early-stage breast cancer. Ann Plast Surg 41: 234, 1998.

[7] Boice JD Jr, Persson I, Brinton LA, et al. Breast cancer following breast reduction surgery in Sweden. Plast Reconstr Surg 106: 755, 2000.

[8] Kronowitz SJ, Feledy JA, Hunt KK, et al. Determining the optimal approach to breast reconstruction after partial mastectomy. Plast Reconstr Surg 117: 1, 2006.

[9] Kronowitz SJ, Hunt KK, Kuerer HM, et al. Practical guidelines for repair of partial mastectomy defects using the breast reduction technique in patients undergoing breast conservation therapy. Plast Reconstr Surg 120: 1755, 2007.

[10] Pawlik TM, Perry A, Strom EA, et al. Potential applicability of balloon catheter-based accelerated partial breast irradiation after conservative surgery for breast carcinoma. Cancer 100: 490, 2004.

[11] Losken A, Styblo TM, Carlson GW, et al. Management algorithm and outcome evaluation of partial mastectomy defects treated using reduction or mastopexy techniques. Ann Plast Surg 59: 235, 2007.

[12] Kronowitz SJ, Kuerer HM, Buchholz TA, et al. A management algorithm and practical oncoplastic surgical techniques for repairing partial mastectomy defects. Plast Reconstr Surg 122: 1631, 2008.

[13] Kronowitz SJ. State of the art and science in postmastectomy breast reconstruction. Plast Reconstr Surg 135: 755, 2015.

第16章

乳房自体组织填充乳房缩小成形术

Reduction and Mastopexy Techniques with Parenchymal Autoaugmentation

Albert Losken, Alexandra M. Hart, James Walter Dutton, Jr.

如第15章所述，肿瘤整形乳房缩小成形技术已成为治疗部分乳房切除术后缺损的流行选择。整形外科医师熟悉这些技术，很容易将这种方法结合到他们的乳房重建工作实践中。肿瘤整形乳房缩小成形技术可能是美国整形外科医师最常用的肿瘤整形技术[1-3]。在欧洲，现在流行乳房切除缺损后的下象限乳房重建术，以改善与此部位缺损相关的不良美容效果[4]。

在美国，这种技术的普及可能是源于改善患有巨乳症的乳腺癌患者不完美的术后效果[5]。由于患者的身体特点，相关疾病，以及与皮肤缺损相关的问题，大而下垂的乳房在乳房切除后通常更难以重建。通常认为大而下垂的乳房不适合进行乳房重建，因为这是增加并发症的相关因素，并且难以获得满意的美学效果。由于美学效果和放射治疗效果差，最初巨乳症被认为是BCT的相对禁忌证[6]。由于较大乳房放射剂量分布不均匀，放射治疗诱发的乳房纤维化是一个比较突出的问题。在乳房较大的患者中，晚期放疗纤维化发生率为36%，而乳房较小的患者则仅有3.6%[7, 8]。乳房较大的患者经常需要接受高剂量的放射治疗，这会增加放疗纤维化发生率，并对乳房的美学效果产生不利影响。

基于上述原因，乳房缩小成形术成为巨乳症患者部分乳房切除术后缺损重建治疗策略的补充手段。在乳房缩小成形术得到快速发展的今天，BCT成为大乳房患者的可行选择。这些技术相对容易学习，并且对于乳房切除加乳房重建手术极具挑战性的患者，其术后效果是可以预测的。本章介绍单纯乳房缩小成形术在重建部分乳房切除术缺损中的应用。

决策过程

适应证

第11章详细介绍了肿瘤整形技术的适应证。这些技术最大限度地降低了传统BCT导致乳房变形的可能性，并拓宽了乳腺癌患者BCT适应证。传统上，乳房缩小成形术用于大乳房的女性中，这些乳房中有足够的乳腺组织可以使用几乎任何一种带蒂组织瓣类型（腺体移位）来重塑乳房，或者可以通过一种标准乳房缩小技术将切取组织移植到部分乳房切除术缺损处。例如切除乳腺下极肿瘤，使用Wise模式上蒂法乳房缩小成形术重建乳房。随着BCT技术成熟度的提高，其适应证也越来越广。

本章阐述了如何将乳房腺体皮瓣或自体组织填充，标准的乳房缩小成形术或乳房上提固定术用于几乎所有位置的乳房肿块切除术，只要切除后仍能保留足够的乳腺组织。该技术可成为乳房较小、乳房下垂女性的合理选择，即使乳房缺损在典型乳房缩小成形组织之外。对于乳房中等大小或乳房下垂的女性，当缺损足够小时，适应证就演变为乳房上提术。

缺损范围与类型

考虑选择乳房缩小成形技术时，切除的类型很重要。对于仅涉及皮肤和浅层组织的象限切除术，应用Wise模式或垂直切除模式是合理的选择（图16-1）。在某些情况下，需要在Wise模式标记之外进行内侧或外侧皮肤的切除，以切除部分受累皮肤或先前的瘢痕。在这些情况下，只要缺损足够小，就可以用去表皮化的带蒂真皮组织瓣来填充缺损。乳房上半部分的任何皮肤缺损通常都需要皮瓣修复。乳房病灶切除术导致的腺体缺损更易修复，因为需要解决的问题主要是腺体缺损。对于中型或大型乳房，无论下垂与否，几乎任何位置的肿块切除缺损都可以使用乳房缩小成形术来重建乳房，尤其是对于较大的乳房来说，简单的乳房缩小术通常就足够了。在较小的乳房中，当缺损位于无法使用标准乳房缩小成形术切除的区域（即下极）时，则需要使用腺体皮瓣来填补缺损。例如，在小乳房女性美学敏感部位的内侧缺损，带蒂浅层组织的体积不足，如果不使用自体组织填充术，难以弥补缺损。除非另有说明，否则本章中讨论的缺损均为乳腺肿瘤病灶切除术后造成的。

无人区（No-Man's Land）

乳房缩小成形术的技术本质上是重建一个相对较小的乳房形态，并将乳头固定在乳房的中心位置。但是在某些情况下，调整带有乳晕的皮瓣的位置来重建乳房时会受到乳头所在位置的限制。出于美学考虑，乳头放置的高度在距胸骨切迹 ≥ 16 cm，而距胸骨中线 ≥ 7 cm，这个交汇点被称为无人区

（no-man's land）。一个乳房较小且肿瘤位于无人区的女性患者不能依靠乳头带蒂皮瓣填补缺损，常需要采取其他措施[9]。现在可以使用乳房缩小成形技术以及延伸的组织瓣或另外一个带蒂组织瓣来修复这些缺损。

外科技术

手术计划

（1）治疗团队讨论做出是否行肿瘤整形保乳术并进行整形修复的决定，同时做出了是即刻或延迟-即刻手术的选择。

（2）为患者做术前标记。

（3）如有必要，在肿瘤处放置导丝定位。

（4）实施切除和重建的外科医师讨论最终方案，完成导丝定位和患者体表标记。

（5）切除肿瘤，做或不做淋巴结取样病理学检查。

（6）如有必要，进行大体标本X线摄影和冰冻组织病理学检查确认。

（7）进行单独的残腔壁定位取样病理学检查。

（8）切除完成后残腔壁切缘钛夹标记。

（9）评估剩余的乳腺组织以及缺损的大小和位置。

（10）术中重建目标如下：① 保证乳头血运良好，并重新定位乳头；② 闭合残腔；③ 切除多余的乳腺组织和皮肤；④ 重塑乳房以保持其美学形

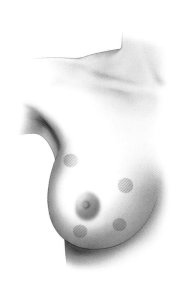
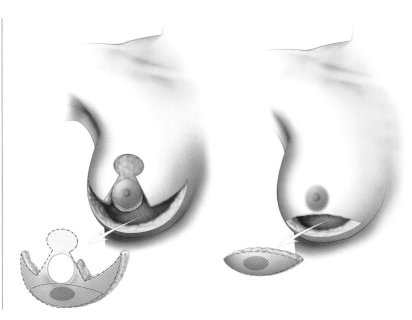

图16-1 乳腺肿瘤乳腺组织缺损的类型以及Wise模式切除的乳房缺损

状；⑤ 如有必要，实行对侧对称性手术。

随着治疗性乳房修复成形术适应证的不断拓宽，获得最佳美学效果和肿瘤安全性是患者选择的基础要素。

患者选择

患者考虑的因素是多方面的，但是通常是由外科医师来引导，例如切除病变的外科医师担心使用标准切除术可能会导致乳房畸形或双侧乳房不对称，或者担心不进行广泛切除无法获得干净切缘。这个过程也可能始于患者希望缩小乳房。

> 肿瘤整形修复技术最理想的是应用于那些在乳房缩小成形术中可以进行肿瘤广泛切除的患者，对他们来说，较小的乳房被认为是一种理想的结果。这种方法目的有三个方面：获得高的生存率、良好的美学效果以及提高患者满意度。在切缘方面，对目标患者的选择也很重要，例如年轻的导管原位癌（ductal carcinoma in situ, DCIS）患者的切缘阳性风险更高，这将影响部分乳房重建的时机。

术前计划

一旦确定患者适合BCT并且能从乳房缩小成形术中获益，便可进入术前计划阶段。如果使用两个团队合作完成的模式，则团队之间的沟通至关重要。负责切除肿瘤的外科医师必须认识到乳头血供、皮肤切口的位置和乳房美学对整个手术成败影响的重要性；同样，负责重建修复手术的外科医师了解肿瘤的大小和位置、切缘状态和局部控制对整个手术成败的影响也至关重要。肿瘤切除与整形修复外科医师应该术前共同阅片并讨论预期的缺损位置和大小，以及切除范围是否应包括皮肤。该讨论有助于确定最合适的组织瓣，保证乳头血运及重塑乳房美学形态。由于缺损状态偶尔会有别于预期，医师必须计划一个可行的替代方案。

术前标记

术前需标记两侧。如果采用Wise模式画标记

线，其垂直轴应比正常状态稍长，并且角度较小，以确保切口张力最小，减少愈合问题的发生。如果X线放置导丝定位用于肿块切除术，应检查并复习X线影像。

> 治疗团队应讨论切除肿瘤可能的切口位置。切口位置不当可能会影响皮瓣存活从而导致治疗效果欠佳。

肿瘤切除

肿瘤切除须遵循安全有效的肿瘤学切除原则（参阅第5章）。术中切缘评估包括X线摄影、术中肉眼评估、冰冻切片组织学检查或细胞学检查。我们发现，病例的选择、残腔壁切缘取样病理学检查和扩大范围的切除可以进一步降低切缘阳性的发生率。闭合残腔时瘤床壁放置标记夹以便进行术后复查随访，在需要放射治疗的情况下，标记夹用于指示术后放疗瘤床加量的定位。

部分乳房切除重建术

部分乳房切除术的重建通常在放射治疗之前进行，切缘阳性风险高的患者可以推迟到确定切缘阴性后。切缘阳性风险高通常见于年龄 < 40岁、广泛的 DCIS、小叶原位癌（lobular carcinoma in situ, LCIS）或新辅助化疗后的患者。与肿瘤整形技术一样，基于乳房大小、形状，缺损大小和位置，手术方式有多种选择。

在检查乳房部分切除后的缺损时，需要注意以下几个问题：① 如何确保乳头存活和位置合适；② 如何填补残腔；③ 必要时在何处切除多余的乳腺组织；④ 如何使用剩余乳腺组织来重塑乳房。

在决定乳房重建方案时，比评价缺损组织的大小更重要的一个方面是评估剩余的乳腺组织，并确定其与残腔、乳头和乳房的关系。应该解决的第一个问题是确定如何保持乳头成活能力。通常，蒂越短越能提高乳头的活力，并在不损害乳头的前提下对腺体进行重塑。乳头蒂有很多种选择，大多数外科医师都有自己的偏好。例如，如果内上侧蒂是标准乳房缩小成形术的首选方法，这项技术可用于大多数肿瘤性缺损，但前提是患者缺损位置不在乳头内侧。一般来说，如果蒂能旋转到缺损处，就可以

使用。有时，由于乳房大小或肿瘤位置的原因，不可能保留乳头。患者的选择包括切除、游离乳头移植或进行二期乳头重建。

一旦确定保留乳头，对蒂部进行去表皮化，使用电刀解剖蒂部并旋转到预设的乳头位置。然后，第二个需要解决的问题是如何填补缺损部位。此时，腺体切除尚未进行。如果病灶作为切除标本的一部分，并且残腔可以通过带蒂腺体移位和（或）

剩余的腺体组织充分填充，则不需要自体组织填充。如果认为需要额外组织瓣来填充残腔，那么就使用可用的额外组织，以及该组织与乳头蒂的位置来做出决定。如果可能，首选通过旋转原乳头蒂的延伸部分来填充缺损。对于乳房较小或中等大小的患者，或者当组织可以用蒂旋转以填补缺损时，取自不太敏感的区域带蒂自体组织填充乳房的方法效果很好。

临 床 案 例

[病例 16-1]

42 岁女性患者，乳房中等大小伴轻度下垂，两侧略微不对称（图 16-2A，B）。手术前进行导丝肿瘤定位并在乳房做了相应标记（图 16-2C）。左侧乳房外侧切除了一个重量为 92 g 的乳腺 DCIS 病灶组织，在计划的乳头位置略上方留下了缺损，用延伸的下方组织瓣（蓝线）旋转填充。另外从乳头上方和乳房下皱褶处（灰色阴影）切除重量为 22 g 的腺体组织（图 16-2D）。内侧和外侧带蒂组织瓣以通常的垂直乳房缩小成形方式折叠，并进行对侧乳房对称性手术，切除组织量 102 g（图 16-2E ～ K）。放射治疗后 1 年两侧形态良好（图 16-2L，M）。

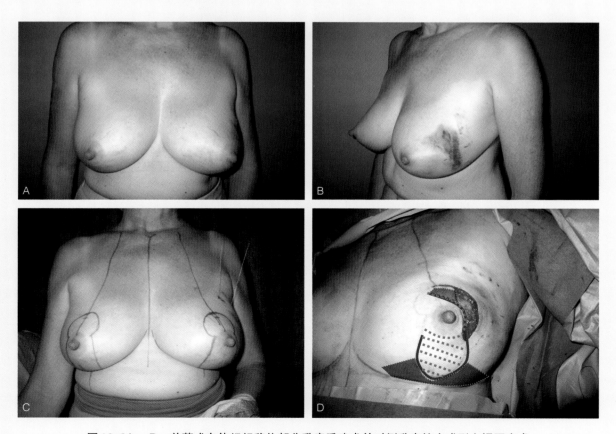

图 16-2A ～ D　单蒂式自体组织移位部分乳房重建术并对侧乳房缩小成形上提固定术

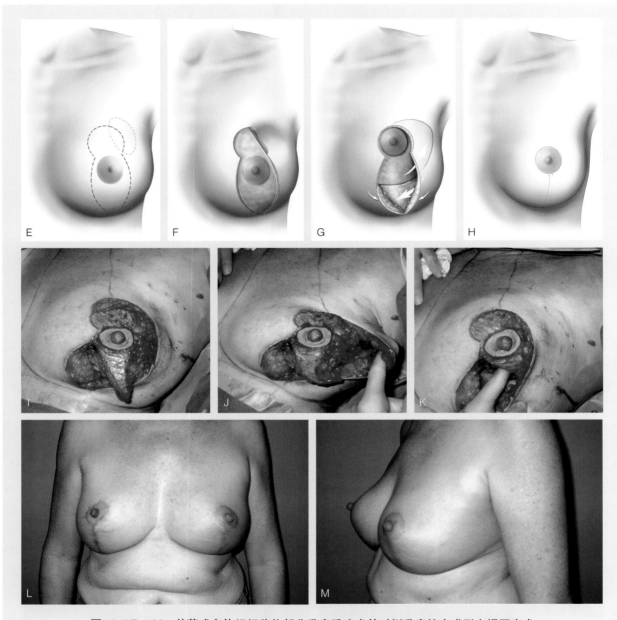

图16-2E～M 单蒂式自体组织移位部分乳房重建术并对侧乳房缩小成形上提固定术

对于大乳房且缺损较大的女性，如果单蒂组织瓣或残余腺体组织填补不充分，则使用双蒂组织瓣自体组织移位的方法填充残腔。

双蒂组织瓣通常更安全，通常会缩短每个蒂的长度，从而将脂肪坏死的可能性降至最低，并最大限度地提高了腺体瓣操作的安全性。

临 床 案 例

[病例16-2]

　　40岁右侧乳腺浸润性导管癌（Ⅱ期）女性患者，患者选择乳腺癌BCT（图16-3A，B）。因为患者乳房体积大和潜在的不良美学因素，肿瘤外科医师预计需要进行大容量切除，所以选择了肿瘤乳房缩小成形术。手术行部分乳房切除，标本切除组织量重315 g，切除所致外上象限一个大的深达胸壁的缺损（图16-3C）。缺损位于外上象限，高于乳头位置，单纯应用下蒂或中央区组织填充残腔重塑乳房是困难的，选择用带乳头的内上蒂及带外侧乳腺组织的次级带蒂组织皮瓣填充缺损，另外切除乳房下极组织425 g（图16-3D～G）。同时进行对侧乳房内上蒂法乳房缩小成形术，切除组织量达812 g。放疗后1年，双侧乳房美学效果优秀并具有良好的对称性（图16-3H，I）。

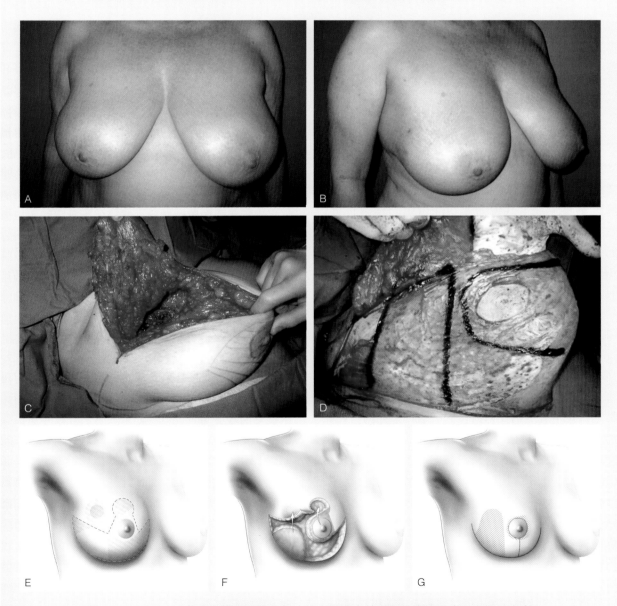

图16-3A～G　双蒂式自体组织移位部分乳房重建术并对侧乳房缩小成形上提固定术

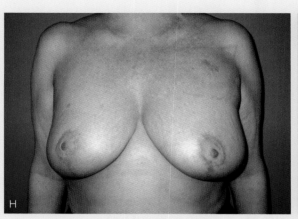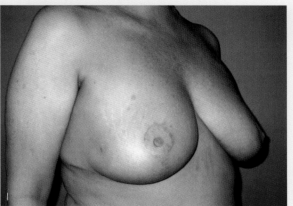

图16-3H～I 双蒂式自体组织移位部分乳房重建术并对侧乳房缩小成形上提固定术

通常一个额外的带蒂组织瓣是有用的，因为带蒂乳头组织瓣转移范围是有限的，而乳头在乳房上的位置决定了该蒂如何选取。

在确定如何填补残腔和重塑乳房形态后，需要切除多余的皮肤和腺体组织。将包括肿瘤的切除标本重量加上其他需要切除组织的标本重量，计算出该侧切除的组织总重量。这在试图保持双侧重塑的乳房对称性非常有用。新的乳房形态是用带蒂组织瓣和剩余的乳腺组织塑造的。在必要时，使用可吸收缝线进行腺体成形，并将皮肤重新覆盖在腺体上。如果缺损与腋窝相通，则需要留置负压引流。

皮肤模式

Wise模式的标记方法是多种多样的，可以很容易地将位于乳房内任何部位的肿瘤标记在内。Wise模式也为使用腺体组织瓣重建乳房提供了更多的选择。如果不确定是否需要腺体皮瓣来修复缺损，标准的1英寸（相当于2.45 cm）厚的Wise皮瓣可以提升到胸壁，而不需要切除任何额外的腺体组织或皮肤。包括乳头的带蒂皮瓣有多种选择，可使用单蒂或双蒂来保持乳头血运，或者用覆盖在乳丘上的去表皮化皮瓣填充缺损，以完成重建。对于较小的乳房，可使用垂直切口乳房缩小成形或上提固定成形术，因为通过这种方法可以很容易完成缺损修复。

对侧乳房

为了最大限度实现双侧乳房对称，对侧乳房通常使用与患侧乳房相似的技术予以矫形。如果患侧乳房使用下蒂组织瓣，则对侧常选择下蒂组织瓣。然而，不同的是，由于患侧往往需要进行涉及容量减少的手术（部分乳房切除），所以通常需要对侧乳房进行相应的腺体切除，甚至使用乳房缩小成形术进行部分乳房重建。

由于重建乳房会因术后放射治疗所致的放射性纤维化而相对缩小，在进行双侧乳房对称性处理时，健侧乳房需要比患侧乳房小约10%。

对侧乳房对称性矫正手术通常与患侧是同时进行的，但也可以在患侧乳房放射治疗完成后进行。作者更偏好于同时进行。如果放射治疗数年后需要稍微改变对侧乳房的形状和大小，这些微调过程比患侧手术即时完成修复更容易操作，结果也更易预见。延期进行双侧乳房对称性处理需要额外的修复才能最大限度地实现对称性，且需要进行长期的随访。然而，当患侧手术即时完成健侧乳房对称性手术时，健侧乳房再次对称性手术矫形率为10%。由于同时性双侧乳腺癌的发生率为2%～5%，因此，对健侧乳房对称性手术切除的乳腺组织进行组织病理学检查是很重要的。

临 床 案 例

[病例 16-3]

患者女性，49 岁，左乳内侧 I 期导管癌（图 16-4A）。左侧乳房包括病灶共切除组织 502 g，其中病灶标本 195 g，并进行即刻乳房缩小成形术，右侧乳房切除组织 536 g，术后左侧乳房略大（图 16-4B），放射治疗 2 年后双侧乳房对称性得到改善（图 16-4C）。

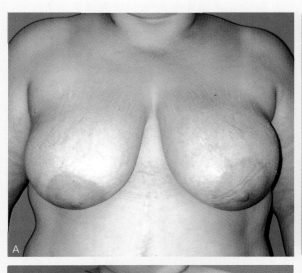
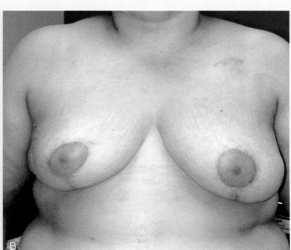
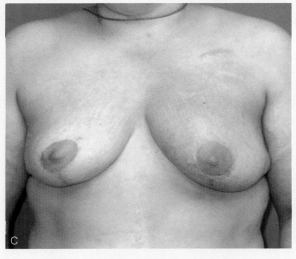

图 16-4 左侧乳腺癌双侧乳房即时乳房缩小成形术，患侧乳房略大，放射治疗 2 年后双侧乳房对称性得到改善

缺损定位

为简单起见，将缺损位置描述为中央、内、外、上或下区域。对于不同的个体，肿瘤整形重建技术的基本原则是相同的，区别在于组织瓣蒂的设计和技巧的细微差别，除了乳房和肿瘤的大小外，

主要取决于肿瘤的位置。

乳房上象限

乳房上象限被称为"无人区（no-man's land）"，该部位的缺损通常比较难以修复。如果上部的缺损位置低于新乳头的水平，那么下方蒂组织瓣就足够

了。如果缺损位置较高，并且乳头上方有足够的乳腺组织，下方蒂组织瓣可以满足乳头移动定位，腺体组织移位可充分填充缺损的需要。如果缺损超出预设的乳头水平时（即距胸骨上切迹 > 16 cm处），就会出现外上象限比较难处理的情况。下方蒂组织瓣不足以填补缺损，因为它只能升高到新的乳头位置。乳头位置限制了下方蒂组织瓣上提的高度从而不能填充残腔。在这种情况下，需要利用内侧和（或）外侧腺体组织皮瓣向上旋转以填补上极缺损区域。内侧和（或）外侧腺体组织皮瓣可根据需要进行游离，以保留尽可能多的胸壁血

管穿支。如果乳头上方的腺体组织足够用，简单的腺体组织瓣转移就可以闭合残腔，还可以使用间断缝合法重新定位乳头并固定，并将皮肤重新覆盖固定于乳丘上。乳房较小的女性患者，可以将内侧和外侧腺体组织皮瓣去表皮化并向上旋转，以最大限度地保留组织皮瓣的血运。另一种选择是使用扩大的中上或内侧带蒂组织皮瓣。蒂延伸至胸壁并去表皮化为一个更接近乳头的大皮瓣，向上旋转以便在预设的乳头位置上方提供额外的软组织，新制作的内侧和外侧组织瓣折叠填充到缺损区重塑乳房形态。

临 床 案 例

[病例16-4]

　　患者女性，39岁，肿瘤位于乳房上极，乳房相对较小而下垂，肿瘤切除后有乳房畸形的可能性（图16-5A，B）。切除163 g包裹肿瘤的腺体组织，在预设的乳头位置上方留下全层组织缺损区域（图16-5C）。单纯使用下部或中央区组织不足以填充乳头上方残腔（图16-5D）。选择旋转内侧和外侧乳腺的腺体组织皮瓣填充乳头上方残腔（图16-5E ～ G）。使用经典的Wise模式将皮肤重新覆盖在重建的乳房上（图16-5H）。对侧乳房采用中央蒂组织瓣进行乳房缩小成形术，切除组织量183 g，术后近期结果显示双侧乳房形状和对称性优良（图16-5I，K）。术后2年上极轮廓良好（图16-5J，L）。

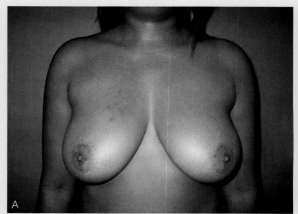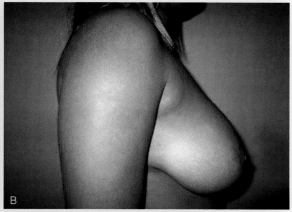

图16-5A～B　乳房上极肿瘤BCT利用旋转内侧和外侧腺体组织皮瓣部分乳房重建并行对侧乳房中央蒂组织瓣乳房缩小成形术

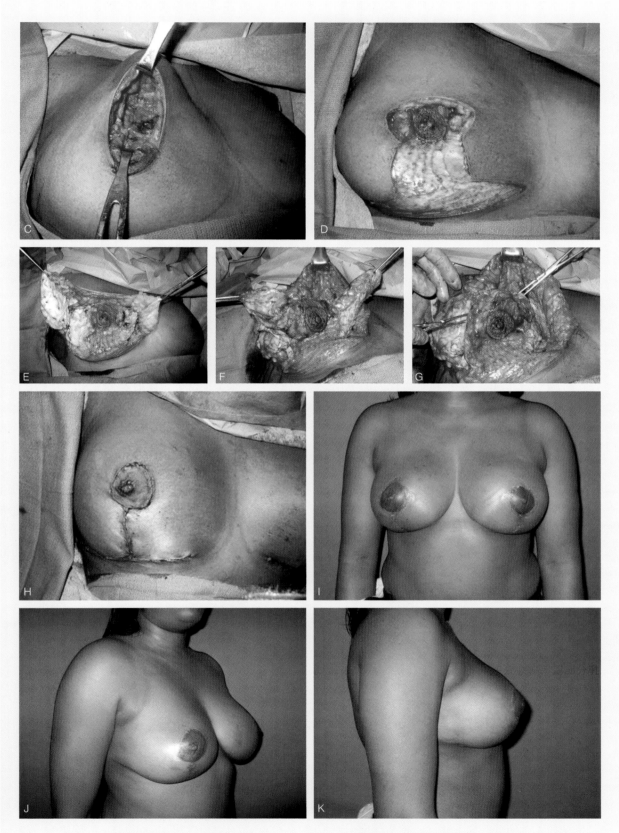

图16-5C～K 乳房上极肿瘤BCT利用旋转内侧和外侧腺体组织皮瓣部分乳房重建并行对侧乳房中央蒂组织瓣乳房缩小成形术

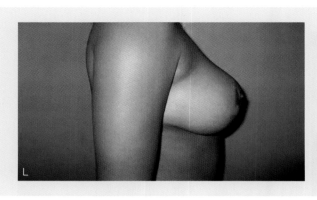

图16-5L　乳房上极肿瘤BCT利用旋转内侧和外侧腺体组织皮瓣部分乳房重建并行对侧乳房中央蒂组织瓣乳房缩小成形术

外侧缺损

对于乳房外侧部分的缺损，有许多可供选择的部分乳房重建方案。如果缺损低于乳头的水平或缺损相对较小，使用几乎任何蒂或技术的残留乳腺组织移位都可以填充。如果小或者中等大小乳房，可以选择一个延伸的内侧蒂皮肤组织瓣旋转到缺损处，缝合残留的乳腺组织，形成垂直瘢痕的乳房缩小成形术。对于中等到较大的乳房，较大的缺损经常需要额外的组织修复缺损，尤其是当缺损在新乳头位置（外上象限）以上时。上内侧蒂若短些会更加安全，可以确保乳头存活，也可以最大限度地降低因为较长延伸的组织瓣末端脂肪坏死的可能性。在这种情况下，一种以外下蒂为基础的去表皮化的皮肤组织瓣可作为第二组织瓣联合填补残腔。这样可以确保新乳头在乳房上的位置及残腔得到充分修复，而乳房不至于变形。当缺损的位置在外侧的时候，如果外上或外下象限没有残留的乳腺组织，则需要取其他部位乳腺组织旋转填补缺损。在乳房中等大小且下垂的女性患者中，可选择将乳房下极的带蒂组织瓣旋转填充到缺损部位。

内侧缺损

内侧象限在乳房美学上是一个相对敏感的区域，特别是对于较大的缺损或乳房相对较小的女性患者。如果缺损低于预设的乳头位置，当使用上蒂组织瓣时，则可下移该位置上的腺体组织填补缺损。如果缺损相对较高，一般可以用下极组织来填充较大的残腔。当缺损涉及整个内侧象限，则需要额外的组织瓣填充修复残腔。

如果有足够的剩余组织，可以使用下基蒂的组织瓣和一个向上旋转的内侧去表皮化组织瓣填充缺损（图16-7）。如果内侧没有足够的组织，另一个选择是利用延长的侧基蒂组织瓣填充残腔，使乳头向上旋转。

临 床 案 例

[病例16-5]

患者女性，44岁，乳房外侧DCIS，接受了部分乳房切除术，切除组织110 g，患者乳房中等大小伴轻度下垂，由于她的乳房形态，出现一个直达胸壁的乳房外上象限缺损（图16-6A）。患者的自然乳头处于一个相当好的位置，只需要稍微向上提拉，同时需要将剩余的乳房下极组织再切除一部分，以重塑乳丘形态（图16-6B，C）。由于乳房外侧没有乳腺组织用以填补缺损，在评估缺损和残余乳腺组织与乳头以及新乳头位置的关系后，选择使用延伸的内上蒂去表皮化的组织皮瓣旋转填补外侧缺损，并使乳头向上移动，重塑乳房形态（图16-6D，E）。对侧乳房切除了118 g乳腺组织，施行内上蒂乳房缩小成形术，患者术后9个月乳房的美学效果良好（图16-6F）。

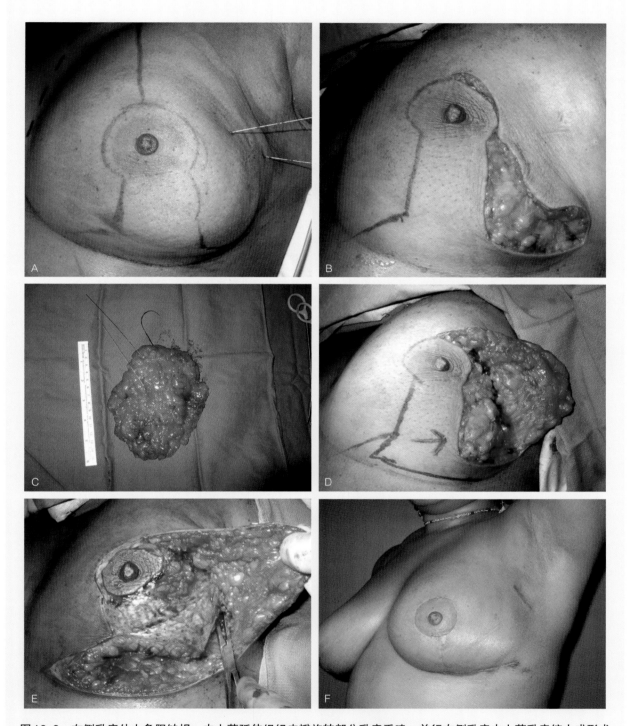

图16-6 左侧乳房外上象限缺损，内上蒂延伸组织皮瓣旋转部分乳房重建，并行右侧乳房内上蒂乳房缩小成形术

下方缺损

下象限缺损可能是最容易修复的。对于小到中等大小的乳房，如果缺损位于中线和乳头水平以下，可用上蒂组织瓣抬高乳头，内侧和外侧组织瓣折叠以闭合残腔。对于乳房较大或者有较大缺损的患者，上蒂组织瓣允许整个下象限较大容积切除，可以用上象限的乳腺组织下移重塑乳房。

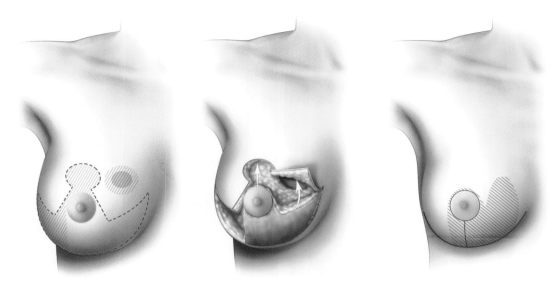

图16-7　内侧缺损的下基蒂组织瓣和向上旋转的内侧去表皮化组织瓣部分乳房重建

临床案例

[病例16-6]

　　患者女性，58岁，左侧乳腺浸润性导管癌 I 期，乳房下象限皮肤凹陷（图16-8A，B）。术前评估发现乳房不对称，左侧乳房下皱褶比右侧高2～3 cm（图16-8C，D）。该患者行左侧乳房肿块切除术（组织量65 g）的同时，使用中央蒂去表皮化组织皮瓣即刻部分乳房重建，将带蒂组织皮瓣置入肿瘤切除后的残腔，并使畸形最小化，用Wise模式处理乳房下皱褶（图16-8E，F）。对侧乳房通过上蒂组织皮瓣缩小乳房（切除组织量195 g），术后右侧乳房下皱褶升高2 cm，左侧乳房放疗6个月后，形态和对称性良好（图16-8G～I）。

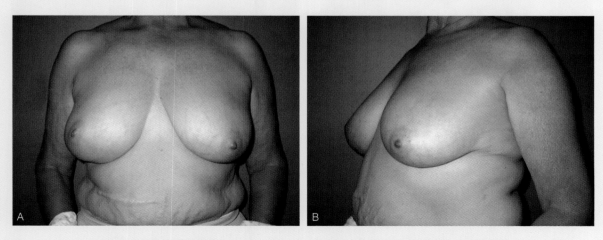

图16-8A～B　左侧下象限乳腺癌肿块切除，中央蒂去表皮化组织皮瓣，即刻部分乳房重建并对右侧乳房行上蒂组织皮瓣乳房缩小成形术

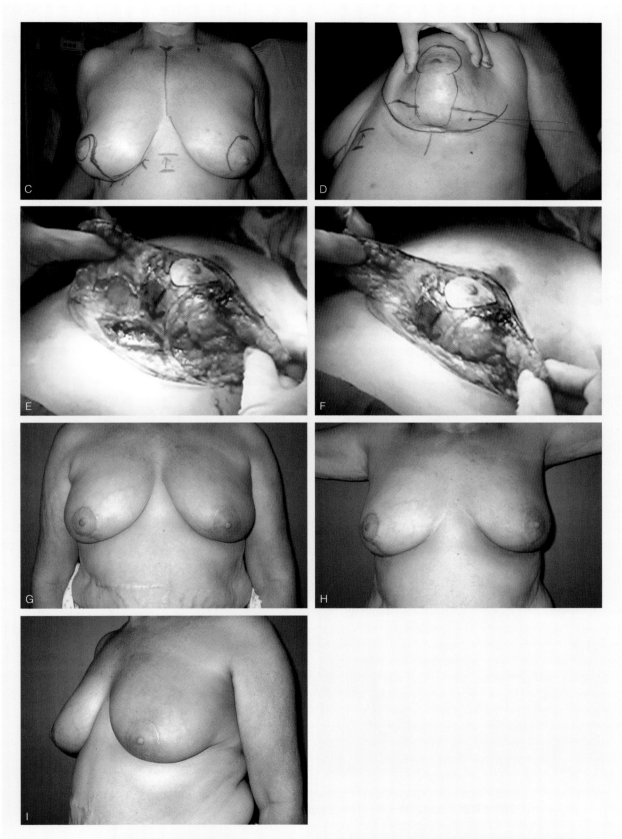

图16-8C～I 左侧下象限乳腺癌肿块切除，中央蒂去表皮化组织皮瓣，即刻部分乳房重建并对右侧乳房行上
蒂组织皮瓣乳房缩小成形术

中央缺损

中央缺损和乳晕下缺损分别在第17章中讨论。

在乳房相对较小或下垂的女性中，乳头下方局部缺乏足够组织，有时需要提供足够的额外组织填充缺损。

临 床 案 例

[病例16-7]

　　80岁女性患者，乳房小而下垂，该患者患有腺肌上皮瘤（图16-9A，B）。以前曾接受过肿块切除术且边缘阳性需要进一步切除，尽管乳房已经有畸形，但患者仍有强烈的保留乳房愿望，术前予皮肤标记（图16-9C，D）。手术切除60 g组织后，乳头上方与深面均有组织缺损（图16-9E）。病变切除后乳头深面基本没有乳腺组织而紧贴胸壁，乳头上方无组织填补修复缺损，采用乳腺内侧和外侧去表皮化的腺体组织瓣旋转置于乳头下方和上方填充残腔（图16-9F，G）。术后即刻患者乳头形状良好，乳头隆起（图16-9H）。放射治疗1年后双侧乳房的外观（图16-9I，J）。

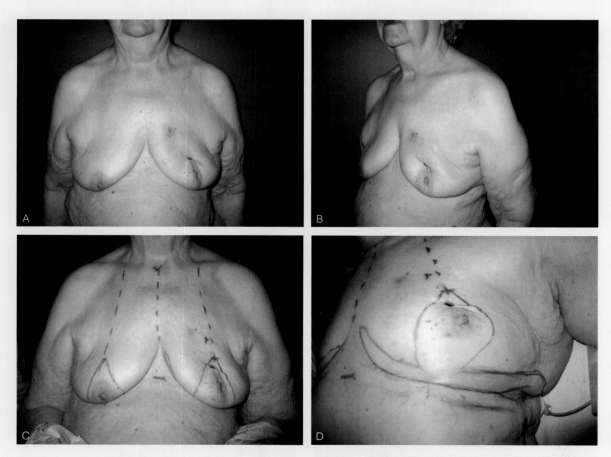

图16-9A～D　左侧乳腺腺肌上皮瘤，病变切除乳房中央区缺损，行内侧和外侧去表皮化的腺体组织瓣旋转部分乳房重建，并对右侧乳房行对称性乳房重建术

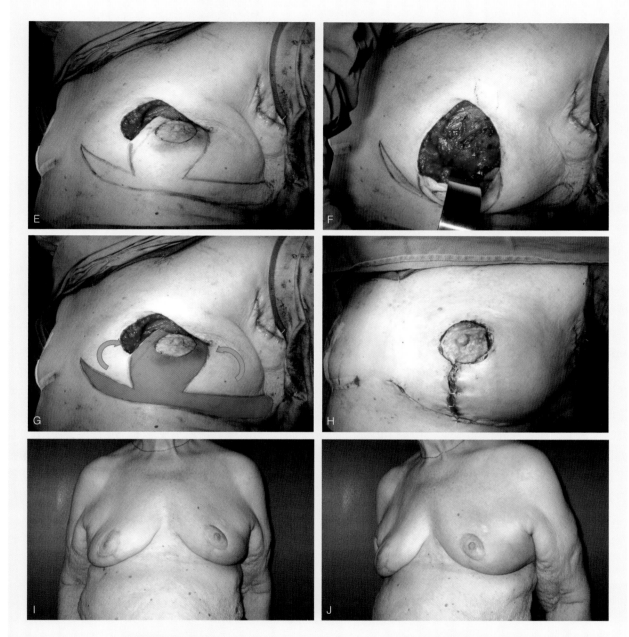

图 16-9 E ~ J　左侧乳腺腺肌上皮瘤，病变切除乳房中央区缺损，行内侧和外侧去表皮化的腺体组织瓣旋转部分乳房重建，并对右侧乳房行对称性乳房重建术

结局

肿瘤学安全性的优势

部分乳房重建的其他潜在肿瘤学优势包括：

（1）肿瘤整形保乳技术切除肿瘤周围组织范围（切除组织量 > 200 g）比非整形技术更大（切除组织量 40 ～ 50 g）。

（2）增加腺体组织的切除量可以降低切缘癌阴性及复发风险。

（3）对侧乳房手术有助于发现同时性双侧乳腺癌，并降低异时性乳腺癌的发生率。

肿瘤整形保乳技术能够更好地发挥放射治疗的疗效。

局部复发是重要的预后指标。然而，在对肿瘤复发和生存做出任何明确的结论之前，还需要更长期的研究。有人推测，由于肿瘤广泛切除，局部复发率将会降低。

> 使用肿瘤整形乳房缩小成形技术重建的乳腺组织重排是一个值得关注的问题，因为乳房结构的改变，可能影响复发模式或影像学检查应用的效果。

手术标记夹标记瘤床切缘，有助于放射治疗瘤床加量时靶区勾画、术后监测和必要时手术再探查。同时，也有助于必要的乳腺X线摄影和MRI随访检查时对瘤床的识别。

乳腺X线摄影能看到稳定变化时通常在术后21个月左右（第29章）。由于这种联合手术的性质和排除肿瘤复发的重要性，经常需要额外的组织病理学检查，例如细针穿刺细胞学检查和（或）粗针穿刺组织病理学检查。

局部伤口愈合并发症包括延迟愈合、皮肤坏死、感染和切口裂开。然而，这些发生的概率通常较低，不会延迟辅助治疗的开始。绝大多数系列研究结果表明，患者和外科医师对使用这些技术后的美学效果表示非常满意。另一方面，放射治疗对重建乳房的影响随着时间延长而持续存在，这些患者的远期效果备受关注。

尽管会发生一些放射治疗后的纤维化，乳房的形态通常会随着时间的推移而得以保持。如果放疗后的纤维化使重建乳房略有缩小，进一步缩小对侧乳房以达到双侧乳房的对称，比重建放疗后的乳房更容易。

附加提示

（1）最小化组织损伤。

（2）准确地术前标记，以减少皮肤紧张和伤口愈合的困难。

（3）在决定如何修复残腔、旋转乳头、重塑乳房之前，不要进行组织切除。

特别关注

考虑到肿瘤切缘状态，腺体组织的旋转应谨慎进行。在高危患者中，乳房重建总是可以推迟到最终切缘状态确定再进行。阳性切缘的诊疗方法详见第7章。确定切缘阳性后有再次扩大切除，或是乳房切除后重建两种选择。如果在肿瘤整形切除后发现切缘阳性，患者疾病的严重程度有助于确定做何种选择。

肿瘤整形乳房缩小成形术后的乳房重建将更容易，因为乳房体积及覆盖乳丘的皮肤已缩小，已经同时进行对侧乳房缩小成形术，并且未曾使用过其他重建方案。肿瘤整形乳房缩小成形术后复发的患者，由于术后放射治疗对皮肤的影响，若实行乳房切除重建术，皮肤瓣管理较困难，通常需要选择携带更多皮肤的自体组织替换技术。

临床案例

[病例16-8]

64岁左乳浸润性导管癌女性患者，外上象限部分乳房切除（组织切除量490 g）术后，随后接受了双侧乳房缩小成形术，右侧切除组织总量1 010 g，左侧1 170 g（图16-10A，B）。尽管术中进行了影像评价和残腔壁取样组织病理学检查，术后常规组织病理学检查切缘仍有DCIS残留，随后患者接受了左侧乳房切除和背阔肌肌皮瓣联合假体植入乳房重建，术后效果满意（图16-10C，D）。

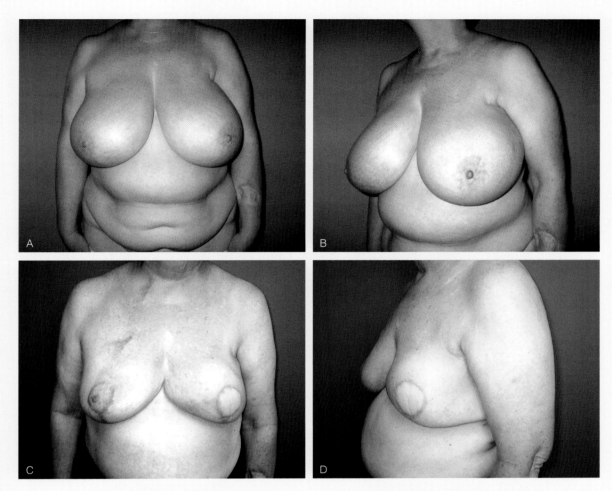

图 16-10　左侧浸润性导管癌，双侧乳房缩小成形术，术后常规组织病理学检查切缘阳性，行左侧乳房切除背阔肌肌皮瓣联合假体重建术

结论

　　随着选择指征和手术技术的不断完善，美学效果、患者满意度和肿瘤安全性将得到进一步改善。乳房缩小成形术作为部分乳房切除术一种安全有效的乳房重建模式，越来越被医患接受。肿瘤整形乳房缩小成形技术不断改进与临床推广应用，将为有保乳意愿的乳腺癌患者提供更好的选择。

本 章 要 点

- 肿瘤整形乳房缩小成形术可用于修复任何

象限的乳房肿块切除术后缺损修复。
- 在特殊情况下，当局部没有足够的组织时，偶尔需要额外的策略填补缺损，重建乳房。
- 乳头的位置通常会限制带蒂组织瓣旋转填充缺损残腔的能力。
- 在使用乳房缩小成形乳房重建术时，可以使用延长的真皮腺体蒂组织瓣、自体组织上提和真皮腺体双蒂组织瓣等技术将局部组织转移到残腔区域。
- 只要有足够的乳腺组织，这些技术几乎可以修复任何乳腺实质组织的缺损。

参考文献

[1] Clough KB, Lewis JS, Couturaud B, et al. Oncoplastic techniques allow extensive resections for breast-conserving therapy of breast carcinomas. Ann Surg 237: 26, 2003.

[2] Losken A, Styblo TM, Carlson GW, et al. Management algorithm and outcome evaluation of partial mastectomy defects treated using reduction or mastopexy techniques. Ann Plast Surg 59: 235, 2007.

[3] Munhoz AM, Montag E, Arruda EG, et al. Critical analysis of reduction mammaplasty techniques in combination with conservative breast surgery for early breast cancer treatment. Plast Reconstr Surg 117: 1091, 2006.

[4] Clough KB, Nos C, Salmon RJ, et al. Conservative treatment of breast cancers by mammaplasty and irradiation: a new approach to lower quadrant tumors. Plast Reconstr Surg 96: 363, 1995.

[5] Shestak KC, Johnson RR, Greco RJ, et al. Partial mastectomy and breast reduction as a valuable treatment option for patients with macromastia and carcinoma of the breast. Surg Gynecol Obstet 177: 54, 1993.

[6] Gray JR, McCormick B, Cox L, et al. Primary breast irradiation in large-breasted or heavy women: analysis of cosmetic outcome. Int J Radiat Oncol Biol Phys 21: 347, 1991.

[7] Zierhut D, Flentje M, Frank C, et al. Conservative treatment of breast cancer: modified irradiation technique for women with large breasts. Radiother Oncol 31: 256, 1994.

[8] Brierley JD, Paterson IC, Lallemand RC, et al. The influence of breast size on late radiation reaction following excision and radiotherapy for early breast cancer. Clin Oncol (R Coll Radiol) 3: 6, 1991.

[9] Grisotti A, Calabrese C. Conservative treatment of breast cancer: reconstructive issues. In Spear SL, ed. Surgery of the Breast. Principles and Art. Philadelphia: Lippincott Williams & Wilkins, 2005.

第17章

中央区缺损部分乳房重建
Central Defect Reconstruction

Stephen J. McCulley, R. Douglas Macmillan

在需要切除乳头-乳晕复合体（nipple-areolar complex, NAC）的中央区乳腺癌患者保乳治疗中，肿瘤整形技术的方法和原理尚没有更好的证据。虽然这类手术仅涉及 < 5% 的乳腺癌患者，但是从整形美学效果的角度看，通常被认为是难治性群体。

患者选择和计划

理想的肿瘤整形手术应该是既保证肿瘤治疗疗效又可改善患者术后的美学效果。肿瘤整形技术拓宽了乳腺癌保乳治疗的指征，通过对乳房致畸高风险的患者进行标准的或者广泛的肿瘤切除来达到乳腺癌保乳治疗的目的。肿瘤整形技术的应用也降低了需要再次切除的风险，尤其是导管原位癌（ductal carcinoma in situ, DCIS）患者和需要切除较大体积乳腺组织的患者。对于需要切除较大比例乳腺组织或肿瘤位于乳房美学敏感区域，如乳房中央区的乳腺癌患者可以从肿瘤整形技术中获益[1]。由于中央区肿瘤术后的美学效果差，所以传统上首选乳房切除术。如果从肿瘤学安全性角度评估可行，越来越多的医师倾向将保乳治疗（breast conserving therapy, BCT）应用于中央区肿瘤的治疗中[2]。在临床实践中，需要权衡乳房切除 + 乳房重建术与肿瘤整形保乳手术的利弊，特别是在乳房体积较小或需要切除较大比例乳腺组织的患者选择治疗方案时。然而，即使是这类患者，肿瘤整形技术的应用仍然可以给予女性患者更多的选择[3, 4]。

乳房下垂程度、乳房大小与初始双侧乳房的对称性、手术风险、手术切缘状况的要求、患者对乳房大小的偏好和接受双侧手术的意愿，都是肿瘤整形技术选择的重要影响因素。患者年龄对治疗方案的选择影响较小，但也是需要考虑的因素。所有这些因素都需要在与患者讨论治疗方案选择时加以考虑。

> 治疗性乳房成形术（therapeutic mammaplasty）是我们使用乳房成形技术治疗乳腺肿瘤的首选术语。这是接受保乳手术（breast-conserving surgery, BCS）后有乳房畸形风险患者的理想选择，特别适合于接受乳房上提或较小乳房的患者。

对于中央区肿瘤而言，手术选择包括单纯或改良的椭圆切除术、圆柱形切除荷包闭合术、治疗性乳房成形术和容积置换技术。治疗性乳房成形术又可分为需要切除大量体积的乳房缩小成形术，或仅需要广泛的局部切除的乳房固定成形术。乳房较大的患者虽然可以不考虑肿瘤大小，但是应强调较小乳房在术后放疗方面的优势[5, 6]。对于合适的患者，乳房成形术更加安全可靠，因为不需要考虑乳头蒂部的问题。在很多情况中，乳头重建是很重要的，这可能是带下蒂皮肤的乳房整形[3, 7]，或者一种带有皮肤的局部穿支皮瓣，或可在 NAC 切除后的剩余局部皮肤上进行的修复。

当患者及外科医师均不倾向于做双侧手术的时候，应该考虑仅行单侧手术。小的缺损可以使用单纯椭圆切除或Grisotti皮瓣技术。较大的缺损（> 15%乳房体积）可以使用单边延长的椭圆切除、Grisotti皮瓣或单侧治疗性乳房成形术。当乳房下垂不明显或乳房体积较小，或不需要改变乳房体积时，容积置换技术更为可取，这尤其适用于较小的乳房。

外科技术

乳腺中央区肿瘤的手术方案选择（表17-1，图17-1）。

单纯切除（simple excisions）

中央椭圆形切除（central ellipse）

椭圆切除术很容易操作，手术会使乳房顶端扁平导致有些不对称，但是很少或没有乳晕以外的皮肤破坏。如果只需要切除较小体积和（或）有限的手术，是一个很好的选择，因为不用考虑乳房的大小或形态。椭圆切除术的切口通常是横向的，但如

表17-1 乳腺中央区肿瘤的外科手术选择
• 单纯切除
中央椭圆切除
圆形区域切除
• 容积移位技术
楔形切除治疗性乳房成形术
实体组织瓣推进乳房成形术
Grisotti皮瓣
实体组织瓣乳房成形术
• 容积置换技术

果有必要，切口方向可以旋转，这种手术可作为皮肤和实质组织的单纯切除手术（图17-2）。

> 椭圆切除术皮肤和乳晕切口越宽，术后乳房就越扁平。这可通过缩小和缩短切除范围予以改善。

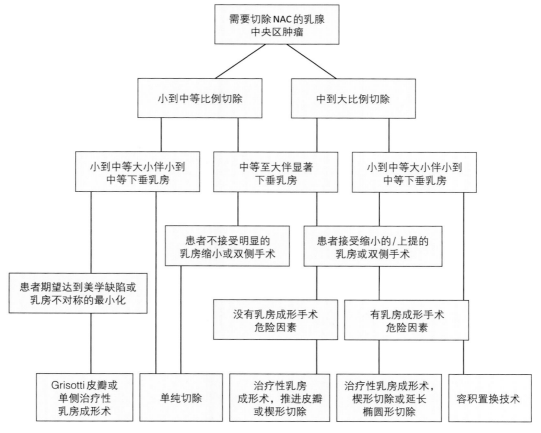

图17-1 乳腺中央区肿瘤的手术方案选择

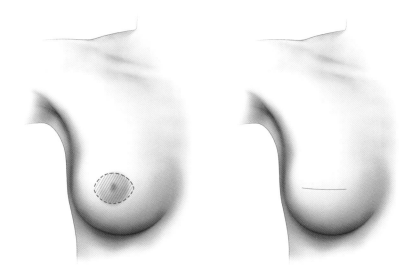

图 17-2 乳腺中央区肿瘤的椭圆形切除

减少术后扁平化的一种方法是在肿瘤完整切除的基础上切除乳头但是保留一部分乳晕。这种方法既可改善扁平的外观，留下的乳晕组织也可增加美学效果。

或者，椭圆切口可以在向垂直方向上进行，并且垂直方向具有一定的延长切口的优越性。原则上，这是一种垂直楔形乳房成形术，但几乎和水平椭圆切口一样容易操作。垂直方向的切口有利于收紧或上提乳房，可与对侧乳房的垂直固定术同时进行，最适用于轻至中度下垂的乳房。垂直切口和横向椭圆切口一样不需要切除所有的乳晕。

延长椭圆形切除，或"瓜片形切除（melon slice excision）"通常是横向切口，但在需要的时候可以做一个斜角（图 17-3）。这是一种既能够切除肿瘤和 NAC 又能够显著缩小乳房的简单方法。这种方式适用于需要较大范围切除的再次手术，同时适用于有手术危险因素、需要快速简单手术的老年患者，以及喜欢较小的乳房或者需要术后放疗的患者。

治疗性乳房成形术可以达到相似的目的，但手术过程更为复杂。对于有危险因素的患者，延长的中心椭圆切除当为首选方案，因为这种手术对保留的乳腺组织几乎没有破坏，最大限度地降低吸烟、肥胖、糖尿病，或有拥有非常柔软以脂肪为主型乳腺癌患者延迟愈合的风险。

尽管延长椭圆切除的缺点是在乳房上有一个较

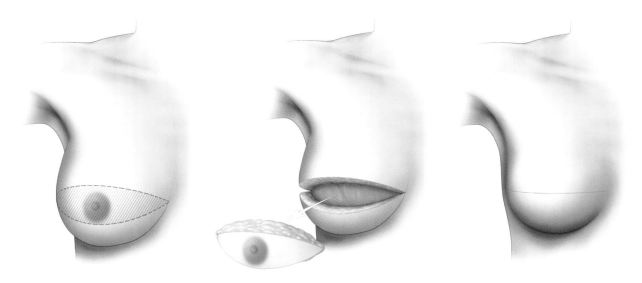

图 17-3 中央区肿瘤延长椭圆形切除术

长的横向瘢痕，但其优点是简单、相对安全和结果的可预见性。术前标记是很有必要的，标记肿瘤的时候患者取仰卧位，做乳房成形术标记的时候患者取站立位。切除需要延伸到整个乳房，以免外观不满意。椭圆的顶点标记位对应乳房下皱褶（inframammary fold, IMF）处或在其正下方，然后在乳房最中间选定一个点画一条柔和的曲线。椭圆向下凹，横向应该有一个稍微宽或更高的标

记，以创造一个稍微宽的横向切口，这有助于缩小乳房。椭圆的下方中点标记需要在IMF上方保留8～14 cm的位置，以形成足够的乳房中心体积。在乳房正中，椭圆中线向上凸起。根据肿瘤切除部位的不同，可以在椭圆的上或下侧多保留一些组织。首先切除肿瘤，然后进行其他多余组织的切除和腋窝手术。浅筋膜复位闭合以抬高乳房，关闭死腔。

临 床 案 例

[病例 17-1]

患者52岁，通过筛查被诊断为左乳腺浸润性肿瘤，影像学肿瘤大小为33 mm，需要切除NAC。需要注意的是，该患者超重且患有糖尿病。采用了左乳延长椭圆切除术和右乳Wise模式乳房缩小成形术。图17-4是患者手术前和手术放射治疗后4个月的乳房外观。

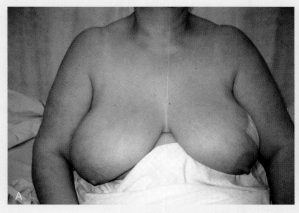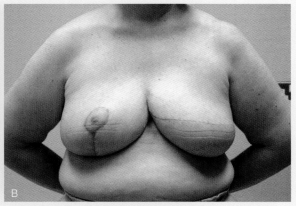

图17-4 左侧乳腺浸润性癌延长椭圆切除术和右乳Wise模式乳房缩小成形术

圆柱形切除术（round block）

圆柱形切除加荷包缝合可以减少瘢痕的长度，是一个具有吸引力的术式选择。手术可以切除乳头和乳晕及其后方的肿瘤，并切除肿瘤周围被破坏的皮肤。保留的乳腺实质组织没有创伤，皮肤用荷包缝合进行关闭（图17-5）。不过，虽然这种手术瘢痕较短，但是也会使乳房顶部变扁平，且荷包缝合的皮肤有伸展的倾向，容易出现伤口愈合问题。圆柱形切除并不是最终理想的乳头重建方式。尽管如此，圆柱形切除术对于单侧小肿瘤是一个简单的

选择。

容积置换技术（volume displacement techniques）

由于需要切除NAC的乳房整形手术设计相对简单，虽然治疗性乳房成形术在临床应用的过程中有些部分需要修改，但治疗性乳房成形术仍然是中央区肿瘤一种非常实用和可靠的方法。中央区肿瘤治疗性乳房成形术可以通过两种技术方法完成。第一种方法是简单楔形切除术，根据需要切除中心肿

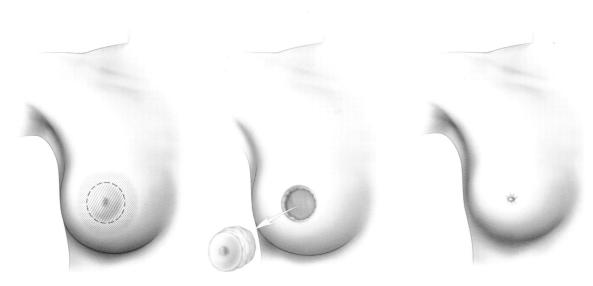

图17-5　乳腺中央区肿瘤圆柱形切除加荷包缝合技术

瘤、乳头和其他组织。通常是取垂直或倒T形皮肤切口。乳头或肿瘤切除的缺损不需要带蒂皮瓣填充。这简化了手术，降低了并发症的风险。

　　第二类治疗技术是使用一个下方的腺体蒂来填充腺体组织和乳头乳晕区域的缺损。取中央区域皮肤岛取代NAC。手术通常是双侧的。这些手术大体上基于Grisotti皮瓣的原理，使用下蒂推进或旋转填补中央缺损。

楔形切除（wedge excisions）治疗性乳房成形术

　　在所有的治疗性乳房成形术中，楔形切除乳房成形术是最容易操作的手术之一，非常适合于切除NAC的中央区肿瘤（图17-6）。

　　通常将其设计为垂直或倒T形模式，皮肤模式是由乳房大小和下垂程度决定。

> 由于不需要使用组织蒂，楔形切除的美学效果是可以预见的，适用于乳房非常大，或有肥胖、吸烟、糖尿病等手术危险因素的患者。这类手术方式既是首次手术又是再切除病例的理想选择。

　　垂直术式适用于乳房较小或轻中度乳房下垂的患者。然而，对于小乳房患者，较广泛的NAC切除后可能导致乳房顶部感觉迟钝。在符合肿瘤学原

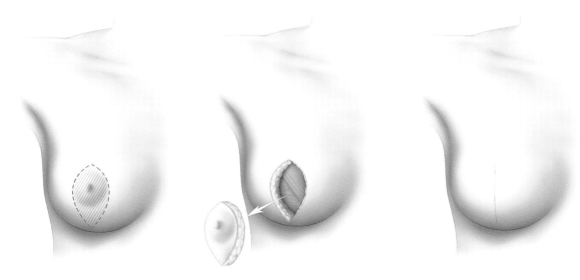

图17-6　中央区肿瘤楔形切除乳房成形术

则基础上，可以保留部分乳晕组织。对于较大乳房或明显乳房下垂的患者，倒T楔形乳房成形术适用于广泛的中央区切除。在所有病例中，在需要的情况下乳头乳晕重建均可在二期进行。

由于不需要制作NAC蒂，乳房的大部分组织被用于乳房成形术的主体组织，或者根据需要保留一些中央腺体实质组织以维持乳房的凸度。

> 过度加压包扎会使重建的乳房不凸起或形成一个中央凹陷，应予以避免。

做标记应类似于标准乳房缩小成形术，必须注意避免张力。垂直标记以允许合理的无张力闭合。垂直部分的长度通常为8～11 cm，具体取决于乳房的大小。如果需要，水平标记可以与Wise模式的乳房成形术相同。重要的是，在乳房成形时要保留一些乳腺实质组织以维持中央容积和凸度。应首先切除肿瘤、NAC和中央区肿瘤，然后利用保留的乳腺组织进行乳房成形手术。由于会造成乳房体积缩小，通常需要进行对侧乳房对称性手术。

临 床 案 例

[病例 17-2]

69岁患有巨乳症的女性患者，左侧乳晕后方19 mm肿瘤，通过倒T形楔形切除乳房成形术，对侧行Wise乳房缩小成形术。图17-7A～C为患者手术方法示意图，图17-7D为术前设计标记，图17-7E为手术放射治疗后4个月的美学效果。

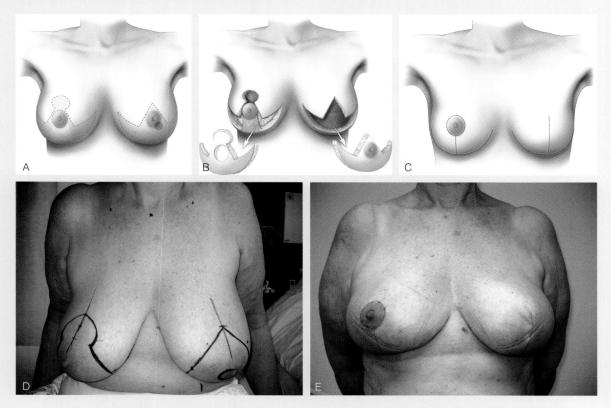

图17-7　左侧乳腺癌伴巨乳症患者，倒T形楔形切除乳房成形术并行对侧Wise乳房缩小成形术

腺体实质组织推进（parenchymal advancement）Grisotti 皮瓣治疗

Grisotti 瓣[8]于 1993 年首次用于治疗乳腺中央区肿瘤。是利用下方组织的旋转和推进填充中央区缺损，也被称为单边手术（图 17-8）。

> 当中等大小伴中度下垂乳房的中央区切除范围不大时，Grisotti 皮瓣是理想的选择。可以最大限度地减小对乳房外形的影响，且不会显著改变乳房的容积。

皮瓣的原理是应用腺体实质性皮瓣填充于缺损区，或者更常见的是，携带一个皮肤岛的腺体实质性皮瓣转移于 NAC 的缺陷中。

在下方真皮腺体组织瓣设计完成后，先进行中央区切除，弧形皮瓣下端延伸至 IMF。通常预留一个皮肤岛来填补乳头乳晕的缺损，皮瓣与乳房外侧组织有广泛的附着，并从胸肌筋膜表面使其上提旋转进入中央缺损区。尽管最初没有提及，但是在皮肤岛上即刻进行乳头重建是可行的。

推进蒂（advancement pedicles）皮瓣治疗性乳房成形术

推进蒂通常是直接进入缺损区的真正的下蒂组织皮瓣（图 17-9）。其具有将皮肤和腺体实质组织推进入缺损区的优点。下蒂使得可以通过蒂的大小很好地控制凸度，并且通过增加皮肤量来取代 NAC 以减轻较小乳房患者对乳房顶部变平的担忧。重要的是，皮肤岛距 IMF 不得小于 6～7 cm。在初次手术过程中就可以在该圆形皮肤上进行即刻乳头重建。即刻乳头重建的优势之一就是所有的皮肤都位于下蒂上，从而更容易创建和（或）重建所需大小的乳头，这种足够大小的皮肤岛确保可以达到需要的乳头高度，而不会像二期乳头重建那样受皮肤岛大小的限制。通常在对侧乳房上进行类似的带 NAC 的下蒂乳房成形术。新的 NAC 用纹身技术完成。该技术与经典的下蒂乳房缩小成形术一样可靠。

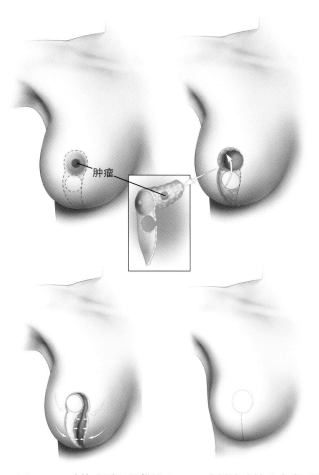

图 17-8 腺体实质组织推进 Grisotti 皮瓣治疗性乳房成形术

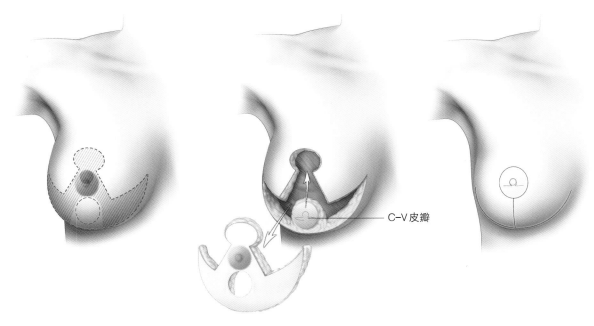

C-V皮瓣

图17-9 推进蒂组织皮瓣治疗性乳房成形术

临 床 案 例

[病例17-3]

58岁左侧乳房31 mm的T_2肿瘤患者。计划进行中央区肿瘤切除和下蒂推进皮瓣乳房重建和即刻乳头重建。乳房标记为标准的Wise模式乳房成形术（图17-10A）。使用下蒂，从乳房的下方携带皮肤，皮肤岛设计在蒂的上半部。在确定了乳头位置后，采用一个C-V皮瓣重建乳头。根据需要在乳头周围创建圆形皮肤。患者术后6个月以及接受放射治疗后18个月的美学效果（图17-10B ～ D）。

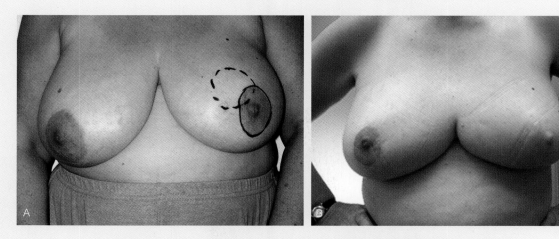

图17-10A ～ B 中央区肿瘤切除和下蒂推进皮瓣乳房重建和即刻乳头重建

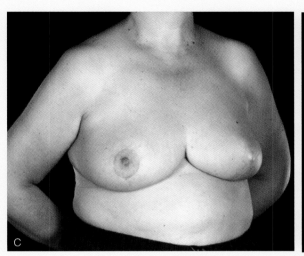
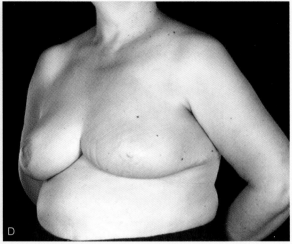

图17-10C～D 中央区肿瘤切除和下蒂推进皮瓣乳房重建和即刻乳头重建

[病例17-4]

通过筛查诊断的右侧乳腺复发性DCIS患者，需要切除右侧乳头乳晕。此外，该患者用标记线进行了肿瘤的定位。应用垂直模式中间腺体瓣治疗性乳房成形术和应用C-V皮瓣的乳头重建术。术前设计（图17-11A）和术后放疗后15个月的美学效果（图17-11B）。

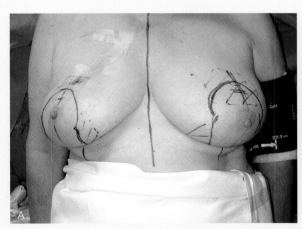
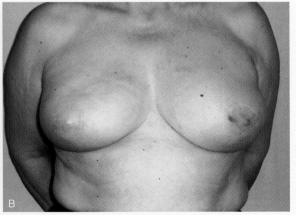

图17-11 垂直模式中间腺体瓣治疗性乳房成形和C-V瓣乳头重建术

通过垂直皮肤模式，能够比较容易使用内侧蒂或外侧蒂携带组织和皮岛填充缺损（图17-12）。这种手术方式可以切除乳腺的下极组织，经常用于垂直式乳房缩小成形手术。

在治疗性乳房成形术中，手术医师必须确保皮肤切口张力不能太大，尤其是使用乳腺下蒂皮瓣的时候尤其需要注意。张力过大是切口相关并发症的常见原因，而乳腺下方蒂皮瓣会加重这类并发症。所有的乳房成形术（乳房缩小成形术和治疗性乳房成形术）的定位需要依据解剖标志而非测量值进行标记。通过轻柔地推动乳腺内外侧组织确定乳腺的水平线后再确定乳腺的垂直线。同样的，乳房成形

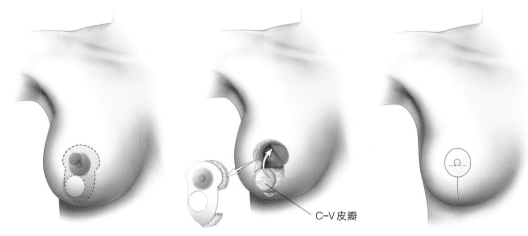

C-V皮瓣

图17-12 垂直皮肤模式内侧蒂治疗性乳房成形术

的顶点需要设计在IMF上。乳头如果没有即刻重建，在后期重建也是比较容易实现的。

容积置换手术

容积置换皮瓣包含许多新式穿支皮瓣，包括来自肋间穿支皮瓣，如肋间外侧动脉穿支皮瓣（lateral intercostal artery perforator flap, LICAP）或肋间前动脉穿支皮瓣（anterior intercostal artery perforator flap, AICAP），以及胸背动脉穿支皮瓣（thoracodorsal artery perforator flap, TAP）（图17-13）[9]。

对于中央区肿瘤，与LICAP皮瓣比较，TAP皮瓣或经典的背阔肌迷你皮瓣（latissimus dorsi miniflap, LD miniflap）更容易获取且更有价值。AICAP皮瓣以前已经介绍过[10]。TAP皮瓣和保留肌肉的背阔肌肌皮瓣（muscle-sparing LD flap）已经大部分取代了经典的LD迷你皮瓣。因为大部分

甚至全部的背阔肌被原位保留，能够更好地保证供区的外形和功能。TAP皮瓣或保留肌肉的LD皮瓣是填充中央区缺损的理想皮瓣，因为其可及性好而且容积充足，同时还能保留背阔肌的功能。

对于大部分中央区肿瘤来说，转移皮瓣的容积不需要肌肉组织块。

对于部分经过筛选的患者，可以使用AICAP皮瓣填充缺损，从而将瘢痕隐藏在IMF中（图17-14）。

在选择皮瓣的时候，需要考虑皮瓣的可及性和容积需求。经典的TAP皮瓣的皮岛由主要穿支供血，其经常离腋窝后皱褶10 cm，故需要确保皮岛能转移到中央区。TAP皮瓣的乳房容积置换组织则更多地依赖下位穿支供血。

所有这些皮瓣转移手术均可基于术中冰冻组织学检查结果一期或二期完成，我们更倾向后者[10]。对于希望保留乳房容积、外形和对称性的较小乳房

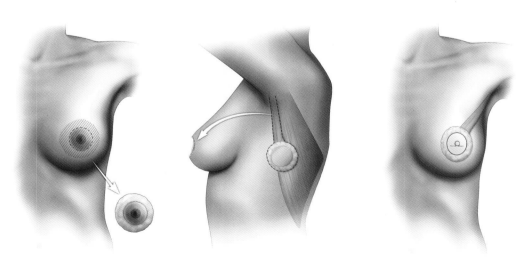

图17-13 中央区肿瘤胸背动脉穿支皮瓣治疗性乳房成形术

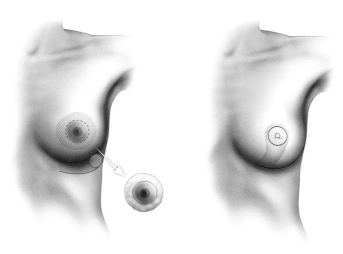

图17-14 中央区切除AICAP皮瓣治疗性乳房成形术

的女性患者，这种方法具有明显的优势。

这些技术可以允许较大范围切除皮肤及腺体实质组织，对于TAP皮瓣的唯一限制是可获取的皮岛容积量。如果该皮瓣转移修复手术一次性完成，则必须有详细的切缘冰冻组织学检查结果。如果术中无法获得确切的切缘结果，则必须在手术前获得患者知情同意的情况下，方能转换为乳房切除术（伴或不伴重建）的治疗模式。据报道，当切缘冰冻组织学检查结果阴性时，局部复发率低。治疗性乳房成形术重建后对乳腺X线摄影检查的敏感性不受影响[11, 12]。

二期手术模式可以完成常规组织学检查的切缘评估，有计划地实施第2次手术。如果第1次手术的前哨淋巴结活检（sentinel node biopsy, SLNB）证实需要行腋窝淋巴结清扫，也可以在施行皮瓣转移乳房重建术的同时实施。二期手术的不足，是一些形状的皮肤切口需要暂时塑形。然而，短椭圆状或荷包缝合乳晕切口能使皮岛的设计更容易。

不管是一期还是二期的方法，都需要在乳腺组织中创建一个朝向腋窝容纳皮瓣蒂的隧道。乳头重建也可同时完成。

调整乳腺大小的外科治疗

明显的乳房过大

有明显乳房过大患者的乳房形态与乳房缩小成形手术往往需要切除超过500 g乳腺组织。虽然这些患者仍然有中央区肿瘤切除后明显美容畸形和不对称的风险，但是这些患者的手术影响可能是最

小的。然而，这类患者术后放疗可能带来很多的问题，例如放疗后皮肤水肿、皮肤色泽改变或溃疡[6, 13-15]。此外，乳房过大的女性可能出现放射剂量分布不均一和IMF处剂量重叠的情况。乳房过大的女性患者的乳房切除重建术也有更高的风险，这就使得治疗性乳房成形术成为一种很有吸引力的治疗选择。

> 对于显著大乳房的患者，应该认真考虑以乳房缩小成形术作为一线治疗方案。

传统上，这些患者的治疗方式是简单的中央椭圆形切除。然而，如果患者同意双侧手术和接受更小的乳房，扩大的中央区椭圆形切除或治疗性乳房成形术就变得更可取。

中等大小伴下垂的巨乳房

中等大小伴下垂的巨乳房患者的乳房形态与乳房缩小成形术需要切除少到中等量腺体组织（100～500 g）。这类患者术后出现不良的美学效果和不对称的风险更高，但是与拥有更大乳房的患者比较，发生与放疗相关严重问题的风险较低。中等程度伴下垂的巨乳症患者可选的治疗方案是比较多的，但受到计划切除组织量、危险因素、患者偏好等因素的影响。对于计划切除较大百分比腺体组织或乳房明显下垂的患者，治疗性乳房成形术仍然是理想的治疗方案。然而，对于偏向更小手术范围或单侧手术的患者，单纯的椭圆形切除仍然是一个很好的选择。当需要切除组织的范围较大或患者要求保留乳房大小时，容积置换技术则更合适。

小到中等大小伴下垂的乳房

小到中等大小伴下垂的乳房外形与需要行乳房固定术患者的乳房形态相似。虽然这些患者可能认为较小乳房不是一个优势，但根据计划切除组织量的大小，完美的治疗性乳房成形术仍然是可行的。腺体组织重排优先于楔形切除，这可使肿块切除术后剩余的乳腺组织得到最大化的利用。少量腺体切除的乳房固定成形术能有效地施行。一旦切除的范围太大，容积置换的方法则更有用。应用Grisotti皮瓣的单侧治疗方案也是不错的选择。

小到中等大小伴轻度下垂或无下垂的乳房

对于小到中等大小伴轻度下垂或无下垂乳房的患者，其治疗方案的选择取决于切除组织的比例。小范围的中央区切除可以使用单侧单纯切除或Grisotti皮瓣。容积置换的方法可以完全自由地选择切除范围，是切除较大比例腺体组织患者保乳治疗的首选方案。这些方法也可以依据需要施行皮肤置换。

乳头重建

大部分患者的乳头重建都能在初次手术中完成，也可以延期重建。当用皮肤岛组织填充中央区缺损时，在初次手术中施行乳头重建更合适。下方蒂的所有皮肤都能根据需要用于初次手术中的乳头重建，应当注意的是，随着时间推移，重建的乳头预计会缩小近60%。乳晕盘可以从剩余的皮肤上切割，以创建一个圆形乳晕区域。我们的首选是在皮肤岛上创建一个改良的C-V皮瓣，并用延迟纹身的方法重建乳晕色泽。

结论

传统治疗上，由于肿瘤治疗的安全性和美学原

因，乳腺中央区肿瘤的治疗方式是乳房切除术。当今，≤4 cm的中央区肿瘤BCS和放射治疗成为普遍接受的治疗策略[2, 16, 17]。肿瘤整形技术和理念的建立使治疗性乳房成形技术成为治疗中央区肿瘤的理想方案[18-24]。这些方案可以允许广泛地切除NAC和肿瘤，而且可以获得良好的美学效果。这个结果应该是可预见的，因为保留NAC的复杂性不再存在，所有带蒂皮瓣均可靠且能在一个标准的乳房缩小成形术中实施。因为保留了乳腺周围的腺体组织，所以在中央区缺损充分填补的情况下，能够较好地保留乳房外形。在很多治疗方式上，使用肿瘤整形手术方式治疗乳腺中央区肿瘤的效果比其他区域更可靠。肿瘤整形技术的应用正在改变中央区肿瘤患者的现有治疗方式，使这类患者的传统治疗充满挑战。

本 章 要 点

- 治疗性乳房成形术确实拓宽了位于中央区肿瘤患者保乳治疗的适应证。
- 根据乳房的大小和形状，可以使用多种治疗方法。
- 进行楔形切除术时，应延长切口以获得更好的乳房形状。
- 小至中等大小乳房患者是选择下外侧旋转皮瓣（Grisotti皮瓣）的指征。
- 腺体实质组织推进皮瓣适用于替换中央容积并维持乳房凸度。
- 在进行中央区乳腺肿瘤患者手术设计时，应考虑到乳头乳晕的重建。
- 通常需要对侧手术以保持较大肿物切除后双侧乳房的对称性。
- Grisotti皮瓣适用于轻度下垂的中小乳房的小肿物切除。

参考文献

[1] Cochrane R, Valasiadou P, Wilson AR, et al. Cosmesis and satisfaction after breast-conserving surgery correlates with the percentage of breast volume excised. Br J Surg 90: 1505, 2003.

[2] Simmons RM, Brennan MB, Christos P, et al. Recurrence rates in patients with central or retroareolar breast cancers treated with mastectomy or lumpectomy. Am J Surg 182: 325, 2001.

[3] McCulley SJ, Durani P, Macmillan RD. Therapeutic mammaplasty for centrally located breast tumors. Plast Reconstr Surg 117: 366, 2006.

[4] Huemer GM, Schrenk P, Moser F, et al. Oncoplastic techniques allow breast-conserving treatment in centrally located breast cancers. Plast Reconstr Surg 120: 390, 2007.

[5] Gunilla C, Lawrence M, Curtis S, et al. Acute and late morbidity of using a breast positioning ring in woman with large/pendulous breasts. Radiother Oncol 50: 277, 1999.

[6] Moody AM, Mayles WP, Bliss JM, et al. The influence of breast size on late radiation effects and association with radiation dose inhomogeneity. Radiother Oncol 33: 106, 1994.

[7] Schoeller T, Huemer G. Immediate reconstruction of the nipple/areolar complex in oncoplastic surgery after central quadrantectomy. Ann Plast Surg 57: 611, 2006.

[8] Galimberti V, Zurrida S, Zanini V, et al. Central small size breast cancer: how to overcome the problem of nipple and areola involvement. Eur J Cancer 29: 1093, 1993.

[9] Hamdi M, Van Landuyt K, Monstrey S, et al. Pedicled perforator flaps in breast reconstruction: a new concept. Br J Plast Surg 57: 531, 2004.

[10] Carstensen L, Bigaard J. Management of central breast tumours with immediate reconstruction of the nipple-areola complex; a suggested guide. Breast 24: 38, 2015.

[11] Rainsbury R. Breast-sparing reconstruction with latissimus dorsi miniflaps. Eur J Surg Oncol 28: 891, 2002.

[12] Dixon JM, Venizelos B, Chan P. Latissimus dorsi mini-flap: a technique for extending breast conservation. Breast 11: 58, 2002.

[13] Al-Ghazal SK, Fallowfield L, Blamey RW. Does cosmetic outcome from treatment of primary breast cancer influence psychological morbidity? Eur J Surg Oncol 25: 571, 1999.

[14] Gray J, McCormick B, Cox L, et al. External irradiation in large-breasted or heavy woman: analysis of cosmetic outcome. Int J Radiat Oncol Biol Phys 21: 347, 1991.

[15] Moody AM, Mayles WP, Bliss JM, et al. The influence of breast size on late radiation effects and association with radiation dose inhomogeneity. Radiother Oncol 33: 106, 1994.

[16] Fisher B, Anderson S, Redmond C, et al. Reanalysis and results after 12 years of follow-up in a randomized clinical trial comparing total mastectomy with lumpectomy with or without irradiation in the treatment of breast cancer. N Engl J Med 333: 1456, 1995.

[17] Asgeirsson KS, McCulley SJ, Pinder SE, et al. Size of invasive breast cancer and risk of local recurrence after breast-conservation therapy. Eur J Cancer 39: 2462, 2003.

[18] Masetti R, Pirulli P, Magno S, et al. Oncoplastic techniques in the conservative surgical treatment of breast cancer. Breast Cancer 7: 276, 2000.

[19] Clough K, Lewis J, Couturand B, et al. Oncoplastic techniques allow extensive resections for breast-conserving therapy of breast carcinomas. Ann Surg 237: 26, 2003.

[20] Spear S, Pelletiere C, Wolfe A, et al. Experience with reduction mammoplasty combined with breast conservation therapy in the treatment of breast cancer. Plast Reconstr Surg 111: 1102, 2003.

[21] Garusi C, Petit JY, Rietjens M, et al. Role of plastic surgery in the conservative treatment of breast cancer. Ann Chir Plast Esthet 42: 168, 1997.

[22] Munhoz AM, Montag E, Arruda EG, et al. Critical analysis of reduction mammaplasty techniques in combination with conservative breast surgery for early breast cancer treatment. Plast Reconstr Surg 117: 1091, 2006.

[23] Losken A, Styblo TM, Carlson GW, et al. Management algorithm and outcome evaluation or partial mastectomy defects treated using reduction and mastopexy techniques. Ann Plast Surg 59: 235, 2007.

[24] Anderson BO, Masetti R, Silverstein MJ. Oncoplastic approaches to partial mastectomy: an overview of volume-displacement techniques. Lancet Oncol 6: 145, 2005.

第18章

局部皮瓣容积置换在肿瘤整形重建中的应用

The Role of Local Flaps as Volume Replacement in Oncoplastic Reconstruction

Alexandre Mendonça Munhoz, Rolf Gemperli

尽管认识到大多数保乳手术（breast-conserving surgery, BCS）的缺陷都可以通过一期闭合治疗，但美学效果可能无法预见且偶尔可能需要复杂的重建技术予以纠正[1, 2]，这使重建技术最近获得了越来越多的注意[1-13]。基本上，有容积移位和容积置换两类不同的肿瘤整形技术，容积移位技术将组织切除，利用乳腺剩余组织进行乳房重塑和乳房缩小；容积置换技术是利用非乳腺的自体组织置换切除的乳腺组织体积。选择哪种技术取决于切除的乳腺组织的体积、乳房的总体积及乳房下垂程度。实际上，这些技术可以保留乳房的体积和形状，并且避免对侧乳房手术。然而，这些技术可能更复杂，需要选择供区，而且会延长患者的恢复时间。

> 局部皮瓣是一种相对简单的技术，用相似颜色和感觉的组织重建，可以保持乳房的体积及形状，避免对侧乳房手术。

在主要技术选择中，局部皮瓣[1, 3, 6, 8]、背阔肌肌皮瓣[1, 6, 7]和乳房缩小成形术[1-4, 9-13]是最常用的效果理想的技术。尽管关于最佳方法尚未统一，决定性标准均由外科医师的经验以及与剩余乳腺组织容量相关的缺损大小决定[1, 3, 7-10]。使用技术的主要优势应包括可重复性，对肿瘤治疗的安全性以及远期的效果。可能所有这些目标都无法通过任何单一技术方法来实现，并且每种技术都有其优势和局限性[9]。

在美学效果和手术并发症方面，局部皮瓣（local flaps）的皮肤质地和颜色具有其相似性，技术更简单，手术过程对组织的破坏性更小等优势[8]。所有这些因素都很重要，因为某些患者将接受辅助化疗和放疗。局部皮瓣以前已经介绍[3, 8, 14-17]。基本上，该技术的主要部分都是采用皮肤和腋下脂肪的旋转或移位组织皮瓣治疗乳腺缺损[8]。

侧胸皮瓣（lateral thoracodorsal flap）是延期根治性手术重建的常用方法，最初由Holmstrom和Lossing于1986年报道[18]。皮瓣为位于胸部侧面的楔形移位设计。其轴位于乳房下皱褶的横向延伸线上。临床主要应用于拒绝高并发症的手术方式或不能进行更广泛取材的乳房重建患者，尤其是拒绝肌皮瓣的患者[8, 18]。

尽管技术简单，但必须事先考虑重要的技术步骤。手术计划应包括肿瘤的定位和切除腺体组织的范围，从根本上满足个体的修复要求。因此，使每个患者都能接受"个体化定制"乳房重建模式。手术的成功取决于病例的选择、与肿瘤外科医师肿瘤切除计划的协调以及仔细的术中操作。此外，应针对有关BCS重建方案，包括局部皮瓣重建的风险和优势，进行多学科充分讨论。

延迟-即刻局部皮瓣重建

容积置换术和局部皮瓣部分乳房重建可以与肿瘤切除手术即刻、延期和延期-即刻进行。第13章介绍了每种方法的优势。

局部皮瓣肿瘤整形技术的适应证

部分乳房缺损代表了一种解剖学变化，缺损范围从小到大，涉及皮肤、乳头-乳晕复合体（nipple-areola complex, NAC）和大量腺体组织。每种缺损都有其自身的特殊性，包括重建的必要性和对美学效果的不同期望。

尽管有许多方法可供使用，但是在选择最合适的方法时，外科医师和患者需要考虑许多因素。这些因素包括乳房大小及下垂度、肿瘤位置、手术时机、并发症发生率和患者期望。容积置换术可以保持乳房的体积和形态，避免进行依靠对侧手术获得对称性[7, 19]。然而，这些技术的选择也必须考虑更复杂的相关因素[6, 7]，如供区部位和皮瓣并发症的发生率等。

当通过取相似容积的乳房外区域的自体组织代替切除的组织容积来重塑切除缺损时，定义为容积置换技术[19]。容积置换技术可以恢复乳房体积，并且无须进行对侧乳房对称性手术。与乳房容积移位技术比较，使用局部皮瓣进行乳房容积置换的概念具有一些优势，局部皮瓣的主要指征是缺乏剩余的乳腺组织[7, 8]，主要适用于乳房体积小，下垂或无下垂的患者，包括具有中等程度侧向缺损的患者，这些患者没有足够的乳腺组织进行局部腺体瓣部分乳房重建或乳房缩小成形术[8]。

最近，已经报道不同的局部皮瓣技术用于BCS后的局部乳房重建[1, 3, 8, 14-17]。从根本上讲，这些手术都依赖于菱形皮瓣、腋下皮瓣和侧胸皮瓣（图18-1～图18-3）。大多数技术涉及胸部外侧区域使用过多的皮肤和皮下组织[8]。当需要较大的局部皮瓣时，可以计划将侧胸皮瓣进行改良，以获得携带大量皮肤和脂肪组织的皮瓣。为此，使用了凸起的皮瓣设计，其提供大量的皮肤并且使基底更窄以避免切口张力闭合。由于该轴位于IMF的横向或背侧延伸中，因此其主要应用于患者拒绝造成大的供区畸形或不适合更广泛的自体组织修复的患者[8]。

尽管有这些优势，局部皮瓣仍存在一定的局限

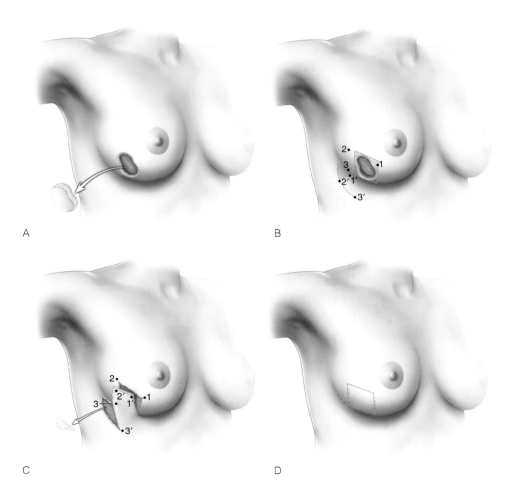

A

B

C

D

图18-1 菱形皮瓣修复下外侧小缺损

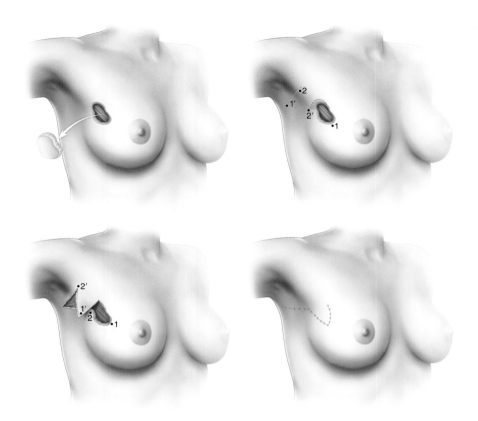

图18-2　腋下皮瓣修复外上缺损

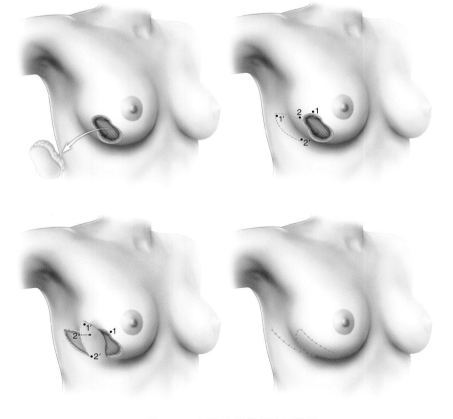

图18-3　侧胸皮瓣修复外下缺损

性。术前患者评估对于确定可用的组织量，以及肿瘤切除切口的最佳选择至关重要，以避免皮瓣缺血。此外，对于位于外下象限的肿瘤，在肿瘤切除过程中，在乳房下皱褶的广泛破坏可能危及皮瓣血管化而增加并发症的发生率[8]。因此，必须与肿瘤外科医师协调规划，共同讨论手术方案。由于某些局部皮瓣不是轴向皮瓣，因此很难预测其到最远部位的血液供应[1, 8, 20]。这种情况可能会导致皮肤或脂肪的部分坏死和不良的手术结果。

通常，侧胸皮瓣乳房重建术最适合小到中等大小的乳房伴有较大缺损的患者，因为这些女性不适合行容积移位术[8]。其他容积置换技术，例如腋下皮瓣[14, 15]、菱形皮瓣往往是修复不太广泛的BCS缺损的更佳选择。

尽管BCS缺损修复是肿瘤整形外科的主要目标，但最大限度地减少供区的功能障碍同样是外科手术方案设计的重要内容。为此，可以使用局部穿支皮瓣技术。不同手术的选择不仅取决于修复缺损的美学效果，还取决于供区的修复和功能要求。通常，胸廓外侧区域可选择穿支肌皮瓣。已经描述了使用肋间穿支血管供血的肌皮瓣，一些作者将肋间区域划分为椎体、肋间隙、肋间肌和腹直肌四个解剖部分[21-23]。因此，根据主要穿支血管的解剖结构，可以得到不同的穿支皮瓣来修复部分乳腺缺损（图18-4），而没有明显的相关并发症，其肿瘤学结果

与其他肿瘤成形技术相比无明显差异。实践证明，穿支概念的引入在局部皮瓣中的应用，极大地扩展了其临床可应用范围。因此，穿支皮瓣技术拓宽了局部皮瓣的应用范围，并降低了供区并发症发生率。随着整形外科医师对其解剖学、设计和临床应用越来越熟悉，局部穿支皮瓣将成为潜在的替代方案。

技术操作

菱形皮瓣（rhomboid flap）

经典的菱形定义为斜角平行四边形，而菱形的不同之处在于其相邻侧面不均衡。"菱形"皮瓣常用于面部菱形样缺损，是用于修复菱形缺损的常用移位皮瓣之一。当乳房皮肤缺损的大小或形状不允许使用梭形切口直接闭合时，菱形皮瓣则很有帮助。在某些BCS缺损中，试图闭合较宽的肿块切除术缺损主要需要长或钝角的椭圆形。较长的椭圆形会产生长瘢痕，并不必要地去除了健康组织；钝角的椭圆形通常会产生令人不快的立锥或"狗耳"畸形。另外，明显的皮肤和乳腺组织的缺乏而致的凹陷以及NAC的偏离或变形也时有发生。

手术计划与技术

设计任何菱形皮瓣时需要考虑的因素包括乳腺组织及皮肤缺损的直径，需要多余的正常皮肤的面积，相对于松弛的皮肤张力线的瘢痕方向，皮肤旋转的弧度以及最大宽度处闭合后的张力。设计皮瓣时，如果可能的话，匹配皮肤的颜色和厚度，并考虑乳房美学单位的界线[24]。菱形皮瓣已被用于修复乳房外侧和下部的乳房缺损。然而，基于皮瓣的美学和机械力学性能，特别是乳房形状特征，菱形皮瓣特别适用于修复外侧象限中的小BCS缺陷（图18-1A）。出现菱形缺损后，应从真皮下平面分离皮瓣和邻近组织（图18-1B，C）。菱形皮瓣是全层局部皮瓣，没有固定的血液供应，不依赖于轴向血管供血，而是依赖于真皮下血管网。如果需要大量组织填补缺损，则可以联合周围的乳腺组织和脂肪。皮瓣的最大伸展线垂直于乳房下皱褶，在供区缺损的闭合点处切口张力最大，皮瓣的大小和深度不会改变关闭的相对张力。重要的是，将最大皮瓣张力线（供区的闭合线）放置在乳房下皱褶最大的

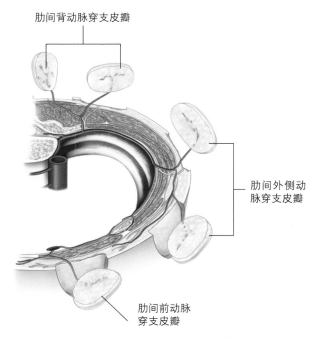

肋间背动脉穿支皮瓣

肋间外侧动脉穿支皮瓣

肋间前动脉穿支皮瓣

图18-4 胸廓解剖、肋间隙和两个主要的局部穿支皮瓣

可伸展线内。封闭的主要张力绝对不能影响邻近的结构和突出的标志，尤其是NAC和乳房下皱褶。

并发症

大多数菱形皮瓣闭合时均有一定的张力，这种张力通常沿着皮瓣的长度不规则地分布。最大张力区域会沿着张力线变宽和凹陷。活板门畸形（trapdoor deformities）可能发生，并且可能与切口边缘切除不足、皮瓣游离不完全，或术后瘢痕挛缩增厚有关。皮瓣失活很少发生。但是，如果皮瓣角度过尖，可能会导致皮瓣远侧末端部分坏死。更常见的是，由这种移位引起的直立的圆锥角或过宽的瘢痕。当菱形皮瓣的旋转点接近60°时，会形成直立圆锥畸形，这在年轻或皮肤较厚的患者更易发生。

腋下皮瓣（subaxillary flap）

腋下皮瓣由Kroll和Singletary首次提出[14]，是使用腋下脂肪和皮肤的局部组织旋转或移位皮瓣，或者使用皮肤、皮下脂肪和上极乳腺组织的上蒂复合皮瓣。通常，腋下皮瓣由多余的皮肤和皮下脂肪组成，这些脂肪位于乳房的外侧面[14, 15]。Clough等[3]认为此技术最适合于较小乳房的中型缺损修复。这种方法是通过使用包括皮肤和皮下组织的局部皮瓣将缺损移位到腋下区域。通过这种方式，将缺陷转移到对美学效果影响不太明显的区域，从而使整体美学效果得到改善。尽管这种皮瓣在瘦弱的患者中使用有一些局限性，因为这些患者的腋下组织可能不足以代替已切除的乳腺组织，但足以将畸形降低到可接受的水平[3]。

手术设计与技术

所有外上象限乳腺肿瘤患者都可以考虑进行腋下皮瓣乳房重建。重要的是评估可用的腋下组织的量，并允许腋下切口的最佳定位以避免皮瓣缺乏足够的血液供应。手术前患者取坐位，标记乳房下皱褶和腋前线，然后向后画第三条线，形成一个近似三角形的区域[15]。

临 床 案 例

［病例18-1］

49岁右侧乳腺浸润性导管癌（2.9 cm）女性患者（图18-5A）。接受了右上外侧象限切除术和前哨淋巴结活检（sentinel lymph node biopsy, SLNB），右侧乳房共切除105 g组织（图18-5B，C）。患者接受右腋下皮瓣修复（图18-5D，E）。手术后放射治疗后9个月，美学效果良好（图18-5F）。

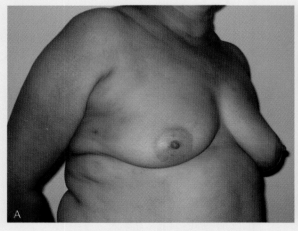
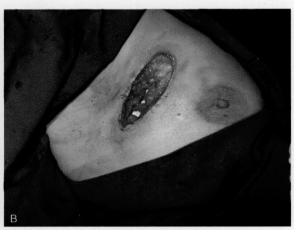

图18-5A～B 右侧乳腺浸润性导管癌，外侧象限切除+SLNB+腋下皮瓣部分乳房重建术

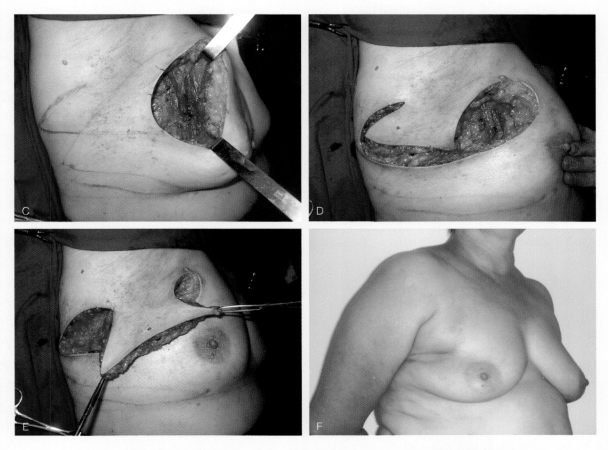

图18-5C～F 右侧乳腺浸润性导管癌，外侧象限切除+SLNB+腋下皮瓣部分乳房重建术

通常，在腋下区域设计菱形或楔形瓣，可用的组织量通过捏合试验确定。皮瓣轴位于腋窝，基部位于腋前线的延伸线上。出于美学目的，将皮瓣轴垂直绘制，以便最终的瘢痕位于上肢可掩盖处。通常皮瓣的底部宽为4～9 cm，长度为6～10 cm。对于小缺损，皮瓣设计完全位于腋窝区的三角形。对于中等和较大的乳腺缺损，远端界限可以到达整个胸廓外侧区域，上下界限设计成更偏斜的弯曲边缘。由于这种较大的设计，皮瓣可以包括前锯肌和背阔肌的皮肤、脂肪和筋膜。

皮瓣边缘切口向下延伸至腋窝，下面的前锯肌和背阔肌。皮肤和皮下腋窝脂肪沿其下的肌肉表面向内侧走行。用不可吸收缝线将供区部位封闭，并将皮瓣旋转至乳房上外侧缺损区。不可吸收缝线用于将缺损边缘与皮瓣对合。临时缝合皮肤切口，然后将患者置于直立位以评估皮瓣成形和乳房形状。

并发症

通常，用腋下皮瓣乳房重建是一种简单而安全的手术。但是，必须在手术前进行要点设计。对于位于外上象限的肿瘤，在肿瘤切除甚至腋窝切除期间，腋窝附近的广泛破坏可能会损害皮瓣血管，引起并发症。因此，必须与肿瘤外科医师进行协调规划，讨论合适的皮下分离和切口设计。正如在菱形皮瓣中所观察到的，最大张力区域易变大，甚至出现部分皮瓣坏死。

菱形和腋下皮瓣更适合于较小范围的缺损。合适的选择取决于乳房大小及下垂程度、肿瘤位置、并发症发生的概率和患者对美学效果的期望等一系列特征。

侧胸皮瓣（lateral thoracodorsal flap）

侧胸皮瓣早在20世纪80年代作为筋膜皮瓣被推介[18]，侧胸皮瓣是根治性手术后延期乳房重建的方法之一[20-25]。尽管这项技术在不断的研究中，但有关BCS重建后临床结果的信息很少[8, 17]。最初，侧胸皮瓣是Cronin等[16]对胸腹皮瓣进行改良所开发的位于胸部外侧区域的楔形移位皮瓣，由于皮瓣轴位于乳腺下皱褶的外侧和背侧延伸，其主要临床应用是拒绝较高并发症风险的手术方法或不适合进行更广泛的自体组织移植的患者[8]。根据作者以前的经验，侧胸皮瓣可用于BCS切除外侧乳房皮肤和腺体组织患者的乳房重建。由于大约60%的乳腺癌患者肿瘤位于上外象限，这为侧胸皮瓣部分乳房重建提供位置上的优势。我们的印象是，侧胸皮瓣主要适合患有中小体积但没有乳房下垂的患者，因为这类患者不能使用容积移位技术[8]。

手术设计与技术

所有外侧乳腺肿瘤患者都是进行侧胸皮瓣乳房重建的潜在适宜人群。肥胖的患者在侧胸壁有过多的组织，是最适合该手术的人群。这个因素很重要，因为侧胸皮瓣技术依赖于该区域皮肤和皮下脂肪的冗余。在患者取坐位的情况下，在肿瘤外科手术之前标记乳房下皱褶、乳房中央子午线和腋前线三个皮肤标识。术前患者评估对于确定可用的外侧组织的量以及肿瘤切口的最佳位置，以避免缺血性皮瓣至关重要。此外，对于位于外下象限的肿瘤，在乳房下皱褶下方区域的广泛破坏可能会损害皮瓣血供导致并发症。通常，楔形瓣设计在胸廓的外侧区域，可用的组织量通过捏合试验确定。皮瓣轴位于乳房下皱褶的横向和背侧延伸线，基部位于从腋前线延伸的线上。为美观起见，沿着乳房下皱褶绘制皮瓣轴，使最终的瘢痕位于胸罩带下。通常，皮瓣的底部为5～10 cm，长为8～20 cm。对于小缺损，将皮瓣设计为完全位于胸部侧面的三角形。对于中等和较大的乳腺缺损，远端界限可以到达胸廓后部区域，上、下界限设计得更偏斜，并带有弯曲的边界。这种凸形设计可提供大量的皮肤和皮下脂肪，并可使底部变窄，从而避免向乳房的侧面的张力。由于这种较大切口的设计，皮瓣可以包括前锯肌和背阔肌浅面的皮肤、脂肪和筋膜。

皮瓣边缘切口向下延伸至下方的前锯肌和背阔肌。皮肤和皮下脂肪从其下的肌肉表面从外向内侧方向走行。由于皮瓣的血管供应来自肋间外侧动脉穿支和肌肉筋膜，因此必须注意避免广泛破坏乳房下皱褶。供区部位用不可吸收缝线分层闭合，并将皮瓣旋转至外侧乳房缺损处。临时缝合皮肤切口，然后将患者置于直立位以评估皮瓣成形和乳房形状。

临 床 案 例

[病例18-2]

44岁右侧乳腺浸润性导管癌（1.9 cm）女性患者（图18-6A），接受了外下象限切除和全腋窝淋巴结清除术，共切除125 g右侧乳腺组织（图18-6B）。患者行侧胸皮瓣乳房重建（图18-6C～E）。术后1年，放射治疗后有很好的美学效果（图18-6F）。

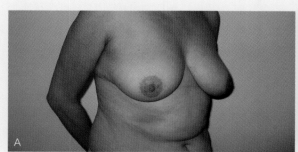
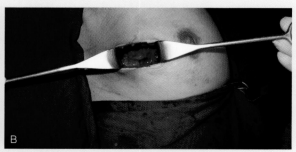

图18-6A～B 右侧乳腺浸润性导管癌外下象限切除+侧胸皮瓣部分乳房重建术

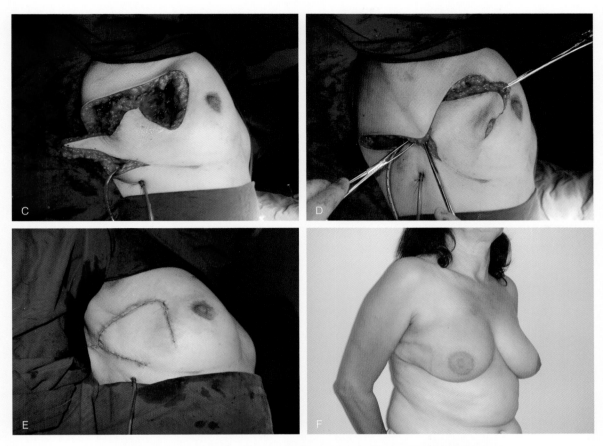

图 18-6C ～ F　右侧乳腺浸润性导管癌外下象限切除＋侧胸皮瓣部分乳房重建术

[病例 18-3]

　　53 岁左乳浸润性导管癌（3.4 cm）女性患者（图 18-7A）。行左中央和外下象限切除术和全腋窝淋巴结清除术，共切除 225 g 乳腺组织（图 18-7B）。左侧胸皮瓣乳房重建（图 18-7C ～ E）。术后 10 个月，放射治疗后有很好的美学效果（图 18-7F）。

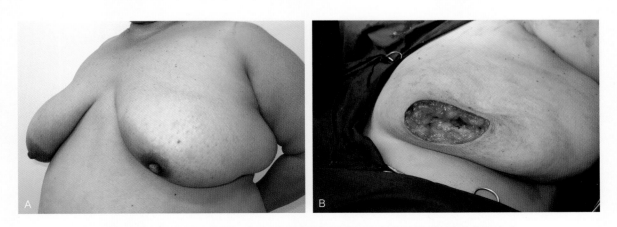

图 18-7A ～ B　左侧乳腺浸润性导管癌外下象限切除＋侧胸皮瓣部分乳房重建术

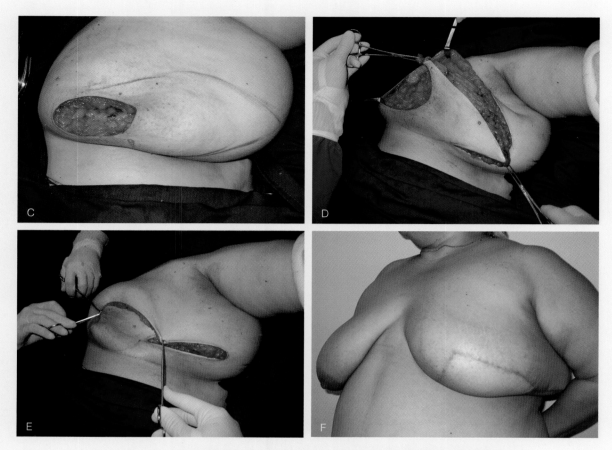

图18-7C～F 左侧乳腺浸润性导管癌外下象限切除+侧胸皮瓣部分乳房重建术

[病例18-4]

59岁右乳浸润性导管癌（3.1 cm）女性患者（图18-8A）。接受了外下侧象限切除和全腋窝淋巴结清除术，共切除205 g乳腺组织（图18-8B）。同时行侧胸皮瓣乳房重建（图18-8C～E）。术后9个月，放射治疗后有很好的美学效果（图18-8F）。

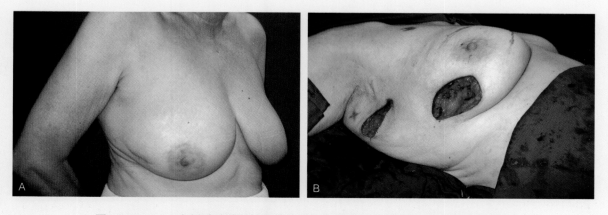

图18-8A～B 左侧乳腺浸润性导管癌外下象限切除+侧胸皮瓣部分乳房重建术

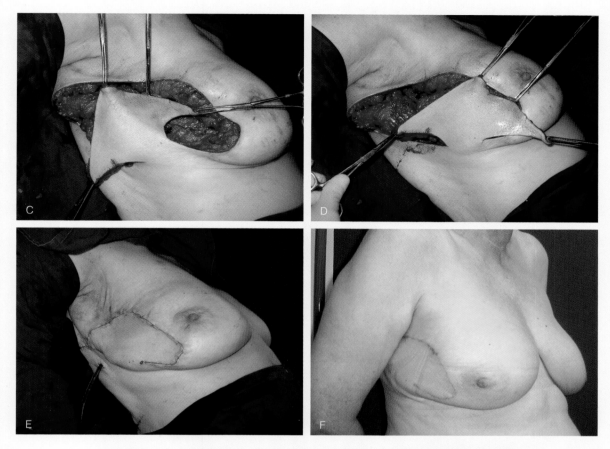

图18-8C～F 左侧乳腺浸润性导管癌外下象限切除 + 侧胸皮瓣部分乳房重建术

并发症

根据我们以前的经验，侧胸皮瓣技术大多数并发症是可以预见的，不会延长住院时间或干扰辅助治疗的实施[8]。大多数并发症发生在术后初期，供区部位的并发症明显高于皮瓣并发症。尽管所有患者均常规使用引流管，但仍有20%的患者观察到了供区部位的血清肿，占所有并发症的50%以上。血清肿形成的一种假设是破坏淋巴管中的淋巴通道以及腋窝区域与皮瓣供区部位的联系。最终无法令人满意的可能因素是与供区部位切口相关的瘢痕。在一些患者中观察到远期的外侧肥厚性和凹陷性瘢痕。由于这可能与较大的皮瓣和切口张力性闭合有关，因此在皮瓣规划中必须格外注意避免之。

当必须使用大的皮瓣时，建议采用凸瓣设计，该设计可容纳大量皮肤，并使基底更窄以避免切口张力性闭合。皮瓣并发症的发生主要表现为小部分皮瓣丢失和脂肪坏死。由于皮瓣不是轴向皮瓣，因

此最远部位皮瓣的血运情况很难预测[9, 18]，这可能是导致部分皮瓣坏死的原因。必须加强对吸烟和具有合并症等高危患者的管理。另外，皮瓣尖端是否有皮肤出血的评估是可行的，必要时须将其缩短，以避免部分皮瓣丢失[20]。

> 侧胸皮瓣更适合患有乳腺外侧肿瘤的患者。胸部外侧组织过多的肥胖患者是最合适的人群。

局部穿支皮瓣（local perforator flaps）

在乳房切除重建中引入游离的穿支皮瓣使外科医师能够减少供区部位的并发症发生率[25, 26]。最近，与胸背穿支皮瓣（thoracodorsal perforator flap, TDAP）相同的概念应用于部分乳房缺损修复，其中与背阔肌肌皮瓣（latissimus dorsi myocutaneous flap, LDMF）相似的皮肤区域被转移到CBS缺损中[21]。此外，肋间动脉穿支皮瓣（intercostal artery perforator flap, ICAP）具有保留深层肌肉并保留LDMF的优势[21, 27-30]。尽管使用局部皮瓣进行CBS部分乳房重建是一项经过充分研究的手术方式，并且已有一些以前的系列报道对结果进行了评估，以前很少关于带蒂穿支皮瓣可行性的报道。

手术设计与技术

与胸廓侧面以楔形设计的胸廓外侧皮瓣相比，岛状ICAP具有更加灵活的旋转弧度，并且最终的

瘢痕不会延伸至乳房皮肤上[30]。为了获得更好的美学效果，通常皮瓣轴设计在乳房下皱褶的走行线上，以便最终的供区部位瘢痕可以位于胸罩带下。对于较小的外侧缺损，皮瓣设计为仅位于胸部侧面的椭圆形。对于较大的局部乳房缺损，凸起的设计可携带大量的皮肤和皮下组织。

为此，皮瓣远端可以到达胸廓后部区域，上下界限设计成更倾斜，并带有弯曲的边界。在我们的病例中，肥胖患者因侧胸部组织多，其乳腺下外侧肿瘤最适合此手术。尽管有其优点，但局部穿支皮瓣仍存在一些技术局限性，并且由于其血管蒂短，

临 床 案 例

[病例18-5]

56岁左乳浸润性导管癌（0.9 cm）女性（图18-9A）。接受了左乳外下侧肿块切除术和SLNB，共切除65 g左侧乳腺组织（图18-9B）。同时进行了左侧ICAP部分乳房重建（图18-9C～F）。

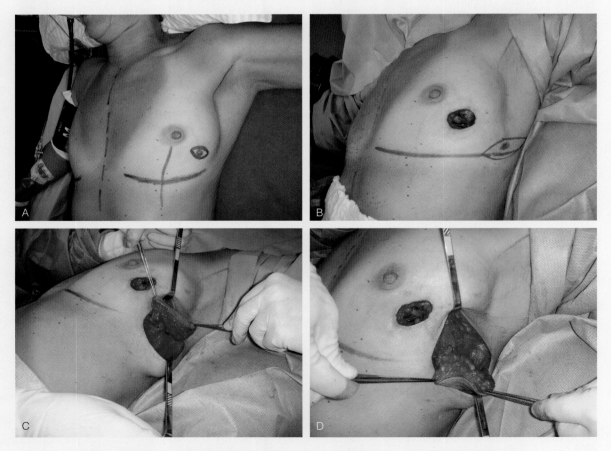

图18-9A～D 左侧乳腺浸润性导管癌外下侧肿块切除术+LICAP皮瓣部分乳房重建

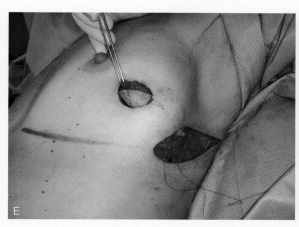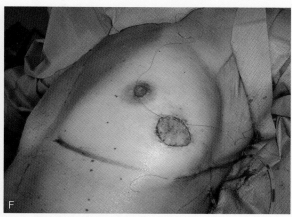

图18-9E～F　左侧乳腺浸润性导管癌外下侧肿块切除术+LICAP皮瓣部分乳房重建

不适用于内侧乳腺肿瘤患者。

通常，ICAP外侧蒂的长度为4～5cm，如果需要更长的蒂，则建议在肋沟内对穿支血管进行额外的游离或者按照TDAP的方法游离。因此，重要的是根据肿瘤的位置设计皮肤岛状皮瓣，以避免张力过大。对于中央区乳腺肿瘤，皮瓣可以设计在更远端的后外侧胸部区域，甚至前ICAP瓣应该设计在前胸部。

并发症

我们的研究结果表明，大多数并发症是即刻出现和轻度的，并且不会延长住院时间或干扰辅助治疗的实施。然而，皮瓣并发症是可以预见的，并且主要表现为皮瓣部分缺失和脂肪坏死。因此，必须加强对吸烟者及合并症高危患者的管理。评估皮瓣尖端的皮肤出血也是实用的，并在必要时缩短之以避免部分皮瓣丢失。此外，应在外侧切除术和腋窝清除术中仔细评估穿支血管。因此，乳腺外科和整形外科医师之间的密切合作对于维护穿支皮瓣血供和最大限度地减少并发症至关重要。我们的经验是，有时穿支皮瓣的供区部位可以在有一定张力的情况下关闭，这种张力通常沿皮瓣的长度不规则地分布。最大张力区域沿张力线变宽和凹陷。

> 局部穿支皮瓣更适合外侧和下象限乳腺肿瘤的患者。与胸外侧皮瓣相比，ICAP呈现更灵活的旋转弧度，并且最终的瘢痕不延伸至乳房皮肤上。

肿瘤学方面和癌症的监测

与腺体组织重组的其他容积移位术相比，容积置换术在肿瘤学安全性上有其积极的方面。某些技术，例如乳房缩小成形术，由于术后放射治疗需要对瘤床术野追加放疗（Boost），而Boost的靶区应该是确切的原发肿瘤部位，因此Boost剂量分布可能受到影响[9, 10]。理论上，局部皮瓣不会改变乳房的正常结构和原始肿瘤部位的位置[8]。此外，若在术后常规组织病理学检查观察到肿瘤接近切缘或切缘阳性，涉及腺体组织移位技术的乳房重建术后，再次切除对原发肿瘤瘤床的定位将会变得困难[1, 8-10, 19]。在这种情况下，局部皮瓣的使用就体现出潜在的优势，因为在大多数情况下，局部皮瓣技术不会掩盖原始的肿块切除术空间，因为皮瓣的边缘和肿块切除术的边缘是在完全对应下的全层缝合[8]。在BCS乳房重建的一项调查中，Rainsbury和Paramanathan[19]观察到，如果需要再切除，接受容积置换技术的患者最常通过再次扩大切除术完成，而接受容积移位术的患者则最常通过乳房切除术完成再次切除。这种差异可能提示在容积移位术后试图定位阳性切缘更困难。相反，在局部皮瓣重建乳房后，阳性切缘的定位则是比较容易的。重新切除过程通常涉及局部皮瓣移位、切除相关边缘组织，然后进行皮瓣成形[19]。尽管局部皮瓣技术有不会掩盖原始的肿块切除术空间的优势，但在重新探查的情况下，与肿瘤外科医师进行仔细而协调地计划至关重要。与乳房缩小成形术重建乳房类似，我们主张将腺体标本定位，并在肿瘤切除的边缘放置标记夹。如果需要进行再探查，则可以与整形外科团队一起进行手术，以确定原始的肿瘤位置并避免损伤皮瓣蒂[8-10]。对于乳房较小的患者或无法识别肿瘤位置的情况，可以进行保留皮肤的乳房切除术，并且仍然可以使用其他重建技术。

　　另一个重要问题与BCS和皮瓣重建术后的监测有关。所有的术后患者应由肿瘤外科医师和肿瘤内科医师用适当监测方法进行跟踪随访。正常情况下，应在术后6～8个月进行体格检查和X线摄影。体格检查通常显示皮瓣边缘附近轻度增厚或有纤维化区域，并且残留的乳腺组织在BCS后6个月至1年内趋于稳定。应当仔细研究长时间的皮肤增厚、密度增加、边缘不规则的肿块以及大小和形状各异的细小钙化，特别是当这些改变发生在距初始肿瘤和BCS数年后的不同象限时[1]。在无法区分术后改变和局部复发的情况下，应进行MRI检查。

如果影像学检查发现某些可疑病变，则应进行空心针穿刺活检以评估潜在的复发[8-10]。

本 章 要 点

- 局部皮瓣可从乳腺组织内（容积移位）或乳房外（容积置换）获取。
- 乳房体积较小，病变在乳房外侧或上象限，涉及皮肤和容积缺损的患者是局部皮瓣最佳指征。
- 大多数皮瓣涉及皮肤、腺体实质组织和（或）腋下脂肪的旋转或转位，以填补缺损。
- 必须向患者提供充分的医疗信息，并获得患者签署的知情同意书。

参考文献

[1] Slavin SA, Halperin T. Reconstruction of the breast conservation deformity. Semin Plast Surg 18: 89, 2004.

[2] Clough KB, Thomas SS, Fitoussi AD, et al. Reconstruction after conservative treatment for breast cancer: cosmetic sequelae classification revisited. Plast Reconstr Surg 114: 1743, 2004.

[3] Clough KB, Kroll SS, Audretsch W. An approach to the repair of partial mastectomy defects. Plast Reconstr Surg 104: 409, 1999.

[4] Kronowitz SJ, Feledy JA, Hunt KK, et al. Determining the optimal approach to breast reconstruction after partial mastectomy. Plast Reconstr Surg 117: 1, 2006.

[5] Munhoz AM, Aldrighi C, Ferreira MC. Paradigms in oncoplastic breast surgery: a careful assessment of the oncological need and aesthetic objective. Breast J 13: 326, 2007.

[6] Asgeirsson KS, Rasheed T, McCulley SJ, et al. Oncological and cosmetic outcomes of oncoplastic breast conserving surgery. Eur J Surg Oncol 31: 817, 2005.

[7] Munhoz AM, Montag E, Arruda EG, et al. Outcome analysis of breast-conservation surgery and immediate latissimus dorsi flap reconstruction in patients with T1 to T2 breast cancer. Plast Reconstr Surg 116: 741, 2005.

[8] Munhoz AM, Montag E, Arruda EG, et al. The role of the lateral thoracodorsal fasciocutaneous flap in immediate conservative breast surgery reconstruction. Plast Reconstr Surg 117: 1699, 2006.

[9] Munhoz AM, Montag E, Fels KW, et al. Critical analysis of reduction mammaplasty techniques in combination with conservative breast surgery for early breast cancer treatment. Plast Reconstr Surg 117: 1091, 2006.

[10] Munhoz AM, Montag E, Arruda EG, et al. Superior-medial dermoglandular pedicle reduction mammaplasty for immediate conservative breast surgery reconstruction. Ann Plast Surg 57: 502, 2006.

[11] Spear SL, Pelletiere CV, Wolfe AJ, et al. Experience with reduction mammaplasty combined with breast conservation therapy in the treatment of breast cancer. Plast Reconstr Surg 111: 1102, 2003.

[12] Chang E, Johnson N, Webber B, et al. Bilateral reduction mammoplasty in combination with lumpectomy for treatment of breast cancer in patients with macromastia. Am J Surg 187: 647, 2004.

[13] Losken A, Elwood ET, Styblo TM, Bostwick J III. The role of reduction mammaplasty in reconstructing partial mastectomy defects. Plast Reconstr Surg 109: 968, 2002.

[14] Kroll SS, Singletary SE. Repair of partial mastectomy defects. Clin Plast Surg 25: 303, 1998.

[15] Chaturvedi S. Subaxillary dermocutaneous fat flap for reconstruction of the upper outer quadrant of the breast following conservation surgery. Br J Surg 90: 45, 2003.

[16] Cronin TD, Upton J, McDonough JM. Reconstruction of the breast after mastectomy. Plast Reconstr Surg 59: 1, 1977.

[17] Garcia EB, Sabino M, Ferreira LM, et al. Retalho tóraco-axilar na reparação imediata da quadrantectomia supero-lateral da mama.

Rev Bras Mastol 10: 185, 2000.

[18] Holmstrom H, Lossing C. The lateral thoracodorsal flap in breast reconstruction. Plast Reconstr Surg 77: 933, 1986.

[19] Rainsbury RM, Paramanathan N. UK survey of partial mastectomy and reconstruction. Breast 16: 637, 2007.

[20] Blomqvist L, Malm M. Clinical experience with the lateral thoracodorsal flap in breast reconstruction. Ann Plast Surg 43: 7, 1999.

[21] Hamdi M, Van Landuyt K, Monstrey S, et al. Pedicled perforator flaps in breast reconstruction: a new concept. Br J Plast Surg 57: 531, 2004.

[22] Dibbell DG. Use of a long island flap to bring sensation to the sacral area in young paraplegics. Plast Reconstr Surg 54: 220, 1974.

[23] Kerrigan CL, Daniel RK. The intercostal flap: an anatomical and hemodynamic approach. Ann Plast Surg 2: 411, 1979.

[24] Beahm E. Timing and key considerations in reconstruction for breast conserving therapy. In Nahabedian N, ed. Oncoplastic Surgery of the Breast. Philadelphia: Elsevier, 2009.

[25] Koshima I, Inagawa K, Yamamoto M, et al. New microsurgical breast reconstruction using free paraumbilical perforator adiposal flaps. Plast Reconstr Surg 106: 61, 2000.

[26] Allen RJ, Treece P. Deep inferior epigastric perforator flap for breast reconstruction. Ann Plast Surg 32: 32, 1994.

[27] Levine JL, Soueid NE, Allen RJ. Algorithm for autologous breast reconstruction for partial mastectomy defects. Plast Reconstr Surg 116: 762, 2005.

[28] Hamdi M, Van Landuyt K. Pedicled perforator flaps. In Spear SL, Willey SC, Robb GL, eds. Surgery of the Breast: Principles and Art. Philadelphia: Lippincott Williams & Wilkins, 2006.

[29] Hamdi M, Spano A, Van Landuyt K, et al. The lateral intercostal artery perforators: anatomical study and clinical application in breast surgery. Plast Reconstr Surg 121: 389, 2008.

[30] Munhoz AM, Montag E, Arruda E, et al. Immediate conservative breast surgery reconstruction with perforator flaps: new challenges in the era of partial mastectomy reconstruction? Breast 20: 233, 2011.

第19章

背阔肌微皮瓣乳房重建
Latissimus Dorsi Miniflap Reconstruction
Richard Myles Rainsbury

近年来，保乳手术（breast-conserving surgery, BCS）和乳房切除术一直是女性乳腺癌患者仅有的两种手术方式。尽管保留乳房后局部复发率较高[2]，但这两项技术的术后生存率相当[1]。Clarke 等[3]进行的荟萃分析表明，BCS后局部复发对长期生存具有负面影响，强调了彻底切除局部区域对于预防局部复发的重要性[4]。

广泛切除肿瘤周围的腺体实质组织可以降低局部复发的风险，但增加了不可接受的美容结果和相关心理困扰的风险[5]。最近的研究表明，切除 > 15%或20%的乳房体积，尤其是中央、内侧或下部位置的切除，可能会导致不良的美学效果[6]。BCS术后美学效果失败可能是由于手术技术差，如不适当的切口，或并发症，如血肿形成、感染和坏死。然而，乳房体积的缺失是造成术后乳房美学效果差的最主要因素。

使用背阔肌的容积置换方法可以在BCS时通过使用自身的活体组织即时置换肿瘤切除造成的容积缺失。尽管这些技术可用于任意大小乳房的重建，但最适合的还是较小或中等乳房的女性患者。这一特定群体的患者通常无法承受治疗相关的乳房体积缺失，这在第15章和第17章中进行了详细介绍。容积置换也适用于乳房较大的患者，能够避免乳房体积的缩小，以及为达对称所行的对侧乳房手术。

技术发展

自20世纪70年代以来，背阔肌已被用于全乳房切除术后乳房重建，在1985年Pearl和Wislnicki[7]首次报道了肌皮瓣重建乳房的术式，以矫正部分乳房切除术后或放疗后的乳房畸形。次年，Santi 等[8]描述了一种使用肌皮背阔肌肌皮瓣的技术，通过小切口将整个背阔肌转置，以纠正许多畸形，包括全象限切除术后的畸形。1988年，Papp 等[9]使用去表皮化的背阔肌肌皮瓣修复了医源性和先天性的乳房体积缺失。

Noguchi 等[10]于1990年率先报道了一例小乳房日本女性患者使用背阔肌肌皮瓣即刻修复象限切除缺损的案例。Slavin 等[11]于1992年报道延期使用背阔肌肌皮瓣矫正各种BCS术后乳房畸形手术。1年后，Zoetmulder 等[12]描述了使用类似的皮瓣即刻修复T$_2$和T$_3$期乳腺癌切除术后大范围的体积缺损。1994年，Rainsbury[13]描述了Noguchi技术的一种改进，并称其为背阔肌微皮瓣（latissimus dorsi miniflap, LD miniflap）。LD微皮瓣技术使得通过单一的乳房后外侧切口进行象限切除、腋窝清除、皮瓣获取和术后重建成为可能，从而避免了乳房正面的手术瘢痕。Eaves 等[14]在1995年描述了内镜下背阔肌肌皮瓣的获取，而Audretsch 等[15]在欧洲大陆推广使用背阔肌重建部分乳房切除术后缺损。

适应证的评估

当患者希望保留乳房并保持乳房的大小和形状时，在肿瘤扩大切除术或乳房切除术后容积缺失的情况下，使用背阔肌肌皮瓣容积置换是非常好的选择；对于纠正肿瘤切除后所致的较差的美学效果，也是一个很好的方法。从较小的乳房中切除直径15 mm 的肿瘤即可能会导致不良的外观，而从大而下垂的乳房切除直径 45 mm 的肿瘤也对乳房外观的影响很小甚至没有影响。

在进行乳房容积置换之前必须考虑许多相关影响因素。例如，外科医师必须确定预期的容积损失，这可以通过多种方式进行估算。一种简单的技术可以很好地估计要切除的乳腺组织的百分比，其中包括计算切除标本的体积（假设其为球形，并使用勾股定律求出球形的体积）。然后用这个数字除以乳房体积，这可以从乳腺 X 线检查中估算得出[6]。

> 乳房切除体积在 10% ～ 15% 间不太可能严重影响乳房外观，患者可以用常规 BCS 治疗。

切除较大比例的乳腺组织，甚至 > 70% 的乳房体积，需要修复切除缺损，以避免外观畸形。肿瘤位于上中部、中央区、下部，且预估切除量 > 20%乳房体积的患者特别容易造成乳房畸形，应谨慎选择不附加重建的 BCS[6]。

评估肿瘤类型和浸润范围是进行临床评估的基本辅助手段。对于任何位置的原位和浸润性肿瘤都是如此（表 19-1）。根据定义，要实现乳腺癌的完全局部切除，肿瘤必须全部被包裹于切除的乳腺段内，并且必须达到切缘阴性。因此，如果怀疑肿瘤为多灶性，则术前必行包括乳腺 X 线摄影、超声检查，以及 MRI。在少数乳房非常大的女性中，可能无法获得足够的体积来修复 300 ～ 400 g 的切除缺损。在这种临床情况下，治疗性乳房缩小成形术或乳房切除术和即刻乳房重建将是更合适的选择。

决策过程

治疗方案

与任何相对新开发的技术一样，有关患者选择、技术选择和整体管理的决策也要经过连续分析不断完善。Winchester 乳腺中心（Winchester Breast Unit）开发了部分乳房切除即刻背阔肌微皮瓣乳

表 19-1 背阔肌容积置换乳房重建的适应证

患 者 因 素	肿 瘤 因 素
小到中等大小乳房	在乳房任意位置
20% ～ 70%乳房体积缺失	原位癌
拒绝乳房切除术	浸润性乳腺癌
拒绝对侧乳房手术	区段性疾病
预期需要放射治疗	非局部晚期
有限的伴发病	切除的组织量在 100 ～ 350 g
功能完整的背阔肌	切缘阴性

房重建术[16]，该机构已为超过 270 名患者施行了手术。

依据该机构的经验，应回答以下 4 个关键问题，以帮助筛选适合该技术治疗的患者：

1. 局部乳房切除术与肿瘤整形重建技术是合理的治疗选择吗？

（1）患者会失去 > 15% ～ 20% 的乳房体积吗？

（2）肿瘤位于乳房上极、内上象限、乳晕区域或下极，从而增加外观畸形的风险？

（3）影像学检查是否证实适合区段切除？

（4）患者是否准备接受辅助乳房放疗？

（5）患者是否准备接受手术风险？

2. 容积置换术是否优于治疗性乳房成形术？

（1）患者的乳房是中等大小（150 ～ 500 g）吗？

（2）患者是否希望乳房保持原来的大小？

（3）如患者乳房较大，患者是否希望避免对侧乳房手术？

（4）患者是否准备好接受更复杂的手术和更长的恢复期？

（5）患者是否明白潜在的并发症？

（6）如果随后需要进行乳房切除术，患者是否知道她的选择会将可以用于全乳房重建的组织被"用掉（spent）"？

3. 该操作应该在一次还是分成两个阶段进行？

（1）如果选择了即刻（一步法）进行。

1）病理科医师是否准备好进行术中冰冻切片组织病理学分析；

2）患者充分相信这种分析结果吗；

3）患者的手术是否允许因等待冰冻切片组织病理学检查而造成的各种延迟；

4）患者是否充分了解冰冻切片组织病理学检查假阴性报道的风险以及随后的相关问题；

5）患者做好了在乳晕下活检癌阳性的情况下失去乳头的心理准备吗？

（2）如果选择了延迟（二步法）进行。

1）二期手术的时机选择；

2）患者的时间表中是否有足够时间接受两阶段手术；

3）同样也会延迟腋窝手术吗；

4）如果没有，最近解剖腋窝手术是否熟练识别保留了肩胛下血管的胸背干？

延期手术方法有它独有的优点。如果缺乏对切缘冰冻切片组织学检查有足够经验的病理科医师，则可以在不受术中分析时间限制的情况下，对所有标本进行详细组织病理学检查，包括前哨淋巴结（sentinel lymph node, SLN）。而根据我们的经验，即使最有经验的病理科医师，对切缘进行快速组织学检查分析也是有困难的。对于新辅助化疗和既往放射治疗（RT）后，以及切除小叶癌和低-中级别导管原位癌（ductal carcinoma in situ, DCIS）的患者，组织病理学分析特别具有挑战性。

对于那些有1～3枚阳性淋巴结转移的患者来说，术后放疗的益处以及放射治疗对乳房重建术后美学效果影响的风险将会影响这一类患者对乳房重建时间和类型的选择[17, 18]。

延迟的切缘分析可为决策提供依据，并根据最终的淋巴转移及切缘检查结果，可有不同的治疗方案选择。

根据我们的经验，患者可分为4大类。第1类，患者最终的淋巴结及切缘检查结果评估有广泛切缘阳性且SLNs阳性，建议改用乳房切除术，将重建推迟到胸壁RT完成后进行。第2类，涉及广泛边缘阳性但SLNs阴性，没有其他病理特征表明需要接受术后RT，例如多中心性肿瘤、肿瘤组织接近切缘和T_3/T_4肿瘤患者，同样建议改用乳房切除术，如果需要，可结合乳房重建术；如果切缘受累的情况有限，早期进行再次切除可实现阴性切缘的情况下，可以通过治疗性部分乳房重建修复乳房缺损。第3和第4类的患者切缘癌阴性，SLNs阳性或阴性，乳房局部切除缺损的重建加RT治疗是安全

的选择，其结果将类似于广泛性局部切除术（wide local excision, WLE）加RT治疗（图19-1）[19]。

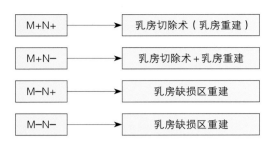

图19-1　最终淋巴结及切缘组织病理学检查结果相应的治疗方案选择

M+，阳性切缘；M−，阴性切缘；N+，SLN阳性；N−，SLN阴性

4. 如何处理腋窝的方案？有围绕以下3个主要选项的多种备选方案：

（1）重建手术前进行SLN活检（SLN biopsy, SLNB），如果SLN为阳性，在重建时清除腋窝淋巴结；如果为阴性，则清除血管蒂周围区域淋巴结。

（2）重建手术前用相同的方法进行SLNB并进行围重建手术期评估。

（3）进行"外侧"腋窝淋巴结清扫，因为无论如何都必须清除腋窝外侧的淋巴结，以识别背部骨性标志、肩胛下和胸背血管蒂。

背阔肌微皮瓣选择的基本理论

第18章详细讨论了用背阔肌微皮瓣替代乳房体积的主要方法。与其他技术相比，选择这种技术的基本理论可以归纳如下：

（1）使用假体修复切除缺损的方法尚未得到广泛采用[20, 21]。这些问题包括对乳腺钼靶摄影的干扰，以及包膜挛缩导致疼痛和局部变形。背阔肌重建乳房后未见类似报道。

（2）侧胸和其他脂肪组织皮瓣主要用于上外象限肿瘤切除缺损的重建[22, 23]，这类技术提供的修复组织体积相对有限，背阔肌微皮瓣可用于修复乳房的任何部位缺损，并且可为容积置换提供足够的组织。

（3）穿支皮瓣技术更复杂，而且几乎没有相关的远期形态变化的研究数据。带蒂的背阔肌肌皮瓣临床应用的经验非常丰富，技术可靠且美学效果持久。

（4）在乳房体积缺损与治疗性乳房成形术可提供的组织基本或者完全匹配的情况下，治疗性乳房成形术可为中等或大乳房患者提供极好的选

择[24, 25]。术后肿瘤切缘定位和分析以及脂肪和腺体实质坏死可能成为潜在问题，这可能会让患者延迟或中断放射治疗。治疗性乳房成形术可以进行肿瘤扩大切除，肿瘤往往位于一个非常大的乳房切除标本的中心。因此这个标本的表面积是广泛的，增加了组织病理学检查评估所需的时间。

术前计划

与所有的肿瘤和美容性乳房手术一样，仔细的术前设计对获得良好的肿瘤治疗效果和美学效果至关重要。术前设计应在病房内进行，患者应放松并保持良好的照明。手术前，必须使患者意识到，如果未达到切缘阴性，可能有必要更换为乳房切除和乳房重建术，并应事先得到患者的知情同意。

切口选择

乳房、腋窝以及背阔肌上切口的选择受肿瘤学因素以及选择进行重建的背阔肌微皮瓣类型影响。

乳房切口

可以选择4种类型的乳房切口：① 乳房荷瘤象限表面的径向或环向切口；② 乳晕下和中央肿瘤的环乳晕切口；③ 椭圆形切口，主要用于下极肿瘤；④ 外侧S形或乳房下皱褶（inframammary fold, IMF）切口。

腋窝切口

腋下切口有2种选择：① 外侧S形切口，两端可以延长至乳房或背阔肌；② 横向切口，向后延长以接近背阔肌。

背面切口

背部切口的选择取决于是选择背阔肌肌皮瓣还是选择背阔肌微皮瓣。后者通常不需要后切口，但是需行皮瓣下缘的反向切口。背阔肌微皮瓣可以通过椭圆形横向或斜切口翻起肌肉，具体取决于外科医师的喜好。

技术选择

当计划进行部分乳房切除术时，可选择背阔肌肌瓣或肌皮瓣进行背阔肌微皮瓣乳房重建。乳房中央和上半部切除缺损的瘢痕形成和20%～50%的体积缺失会导致严重的局部畸形，背阔肌肌瓣最适合这类缺损的修复（图19-2）。大多数皮下肌肉瓣的重量为150～250 g，当预期进行更广泛的容积置换时，应考虑使用肌皮瓣。

下极和中央缺损最容易通过肌皮瓣重建。这种方法克服了重建这些较偏远位置时遇到的困难。当重建大的中央和下极缺损时，既可以通过将全部去表皮化的整个肌皮瓣转移到缺损区，也可以使用带小皮岛的皮肤重建乳头-乳晕复合体（nipple-areola

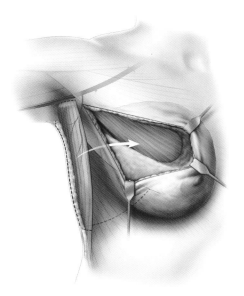

乳房上部缺损

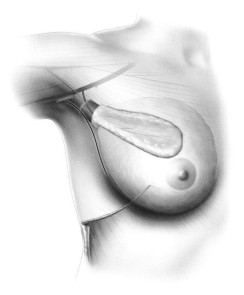

背阔肌筋膜肌瓣部分乳房重建

图19-2 乳房上部缺损背阔肌筋膜肌瓣部分乳房重建

complex, NAC），或作为乳房下极的皮肤包膜重建乳房下极的缺损。非常瘦弱的患者单纯筋膜肌肉瓣容量不足，也可以用肌皮瓣（图19-3，表19-2）。

表 19-2 部分乳房重建背阔肌瓣类型选择的影响因素

影响因素	背阔肌肌皮瓣	背阔肌筋膜肌瓣
切除部位	乳房中央或下极	乳房中央或上极
体积缺损量	< 70% 的乳房体积	< 50% 的乳房体积
所需皮瓣组织重量	< 350 g	< 250 g
皮肤置换	是※	否
身体情况	任意	平均值及以上

注：※包括NAC。

> 当70%甚至80%的乳房体积被切除时，去表皮化的背阔肌肌皮瓣能够提供足够容积置换所需要的组织量。

外科技术

手术设计

（1）用不褪色的墨水笔仔细标记肿瘤位置、计划切除范围、手术入路和切口的位置。

（2）将患者固定在手术台上，上肢外展90°。

（3）用1：250 000的肾上腺素生理盐水溶液浸润整个手术区域的皮下组织。

（4）荷瘤象限从皮下组织向深层分离，直达胸大肌表面。

（5）在可触及的肿瘤外，包括1～2 cm正常乳腺组织行肿瘤扩大切除，然后自切除的残腔壁取活检标本并通过冰冻切片组织学检查评估确认切除范围是否足够。

（6）根据需要进行腋窝淋巴结清扫，识别并保留肩胛下和胸背神经血管蒂。

（7）游离背阔肌浅层及深层，通过解剖肌肉和肌腱周围获取微皮瓣。

（8）将微皮瓣转移到切除缺损处，并使用缝合线塑造肌肉的形状，将其固定到位。

（9）放置引流管，缝合关闭残腔和切口。

筋膜肌肉LD微皮瓣手术技术

第一步：皮肤标记（图19-4）

（1）皮肤上标记出肿瘤位置和皮瓣入路的隧道。

（2）肿瘤的外缘在侧面继续延伸，以划定一条短通道（通过切除其下的腺体实质组织形成），以适应背阔肌微皮瓣的肌腱部分。

（3）在皮肤上标记出一个从腋窝顶端沿着乳房的外侧边界一直延伸到IMF正上方的S形切口，当患者取45°坐位并横向移动乳房时该切口线通常呈皱褶状。

（4）腋后皱褶为背阔肌前缘的体表投影，该标

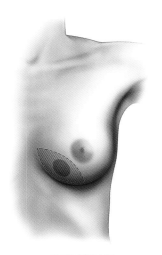

乳房下部缺损

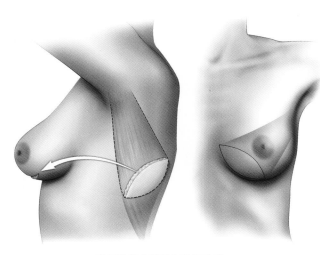

背阔肌肌皮瓣部分乳房重建

图 19-3 乳房下部缺损背阔肌肌皮瓣部分乳房重建

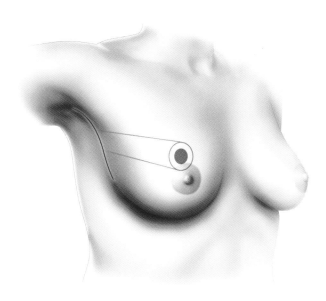

图19-4 筋膜肌肉LD微皮瓣手术皮肤标记

志止于肱骨结节嵴，肩部内收时明显。

第二步：患者体位

小心地将患者置于侧卧位。使用真空成形的支撑床垫以及用带子将臀部和膝盖固定在手术床上，这有助于在整个过程中保持横向位置。同侧肩关节90°外展支撑，并在肩胛骨后面放置有衬垫的支撑。这些操作可避免肩关节的过分外展或牵引，从而有助于防止臂丛受到牵拉损伤。为患者准备抗血栓袜或机械小腿加压靴（图19-5）。

第三步：切开

该步骤可以通过使用1∶250 000肾上腺素生理盐水溶液进行简化，该溶液在整个手术切除范围内渗透到皮下组织中。沿先前标记的S形线（图19-6）切开至少达乳头的水平线水平的切口。这有助于识别在切口上部的胸大肌的外侧缘。

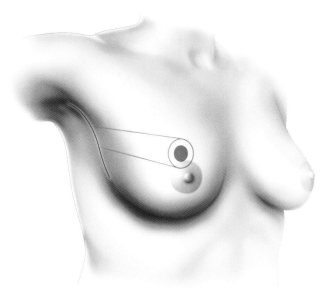

图19-6 筋膜肌肉LD微皮瓣手术皮肤切口（红线标识）

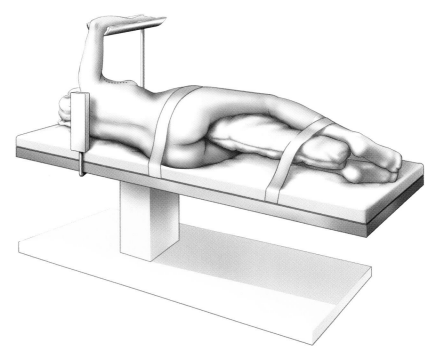

图19-5 筋膜肌肉LD微皮瓣手术患者体位

第四步：游离乳房

应用宽刀片的手术刀通过S形切口的内侧边缘插入皮下脂肪层中，将乳盘与上覆的皮肤包膜分离。刀片平行于皮肤将荷瘤象限的皮肤与腺体组织锐性分离，先前标记的肿瘤轮廓和切除切缘有助于确定该解剖的范围（图19-7A）。

继续向内侧延伸分离，沿胸肌筋膜暴露乳腺肿瘤部位的后方。该操作在乳房深面和胸大肌之间的乳房后间隙游离出一个间隙，参照术前在皮肤上的标记游离到了肿瘤内侧边缘外约2 cm的位置（图19-7B）。

第五步：部分乳房切除

此时，乳腺的荷瘤象限已与深部和浅表组织完全分离，但肿瘤仍被包裹在已经游离的乳腺实质内。握住肿瘤，并以皮肤标记为指导，沿肿瘤外1～2 cm可触及的明显正常乳腺组织切除标本（图19-8）。在将切除标本进行放射学评估之前，应用标记夹对标本进行定向标记。此时，已经可以在手术区域的外侧识别背阔肌。

第六步：切缘分析

取切除肿瘤后内、外、上和下侧残腔壁组织，以及外科医师认为疑似肿瘤组织送冰冻切片组织病理学检查分析，为了准确定位切除标本在乳腺原来的位置，用亚甲基蓝对腔壁原位染色，切除腔壁为

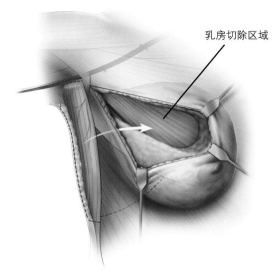

乳房切除区域

图19-8　筋膜肌肉LD微皮瓣手术肿瘤扩大切除

两个连续的"薄层（shavings）"组织，一个来自下半球，另一个来自上半球。每个标本都有一个蓝色内表面和一个未染色的外表面，以方便病理科医师定位。如果瘤床任何位置组织病理学活检报告为癌阳性，则从腔壁的相同位置进行再次削切活检。如果第二次活检标本呈阳性，则可以重复该过程。如果多次重复的活检标本为阳性，并且已经征得患者同意，则可以进行乳房切除并即刻乳房重建术。

第七步：腋窝淋巴结清扫

如果已决定进行全腋窝淋巴结清扫，则需要识

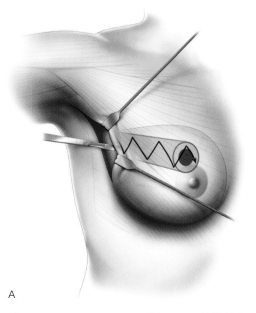

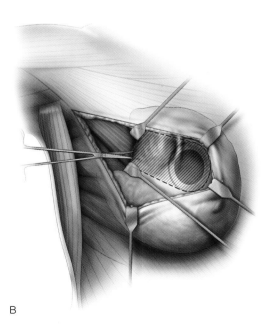

A

B

图19-7　筋膜肌肉LD微皮瓣手术游离乳房

别出腋窝血管和神经。当患者处于侧卧位时，腋窝血管和神经通常更表浅，并且腋静脉通常会塌陷，如果没有识别出腋静脉，可能会导致误伤。

第八步：微皮瓣的获取

待清除腋窝淋巴结并准备皮瓣蒂时，可获得冰冻切片组织病理学检查分析结果的回报，据此可以做出下一步手术的决定。与部分乳房切除术的步骤相似，微皮瓣的获取包括在肌肉浅层和深层分离，以及将剩余肌肉和肌腱从其附着处分离成三个组成部分。通过将背阔肌上覆的浅层皮下脂肪与较深层的脂肪分离形成浅表腔隙，深层脂肪附着在肌肉的浅表层，这是通过在浅筋膜的深面解剖而创建的一个矩形空间，该矩形空间从背阔肌的前缘向后下延伸至腰骶筋膜，并一直延伸至肋缘水平。为了重建较大的切除缺损，可以通过扩大解剖后边界和下边界来增加皮瓣的体积。

在背阔肌和前锯肌之间形成一个深腔隙与浅表腔隙对应的空间，解剖腔隙整个周长范围内的肌肉组织，最后分割肌腱，微皮瓣可以全部移动。这最后一步使皮瓣的活动性最大化，该皮瓣现在仅通过其神经血管蒂附着（图19-9）。

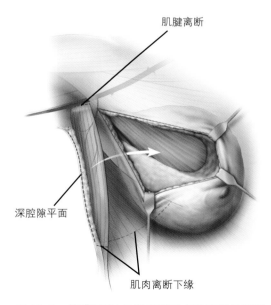

图19-9 筋膜肌肉LD微皮瓣手术微皮瓣的获取

第九步：切除缺损的重建

将移位后的肌腱缝合到胸大肌的外侧边缘，以稳定瓣膜并保护血管蒂免受牵拉损伤。在切除缺损的边缘和皮瓣之间放置几条可吸收的间断缝合线，

通过折叠将皮瓣形成与切除缺损体积相匹配的形状（图19-10）。

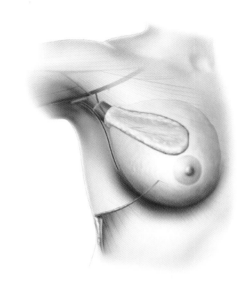

图19-10 筋膜肌肉LD微皮瓣手术切除缺损的重建

第十步：缝合

放置两条引流管，一条在背阔肌供区腔的下缘，另一条在腋窝。在皮下脂肪和胸壁之间使用"褥式缝合"有助于减少术后出血。用间断的可吸收缝线缝合切口（图19-11）。

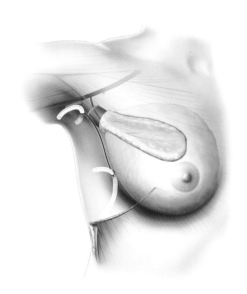

图19-11 筋膜肌肉LD微皮瓣手术组织与切口缝合

除了一般的手术并发症外，手术团队应在最初的24 h内检查以下3个特定问题。

（1）检查皮瓣的活力。可以通过要求患者将手放在臀部上内收肩部验证肌瓣的活力。随着神经支配的形成，这种运动使切除缺损处的肌肉收缩，这种收缩在皮肤下可见。如果已经使用过皮岛，则可以通过直接检查皮岛的血运来确认其成活能力。

（2）检查乳房是否有进行性血肿。可能会发生中度血肿，但进行性肿胀需要返回手术室并重新探查。

（3）检查背部肌肉供区是否有出血。让患者取坐姿向前倾斜位检查患者的背部，中等程度的血肿通常可通过引流管排出，但是进行性扩大的血肿需要重新探查。

肌皮背阔肌微皮瓣手术技术的变化

当使用肌皮背阔肌微皮瓣时，定位步骤、部分乳房切除、切缘状况评价分析、腋窝淋巴结清扫和缝合的步骤与所述筋膜肌肉背阔肌微皮瓣重建的步骤非常相似。但是，有以下步骤的不同。

第一步：皮肤标记

使用肌皮背阔肌微皮瓣时，肿瘤上方的皮肤将与肿瘤一起被切除。其中包括中心型肿瘤将与NAC的皮肤一起切除，位于乳房下方的肿瘤将与乳房下极覆盖的皮肤一起切除。有时，如果没有切除乳房皮肤，则使用一层去表皮的皮岛来增加皮瓣的体积。根据肿瘤学要求设计要切除的皮肤区域，以充分切除肿瘤，并在乳房上清楚标出。在背阔肌肌皮瓣手术中，从乳房切除的皮肤必须用从背部携取的皮岛代替，并由皮瓣将其带入切除缺损处。皮岛的形状设计模仿从乳房切除的皮岛，并在背阔肌上标记，这通常设计成置于胸罩带水平的椭圆形皮肤岛，其长轴横向延伸。

第三步：切开

除了用于形成进入隧道进行腋窝分离和准备血管蒂的S形腋窝切口外，乳房下极的乳晕周围切口或椭圆形切口用于移动和切除肿瘤。肿瘤切除的残腔通过隧道与腋窝联系，隧道容纳移位后的肌腱。在移动皮瓣之前，将背面的切口切至浅筋膜深层的表面。

第五步：部分乳房切除

使用前入路通过计划的皮肤切口进行部分乳房切除术。切除可能会产生较大的中央缺损，或者可能涉及切除整个乳房的下极。

第八步：微皮瓣的获取

大多数背阔肌肌皮瓣的获取是通过常规的后路手术进行的，这与通过皮下切口进行的筋膜肌肉瓣的获取不同。

第九步：切除缺损的重建

皮瓣移位后，将肌肉塑形，修剪皮岛以匹配乳房切除皮肤孔径及修复潜在的缺损。最后，与使用筋膜肌肉瓣重建不同，可将患者转到仰卧位缝合，这更容易将肌皮瓣准确地定位和缝合到缺损中。对于这两种类型的皮瓣，皮瓣体积都比切除体积大10% ～ 20%，以补偿术后可能发生的小程度的皮瓣挛缩。

手术技巧

在应用背阔肌微皮瓣的手术技巧方面，强调以下方面。

（1）当常规BCS的外观美学效果不佳时，此方法将是很好的选择。

（2）在熟悉常规的乳房切除背阔肌肌瓣乳房重建术的基础上，然后再开展此类技术。

（3）术前仔细标记是成功切除肿瘤、皮瓣获取和重建的关键措施。

（4）要耐心地找到患者的正确摆位且稳定地固定在手术床上。

（5）确保术中有良好的照明及术野可视性，最好使用高质量的头灯、带灯的拉钩、高质量的电刀和促凝设备。

（6）使用1 ∶ 250 000肾上腺素生理盐水溶液浸润有助于组织分离、减少出血，并防止组织脱水。

（7）避免肩部过度外展，因为臂丛的牵拉损伤可能需要4 ～ 6个月才能恢复。

（8）从两步法（延迟重建）开始，以建立对自己技术和病理专家的信心。

（9）离断背阔肌的肌腱，以优化可转移到切除缺损中的肌肉组织量。

（10）皮瓣需要比切除缺损的组织量多10% ～ 20%，以补偿术后可能的皮瓣挛缩。

结局与评价

背阔肌微皮瓣容积置换部分乳房重建术后的结局可分早期结局以及远期的肿瘤结局两个方面。

早期结局

再次手术率

研究表明，术中冰冻切片病理学检查评估切缘使切缘阳性发生率和随后的再次手术率显著降低。

Mayo诊所在进行冰冻切片组织病理学检查评估分析切缘后，BCS后的二次切除率降低了3倍，仅为美国国家外科质量改善计划（National Surgical Quality Improvement Program, NSQIP）报道的1/3[26, 27]。我们已经报道了类似研究结果，在肿瘤切除术中，97.8%的患者切缘阴性（表19-3）。

并发症

背阔肌微皮瓣容积置换部分乳房重建术后的并发症与其他BCS术后发生的并发症相似，但增加了与皮瓣重建相关的并发症。1991～1997年，Winchester系列研究患者术后早期并发症发生率为11%，包括感染、血肿、皮瓣坏死和短暂性臂丛病变[29]。未发现后续的皮瓣坏死并发症，该中心的总体并发症发生率后来降低到了8%[30]。

远期肿瘤学结局

七项小型回顾性研究（共189例）使用背阔肌进行容积置换部分乳房重建术的数据已经发表[31]。中位随访大约为3年的结果，局部复发率为0%～5%，美学效果失败率为0%～9%。表19-4为两项使用或不使用冰冻切片组织学检查的背阔肌容积置换术后的局部复发率。

在我们自己的182例接受背阔肌容积置换部分乳房重建术后放射治疗的患者中，术中使用冰冻切片组织学检查评估分析切缘使局部复发率从2.8%（随访58个月）[28]降低到0.9%（随访51个月）[32]。

最近的一项荟萃分析证实了肿瘤整形保乳术（oncoplastic breast conserving surgery, OBCS）的长

表 19-4　使用或不使用冰冻切片的背阔肌容积置换术后的局部淋巴结复发

项　目	使用冰冻切片技术[32]	不使用冰冻切片技术[28]
手术例数	110	72
随访（月）	51	58
局部复发（n, %）	1（0.9）	2（2.8）

期肿瘤学益处。Losken等[33]将3 165例容积置换和容积移位OBCS治疗与5 494单纯BCS治疗患者进行了比较，结果OBCS组的再切除率和局部复发率显著降低，容积置换与单纯BCS比较，再切除率分别为5.7%和14.6%，局部复发率分别为3.6%和7.0%，P < 0.000 1。

临床结果

接受背阔肌微皮瓣容积置换部分乳房重建术的患者与接受保留皮肤的乳房切除即刻背阔肌全乳房重建患者的结局进行比较。使用容积置换技术治疗患者的结局明显更好，保留皮肤的乳房切除即刻乳房重建需要更多的程序与步骤。这些程序包括植入物更换、挛缩的包膜切除、乳头重建和注射端口部位切除。此外，乳房切除术后的感觉丧失面积远大于部分乳房切除术，感觉改变涉及重建乳房表面的65%，而部分乳房切除术的感觉改变仅占10%（表19-5）[30]。

患者自评结果

关于OBCS治疗，包括用背阔肌微皮瓣容积置换术后患者自评报告结果的报道很少。我们最近根据Pusic等[34]开发和验证的BREAST-Q调查量表，完成了一项针对1995～2014年OBCS治疗的333例患者的研究。该研究包括221例背阔肌微皮瓣部分乳房重建患者，平均年龄为50岁，平均随访112个月。

表 19-3　切缘评估：使用冰冻切片技术切缘分析和切缘再切除率 NSQIP 与 Mayo Clinic 和 Winchester 数据比较

项　目	NSQIP[26]	Mayo[27]	Winchester[28]	P
病例数	24 217	306	139	—
再切除率（%）	13.2	3.6	2.2	< 0.001

表 19-5　LD 微皮瓣部分乳房重建与保留皮肤的乳房切除术后即刻重建的临床结果比较

比 较 项 目	LD 微皮瓣部分乳房重建（n=49，%）	保留皮肤的乳房切除即刻乳房重建（n=57，%）
术后并发症	8	14
后续干预	12	79
乳头感觉丧失	2	98
活动受限	54	73
美学效果评分（平均值）	3.8	2.9

注：美学效果评分，1=严重畸形；5=无畸形。

要求患者对乳房外观、情绪、体能状态和性健康四个领域对结局进行评分，所得分数与英国国家乳房切除及重建统计（U.K. National Mastectomy and Breast Reconstruction Audit）的 5 000 多例中 1 000 多例假体植入（implant-based reconstructions, implant BR）患者术后 18 个月的统计结果进行比较[35]。统计使用了相同的经过验证的评分系统，微皮瓣组与假体植入组在各个领域的结果相当或更好。图 19-12 显示了背阔肌微皮瓣部分乳房重建组术后平均间隔 112 个月的评估结果与乳房切除假体植入重建平均间隔 18 个月的四个方面的 Breast-Q 评分结果比较。

背阔肌微皮瓣部分乳房重建组与乳房切除假体重建组平均评估间隔有显著差异，因此对在不同时间接受 OBCS 手术的 4 个方面进行了进一步分析，结果表明，除了 18 例患者在评估时已接受 OBCS 超过 15 年以上，BREAST-Q 评分在很大程度上不受手术与评估之间时间间隔的影响。图 19-13 显示了 OBCS 后四个不同时间间隔的 BREAST-Q

评分均值，这是基于 92 例背阔肌微皮瓣和 58 例治疗性乳房成形术 150 例患者的回报结果。

容积置换乳房重建术对放射学检查的影响

容积置换乳房重建术后与未重建的 BCS 术后的放射学检查表现结果相当。皮瓣通常是等密度的，可能与周围的乳腺组织无法区分。

> BCS 术后放射学检查常见组织扭曲、星状瘢痕，但据报道[36]在使用容积置换乳房重建术患者中很少有此类表现，从而有助于及早发现局部复发。

最后，我们比较了常规 BCS 与 LD 微皮瓣容积置换术患者乳腺组织的切除量，尽管 LD 微皮瓣患者乳房切除的体积是 BCS 组切除体积的 2 倍，但直到手术后 6 年仍观察到相似的乳房体积变化。

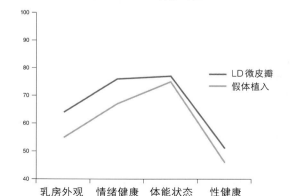

图 19-12　LD 微皮瓣部分乳房重建与乳房切除假体植入的 Breast-Q 评分

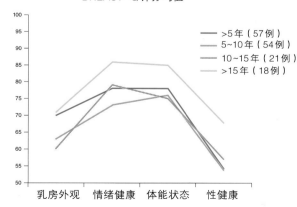

图 19-13　LD 微皮瓣部分乳房重建患者 Breast-Q 评分与平均评估间隔的关系

临 床 案 例

[病例 19-1]

　　60岁女性患者，直径35 mm的左侧乳腺浸润性导管癌（invasive ductal carcinoma, IDC）T_2期（图19-14A）。患者于17年前因同一象限肿瘤直径30 mm、淋巴结转移阴性、组织学T_2期IDC而接受广泛的局部切除和放射治疗，患者拒绝进行乳房切除术，要求局部切除该局部复发病变，同时也拒绝对侧手术，并希望保留乳房下垂的形状。术前明显可见左侧乳房体积小并双侧乳房下垂程度有明显的不对称，术前进行标记，包括肿瘤，要切除的乳腺段和用于重建切除缺损的背阔肌肌皮瓣（图19-14B）。为了获得安全的无瘤切缘，切除标本组织量共300 g，将获取的肌皮瓣置换到缺损处（图19-14C）。患者接受了对侧乳房缩小成形术，术后4年的双侧乳房形态是对称的（图19-14D）。患者的左侧乳房具有自然的下垂外观，正在等待左侧乳头双侧对称性的重新移位手术（图19-14E）。

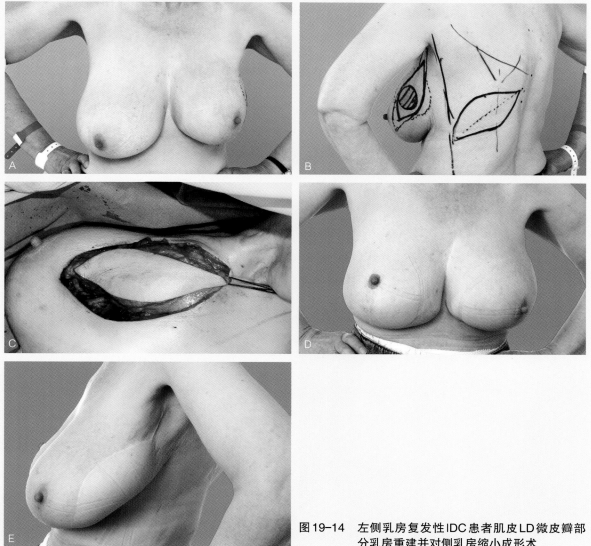

图19-14　左侧乳房复发性IDC患者肌皮LD微皮瓣部分乳房重建并对侧乳房缩小成形术

[病例19-2]

　　女性40岁患者，右侧乳房上极直径38 mm，组织学T_3期的IDC，皮肤标记肿瘤的边界和预切除组织的边缘（图19-15A）。标记微皮瓣获取的范围（图19-15B）。典型的微皮瓣在皮瓣表面有一层明显的脂肪，深层较薄（图19-15C）。肿瘤切除、腋窝解剖、皮瓣获取和重建在单一的外侧S形切口下完成。患者术后的乳房外观（图19-15D，E）。

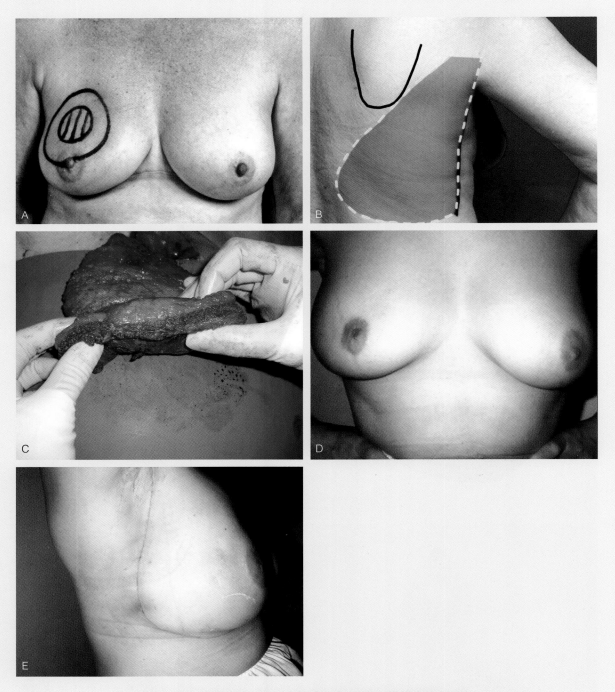

图19-15　右侧乳腺IDC患者筋膜肌肉LD微皮瓣部分乳房重建

[病例 19-3]

33 岁女性患者，右侧乳晕下区域直径 28 mm 组织学 T₃ 期的 IDC，IDC 病变被总直径为 50 mm 的高级别 DCIS 所包裹，皮肤标记肿瘤的边界和预切除组织的边缘（图 19-16A）。切除肿瘤，包括 NAC（图 19-16B）。切除标本和再切除边缘组织标本组织总量 410 g，留下直径为 9 cm 的中央区缺损（图 19-16C）。将肌皮背阔肌微皮瓣转移缝合到切除缺损处，并将皮岛置于中央孔（图 19-16D，E）。完成辅助化疗和放射治疗，患者术后 2 年乳房形态良好（图 19-16F）。

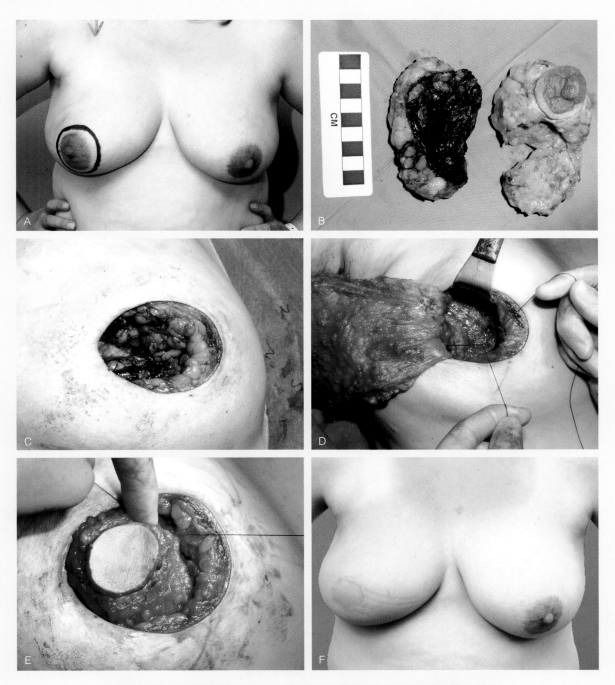

图 19-16　右侧乳腺乳晕区 IDC 伴 DCIS 患者肌皮 LD 微皮瓣部分乳房重建

[病例19-4]

　　38岁女性患者，左侧乳房下极3个小的IDC（图19-17A）。通过乳房IMF切口切除整个乳房的下半部组织，切除组织量190 g，几天后重新探查并对切除缺损区做好接受容积置换的准备（图19-17B）。切取肌皮背阔肌微皮瓣备用（图19-17C）。皮岛去表皮化（图19-17D）。将去表皮化的肌皮背阔肌微皮瓣转移到切除缺损区，闭合乳房IMF切口（图19-17E）。图19-17F为患者术后效果。

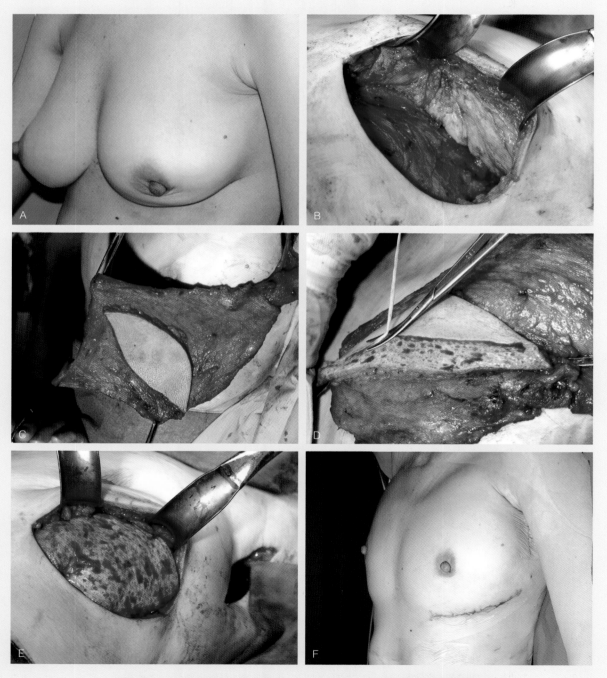

图19-17　左侧乳腺下极多灶性IDC患者肌皮LD微皮瓣部分乳房重建

结论

背阔肌微皮瓣容积置换部分乳房重建为乳腺癌患者提供了令人兴奋的BCS或乳房切除术的替代方案。最新的研究数据证实了这类技术与传统乳房切除术一样,在目标患者群体中具有临床实用性。早期有关优势的躯体和肿瘤学结果的报告仍需更详细的前瞻性评估,然后才能在临床实践中更广泛地推广应用。在未来,这类技术的可行性将更多地取决于对乳腺外科感兴趣的普通外科医师和整形外科医师之间的密切配合。

本 章 要 点

- 手术的质量会影响BCS术后的局部复发和预后。
- 容积置换背阔肌微皮瓣部分乳房重建技术拓宽了BCS临床应用范围,而不会影响完整的肿瘤切除。
- OBCS技术经过20多年发展,不断改进,> 70%的乳腺癌患者可以通过该技术完成肿瘤切除和乳房重建。
- 容积置换最适用于拥有较小或中等大小乳房的患者。
- 仔细的术前评估、标记和合理的技术选择是获得良好手术效果的基础。
- 容积置换可以与肿瘤切除手术同期或二期进行。
- 术中切缘评估可有效确保肿瘤完全切除,且利于随后的局部控制。
- 切除缺损的位置和大小决定了乳房重建技术类型的选择。
- OBCS肿瘤学结局与BCS报道的结局相似。
- 躯体生理结局优于保留皮肤的乳房切除即刻乳房重建术后报道的结果。

参考文献

[1] Abrams J, Chen T, Giusti R. Survival of the breast sparing surgery versus mastectomy. J Natl Cancer Inst 86: 2, 1994.

[2] Veronesi U, Saccozzi R, Del Vecchio M, et al. Comparing radical mastectomy with quadrantectomy, axillary dissection, and radiotherapy in patients with small cancers of the breast. N Eng J Med 305: 6, 1981.

[3] Clarke M, Collins R, Darby S, et al; Early Breast Cancer Trialists' Collaborative Group. Effects of radiotherapy and of differences in the extent of surgery for early breast cancer on local recurrence and 15-year survival: an overview of the randomised trials. Lancet 366: 2087, 2005.

[4] Veronesi U, Voltarrani F, Louini A, et al. Quadrantectomy versus lumpectomy for small size breast cancer. Eur J Cancer 26: 671, 1990.

[5] Al-Ghazal SK, Fallowfield L, Blamey RW. Does cosmetic outcome from treatment of primary breast cancer influence psychological morbidity? Eur J Surg Oncol 25: 571, 1999.

[6] Cochrane RA, Valasiadou P, Wilson ARM, et al. Cosmesis and satisfaction after breast-conserving surgery correlates to the percentage of breast volume excised. Br J Surg 90: 1505, 2003.

[7] Pearl R, Wisnicki J. Breast reconstruction following lumpectomy and irradiation. Plast Reconstr Surg 76: 83, 1985.

[8] Santi P, Berrino P, Galli A, et al. Anterior transposition of the latissimus dorsi muscle through minimum incisions. Scand J Reconstr Surg 20: 89, 1986.

[9] Papp C, Zanon E, McCraw J. Breast volume replacement using the de-epithelialised latissimus dorsi myocutaneous flap. Eur J Plast Surg 11: 120, 1988.

[10] Noguchi M, Taniya T, Miyazaki I, et al. Immediate transposition of a latissimus dorsi muscle for correcting a postquadrantectomy breast deformity in Japanese patients. Int Surg 75: 166, 1990.

[11] Slavin S, Love S, Sadowsky N. Reconstruction of the irradiated partial mastectomy defect with autogenous tissues. Plast Reconstr Surg 90: 854, 1992.

[12] Zoetmulder FA, Borger JH, Rutgers EJ, et al. Breast conserving therapy in patients with relatively large (T2, T3) breast cancers by preoperative irradiation and myocutaneous LD flap reconstruction. A new technique in breast conservation. Eur J Cancer 29A: 957, 1993.

[13] Rainsbury R. Breast conservation with latissimus dorsi miniflap: a new technique. Eur J Surg Oncol 20: 102, 1994.

[14] Eaves F, Bostwick J, Nahai F, et al. Endoscopic techniques in aesthetic breast surgery. Clin Plast Surg 22: 683, 1995.

[15] Audretsch W, Rezai M, Kolotas C, et al. Tumour-specific immediate reconstruction (TSIR) in breast cancer patients. Perspect Plast Surg 11: 71, 1998.

[16] Raja M, Straker V, Rainsbury R. Extending the role of breast-conserving surgery by immediate volume replacement. Br J Surg 84: 101, 1997.

[17] Early Breast Cancer Trialists' Collaborative Group. Effect of radiotherapy after mastectomy and axillary dissection on 10-year recurrence and 20-year breast cancer mortality: a meta-analysis of individual patient data for 8135 women in 22 randomised trials. Lancet 383: 2127, 2014.

[18] Momoh AO, Ahmed R, Kelley BP, et al. A systematic review of complications of implant-based breast reconstruction with prereconstruction and postreconstruction radiotherapy. Ann Surg Oncol 21: 118, 2014.

[19] Laws S, Cheetham J, Rainsbury R. Temporal changes in breast volume after surgery for cancer and the implications for volume replacement with a latissimus dorsi miniflap. Eur J Surg Oncol 27: 761, 2001.

[20] Thomas P. Use of silicone implants after wide local excision of the breast. Br J Surg 80: 858, 1993.

[21] Elton C, Jones SE, Jones PA. Initial experience of intramammary prosthesis in breast conservation surgery. Eur J Surg Oncol 25: 138, 1999.

[22] Chaturvedi S. Subaxillary dermocutaneous fat flap for reconstruction of the upper outer quadrant of the breast following conservation surgery. Br J Surg 91: 69, 2004.

[23] Ohuchi N, Harada Y, Ishida T, et al. Breast-conserving surgery for primary breast cancer. Immediate volume replacement using lateral tissue flap. Breast Cancer 4: 135, 1997.

[24] Clough K, Lewis J, Couturaud B, et al. Oncoplastic techniques allow extensive resections for breast-conserving therapy of breast carcinomas. Am Surg 237: 26, 2003.

[25] McCulley S, Macmillan R. Planning and use of therapeutic mammoplasty—Nottingham approach. Br J Plast Surg 58: 889, 2005.

[26] Khuri SF, Daley J, Henderson W, et al. The Department of Veterans Affairs NSQIP: the first national, validated, outcome-based, risk-adjusted, and peer-controlled program for the measurement and enhancement of the quality of surgical care. National VA Surgical Quality Improvement program. Ann Surg 228: 491, 1998.

[27] Boughey JC, Hieken TJ, Jakub JW, et al. Impact of analysis of frozen section margin on reoperation rates in women undergoing lumpectomy for breast cancer: evaluation of the National Surgical Quality Improvement Program data. Surgery 156: 190, 2014.

[28] Rusby JE, Paramanathan N, Laws SA, Rainsbury RM. Immediate latissimus dorsi miniflap volume replacement for partial mastectomy: use of intra-operative frozen sections to confirm negative margins. Am J Surg 196: 512, 2008.

[29] Rainsbury R, Paramanathan N. Recent progress in breast-conserving volume replacement using latissimus dorsi miniflaps in UK patients. Breast Cancer 5: 139, 1998.

[30] Gendy R, Abel J, Rainsbury R. Impact of skin-sparing mastectomy with immediate reconstruction and breast-sparing reconstruction with miniflaps on the outcomes of oncoplastic breast surgery. Br J Surg 90: 433, 2003.

[31] Rainsbury R. Surgery insight: oncoplastic breast-conserving reconstruction—indications, benefits, choices and outcomes. Nat Clin Pract Oncol 4: 657, 2007.

[32] Banerjee D, Paramanathan N, Summerhayes C, et al. Local recurrence following skin-sparing oncoplastic techniques: 10-year Winchester experience. Presented at the Eighth Nottingham International Breast Cancer Conference, Nottingham, UK, Sept 2003.

[33] Losken A, Dugal CS, Styblo TM, et al. A meta-analysis comparing breast conservation therapy alone to the oncoplastic technique. Ann Plast Surg 72: 145, 2014.

[34] Pusic AL, Klassen AF, Scott AM, et al. Development of a new patient reported outcome measure for breast surgery. The BREAST-Q. Plast Reconstr Surg 124: 345, 2009.

[35] Jeevan R, Cromwell DA, Browne JP, et al. Findings of a national comparative audit of mastectomy and breast reconstruction surgery in England. J Plast Reconstr Aesthet Surg 67: 1333, 2014.

[36] Monticciolo DL, Ross D, Bostwick J III, et al. Autologous breast reconstruction with endoscopic latissimus dorsi musculosubcutaneous flaps in patients choosing breast-conserving therapy: mammographic appearance. AJR Am J Roentgenol 167: 385, 1996.

第**20**章

内镜辅助下背阔肌肌皮瓣乳房重建术

Endoscopic Latissimus Dorsi Flap Reconstruction

Albert Losken

20世纪90年代，微创技术在美容整形外科中逐步兴起，并成为一种非常有用的方法。但是，在乳房重建领域，这种技术却起步较慢。在获取带蒂或者游离背阔肌肌皮瓣（latissimus dorsi flap，LD flap）的时候，微创技术的应用可以减少背部瘢痕以及供区的并发症。

> 与传统方法直接获取肌皮瓣部分乳房重建术比较，内镜辅助获取背阔肌技术表现出术后疼痛的减轻、同侧上肢活动的改善、瘢痕的显著减少和患者满意度的提高[1]。

1993年，Friedlander和Sundin[2]报道了利用内镜在人尸体和猪身上获取背阔肌的初步尝试结果。随后的临床报道主要将这项技术用于下肢软组织缺损的修复[3, 4]。John Bostwick[5]首先将其推广应用于填补乳房的部分缺损修复。

患者选择

如果由于患者的乳房较小或乳房残余组织不充足而无法进行乳房形态重塑，或者患者希望在不改变对侧乳房的情况下保持乳房的大小和形状，那么内镜辅助技术将非常有用。当仅仅需要体积时，内镜辅助技术更常用于局部乳房切除术后缺损的即时重建。经内镜获取的LD皮瓣可用于几乎任何位置的缺损，但如果用于矫正内侧象限缺损的话，相对

比较困难。图20-1中显示，乳房上象限局部切除后，乳头上方的腺体体积缺损而皮肤覆盖完整。如果简单闭合切口，那么这个缺损可能导致放疗后乳房轮廓不规则。

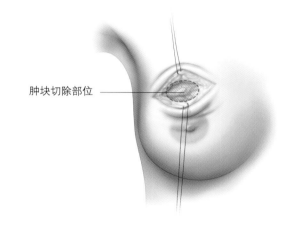

肿块切除部位

图20-1　乳房上象限局部切除，乳头上方腺体实质组织体积缺损

决策过程

当决定将LD皮瓣用于部分乳房切除术后组织缺损的即刻容积置换时，必须确定最合适的时机。在进行皮瓣重建之前要确保切缘阴性。

> 在最终的组织病理学评估中，如果肿瘤切缘阳性，可能会影响乳房重建的结局，所以在手术之前必须保证获得阴性切缘。

象限切除术后组织缺损填充手术计划

（1）确认切缘阴性（延迟-即刻重建）。

（2）获取背阔肌和皮下组织。

（3）最小限度地延长腋窝游离的切口，并在背阔肌的外侧作另一小切口。

（4）注入膨胀液，制作预隧道，以减少出血。

（5）在真皮血管网深面游离皮肤。

（6）提起皮瓣，沿背阔肌的外侧边缘和下方进行游离。

（7）自大圆肌向肩胛骨尖端方向分离背阔肌，然后游离背阔肌的内侧。

（8）确认背阔肌肌皮瓣蒂部。

（9）移去内镜套管，然后旋转背阔肌组织瓣，将其置于乳房缺损处。

（10）放置引流管，关闭供区切口。

手术室设置及患者体位

无论是带蒂还是游离LD皮瓣，手术室的设置和患者的体位是相同的。患者处于侧卧位，同侧手臂充分消毒，并以无菌巾包裹，在术中可随时改变手臂位置，方便背阔肌蒂部以及肌腱的游离（图20-2）。这样的体位可提供给主刀和助手最好的暴露、视野和定位。当然，有时候乳房缺损比较小，仅需要小片背阔肌瓣来填充，患者也可以置于仰卧位，这个体位对于仅获取背阔肌的前部是足够的。

标记与技术

术前患者取站立位进行体表标记（图20-3A）。在有经验医师的参与下，根据影像学资料和可能出现的缺损大小来预估需要获取的组织瓣容积。勾画出背阔肌的轮廓，并对拟定的切口进行标记。腋窝和胸部外侧切口用于肌肉通路（图20-3B）。在背阔肌与皮下组织之间注射组织膨胀液。在背阔肌前缘腋后线处作一个5～7 cm的切口，便可以获取长度小于20 cm的背阔肌组织瓣。两切口入路是首选的方法，可使切口变得更短，对背阔肌的辨认和对蒂部的保护会更精准。腋窝淋巴结清扫通常取

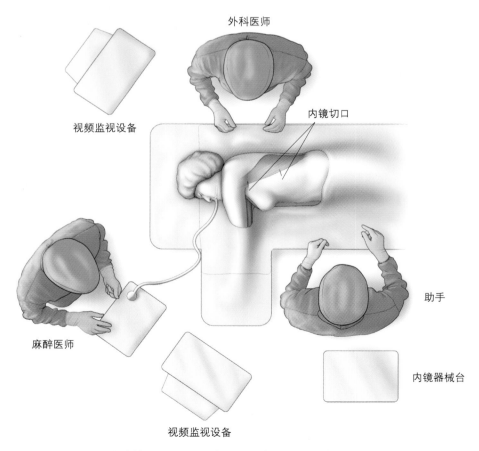

图20-2 内镜下LD皮瓣乳房重建手术室设置及患者体位

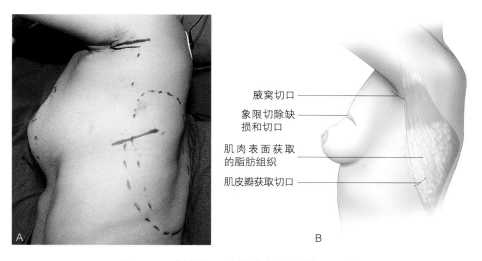

图20-3 内镜下LD皮瓣乳房重建术切口设计

腋下的小切口完成，此切口也可直接用来获取背阔肌。

通过先前的整个肌肉范围内的皮下隧道，背阔肌与上覆皮下组织将被一同获取。切开腋窝顶部，

以便修整背阔肌蒂部，以尽量减少肌肉本身和乳房外侧隧道的容积（图20-4A，B）。正如该患者，皮瓣在皮下组织平面游离，并识别背阔肌的外侧缘。将背阔肌与前锯肌分离，在腋窝切口直视下将胸背

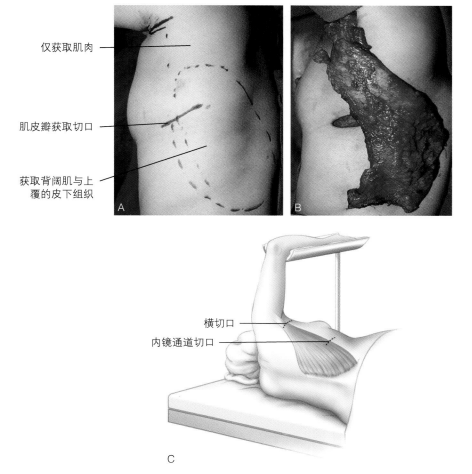

图20-4 内镜下LD皮瓣乳房重建术体位及筋膜肌肉瓣获取范围

血管从胸壁上分离，以确保组织瓣的血供。完成这些直视下的分离后，将内镜插入腋窝切口，沿着背阔肌的外缘一直向下游离（图20-4C）。内镜下辨认背阔肌与大圆肌之间的间隙并加以分离，一直到肩胛骨的尖端。再将内镜移到侧胸壁切口，在前锯肌与背阔肌之间游离，注意保留前锯肌表面的分支血管。

保持良好的术野暴露对于操作十分重要，这往往需要借助于Deaver或者Emory内镜拉钩和内镜外接视频监视器。肌肉深面可以作钝性分离，但任何通往胸壁的血管穿支必须夹闭并离断。应用尖端弯曲的Bovie电凝或者电凝剪刀来进行电凝。如果因为胸壁的曲线原因使得术野暴露不满意，有时需要

在背阔肌内上缘水平再做第三个小切口。光学腔的视野暴露应该稍超过标记的范围，以便于远端肌肉切断后的止血。在内镜下用电凝切断背阔肌下缘与内侧。背阔肌完全游离后，保持血管蒂的完整，从皮下隧道转到腋窝切口处（图20-5）。

离断背阔肌在肱骨上的附着，便于皮瓣转移到乳房，同时也避免术后的任何的运动牵拉。通常不切断胸背神经使肌肉去神经化，以免导致肌肉的过度萎缩。然后，皮瓣通过腋窝切口转至乳房部分缺损处，从乳房象限切除的切口拉出背阔肌组织瓣，将肌肉折叠塑形，放置于手术缺损处，塑造并恢复乳腺的形态和对称性（图20-6）。

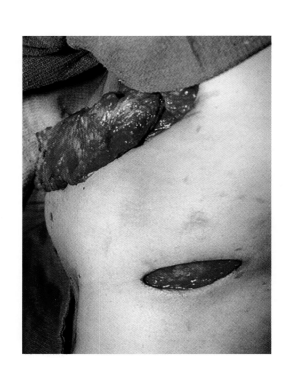

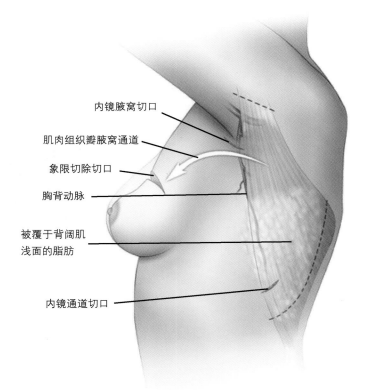

内镜腋窝切口
肌肉组织瓣腋窝通道
象限切除切口
胸背动脉
被覆于背阔肌
浅面的脂肪
内镜通道切口

图20-5 内镜下LD皮瓣乳房重建术肌肉组织瓣解剖完成

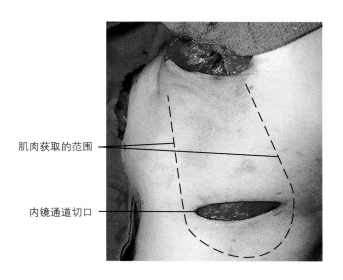

肌肉获取的范围

内镜通道切口

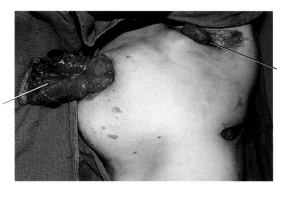

LD 皮瓣到乳房转移缺损区

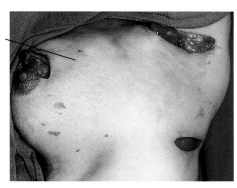

象限切除缺损区

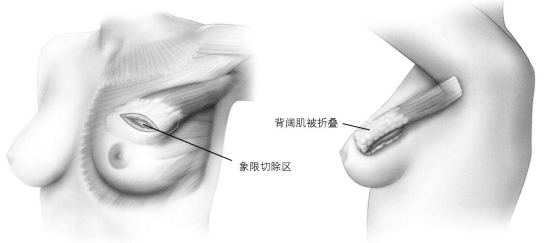

背阔肌被折叠

象限切除区

图 20-6 内镜下 LD 皮瓣乳房重建术肌肉组织瓣转移折叠塑形

临 床 案 例

[病例20-1]

　　34岁女性患者，曾经接受过乳房缩小成形手术，左侧乳房12点钟部位发现一处乳腺癌病灶。患者希望保留乳房而选择局部切除手术。外科医师做了适度的部分乳房切除后，组织病理学检查切缘呈现癌阳性（图20-7A，B）。经过外科医师和患者充分沟通，讨论了接受乳房切除术或尝试进一步再切除的可能性，患者仍然希望保留乳房，但对再次部分切除后发生乳房畸形的可能性有所担忧。

　　由于既需要较大范围的切除来保证癌阴性切缘，又需要保留乳房的形态，最后患者选择了部分乳房重建术。就再次手术前的状态来说，尽管患者乳房上极有一处瘢痕，但乳房整体形态尚好（图20-7C，D）。而扩大手术范围后，预计会影响到乳房的外观，引起畸形。要防止这种状况的出现，必须增加组织容积。局部切除不需要切除皮肤，同时该处也没有进行放射治疗，所以仅需补充容积而不需要转移皮肤。同时，患者对术后可能形成的瘢痕也比较在意，所以最终决定利用内镜来获取背阔肌。

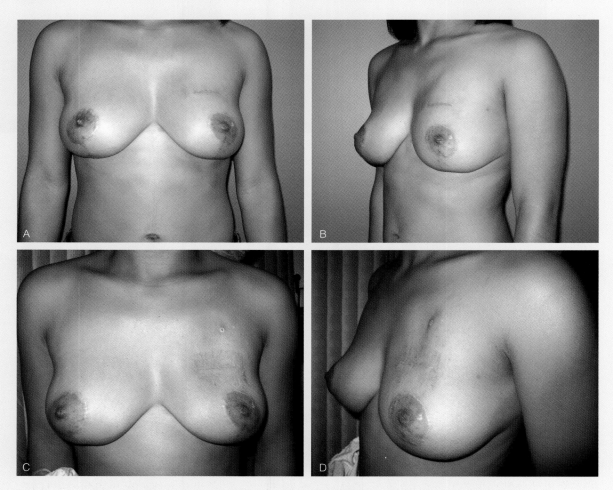

图20-7　双侧乳房缩小成形术后，左侧乳腺癌患者第一次和第二次手术后乳房外观

　　如果再次行部分乳房切除后的切缘仍然是阳性，会导致修复的失败，所以直到切缘确认为阴性后才开始乳房重建。尽管有血清肿的充填，仍然可见广泛的再次切除导致的乳房上极轮廓畸形（图20-8A）。再切除后患者切缘阴性，患者再次回手术室接受部分乳房缺损的重建。侧卧位状态下，通过两处小切口，用内镜获取了背阔肌，离断背阔肌在肱骨的附着后，肌肉瓣转到了乳房上极（图20-8B）。供区部位放置引流后关闭缝合切口。将患者改成仰卧位。此时背阔肌瓣血供良好，组织量丰富，没有张力（图20-8C）。将肌肉瓣塑形，填充缺损，修复乳房上极的外形。钛夹标记残腔以便术后监测。为了纠正预期放射治疗所致的乳房萎缩，塑形时适当增加了重建乳房的体积。

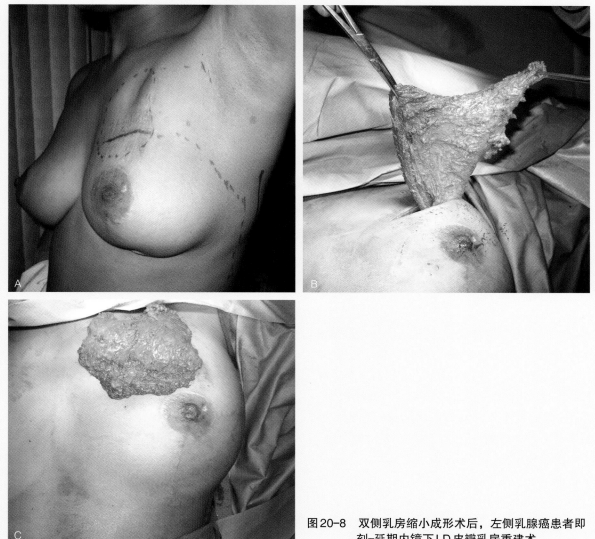

图20-8　双侧乳房缩小成形术后，左侧乳腺癌患者即
刻-延期内镜下LD皮瓣乳房重建术

　　第一次部分乳房切除术后乳房外观（图20-9A，D）；再次扩大切除术后乳房外观（图20-9B，E）；完成部分乳房重建术后6个月的乳房外观（图20-9C，F）。该患者最终的乳房美学效果良好，既保留了良好的乳房外形和对称性，乳房上极的轮廓也得到改善。

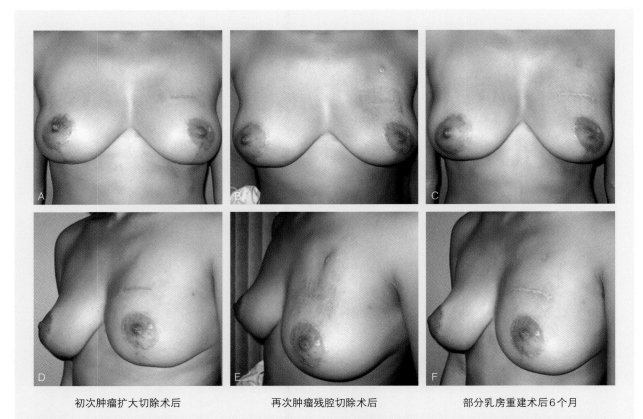

初次肿瘤扩大切除术后　　　　　再次肿瘤残腔切除术后　　　　　部分乳房重建术后6个月

图20-9　双侧乳房缩小成形术后，左侧乳腺癌患者内镜下LD皮瓣乳房重建术不同治疗阶段的乳房美学形态

结果

尽管关于内镜下背阔肌乳房重建的文献数据相对较少。然而，利用内镜获取背阔肌的方法供区并发症少、患者术后疼痛轻、恢复快；同时，与传统的开放手术方式比较，供区美观程度获得了改善。供区血清肿的发生率与切取肌肉的范围相关，因此在开放手术和内镜手术后发生概率是相似的。我们回顾了39例患者在Emory大学利用该项技术进行了即刻部分乳房重建的结果，平均随访时间为3.7年，供区最常见的并发症血清肿的发生率为7%。9%的患者常规病理学结果切缘阳性或者接近切缘（DCIS和浸润性癌），需要再次行乳房切除加重建手术，或者局部扩大切除以保证切缘阴性并接受放疗。该组患者的复发转移率为15%，其中2例局部复发，4例远处转移[6]。基于这些数据，少数切缘阳性患者可能丧失一处可用于随后行全乳房切除重建术的皮瓣。现在我们更倾向在最终获得切缘阴性结果后再进行部分乳房重建。通过这种方式，肌肉既能作为自体的填充物，又

不影响肿瘤安全性。这点非常重要，因为肿瘤复发的危险性仍然存在。

> 基于切缘阳性可能导致重建失败，我们更倾向于将重建延迟至最终证实切缘阴性后再进行。通过这种方式，肌肉作为自体组织填充物来应用，既不影响肿瘤安全性，又不违背乳房重建原则。

局限性

内镜下LD皮瓣乳房重建技术的局限性在于设备、可视化和创建最佳视野腔的困难。很多方法被推荐用于创建视野腔，例如利用拉钩装置[3]、缝线牵拉[4]、球囊解剖器和注气法[7]等等；人工拉钩似乎最可靠也应用最广[8]。利用内镜进行游离确实需要熟练掌控这项技术，这需要时间学习。尽管在肌肉表面进行游离相对简单，但是由于Scarpa筋膜深面脂肪不易萎缩，对于增加容

积十分重要，所以应该将肌肉浅面的脂肪和肌肉一并获取。另一项局限是手术之前并没有最终确定利用内镜技术辅助乳房重建，术中转换术式需要等待患者的知情同意，这一问题可以通过外科医师对患者的选择和术中切缘评估预测而充分告知，或使用延迟-即刻重建的程序来解决。首次保乳治疗所致的畸形往往使延迟重建需要皮肤，这样就限制了内镜技术在延迟重建中应用的可能性。

本 章 要 点

- 内镜辅助获取LD皮瓣技术加快术后康复，降低供区并发症发生率。
- 当患者乳房本身缺乏足够组织修复肿瘤切除所致的缺损，或者希望保持原有的乳房外形和大小时，内镜辅助LD皮瓣技术可用于填充几乎任何部位的缺损。
- 小的乳房缺损仅需要部分肌肉瓣转移时，患者可以取卧位完成手术。
- 将Scarpa筋膜深面脂肪保留在背阔肌浅面有利于增加体积。
- 必须熟练掌握器械的应用和内镜技术。
- 为保证疗效，重建手术术前需保证切缘阴性。

参考文献

[1] Lin C, Wei FC, Levin SL, et al. Donor site morbidity comparison between endoscopically assisted and traditional harvest for free latissimus dorsi muscle flap. Plast Reconstr Surg 104: 1070, 1999.

[2] Friedlander L, Sundin J. Minimally invasive harvesting of the latissimus dorsi. Plast Reconstr Surg 94: 881, 1993.

[3] Cho BC, Lee JH, Ramasastry SS, et al. Free latissimus dorsi muscle transfer using endoscopic techniques. Ann Plast Surg 38: 586, 1995.

[4] Fine NA, Orgill DP, Pribaz JJ. Early clinical experience in endoscopic-assisted muscle flap harvest. Ann Plast Surg 33: 465, 1994.

[5] Bostwick J III. Plastic & Reconstructive Breast Surgery, ed 2. St Louis: Quality Medical Publishing, 1999.

[6] Losken A, Schaefer TG, Carlson GW. Immediate endoscopic latissimus dorsi flap: risk or benefit in reconstructing the partial mastectomy defect. Ann Plast Surg 53: 1, 2004.

[7] Karp NS, Bass LS, Kasabian AK, et al. Balloon assisted endoscopic harvest of the latissimus dorsi muscle. Plast Reconstr Surg 100: 1061, 1997.

[8] Bostwick J III, Eaves FF, Nahai F. Endoscopic Plastic Surgery. St Louis: Quality Medical Publishing, 1996.

第21章

大网膜瓣乳房重建术
Omental Flap Reconstruction
Hisamitsu Zaha

正如Audretsh[1]所述，肿瘤整形手术是一种独特的手术方式，是以尽量减少潜在的乳房畸形为追求，聚焦于肿瘤切除的安全性和乳房美学平衡的部分乳房重建技术，其中，容积替代技术常常应用于较小乳房或乳腺肿瘤比偏小的患者。

容积替代技术通常利用远位带蒂皮瓣进行部分乳房重建。背阔肌肌皮瓣（latissimus dorsi flap, LD flap）在其中起了主要作用，但也有供区并发症和畸形的缺点，如血清肿形成和明显的背部瘢痕[2]。一种理想的容积替代皮瓣应该具备以下六方面优势：① 较少的供区并发症和畸形发生率；② 耐受放射治疗；③ 适用于乳房任何象限的缺损修复；④ 保留了可能需要进行全乳房重建供区的选择；⑤ 在整形效果上至少等同或优于全乳房重建；⑥ 比全乳房重建方法更简单。目前，尚没有一种皮瓣能具有上述所有优势，外科医师必须选用适合患者的技术。

例如，胸外侧穿支皮瓣，包括胸背动脉穿支皮瓣（thoracodorsal artery perforator flap, TDAP）和外侧肋间动脉穿支皮瓣（lateral intercostal artery perforator flap, LICAP），在减少供区并发症方面技术已经很成熟[3]，然而，由于需要充分的活动度和足够长的蒂以转移并取代乳腺组织的远处缺损，因此通常很难利用这些穿支皮瓣来完成乳腺下内侧肿瘤切除缺损的部分乳房重建[4]。

乳房内下象限缺损也可以用腹部脂肪筋膜皮瓣（abdominal adipofascial flap）[5, 6]和前肋间动脉穿支皮瓣（anterior intercostal artery perforator flap,

AICAP）[7]进行重建，然而，由于乳房内上象限是乳房"无人区（no-man's land）"的主要部分，这些皮瓣技术往往不适合内上象限的缺损。

大网膜瓣是一种独特但并非新开发的技术，从大网膜瓣临床应用发展史上看，由于大网膜的抗感染优势和缺血再生的特性，其临床应用已经有了很多报道[8]。然而，因为开腹相关的严重供区并发症和畸形如腹壁疝和肠梗阻，大网膜瓣没有得到广泛应用[9]。但是，微创外科的快速发展，腹腔镜下大网膜瓣的获取有了技术基础，凭借较少的供区畸形和并发症，该技术已经获得了越来越多的关注[10]。

> 腹腔镜获取大网膜瓣，供区畸形和并发症发生率较少。

自从1993年Salz等[11]首次报道了一例腹腔镜下大网膜游离瓣切取以来，已有数个有关利用大网膜进行乳房和（或）胸廓重建的病例系列报道[12, 13]。考虑到这个技术的优势与不足，大网膜瓣最佳的适应证是保乳手术（breast-conserving surgery, BCS）后即刻部分乳房重建[14, 15]。

患者选择

大网膜瓣一般适用于≥20%乳腺组织切除，或因为肿瘤位于内侧而导致美学效果不佳的患者。当患者乳房较小而且在内下象限时，即使10%的组织切除量也可能引起美学畸形。

大网膜瓣的最大优势在于极小的供区畸形。为了保持其优势，必须在综合考虑各种相关因素前提下，仔细筛选具有适应证的患者。

肿瘤相关因素

由于大网膜瓣无法携带替补皮肤，当肿瘤表面需要切除大量的皮肤时，该技术显然是不适合的。

缺损大小相关因素

大网膜瓣技术的劣势之一是无法在术前评估大网膜的容量。有些患者有 > 500 g 大网膜组织，可以轻松地完成全乳房重建，但有些患者仅仅只有100 g 大网膜组织。通常说来，体型宽大或肥胖患者往往有较多的大网膜组织，但仅凭身体状况来评估大网膜的组织量并不一定符合实际情况。根据我们有限的基于日本女性患者的数据提示，当患者非常瘦，乳腺组织的切除量 > 100 g，或者体型大但乳房切除组织量 > 200 g 的患者，选择大网膜瓣作为部分乳房重建的容量来源必须谨慎。

> 术前很难准确评估大网膜的组织量，当乳房切除组织量超过一个象限时，需要小心容量匹配问题。

缺损部位相关因素

大网膜瓣能到达任何象限，但因为解剖位置的优势，最适合内下象限的乳房缺损重建。内上象限和外下象限也是比较适合的部位。对于外上象限的缺损，就如 LD 皮瓣填充内下象限缺损一样，需要建立一个位于腺体后间隙的长隧道供大网膜瓣通过并到达缺损区。因此，相对于其他象限，外上象限进行大网膜瓣乳房重建往往更为复杂一些。

> 大网膜瓣最适合用于内侧象限缺损重建，其他带蒂皮瓣在该部位重建就相对困难。

患者相关因素

具有腹腔内肿瘤史或上腹部开腹手术史的患者需要排除在外。然而腹腔镜手术史（如腹腔镜胆囊切除）和下腹部手术史（如剖宫产）并非一定是手术禁忌，因为这样的患者腹腔内粘连往往很轻。希望将来妊娠的患者也是适合的。

尽管肥胖不是禁忌证，但是我们目前的临床实践基本上排除了体重指数（body mass index, BMI）≥35 的患者，因为在术中很难把大容量的带蒂大网膜组织牵拉出，除非做一个上腹部开腹小切口，但这又会丧失供区瘢痕最小化的优势。

> 大网膜瓣最适合用于小或中等大小乳房的患者。

术前设计

患者取站立位，标记乳房下皱褶（inframammary fold, IMF）和胸骨中线，乳房切口的选择主要受肿瘤位置的影响。对于肿瘤位于乳房下半部的患者，乳房 IMF 切口是较为合适的选择。对于肿瘤位于乳房上半部的患者，基于外科医师的偏好和肿瘤原则，可以有很多选择，比如环乳晕切口和外侧 S 型切口。一个单独的下皱褶内侧的小切口是必须的，不但用来部分乳房切除，而且用于从腹腔牵拉出大网膜瓣（图21-1）。

患者取平卧位下测量 IMF 和肋弓缘的距离，计划建立一个皮下隧道（图21-1，箭头 a）。在乳房皮肤上勾画出肿瘤及拟切除范围的边缘。

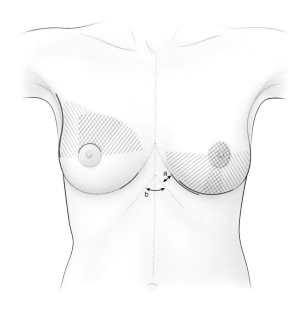

图21-1 大网膜瓣部分乳房重建术前设计

外科技术

手术在全身麻醉下进行，患者取仰卧位，双臂外展90°。

部分乳房切除术

下象限

将与利多卡因混合的染料注射于拟切除的范围，注射标记深达胸肌筋膜，取沿IMF的切口按计划在肿瘤周围适当范围内切除肿瘤（图21-2）。

> 对于肿瘤位于下象限者，沿IMF的切口做部分乳房切除总是可取的，因为切口隐蔽而且容易进入腹腔。

肿瘤位于乳房内下象限者，在下皱褶内侧处做一个6～7 cm的沿IMF的皮肤切口（图21-1和图21-2B，左侧IMF红色标记线）。肿瘤位于外下象限者，沿IMF的切口内侧端位于距离剑突下缘的最近点，然后向外侧延长作长约10 cm切口（图21-1，左侧IMF蓝色标记线）。根据肿瘤原则在胸肌筋膜前或后解剖分离。预先在胸肌筋膜处的染料标记点有助于界定切除范围。为了后续重建，最好避免不必要的胸肌筋膜处的解剖分离。同样根据染料标记范围进行皮下解剖分离。这样，带有肿瘤的象限从深层和浅层组织中被完全解剖分离，予以切除，完成乳房部分切除术。

上象限

肿瘤位于乳房上象限者，环乳晕切口是较为合适的选择（图21-1，右侧乳房红色标记线）。肿瘤位于外上象限者，也可作外侧S型切口（图21-1，右侧乳房蓝色标记线）。

除了乳房上的切口外，必须沿IMF内侧单独做一个3～4 cm长的切口，用以牵拉出大网膜瓣（图21-1，右侧IMF红色标记线）。

内镜下大网膜瓣获取

按照腹腔镜手术的原则进行[13]。患者处于相同体位，通常采用四个孔。

首先从横结肠左侧进行解剖分离大网膜，结扎胃网膜左血管。第二步把大网膜从胃壁上分离，直到大网膜右侧位置。

将大网膜从横结肠完全分离后，继续分离胃侧大网膜，直到越过幽门环。该处需要非常仔细地解剖分离，因为此处胃网膜右动静脉（gastroepiploic artery and vein, GEAV）贴近胃壁和近端十二指肠壁走行，而且分支容易出血（图21-3）。

> 沿着GEAV根部最好尽可能多地切取脂肪组织，长而纤细的大网膜蒂可以避免腹壁疝的发生。

在右侧大网膜，其中一支网膜血管下降支有时需要切断，以便有较长的血管蒂。至此，带蒂大网膜瓣完成。

保乳治疗部分乳房重建

下象限

进行乳房部分切除的乳房IMF切口可以用来牵

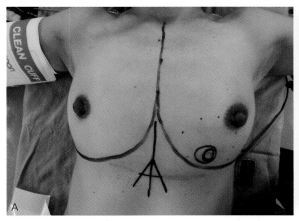
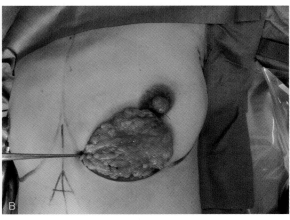

图21-2　乳房下象限肿瘤大网膜瓣部分乳房重建肿瘤切除

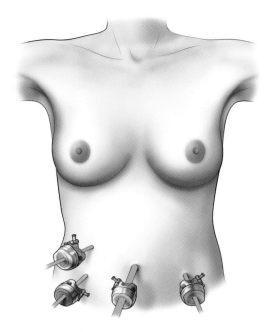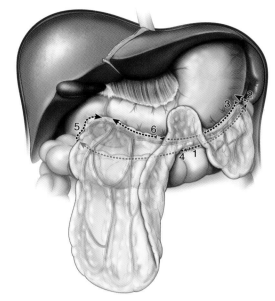

图21-3 内镜下大网膜获取操作孔及大网膜解剖分离程序

拉出大网膜瓣。从IMF切口的内侧端向剑突方向作一个大约两指宽的皮下隧道，位于腹直肌前鞘表面，当到达腹白线时，在腹白线上做一个两指宽长的纵向切口，以便进入腹腔。该步骤通过腹腔内切开腹白线进行内外配合。如果是右侧乳房重建，切开镰状韧带右侧与皮下隧道交通。若是左侧乳房，则在镰状韧带左侧切开。术者的手指通过隧道进入腹腔，拉住大网膜轻柔地牵出，避免蒂部扭转。

IMF与腹白线之间的长度以及胸骨下的角度（图21-1，角度b）在个体之间差异很大。当前者长度较长而后者角度较小时，通过皮下隧道牵拉出大网膜瓣就相对比较困难。当然，大网膜瓣的大小也是该步骤难度的影响因素。在这种情况下，最好加大腹白线的纵向切口，和（或）对腹直肌进行小的横向切断。有时需要切除剑突头端以增加腹白线切口的纵向长度，当该切口长度超过两指宽时，在大网膜瓣拉出后需要半关闭腹白线以避免切口疝。仔细彻底止血，检查大网膜瓣血供是否良好。如果大网膜量太多，沿网膜外周切除部分组织，以与乳房缺损大小相匹配（图21-4）。

> 切除隧道处的皮下脂肪和网膜瓣蒂部周围的脂肪组织，以避免皮下隧道处因血管蒂引起的隆起。注意切勿损伤胃网膜血管。

牵拉出大网膜瓣后，应用腹腔镜检查腹腔内血管蒂部的张力，张力过大使血管根蒂部牵拉太直，可能导致幽门环处胃窦部梗阻。

将肿瘤切除后残存的乳腺组织上侧和外侧切缘固定于胸大肌表面的初始位置，以避免网膜瓣的移动。重要的是，网膜瓣蒂部的宽度和皮下隧道的入口径度要小（＜2cm），以避免皮下隆起，使IMF能得到良好重塑。最后将网膜瓣置于胸大肌表面，填充乳腺组织的缺损。通常没有必要将网膜瓣与胸壁固定（图21-5）。

网膜瓣能够到达并填充于乳房的任何象限。这位患者，在网膜瓣表面放置了一个闭式负压引流，切口分层次仔细缝合，以重塑一个与其原始乳房一样的、自然有弧度的IMF（图21-6A）。术后1年时患者乳房形态，几乎看不到下皱褶切口和腹部瘢痕（图21-6B，C）。

上象限

乳房部分切除后，在IMF内侧加做一个3～4cm长的切口，用以牵拉出大网膜瓣（图21-1右侧IMF红色标记线）。然后，通过IMF切口和上象限的乳房切除缺损区，在乳房下象限建立一个乳房后间隙隧道。即使通过一个小的环乳晕切口进行的手术，由于网膜瓣自身的柔韧性，也能很好地填充部分乳房切除后的缺损。在上象限乳房缺损填充后，将网膜瓣在胸大肌上方缝合1～2针以固定，避免乳房尾叶移动的牵拉。

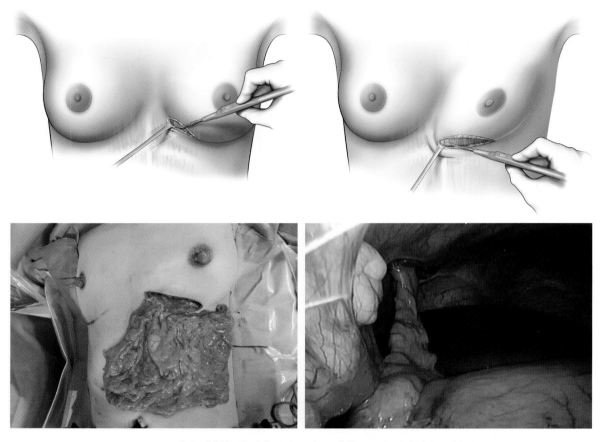

图21-4　大网膜瓣部分乳房重建，大网膜获取及向乳房缺损区转移

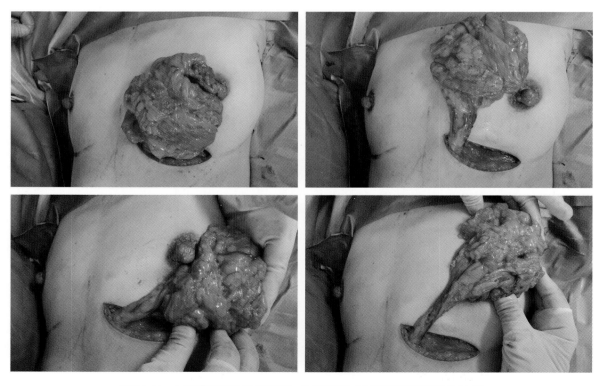

图21-5　大网膜瓣部分乳房重建，对获取的大网膜塑形修复乳房缺损

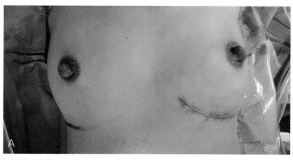
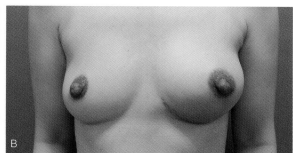
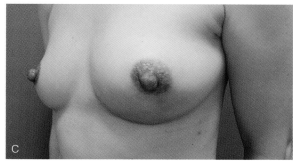

图21-6 大网膜瓣部分乳房重建术后即刻与术后1年时患者乳房形态

由于网膜瓣蒂部通过腺体后隧道，当内下象限局部隆起比较明显时，最好在腺体后隧道处切除一部分腺体组织。当网膜瓣量过多和（或）肥胖患者，即使腹白线切口已经超过两指宽，也很难将网膜瓣经由下皱襞内侧切口从皮下隧道牵拉出，这种情形下，有时需要在上腹部中线直接做一个切口，进入腹腔牵拉出网膜瓣。然而，我们尽力避免这种方式，因为网膜瓣重建最大的优势在于极小的供区瘢痕。这就是为什么我们的适应证限制在BMI < 35的患者。对于肥胖患者，游离的大网膜瓣不失为另一个好的选择，因为量大的网膜瓣容易从脐部或下腹部切口取出[16]。

临 床 案 例

[病例21-1]

29岁女性患者，右侧乳房内下象限T₂期导管癌，行部分乳房切除大网膜瓣部分乳房重建术，切除组织量90 g（图21-7A）。患者术后放疗结束后1年的乳房形态（图21-7B）；患者术后乳腺X线摄影显示在重建区域明显的放射低密度区（图21-7C，D）。

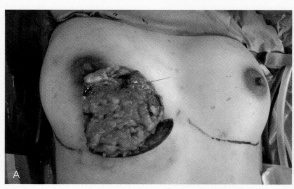
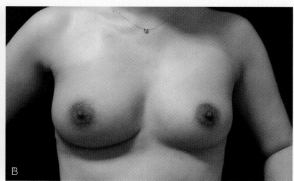

图21-7A～B 右侧乳房内下象限肿瘤切除，大网膜瓣部分乳房重建术

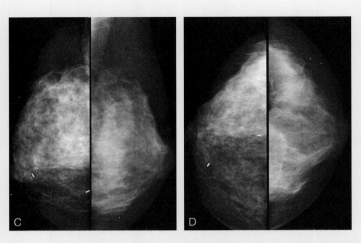

图21-7C～D   右侧乳房内下象限肿瘤切除，大网膜瓣部分乳房重建术

[病例21-2]

49岁女性患者，右侧乳房内上象限 T_3 期导管癌伴可疑胸骨旁淋巴结转移，新辅助化疗后行部分乳房切除、腋窝淋巴结清扫。为了切除上覆的皮肤瘢痕和胸骨旁淋巴结，选择内上象限放射状长切口，切除组织量250 g。由于大网膜瓣组织过多，无法从IMF内侧小切口牵拉出来，只能加做一个上腹部纵向切口（图21-8A，B）。术后放疗结束后1年乳房及上腹部外观（图21-8C，D）。虽然术侧乳房的形状和大小都很好，但乳房上部和腹部供区的瘢痕比较明显。

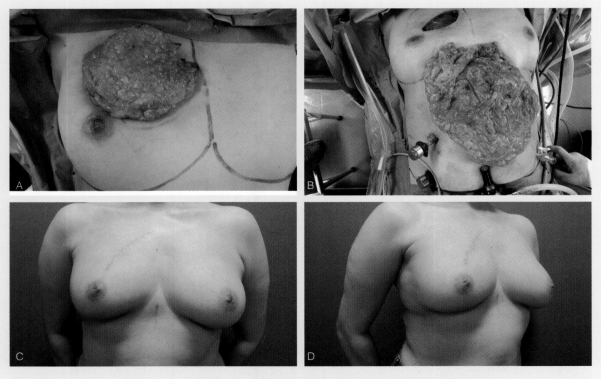

图21-8   右侧乳房内上象限肿瘤切除，大网膜瓣部分乳房重建术

结局

2002年4月~2015年6月，我们单中心共有190例乳腺癌患者进行了大网膜瓣乳房重建术。中位随访时间达78个月，患者年龄25~69岁，平均49岁，肿瘤大小1~4.2 cm，平均2.8 cm。其中44例为保留乳头乳晕或保留皮肤的乳房切除术，其余部分都是保乳术后部分乳房重建。

由于肿瘤位于乳房内侧象限患者特别适合大网膜瓣重建，本组位于乳房内侧象限患者占大约50%。腹腔镜下获取大网膜瓣的成功率99.5%（189/190），腹腔镜下获取网膜瓣的手术时间一般为1小时。通常大网膜以带蒂瓣的方式转位至乳腺进行重建，但有5.3%的患者是以游离瓣的方式进行。72.6%的患者接受术后放射治疗，未行放疗的患者一部分是由于患者拒绝放疗，一部分是由于乳房切除范围大，切除组织 > 70%乳房体积（表21-1，图21-9）。

表21-1 190例大网膜瓣乳房重建的手术数据

网膜获取成功率	99.5%（189/190）
切除组织量	185 g（40~770 g）※
术后接受放射治疗比例	72.6%（106/146）

注：※中位值数据。

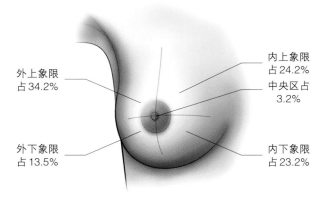

外上象限
占34.2%

内上象限
占24.2%

中央区占
3.2%

外下象限
占13.5%

内下象限
占23.2%

图21-9 190例大网膜瓣乳房重建患者的肿瘤位置分布

并发症

总体并发症发生率为12.6%，供区并发症4例（2.1%），一例胃网膜动脉（gastroepiploic artery, GEA）主干损伤，中转LD皮瓣重建，其他GEA周

围分支血管损伤可以止血处理，但会导致网膜容量丢失。后期并发症包括2例腹壁疝，位于剑突下区域，需要手术修补。没有其他腹腔内并发症如小肠梗阻等。有6例患者因其他疾病在数年后进行了腹部手术，包括1例乙状结肠切除，2例子宫附件切除和3例胆囊切除，所有这些后续手术都顺利完成（表21-2）。

表21-2 190例大网膜瓣乳房重建术的并发症

并　发　症	例数（%）
总体并发症	24（12.6）
腹腔镜相关并发症	4（2.1）
血管损伤	1（0.5）
腹壁疝	1（0.5）
乳房相关并发症	20（10.5）
大网膜部分坏死	10（5.3）
皮瓣部分坏死	5（2.6）
出血	2（1.1）
感染	2（1.1）
其他（乳糜漏）	1（0.5）

> 我们的研究提示，腹腔镜相关并发症发生率低（2.1%），说明腹腔镜下获取大网膜瓣是安全的。

在我们的研究中，关于重建乳房相关并发症，有10例出现大网膜部分坏死，这些患者都通过延长引流时间和清创得到保守治疗，但最终引起大网膜瓣容量的丢失。

肿瘤学结局和并发症

切缘阳性定义为墨染处存在浸润性癌或导管原位癌（ductal carcinoma in site, DCIS），阳性率6.8%。13例中8例患者再次扩大切除获得了阴性切缘，剩余5例仅仅进行了放射治疗。

大网膜瓣重建后的乳房X线摄影评估发现，与周围乳腺实质对比，重建乳房的大网膜瓣替代区呈放射低密度特征。这也许是大网膜瓣部分乳房重建保乳治疗后随访监测的优势之一。中位随访78个月，2例局部复发（1.1%），1例复发位于原发肿瘤的不同象限，1例在保留乳头乳晕皮下乳房切除后的乳头部位复发。经过解救性手术后，都未进行放射治疗，但2例患者都保持无病生存（表21-3）。

表 21-3　190 例大网膜瓣乳房重建的肿瘤学结局

肿瘤学结局	例数（%）
切缘阳性	13（6.8）
局部复发	2※（1.1）

注：※ 1例复发位于原发肿瘤的不同象限，1例在保留乳头乳晕皮下乳房切除后的乳头部位复发。

容积并发症与美学效果

在我们这组病例中，乳房切除量跨度大，为25～770 g，因为在非常瘦小的日本女性患者中，即使是一个小小的缺损，特别在肿瘤位于乳房内下象限区域，也常常需要容积替代技术来避免畸形的美学效果。

24例（12.6%）患者的网膜瓣容量不足。当进行保留乳头乳晕或保留皮肤的皮下乳房切除术时，33.3%的患者出现大网膜瓣容量不足，需要结合LD微皮瓣或组织扩张器。在大网膜瓣容量不足的患者中，切除乳腺组织量的中位数为256 g（75～770 g）。乳房美学效果总体满意，3位卫生统计专家运用4分位法评估，大约80%的患者评估为优秀或良好。触感非常柔软自然是大网膜瓣的特点（表21-4）。

仅在2例患者中观察到重建乳房的明显缩小。值得注意的是，有6例患者在术后数年，重建乳房发生明显增大。有11例（5.8%）患者出现重建区的结节或硬化，这些可能是脂肪坏死引起的。

供区瘢痕就如腹腔镜胆囊切除一样微不足道，极轻微的术后疼痛，恢复快。我们的住院时间受术后腋窝引流的时长影响，但如果前哨淋巴结转移阴性，手术后留院观察1晚可能就足够了。

用以牵拉出大网膜瓣的IMF切口大体上是看不到的，然而在一些患者中，由于大网膜瓣容量太大，无法从IMF切口和皮下隧道处牵拉出，需要加做上腹部切口。

表 21-4　190 例大网膜瓣乳房重建的美学效果

美学效果评分及影响因素	专家评估：例数（%）
美学效果评分	
优秀	113（59.5）
良好	39（20.5）
一般	19（10.0）
差	19（10.0）
美学效果失败的主要原因	
容量不足	24/190（12.6）
保乳手术	9/145（6.2）
保留乳头乳晕或皮肤的全乳房切除	15/45（33.3）
脂肪坏死	11/190（5.8）

即使经过放射治疗，重建乳房的大小也基本没有变化。

大网膜瓣部分乳房重建的优势与局限性

优势

大网膜瓣乳房部分重建的主要优势是极少的供区畸形和并发症[10, 13-16]。腹腔镜下获取大网膜瓣导致的供区瘢痕微乎其微，我们的短期和长期的供区并发症率发生率（2.1%）远远低于以前所报道的[9]。

另外一个独特的优势是大网膜瓣尤其适用于乳房内侧象限缺损的重建，该部位是其他自体皮瓣难以到达的。我们的经验表明，大网膜瓣可能是适合乳房内下象限的最佳的组织瓣，而且也是内上象限和外下象限重建的优选方案。

由于大网膜内有大量脂肪组织，与肌肉皮瓣相比，大网膜瓣非常柔软，而且在放射治疗后也不太容易萎缩。保留LD皮瓣作为一种完全乳房重建的选择，也是部分乳房重建的一个需要超前考虑的重要因素。

局限性

大网膜瓣最大的不足是在术前无法评估大网膜

瓣的容量。在我们的病例系列中，12.6%的患者大网膜瓣容量不足。虽然大网膜容量不足的情况大多发生在保留乳头乳晕皮下乳房切除（nipple-sparing mastectomy, NSM）或保留皮肤的皮下乳房切除（skin-sparing mastectomy, SSM）患者中，但当切除组织量 > 200 g时，该情况也会在保乳部分乳房重建患者中发生。大网膜瓣的容量在瘦小患者中可能 < 100 g。

我们有限的数据仅仅基于日本患者，和西方女性相比，东亚女性基本上都瘦而小，大网膜容量非常不一致。Khater[17]报道成功利用腹部开放小切口获取大网膜瓣进行大尺寸乳房的重建。一份来自英国的初步报道提示运用CT扫描结合三维分割软件可以准确评估大网膜容量，这令人瞩目，其大网膜容量中位值为270 g[18]。

虽然我们的随访中位时间已超过6年，但涉及腹腔镜下获取大网膜瓣行部分乳房重建的真正疗效和肿瘤学安全性的研究数据较少[19]。

结论

通过腹腔镜获取大网膜瓣有着极少的供区并发症和畸形，如果病例选择恰当，大网膜瓣在部分乳房重建中是一个非常有吸引力的选择，特别是肿瘤位于乳房内侧象限的患者。

本 章 要 点

- 大网膜瓣可通过腹腔镜获取，有着极少的供区并发症和畸形。
- 无法在术前准确评估大网膜瓣的容量。因此，重要的是选择合适的患者，要仔细考虑切除容量和患者的躯体特性。
- GEAV应该作为大网膜瓣的血管蒂，血管蒂的根部尽可能地细长，便于其从腹腔牵拉出。
- 大网膜瓣能到达乳房任何象限，然而，最适合乳房内侧象限和外下象限。
- 大网膜瓣应该从腹腔内轻柔地牵拉出，防止机械性损伤，否则会极大地影响网膜瓣质量。
- 当腹白线切口宽度超过两指时，在牵拉出大网膜后需要半关闭该切口，以防后续可能发生的腹壁疝。
- 我们的研究表明该技术的肿瘤学效果等同于单纯保留乳房手术，而且美学效果令人满意，供区瘢痕小。
- 大网膜瓣技术可以保存LD皮瓣和下腹部皮瓣诸如TRAM或DIEP等，以备将来用于全乳房重建。

参考文献

[1] Audretsch WP. Fundamentals of oncoplastic breast surgery. In Loskin A, Hamdi M, eds. Partial Breast Reconstruction. St Louis: Quality Medical Publishing, 2009.

[2] Munhoz AM, Motag E, Fels KM, et al. Outcome analysis of breast-conservation surgery and immediate latissimus dorsi flap reconstruction in patients with T1 to T2 breast cancer. Plast Reconstr Surg 116: 741, 2004.

[3] Hamdi M, Landuyt KV, Monstrey S, et al. Pedicled perforator flaps in breast reconstruction: a new concept. Br J Plast Surg 57: 531, 2004.

[4] Kronowitz SJ, Feledy JA, Hunt KK, et al. Determining the optimal approach to breast reconstruction after partial mastectomy. Plast Reconstr Surg 117: 1, 2006.

[5] Ogawa T, Hanamura N, Yamashita M, et al. Usefulness of breast-volume replacement using an inframammary adipofascial flap after breast-conservation therapy. Am J Surg 193: 514, 2007.

[6] Kijima Y, Yoshinaka H, Owaki T, et al. Immediate reconstruction using inframammary adipofascial flap of the anterior rectus sheath after partial mastectomy. Am J Sur 193: 789, 2007.

[7] Hamdi M, Van Landuyt K, de Frene B, et al. The versatility of the inter-costal artery perforator (ICAP) flaps. J Plast Reconstr Aesthet Surg 59: 644, 2006.

[8] Kiricuta I. [The use of the great omentum in the surgery of breast cancer] Press Med 71: 15, 1963.

[9] van Garderen JA, Wiggers TH, van Geel AN. Complications of the pedicled omentoplasty. Neth J Surg 43: 1171, 1991.

[10] Zaha H, Inamine S. Laparoscopically harvested omental flap: results for 96 patients. Surg Endosc 24: 103, 2006.

[11] Salz R, Stowers R, Smith M, et al. Laparoscopically harvested omental free flap to cover a large soft tissue defect. Ann Surg 217:

542, 1993.

[12] Cothier-Savey I, Tamtawi B, Dohnt F, et al. Immediate breast reconstruction using laparoscopically harvested omental flap. Plast Reconstr Surg 107: 1156, 2001.

[13] Zaha H, Inamine S, Naito T, et al. Laparoscopically harvested omental flap for immediate breast reconstruction. Am J Surg 192: 556, 2006.

[14] Zaha H, Sunagawa H, Kawakami K, et al. Partial breast reconstruction for an inferomedial breast carcinoma using an omental flap. World J Surg 34: 1782, 2010.

[15] Zaha H. Oncoplastic volume replacement technique for the upper inner quadrant using the omental flap. Gland Surg 4: 263, 2015.

[16] Zaha H, Onomura M, Nomura H, et al. Free omental flap for partial breast reconstruction after breast-conserving surgery. Plast Reconstr Surg 129: 583, 2012.

[17] Khater A. Evaluation of pedicled omental flap delivered through a minilaparotomy for immediate breast reconstruction in obese patients. Aesthetic Plast Surg 37: 1140, 2013.

[18] Westbroek D, Nizak R, Karunanithy N, et al. Volume assessment of the greater omentum for autologous breast reconstruction planning. Eur J Surg Oncol 39: 474, 2013.

[19] Claro F Jr, Sarian LO, Pinto-Neto AM. Omentum for mammary disorders: a 30-year systematic review. Ann Surg Oncol 22: 2540, 2015.

第22章 带蒂穿支皮瓣乳房重建术
Pedicled Perforator Flap Reconstruction
Moustapha Hamdi

乳腺癌保乳治疗（breast-conserving therapy, BCT）是一种肿瘤切除与术后放疗相结合的治疗方法，已成为早期浸润性乳腺癌的首选治疗方法[1-3]。虽然部分乳房切除（肿块切除或象限切除）保留乳头-乳晕复合体（nipple-areola complex, NAC），但20%～30%的患者对BCT后的美学结果不满意[4-6]。

造成美学效果不佳的原因有很多。肿瘤切除后会出现乳房变形、收缩以及明显的体积改变；NAC位置的改变也会凸显乳房的不对称性；术后辅助放射治疗也会对乳房产生严重影响。早期放疗会引起乳房水肿和皮肤红斑，远期放射治疗的乳房皮肤反应包括色素沉着、色素减退、毛细血管扩张或萎缩等；对于乳腺实质，辐射会引起乳腺组织纤维化及收缩。就大多数患者而言，放射治疗产生的影响会在1～3年后进入稳定状态。遗憾的是，目前很难预测哪些患者的乳腺组织会发生较严重的放射损害[7-9]。

大多数乳腺癌患者BCT美学效果不理想的原因在于肿瘤局部控制与美学效果之间的矛盾。为达到更好的局部控制，需要进行更广泛的切除以获得切缘阴性；而为了获得更佳美学效果，需要更可能多地保留乳腺组织以充分闭合缺损。二者之间的抉择往往更多地倾向肿瘤治疗的安全性[10, 11]。

由于在接受放疗后的乳房上进行手术的并发症发生率很高，并且美学效果通常不佳，因此，我们建议在有指征和可行性的情况下立即进行乳房重建。对于中小型乳房，需要使用带蒂皮瓣组织替代技术来恢复乳房的外形和大小。尽管胸背和肋间血管在背部区域提供了许多穿支，但只有背阔肌肌皮瓣（latissimus dorsi flap, LD flap）用于部分乳房重建，而LD皮瓣需要损伤体内最大的肌肉群。随着穿支皮瓣概念的兴起，许多先前所应用的肌皮瓣已逐渐被穿支皮瓣所替代。在不损伤肌肉和神经的情况下采集皮瓣，此项技术至关重要。

Angrigiani等[12]于1995年最早描述了使用不携带肌肉的游离背阔肌岛状皮肤皮瓣转移至颈部修复烧伤后皮肤挛缩。然而，最早由Hamdi等[13-17]介绍使用的带蒂穿支皮瓣部分乳房重建技术是一个相对较新的概念，尽管如此，穿支皮瓣已经成为用于乳腺癌肿瘤整形外科部分乳房重建技术中必不可少的组成部分。

决策流程

在乳腺癌肿瘤整形外科手术中，使用带蒂穿支皮瓣的最终目的是降低供区部位并发症的发病率[18]。主要适应证是乳房缺损在30%左右的乳房修复，或因肿瘤切除而导致不可接受的美学效果[19, 20]。带蒂穿支皮瓣在部分乳房重建术中的临床应用通常是基于多种因素的综合考虑（图22-1）。

肿瘤相关因素

对于任何方式的乳腺癌BCT而言，直径≥3 cm的肿瘤，最安全的治疗方法是乳房象限切除联合术后放疗。乳房切除术仍是肿瘤较大患者的

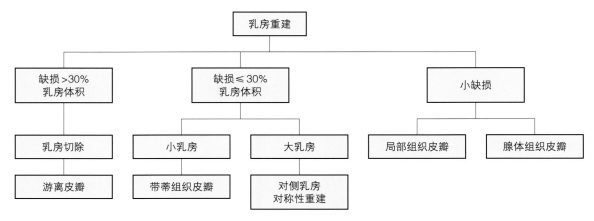

图22-1　乳房重建决策流程

首选。然而，更有效的新辅助化疗方案的引入，可以使局部晚期乳腺癌患者接受更加保守的局部治疗方法成为可能[21, 22]。

> 如果外科医师对于患者的肿瘤边界或肿瘤浸润程度不确定时，即使进行了术前放射影像学评估，任何即刻部分乳房重建术必须推迟。延期-即刻乳房重建术仍可在明确肿瘤切缘状况后的几天内进行[23]。

乳房体积相关因素

许多外科医师建议对乳房体积较大患者的肿瘤切除过程中联合乳房缩小成形术。然而，乳房重建手术的相对解剖学禁忌之一是较大的肿瘤/乳房体积比。乳房更小的患者的乳房重建术需要更多不同的方法。如果对乳房较小的患者进行大体积肿瘤切除，预计会出现明显的乳房术后畸形，则需要填充非乳腺组织。根据乳房缺损的位置和大小，可以使用多种带蒂穿支皮瓣用于乳房部分重建术[13, 19, 20, 24]。

缺损位置相关因素

几乎所有象限切除术后的乳房缺损都可以用带蒂穿支皮瓣修复。然而，基于皮瓣蒂长度的限制，某些皮瓣更适用于某一种缺损类型，例如胸背侧或肋间血管蒂轴上的带蒂穿支皮瓣，难以到达位于乳房内下象限的缺损。但是，基于前胸廓动脉血管的带蒂皮瓣，例如肋间血管或上腹壁血管蒂的皮瓣，仍可考虑用来重建部分乳房缺损[15, 17]。

以胸背-前锯肌、肋间或上腹壁血管为基础，在腋窝和背部或前胸和上腹部区域内的穿支上可游离多种带蒂皮瓣。通常用于乳房重建手术中的带蒂穿支皮瓣包括胸背动脉穿支皮瓣（thoracodorsal artery perforator flap, TDAP flap）、肋间动脉穿支皮瓣（intercostal artery perforator flap, ICAP flap）、前锯肌动脉穿支皮瓣（serratus anterior artery perforator flap, SAAP flap）以及上腹部动脉穿支皮瓣（superior epigastric artery perforator flap, SEAP flap）等（图22-2）。

TDAP皮瓣

TDAP皮瓣是基于胸背血管的下降或水平分支而游离的穿支皮瓣[22, 25]。然而，由于解剖学上的差异，背阔肌的一段可以包括在皮瓣中，因此创造出了一种保留背阔肌的TDAP皮瓣（图22-3）[13, 16]。

（1）保留背阔肌的TDAP Ⅰ型（MS TDAP Ⅰ型）皮瓣：皮瓣中纳入一小段背阔肌（4 cm×2 cm）。

（2）保留背阔肌的TDAP Ⅱ型（MS TDAP Ⅱ型）皮瓣：沿着背阔肌的前缘设计纳入较大（＞5 cm宽）节段的肌肉。

ICAP皮瓣

ICAP皮瓣的分类如下[14]（图22-4）：

（1）肋间背动脉穿支（dorsal intercostal artery perforator, DICAP）皮瓣：DICAP皮瓣是基于肋间血管椎体部分而游离的肌皮穿支。

（2）肋间外侧动脉穿支（lateral intercostal artery perforator, LICAP）皮瓣：LICAP皮瓣是基于源自肋骨部分而游离的肌皮穿支。

（3）肋间前动脉穿支（anterior intercostal artery perforator, AICAP）皮瓣：AICAP皮瓣是基于肌肉动脉而游离的肌皮穿支。

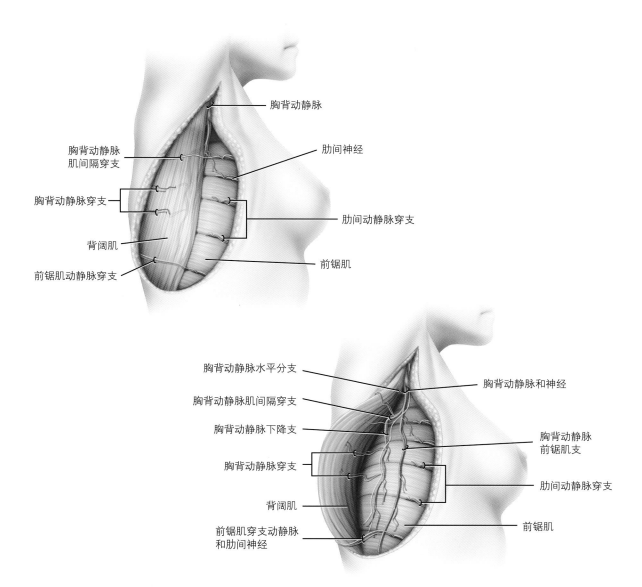

胸背动静脉

胸背动静脉
肌间隔穿支

胸背动静脉穿支

背阔肌

前锯肌动静脉穿支

肋间神经

肋间动静脉穿支

前锯肌

胸背动静脉水平分支

胸背动静脉肌间隔穿支

胸背动静脉下降支

胸背动静脉穿支

背阔肌

前锯肌穿支动静脉
和肋间神经

胸背动静脉和神经

胸背动静脉
前锯肌支

肋间动静脉穿支

前锯肌

图22-2 腋窝和背部区域血管蒂

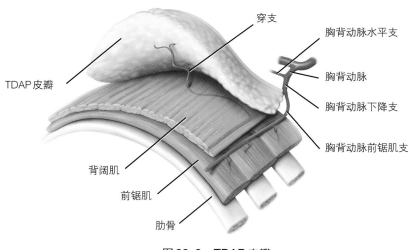

穿支

TDAP 皮瓣

背阔肌

前锯肌

肋骨

胸背动脉水平支

胸背动脉

胸背动脉下降支

胸背动脉前锯肌支

图22-3 TDAP 皮瓣

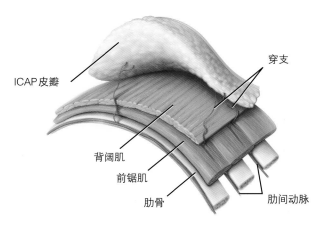

图22-4 ICAP皮瓣

SAAP皮瓣

SAAP皮瓣是胸背动脉的锯齿状分支和肋间肌皮穿支二者之间的连接。在所有病例中，这种情况约占21%[17]（图22-5）。

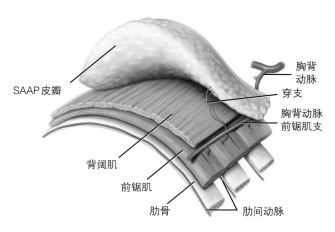

图22-5 SAAP皮瓣

SEAP皮瓣

SEAP皮瓣是源自腹壁上动脉浅支或深支的肌皮穿支，分类如下[15]（图22-6）：

（1）腹壁上浅动脉穿支（superficial superior epigastric artery perforator, SSEAP）皮瓣。

（2）腹壁上深动脉穿支（deep superior epigastric artery perforator, DSEAP）皮瓣。

术前设计与技术实施

在手术前一天为患者进行标记。肿瘤切除的切口由乳腺外科医师设计，以提供最佳的手术入路和美学效果。

术前穿支体表投影

术前对穿支皮瓣轴的血管定位至关重要，精确的穿支定位是选择带蒂穿支皮瓣的决定性步骤，可显著缩短手术时间以及降低并发症的发生率。通常采用8 Hz单向多普勒（unidirectional Doppler）超声来确定潜在可供皮瓣设计的穿支位置。根据解剖学研究和我们的临床经验，在腋窝皱襞下8～10 cm处的背阔肌前缘5 cm内寻找穿支成功率高[16, 25]。

使用单向多普勒超声识别胸背肌穿支的一个可能影响来自胸椎椎弓根的背景信号。为了避免这种情况，患者取与手术中相同的侧卧

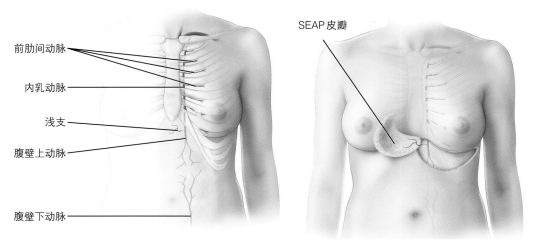

图22-6 上腹部和肋间血管的血管轴及SEAP皮瓣

位进行穿支定位，且肩胛外展90°和肘关节屈曲90°。

这种体位使皮肤处于紧张状态，穿支以更垂直的方向进入皮肤，使其多普勒信号更清晰。在这个方向上，多普勒探测仪从穿支的离散端而不是沿其长轴方向来检测信号。这样能够区分来自穿支的信号和纵向方位的胸椎椎弓根信号。通过在近端和远端间移动多普勒探头，可以将真实的穿支动脉与胸背动脉区分开来。如果信号消失，则来自穿支；来自胸背血管的信号沿背阔肌的长度持续存在。当穿支位于背阔肌前缘前方时，胸背动脉可能有一个直接的（肌间隔）穿支。

患者取仰卧位，标记肋间或上腹壁穿支[26]。在困难的情况下，应进行双重检查。近年来，螺旋扫描CT已被引入用于手术前各种穿支的定位[27-29]。

技术选择

乳房外侧、外上象限或中央区域及内上象限缺损

对于外侧、外上象限、中央区域及内上象限的乳腺癌BCT的乳房缺损，通常采用TDAP皮瓣或LICAP皮瓣重建（图22-7）。患者取站立姿势进行皮肤标记；患者取侧卧位类似于手术进行时的体位，触诊并标记背阔肌的前缘。TDAP皮瓣宽度的确定取决于预期乳房缺损的大小，以及主要供区基本无张力缝合的可能性，使用捏皮试验来确定背部皮肤和脂肪的可取范围，皮瓣的平均尺寸为20 cm×8 cm，范围长为16～25 cm，宽为6～10 cm。皮瓣岛方向应与皮肤纹理走向平行，也可以根据患者的意愿进行水平设计，其外侧端总是延伸至背阔肌前缘，包括肌肉表面的穿支。皮岛的长度取决于缺损的位置，当缺损位于外侧、外上象限时，则设计在侧胸区域，其近端边缘达到IMF；对于更内侧的缺损，皮岛设计得则更靠远侧，朝向背部（图22-8）。

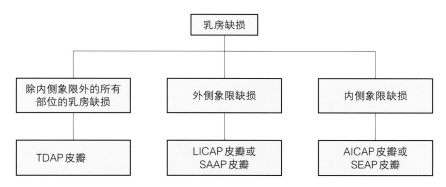

图22-7 乳房缺损部位相应的皮瓣选择

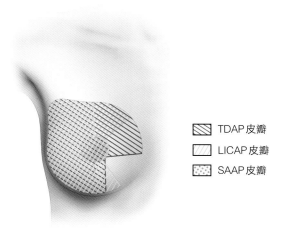

▨ TDAP皮瓣
▧ LICAP皮瓣
▦ SAAP皮瓣

图22-8 乳房外侧、外上象限、中央区域及内上象限缺损相应的皮瓣选择

临　床　案　例

[病例22-1]

　　53岁女性患者，右侧乳房外上象限的浸润性导管癌（图22-9A～C）。使用单向多普勒超声检测两个肌皮穿支，设计一个大小为21 cm×8 cm的带蒂TDAP皮瓣（图22-9D）。沿着胸廓外侧区域内水平定向，一个肌皮穿支（箭头所示）横贯裂开的背阔肌（图22-9E），保留了与背阔肌相连接的胸背神经分支，皮瓣穿过裂开的背阔肌（图22-9F），将皮瓣组织完全游离（图22-9G），将重98 g的游离的皮瓣置入到乳腺癌象限切除后的残腔位置（图22-9H）。带蒂TDAP皮瓣乳房重建术18个月后乳房外观（图22-9I～K）与供区恢复（图22-9L）状况。

　　LICAP皮瓣设计方式类似于TDAP皮瓣的设计方式。根据解剖学的研究，可用于乳房手术的最大穿支位于第4和第6肋间隙。它们到背阔肌前缘的距离在0.8～3 cm。因此，它们更适合外侧和内下象限保乳手术的残腔修复。皮瓣设计位于乳房下皱襞水平的胸廓外侧区域。

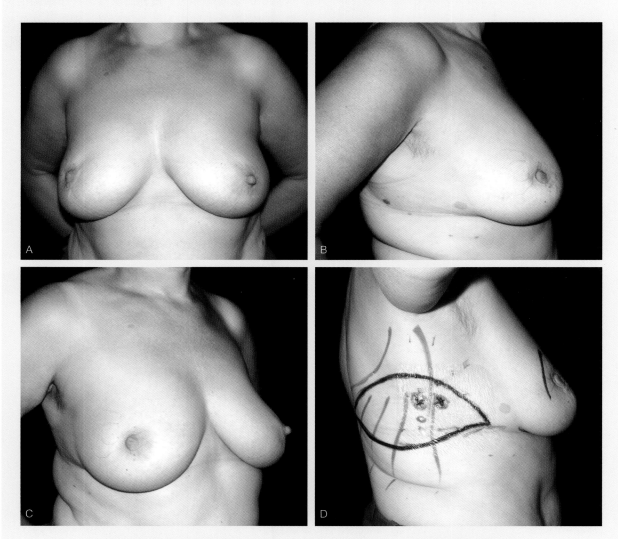

图22-9A～D　右侧乳房外上象限浸润性导管癌带蒂TDAP皮瓣部分乳房重建术

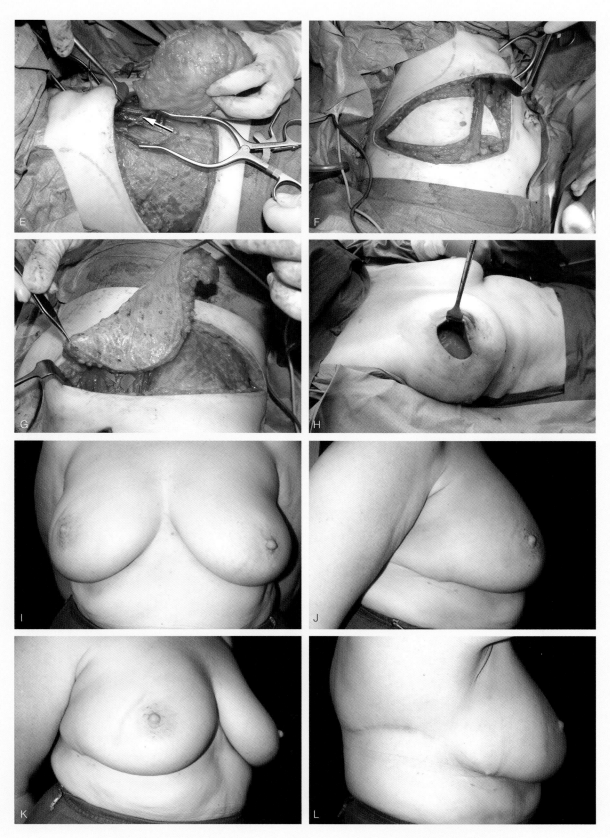

图22-9E～L 右侧乳房外上象限浸润性导管癌带蒂TDAP皮瓣部分乳房重建术

[病例22-2]

　　32岁女性患者，右侧乳房外上象限浸润性导管癌已经行肿瘤切除，由于肿瘤切缘阳性，需要进行进一步肿瘤残腔扩大切除（图22-10A，B）。患者乳房体积较小，任何进一步的肿瘤切除都将导致严重的乳房畸形，故计划使用带蒂穿支皮瓣进行局部乳房重建。该皮瓣包括非常接近背阔肌前缘的穿支（图22-10C）。皮瓣在肋间穿支上提起，这样不会损害背阔肌或危及其血运（图22-10D）。将皮瓣旋转180°修补乳房缺损（图22-10E）。患者术后恢复情况（图22-10F，G）及皮瓣供区部位的术后恢复情况（图22-10H）收获满意效果。只有在术中发现前锯肌分支和肋间穿支之间的血管连接时，才能将SAAP皮瓣游离，皮瓣可达上、下象限。

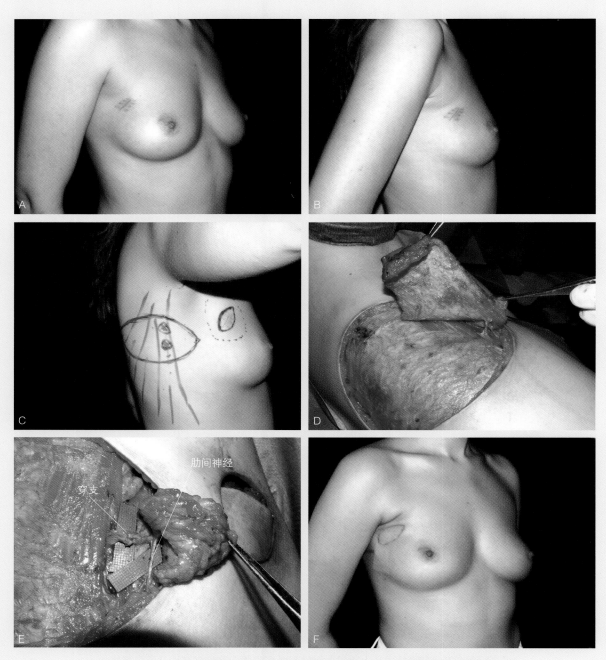

图22-10A～F　右侧乳房外上象限浸润性导管癌SAAP皮瓣部分乳房重建术

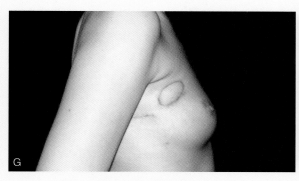
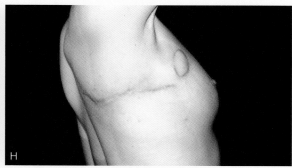

图22-10G～H 右侧乳房外上象限浸润性导管癌SAAP皮瓣部分乳房重建术

[病例22-3]

65岁女性患者，接受了右侧带蒂SAAP皮瓣部分乳房重建术（图22-11A，B）。设计了一条22 cm×8 cm的皮瓣，并对其穿支进行了标记（图22-11C）。该皮瓣是位于前锯肌和肋间穿支之间的交通支（图22-11D箭头标识）。切断肋间穿支和前锯肌之间的交通支，在不损伤运动神经的情况下，以前锯肌穿支为基础获取肌皮瓣（图22-11D，E）。该患者的术后恢复情况见图22-11F，G。皮瓣供区部位的术后恢复情况见图22-11H。

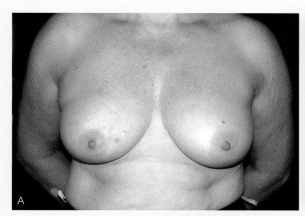
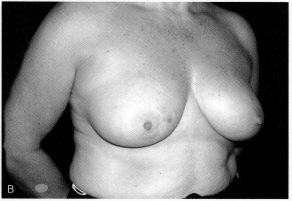
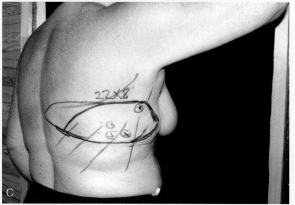

图22-11A～C 右侧带蒂SAAP皮瓣部分乳房重建术

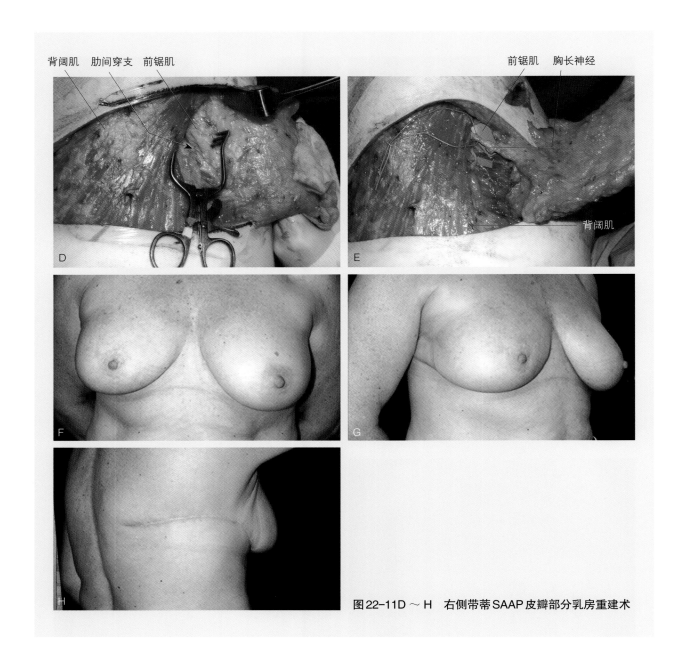

图22-11D ～ H　右侧带蒂SAAP皮瓣部分乳房重建术

AICAP和SEAP皮瓣手术技术

以胸背椎弓根为基础的带蒂穿支皮瓣很难到达位于乳房内下象限的缺损，然而，AICAP皮瓣和SEAP皮瓣可用于特定的患者。患者取仰卧位并做标记，皮瓣设计在乳房下区域。使用抓捏皮肤试验来预测皮瓣宽度，宽度可达到6 cm以上。在获取一个较大的皮瓣的同时，反向腹部成形术可以很好地闭合供区（图22-12）。

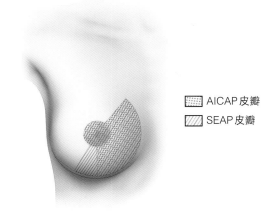

▨ AICAP皮瓣
▨ SEAP皮瓣

图22-12　乳房内上象限缺损相应的皮瓣选择

[病例22-4]

51岁患者，左侧内上限乳腺癌BCT术后复发，且浸润到胸骨的边缘（图22-13A）。设计采用SEAP皮瓣部分乳房重建，术前对术中将要采用的穿支进行了定位（图22-13B），箭头所示为薄层螺旋CT图像显示腹壁浅动脉浅支（图22-13C，D）。图22-13E显示腹部浅动脉穿支为基础的皮瓣，图中箭头所示为拉紧的皮瓣蒂血管。切取皮瓣形成胸腹部缺损（图22-13F），将皮瓣向上翻转90°覆盖乳房缺损（图22-13G）。图22-13H显示该患者在术后6个月的恢复情况。

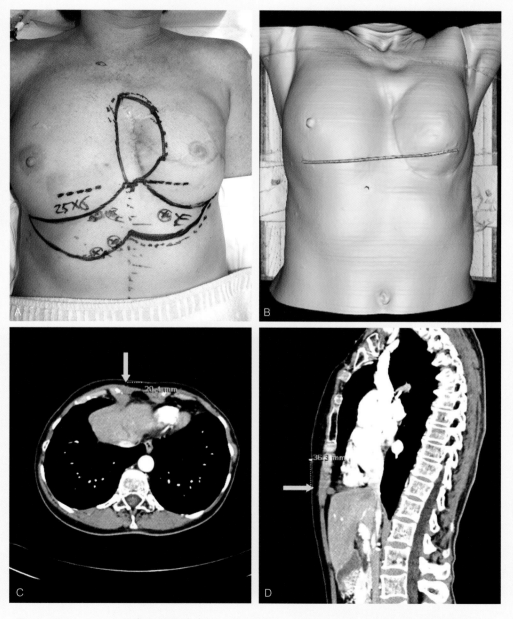

图22-13A～D 左侧内上限乳腺癌BCT术后复发，病灶扩大切除SEAP皮瓣部分乳房重建

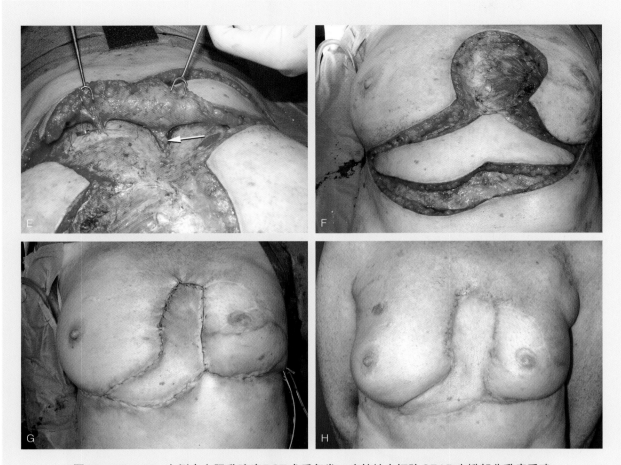

图22-13E ～ H 左侧内上限乳腺癌BCT术后复发，病灶扩大切除SEAP皮瓣部分乳房重建

外科手术技术

手术技术

（1）切除肿瘤并于切缘放置定位标记夹。

（2）患者取侧卧位，切开皮肤、皮下组织直至肌肉筋膜。

（3）使用高倍放大镜游离皮瓣。

（4）从主蒂开始，游离一个合适大小的穿支皮瓣。

（5）皮岛从背阔肌表面游离翻起，从腋下和胸部之间的皮肤桥下通过，进入乳房缺损区域。

（6）皮瓣固定在腋前线上，关闭供区。

（7）如果有必要，患者取仰卧位，进行皮瓣塑形，并去表皮化处理。

（8）放置引流管，皮瓣固定缝合。

患者取仰卧位，进行象限切除术或肿瘤切除术以及腋窝淋巴结清扫。对切下的肿瘤标本进行定向标记和称重。瘤床周围放置定位标记夹，以作为术后放疗的定位。乳房切口用无菌的外科手术纱布（OpSite drape）覆盖，然后将患者转向侧卧位，手臂外展90°。切开皮肤及皮下组织直至肌肉筋膜。必须沿肌肉筋膜斜面游离，以确保获取最大量的脂肪组织。

不管如何选择皮瓣解剖类型，穿支皮瓣均需要有一个可靠的蒂血管。在高倍放大镜下，对皮瓣进行解剖。将皮瓣从远端到近端，在背阔肌筋膜表面水平从内侧到外侧游离翻起皮瓣，直到用多普勒仪识别到穿支或发现了另一个较大的穿支为止。如果穿支的管径和质量合适，则将其彻底游离。

> 如果要获取皮瓣，则必须保证穿支是有搏动的，且具有良好的孔径（≥0.5 mm）。

游离肌肉组织、穿支皮瓣，使用微双极电凝镊将所有血管侧支夹住或使其凝固，以确保干净的手术野。将神经分支从血管上分离并保留。穿支从主肌蒂向其近端切开，以提供较长的肌蒂。当血管被完全离断后，皮肤岛可以从背阔肌上掀起。皮肤岛从腋窝和胸部之间的皮肤桥下端通过，进入乳房缺损区域。此时应格外小心，以免皮瓣在通过时损坏穿支。用几根缝合线将皮瓣固定在腋前线上。皮瓣供区放置引流管，关闭供区。将患者转至仰卧位，进行皮瓣重塑。

如果有必要，可将皮瓣翻转折叠，多余部分可以切除，因为术后及放射治疗后重建的乳房体积会有一定比例的缩小，通常会预留出这部分可能损失的体积。根据缺损情况，将皮瓣进行去表皮化处理。只有当肿瘤上方乳房的皮肤被切除时，才会留下相应范围的皮岛。放置皮瓣时避免穿支扭曲，并缝合至胸肌筋膜。另一个引流管放置在皮瓣和乳房皮肤之间。

将TDAP皮瓣转换为保留肌肉LD皮瓣

当发现微小但有搏动的穿支时，可使用MS TDAP Ⅰ型皮瓣技术获取皮瓣，沿着背阔肌获取一块2 cm宽的肌肉。在这种情况下，穿支在分裂开的肌肉组织内"蚀顶化（deroofed）"。也就是说，如此处理使穿支的后侧仍然附着于肌肉部分，这部分肌肉也包括在皮瓣中。需要在穿支直接可视化情况下获取，避免造成该部分肌肉组织损伤。仅允许连接这部分肌肉的小神经分支损伤。这种技术也可以用于位于乳房更加内侧缺损的皮瓣设计。通过保持穿支固定在肌肉段上，可以在不直接牵拉穿支的情况下获得更安全的皮瓣组织。

当发现穿支非常细小和没有搏动时，则应转换

为MS TDAP Ⅱ型穿支皮瓣技术获取皮瓣，以将最大数目的穿支纳入皮瓣内。支配背阔肌余下部分的神经总是保留着。在这些特殊的病例中，保留肌肉的背阔肌TDAP Ⅰ或Ⅱ型穿支皮瓣可以更安全地获取（框22-1）。

框 22-1 获取 TDAP 皮瓣特别需要注意的事项

- 来自胸背动脉降支的穿支在肌肉内行程较短，通常需要进行游离。
- 建议用生理盐水定时冲洗穿支，操作手法要精细，以避免其痉挛。如果痉挛持续，可用罂粟碱在局部进行冲洗。
- 若痉挛未能得到缓解，说明在游离过程中过度牵拉穿支而造成内膜损伤，容易导致皮瓣失败。
- 在皮瓣游离完成至皮瓣转移之前，建议保持穿支附着在背阔肌上，以保证穿支不受损伤。
- 剥离胸背血管蒂时，应完整地保留更多肌肉近端的血管分支，以维持背阔肌近端部分的血液供应。如果需要的话，这种预防措施可以使背阔肌肌皮瓣在之后更易被拉出。
- 将TDAP皮瓣穿过裂开的背阔肌，这样提供了更长的肌蒂，因此，穿支的张力更小。
- 腋窝淋巴结清扫过程中会损伤肌间隔穿支，因此，首先确认其仍在搏动而不是在近端凝固或结扎。
- 对胸背血管蒂的损伤（例如腋窝清除）是TDAP穿支皮瓣的绝对禁忌，因为这是传统的LD皮瓣所必需的。然而，在这种情况下，基于肋间血管的穿支皮瓣仍可用于乳腺外侧缺损。
- 前锯肌分支不应进行系统的结扎。为了延长肌蒂的长度，在许多情况下，简单游离和移动前锯肌分支就足够了。

临 床 案 例

［病例22-5］

39岁女性乳腺癌患者，右侧乳房的内上象限直径3 cm的肿瘤（图22-14A～C）。使用多普勒超声对穿支位置进行了定位，并设计皮瓣（图22-14D，E）。取MS TDAP Ⅰ型穿支皮瓣，包括位于穿支后2 cm的肌肉组织，黑色轮廓显示背阔肌缺失部分（图22-14F）。皮瓣转移至乳房内上侧缺损处，缝合设计在乳晕线处的肿瘤切除切口（图22-14G）。图22-14H～L显示该患者接受带蒂穿支皮瓣乳房重建术后1年的乳房美学状况与供区的恢复情况。

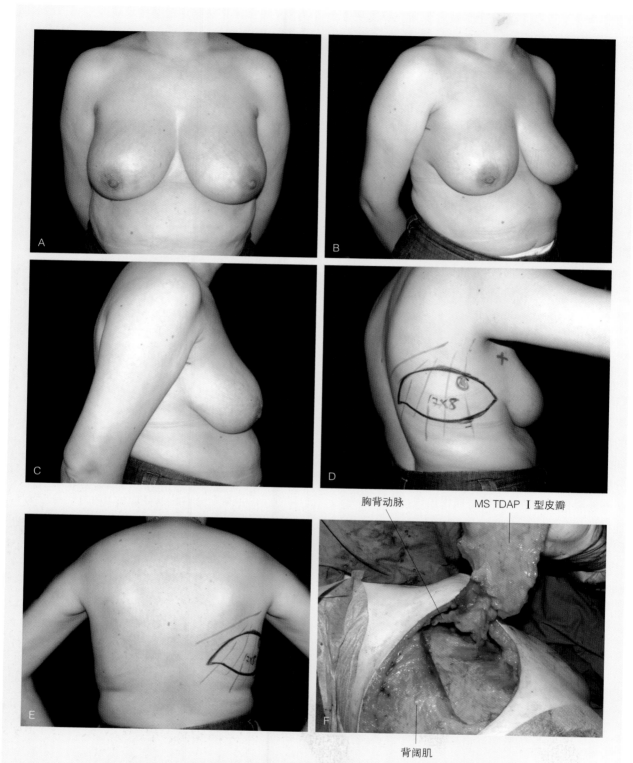

胸背动脉　　　　　　　　　　MS TDAP Ⅰ型皮瓣

背阔肌

图22-14A ～ F　右侧乳房内上象限乳腺癌，MS TDAP Ⅰ型皮瓣部分乳房重建

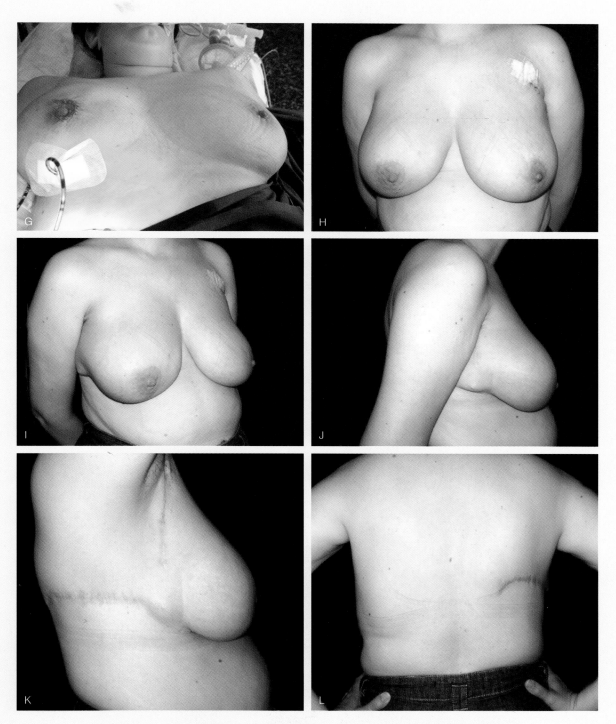

图22-14G ～ L 右侧乳房内上象限乳腺癌，MS TDAP Ⅰ型皮瓣部分乳房重建

带蒂穿支皮瓣用于部分乳房重建的优势

采用穿支皮瓣的主要优点是可以显著降低皮瓣供区皮下积液（血清肿）的发生率，据报道，应用背阔肌肌皮瓣后，皮下积液的发生率高达60%[30]。此外，有报道显示，在应用其他类型的穿支皮瓣后，同样有术后恢复时间较短，供区疼痛感较轻的优势[18, 31]。另外，背阔肌的保留与背阔肌游离相比，明显减少了供区轮廓的畸形。仍然需要进一步功能研究证实背阔肌肌肉保留技术的客观优势。

虽然不基于胸背的穿支皮瓣（如肋间、前锯肌或上腹壁皮瓣）对背阔肌无损伤，但TDAP皮瓣游离后对肩部功能的影响尚不明确。我们进行了一项功能性研究，以评估带蒂TDAP皮瓣术后肩部力量、活动范围和背阔肌厚度的变化[19]。研究清楚地表明，采用带蒂TDAP皮瓣重建乳房不会影响肌力。此外，尽管最初的向前伸展和被动外展范围减弱，但肩膀的活动范围似乎会逐渐恢复。

> 肩部外展和前伸与背阔肌功能无直接关系，这些肢体运动的初始缺陷可能与瘢痕组织引起的皮肤拉紧有关。

事实上，很难评估肿瘤切除、象限切除、前哨淋巴结活检、腋窝淋巴结清扫和皮瓣获取与肩关节运动受限相关。

结局与评价

我们分析并发表了119例接受乳腺肿瘤整形手术患者的临床数据[32]。26例患者采用双侧乳房成形术（容积移位技术），93例患者采用带蒂穿支皮瓣（容积置换技术）。全组肿瘤切缘阳性3例（2.5%），其中2例发生在带蒂TDAP皮瓣部分乳房重建手术后，发生在容积移位手术后1例。3例中2例患者中进行了更广泛的切除，第3例患者因为所有的切缘均呈阳性而行保留皮肤的乳房切除术。术后并发症仅局限于切口愈合延迟（4%）、感染（2%）和血肿（2%）。使用带蒂皮瓣时，仅6例MS TDAP Ⅱ型皮瓣供区部位发现皮下积液（5.5%）。其他穿支皮瓣供区部位无皮下积液的发生。

由于术后放疗是BCT治疗的组成部分，因此带蒂穿支皮瓣的远期疗效可能无法预测。事实上，任何皮瓣的术后放疗都是一个备受关注的问题。多项大型调查研究和乳房切除术后接受皮瓣乳房重建最大系列研究结果均显示，术后接受放射治疗的患者，术后并发症的发生率与未接受放射治疗的患者相比，统计学无显著差异。然而，这两项研究结果显示，乳房重建术后放疗组发生延迟的皮瓣挛缩、色素沉着和体积缩小的概率显著增加。由于这些改变会严重降低最终的乳房美学效果，大多数外科医师会将全乳房切除重建推迟至放射治疗完成后[32-38]。

目前，尚无接受放射治疗和未放射治疗的皮瓣部分乳房重建直接比较的远期研究结果。从理论上讲，因为大部分乳腺组织，包括真皮腺体连接部分和乳腺韧带被保留，所以放射治疗对部分乳房切除重建患者的不良美学影响应小于全乳房切除重建的患者；同时，由于延迟重建非放射治疗的"插入式（plugged-in或称为补丁样）"乳房外观，即刻部分乳房重建之后接受放射治疗的外观应该比延迟重建非放射治疗的乳房外观更均匀一致。已经有一些研究报道了4年随访或更短随访期乳房美学效果稳定的结果[5, 32-38]。

在我们报道的乳房修复患者中，平均随访4年（6个月～10年），7个皮瓣（6.3%）发生了严重的脂肪坏死[32]。3名患者需要进一步手术，其中1名患者脂肪坏死的切除是经过原乳房手术切口完成，没有再行皮瓣修复；另外2名患者需要进行广泛切除和带蒂皮瓣乳房重建。然而，由于广泛的脂肪坏死，两名需要重建的患者，其中需要乳房切除的使用游离的DIEP皮瓣进行乳房重建。在乳腺修复患者中，1例接受脂肪坏死切除（3.8%），2例患者发生局部复发（1.7%）后均行乳房切除术。

我们的经验表明，部分乳房重建远期乳房美学效果是相对稳定的。然而，由于两个乳房不同的"衰老（aging）"过程，人们可能会认为乳房是会逐渐不对称的。与放射治疗侧的乳房相比，未放射治疗侧的乳房可能会变得更加下垂；另外，放射治疗侧的乳房可能出现全乳房萎缩的迹象。当乳房变得明显不对称时，可以行单独或双侧脂肪移植乳房重塑。脂肪移植的应用越来越受到推荐，无论是单独应用，还是更普遍地选择与其他乳房重建术相结合，以治疗肿瘤切除后的乳房缺陷。尽管过去对脂肪移植存在担忧，但乳房脂肪移植现已被证实是一种安全、可靠、持久的方法，通常用自体来源的脂肪组织转移、修复乳房轮廓畸形区域[38-41]。

临 床 案 例

[病例22-6]

　　42岁女性乳腺癌患者，其肿瘤位于右侧乳房外上象限，并超过乳房中线（图22-15A）。计划用带蒂TDAP皮瓣进行部分乳房重建，并即刻进行双侧乳房上提固定术（图22-15B）。术后8年的结果显示，右侧重建的乳房形态良好且稳定，而未行放射治疗的左侧乳房有较明显的下垂，导致乳房不对称（图22-15C，D）。再一次进行左侧乳房简单的上提固定术，没有对重建侧的乳房进行任何处理，便恢复了双侧乳房的对称性（图22-15E，F）。

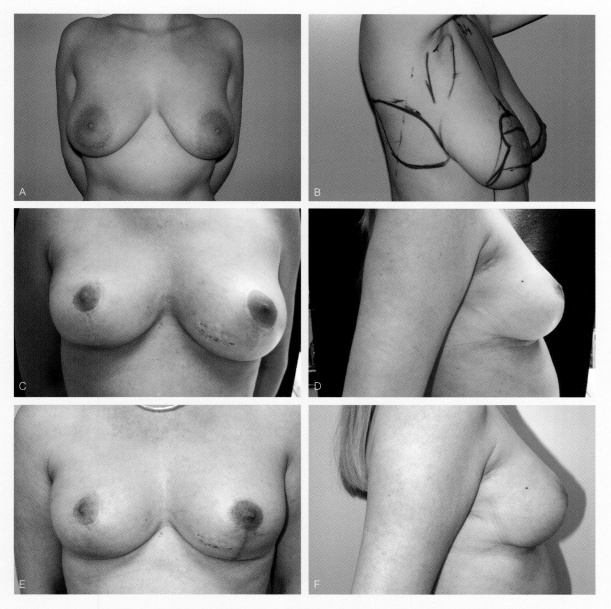

图22-15　右侧乳腺癌，带蒂TDAP皮瓣部分乳房重建并即刻双侧乳房上提固定术，术后8年因左侧乳房有较明显的下垂而再次行对称性左侧乳房上提固定术

结论

带蒂穿支皮瓣是乳房重建外科医师有效的技术选择之一。业已证明，采用 TDAP 皮瓣供区部位的并发症发病率可以降到最低。只要可以识别并安全地游离足够的穿支，就推荐使用穿支皮瓣。

本 章 要 点

- 在肿瘤整形外科中，穿支皮瓣的应用是一个全新的、有前景的概念。
- TDAP 皮瓣是肿瘤整形外科的核心技术。

- 术前穿支识别定位是成功设计完成穿支皮瓣的关键。
- 游离穿支皮瓣时，需要精细化的技术操作。
- 无血视野和广泛暴露是成功游离穿支的技术保证。
- 当穿支大小不足时，须将 TDAP 皮瓣转换成保留肌肉类型的穿支皮瓣。
- LICAP 皮瓣主要用于乳房外侧瓣缺损的重建。
- 对于位于乳房内下象限的缺损，使用 SEAP 皮瓣进行部分乳房重建可替代乳房切除术。

参考文献

[1] Winchester DP, Cox JD. Standards for diagnosis and management of invasive breast carcinoma. American College of Radiology. American College of Surgeons. College of American Pathologists. Society of Surgical Oncology. CA Cancer J Clin 48: 83, 1998.

[2] Veronesi U, Cascinelli N, Mariani L, et al. Twenty-year follow-up of a randomized study comparing breast-conserving surgery with radical mastectomy for early breast cancer. N Engl J Med 347: 1227, 2002.

[3] Fisher B, Anderson S, Bryant J, et al. Twenty-year follow-up of a randomized trial comparing total mastectomy, lumpectomy, and lumpectomy plus irradiation for the treatment of invasive breast cancer. N Engl J Med 347: 1233, 2002.

[4] Berrino P, Campora E, Santi P. Postquadrantectomy breast deformities; classification and techniques of surgical correction. Plast Reconstr Surg 79: 567, 1987.

[5] Clough KB, Kroll SS, Audretsch W. An approach to the repair of partial mastectomy defects. Plast Reconstr Surg 104: 409, 1999.

[6] Clough KB, Cuminet J, Fitoussi A, et al. Cosmetic sequelae after conservative treatment for breast cancer: classification and results of surgical correction. Ann Plast Surg 41: 471, 1998.

[7] Bajaj AK, Kon PS, Oberg KC, et al Aesthetic outcomes in patients undergoing breast conservation therapy for the treatment of localized breast cancer. Plast Reconstr Surg 114: 1442, 2004.

[8] Fehlauer F, Tribius S, Höller U, et al. Long-term radiation sequelae after breast-conserving therapy in women with early-stage breast cancer: an observational study using the LENT-SOMA scoring system. Int J Radiat Oncol Biol Phys 55: 651, 2003.

[9] Slavin SA, Love SM, Padousky NL. Reconstruction of the radiated partial mastectomy defect with autogenous tissue. Plast Reconstr Surg 90: 854, 1992.

[10] Dillon MF, Hill AD, Quinn CM, et al. A pathologic assessment of adequate margin status in breast-conserving therapy. Ann Surg Oncol 13: 333, 2006.

[11] Audretsch WP. Reconstruction of the partial mastectomy defect: classification and method. In Spear SL, Willey SC, Robb GL, eds. Surgery of the Breast: Principles and Art. Philadelphia: Lippincott Williams & Wilkins, 2006.

[12] Angrigiani C, Grilli D, Siebert J. Latissimus dorsi musculocutaneous flap without muscle. Plast Reconstr Surg 96: 1608, 1995.

[13] Hamdi M, Van Landuyt K, Monstrey S, et al. Pedicled perforator flaps in breast reconstruction: a new concept. Br J Plast Surg 57: 531, 2004.

[14] Hamdi M, Van Landuyt K, de Frene B, et al. The versatility of the inter-costal artery perforator (ICAP) flaps. J Plast Reconstr Aesthet Surg 59: 644, 2006.

[15] Hamdi M, Van Landuyt K, Ulens S, et al. The superior epigastric artery perforator (SEAP) flap: a clinical experience and anatomical study with multi-detector CT (MDCT). J Plast Reconstr Aesthet Surg 62: 1127, 2009.

[16] Hamdi M, Van Landuyt K, Hijjawi JB, et al. Surgical technique in pedicled thoracodorsal artery perforator flaps: a clinical experience with 99 patients. Plast Reconstr Surg 121: 1632, 2008.

[17] Hamdi M, Spano A, Van Landuyt K, et al. The lateral intercostal artery perforators: anatomical study and clinical application in breast surgery. Plast Reconstr Surg 121: 389, 2008.

[18] Hamdi M, Decorte T, Demuynck M, et al. Functional evaluation of the donor site morbidity after harvesting a thoracodorsal artery perforator flap. Plast Reconstr Surg 122: 1111, 2008.

[19] Hamdi M, Wolfli J, Van Landuyt K. Partial mastectomy reconstruction. Clin Plast Surg 34: 51, 2007.

[20] Losken A, Hamdi M. Partial breast reconstruction: current perspectives. Plast Reconstr Surg 124: 722, 2009.

[21] Cance W, Garey L, Calvo B, et al. Long-term outcome of neoadjuvant therapy for locally advanced breast cancer. Ann Surg 236: 295, 2002.

[22] Shen J, Valero V, Buchholz T, et al. Effective local control and long survival in patients with T4 locally advanced breast cancer treated with breast conservation therapy. Ann Surg Oncol 11: 854, 2004.

[23] Kronowitz SJ, Hunt KK, Kuerer HM, et al. Delayed-immediate breast reconstruction. Plast Reconstr Surg 113: 1617, 2004.

[24] Losken A, Styblo TM, Carlson GW, et al. Management algorithm and outcome evaluation of partial mastectomy defects treated using reduction or mastopexy techniques. Ann Plast Surg 59: 235, 2007.

[25] Guerra AB, Metzinger SE, Lund KM, et al. The thoracodorsal artery perforator flap: clinical experience and anatomic study with emphasis on harvest techniques. Plast Reconstr Surg 114: 32, 2004.

[26] Hallock GG. Doppler sonography and color duplex imaging for planning a perforator flap. Clin Plast Surg 30: 347, 2003.

[27] Masia J, Clavero JA, Larranaga JR, et al. Multidetector-row computed tomography in the planning of abdominal perforator flaps. J Plast Reconstr Aesthet Surg 59: 594, 2006.

[28] Hamdi M, Van Landuyt K, Van Hedent E, et al. Advances in autogenous breast reconstruction: the role of preoperative perforator mapping. Ann Plast Surg 58: 18, 2007.

[29] Offodile AC II, Chatterjee A, Vallejo S, et al. A cost-utility analysis of the use of preoperative computed tomographic angiography in abdomen-based perforator flap breast reconstruction. Plast Reconstr Surg 135: 662e, 2015.

[30] Randolph LC, Barone J, Angelats J, et al. Prediction of postoperative seroma after latissimus dorsi breast reconstruction. Plast Reconstr Surg 116: 1287, 2005.

[31] Kroll SS, Sharma S, Koutz C, et al. Postoperative morphine requirements of free TRAM and DIEP flaps. Plast Reconstr Surg 107: 338, 2001.

[32] Hamdi M. Oncoplastic and reconstructive surgery of the breast. Breast 22 Suppl 2: S100, 2013.

[33] Kat CC, Darcy CM, O'Donoghue JM, et al. The use of the latissimus dorsi musculocutaneous flap for immediate correction of the deformity resulting from breast conservation surgery. Br J Plast Surg 52: 99, 1999.

[34] Rainsbury RM. Breast-sparing reconstruction with latissimus dorsi miniflaps. Eur J Surg Oncol 28: 891, 2002.

[35] Losken A, Schaefer TG, Carlson GW, et al. Immediate endoscopic latissimus dorsi flap: risk or benefit in reconstructing partial mastectomy defects. Ann Plast Surg 53: 1, 2004.

[36] Munhoz AM, Montag E, Fels KW, et al. Outcome analysis of breast-conservation surgery and immediate latissimus dorsi flap reconstruction in patients with T1 to T2 breast cancer. Plast Reconstr Surg 116: 741, 2005.

[37] Navin C, Agrawal A, Kolar KM. The use of latissimus dorsi miniflap for reconstruction following breast-conserving surgery: experience of a small breast unit in a district hospital. World J Surg 31: 46, 2007.

[38] Agha R, Fowler A, Herlin C, et al. Use of autologous fat grafting for breast reconstruction: a systematic review with meta-analysis of oncological outcomes. J Plast Reconstr Aesthet Surg 68: 143, 2015.

[39] Brenelli F, Rietjens M, De Lorenzi F, et al. Oncological safety of autologous fat grafting after breast conservative treatment: a prospective evaluation. Breast J 20: 159, 2014.

[40] Khouri RK, Rigotti G, Khouri RK Jr, et al. Tissue-engineered breast reconstruction with Bravaassisted fat grafting: a 7-year, 488-patient, multicenter experience. Plast Reconstr Surg 135: 643, 2015.

[41] Goldman BE. Micro fat grafting for post lumpectomy and breast reconstruction deformities: pearls for success. Plast Reconstr Surg 136(4 Suppl): 101, 2015.

第23章 远处皮瓣部分乳房重建术

Partial Breast Reconstruction Using Distant Flaps

Aldona J. Spiegel, Sarosh Zafar

当今，乳腺癌外科手术治疗理念发生显著的变化，已经演变为最大限度地降低治疗相关并发症的发生率，同时最大限度优化乳房美学理念[1]。近年来影像学技术的进步和辅助治疗的进展使得更多的早期乳腺癌患者被检出，且更多患者获得选择保乳治疗（breast-conserving therapy, BCT）的条件[2, 3]。与乳房切除术比较，BCT保留更多的原有乳腺组织。然而，BCT可能会造成明显的乳腺组织缺损或畸形，因而整形外科医师常遇到更大范围且复杂的乳房畸形的患者[4]。对这些乳房畸形的重建方法可分为两大类。由于乳房是对称性器官，当从一侧乳房切除部分组织时，实现平衡对称的一种方法是重新排列剩余的乳腺组织并缩小对侧乳房的体积；如果无手术禁忌，另一种方法可采用邻近局部组织或远处皮瓣组织转移到患侧乳房缺损部位进行缺损修复，对这些患者的部分乳房重建最佳选择是远处皮瓣。对于这类术式，作者更倾向于用保留腹直肌的腹部皮瓣，如腹壁浅动脉皮瓣（superficial inferior epigastric artery flap, SIEA flap），或腹壁深动脉穿支皮瓣（deep inferior epigastric perforator flap, DIEP flap）。

患者评估与适应证

乳腺癌BCT患者，通常保留乳头-乳晕复合体（nipple-areola complex, NAC）及其感觉，但有许多患者会产生乳房畸形和不对称，最终影响乳房美学效果[4]。

文献报道，BCT术后需要乳房重建的患者比例差异较大，这可能是由于随访时间的长短的局限性、乳房大小与组织切除比例的差异、术后放疗的差异等因素的影响[5]。Clough等[6]前瞻性研究表明，初次保乳手术（breast conservation surgery, BCS）与美学后遗症矫正之间的中位时间为7年，接受BCT患者有20%～30%出现明显的乳房畸形，需要乳房重建矫正。另有一些报道比例高达60%[7]。

对许多女性患者来说，保留NAC是乳房重建的一个重要方面，以往是通过BCT实现的。然而，在过去10年来，外科医师越来越多行保留NAC的皮下腺体切除术。因此，在资深作者（senior author）的实践中，选择BCT的比例下降，而保留NAC的乳房切除率增加，随着时间的推移，这可能成为乳腺癌治疗的发展趋势[8]。

乳房重建的时机

到目前为止，尚无可靠的BCT术后缺陷分类预测方法。整形外科医师应与乳腺外科医师、肿瘤放射治疗医师讨论预期可能出现的缺陷。

作者更倾向应用延迟-即刻法行部分乳房重建，即首先由乳腺外科医师行乳腺肿瘤切除直接将创面缝合关闭，等待最终组织病理学检查切缘明确后的1～2周行第二阶段的手术整形修复，这样避免了即刻重建后因阳性切缘而再次手术作局部组织重排。另一个要考虑的因素是即刻部分乳房重建后辅助放疗问题。虽然推荐全乳房切除术后乳房重建应推迟在放疗后实施，但由于BCT后放疗剂量偏低，因此，放疗对重建组织的负面影响有限[9]。放射治疗方案因医疗机构不同而异，术前讨论有助于规划部分重建方案。

即刻乳房重建

通过游离皮瓣移植可获得大块的组织瓣，使较大组织量切除的BCS成为可能，尤其对于某些特殊位置肿瘤，缺乏可利用的邻近局部组织修复，如乳房内侧肿瘤患者，乳腺外科医师可实施乳房广泛局部切除，这样保证了肿瘤治疗的安全性，因为阳性切缘与同侧乳腺肿瘤复发，全身转移的风险增加及乳腺癌特异性生存率降低相关[10, 11]。此外，既往的研究已经证实，随着肿瘤周边距切缘宽度的增加，局部复发率有降低的趋势[12-14]。

即刻乳房重建往往是患者最愿意接受的方式，因为这意味着患者可以无缺憾地生活而不是"带着畸形乳房生活（living with a deformity）"。如果患者术前向多学科BCT团队提出乳房重建，那么一旦最终组织病理学检查显示切缘无癌，应考虑即刻乳房重建以改善最终的乳房美学效果。如果计划需要放射治疗时，作者的经验证实，血供灌注良好的组织皮瓣，可以有效地预防肿块切除残腔的液化与皮肤的萎缩，几乎不会造成放射治疗的延迟。

延迟乳房重建

通常，在初治患者的首次手术前整形外科医师一般没有机会对患者进行充分的评估，有些患者常在BCT后几个月甚至几年才就诊于整形外科医师。这些患者往往有手术瘢痕和放射治疗相关的特定缺陷，放射治疗相关的特定缺陷是由于乳腺实质尚未完全愈合，并形成血清肿，随后血清肿被纤维化所代替。反过来，愈合过程的组织对放射治疗耐受性的差异，又进一步加重了辐射对乳腺实质组织的影响，从而增加了乳房体积损失，以及组织扭曲和纤维化[15, 16]。这类患者的乳房重建术就涉及瘢痕松解从而导致更大的缺损，因此，整形外科医师对这类患者整形时应意识到组织量

缺损的难以预测性，可能更需要游离组织瓣组织置换乳房重建。

> 需要特别注意的是，在乳房重建前应进行彻底的体格检查和影像学检查以确认有无肿瘤残留或复发。

患者选择

某些位置如乳房内象限的肿瘤，其周围乳腺组织缺乏，无足够容积填充相应的组织缺损空间，采取邻近腺体组织修复将导致相邻组织的过度破坏，从背部或乳房下方局部组织移位重新排列组织是一种选择[17]。如局部岛状穿支皮瓣、胸背动脉穿支皮瓣（thoracodorsal artery perforator flap, TDAP flap）和肋间动脉穿支皮瓣（intercostal artery perforator flap, ICAP flap）是较好的选择。但由于组织缺损的位置和体积，以及局部穿支皮瓣旋转弧度的限制，这些局部皮瓣的临床应用指征有限。另一种选择是背阔肌肌皮瓣（latissimus dorsi myocutaneous flap, LDM flap），能填补较大的缺损并延伸至乳房外侧，但将其移位至乳房内象限有一定难度[18]。

> 远处皮瓣是因位置、组织缺损大或患者偏好等无法接受邻近局部皮瓣患者部分乳房重建的指征。

在讨论选择邻近局部皮瓣还是远处皮瓣时，应了解患者的期望与接受治疗的意愿。具有明显乳房畸形和强烈BCT愿望的患者是保留肌肉的游离皮瓣移植重建手术的候选人群。这些患者通常认为腹部游离皮瓣乳房重建有助于整体上改善其乳房外形。采用邻近局部皮瓣会在乳房邻近增加瘢痕，而腹部游离皮瓣造成的瘢痕会更小。文献报道，患者对下腹部游离皮瓣乳房重建同时整复腹部膨隆的轮廓，满意度更高，而且不需要在乳房附近开一个大的切口，仅在腹部留下不太明显的瘢痕，甚至可覆盖原来剖宫产的旧瘢痕[19, 20]。即使是已足月妊娠过，身材相对苗条的患者，通常腹部也有足以实施mini-SIEA或mini-DIEP皮瓣可取的组织量。

治疗决策

对于估计乳房缺损较大患者外科治疗决策时，在做出选择BCT并部分乳房重建还是乳房切除手术决策前，必须告知患者BCT手术后仍有肿瘤复发的可能性、术后长期随访的必要性和检查方法，以及瘢痕对后续乳腺癌筛查会造成的影响，肿瘤可能被自体重建组织瘢痕所掩盖。自体组织移植术后可能出现脂肪坏死，需要通过影像学检查甚至活检与乳腺癌复发相鉴别。但此类重建手术采用的是较小的皮瓣，脂肪坏死的发生率非常低，况且，随着影像学检查技术的进步，可以更准确地对脂肪坏死和复发癌灶进行鉴别。

整形外科医师应告知患者影响其预后的因素。有足够的腹部组织且无其他严重合并症如糖尿病或冠状动脉疾病的患者，适合实施这类重建手术。合并其他相对禁忌证的患者，如年龄 > 60岁，体重指数（body mass index, BMI）≥ 30的肥胖，有腹部手术史且有较大的瘢痕，曾接受腹部广泛吸脂术，有吸烟史，或者凝血功能障碍等，需要个体化评估能否实施此类乳房重建手术。

术前规划

乳房重建供区的选择值得商榷。尽管有反对意见，认为仅为了修复部分乳房缺损而牺牲下腹部组织应列为禁忌，但许多非乳腺癌女性仅为了整容而选择接受腹部整容成形术，且也明白女性乳腺癌平均发病率至少为13%，局部复发率为9% ～ 15%。因此，如果乳腺癌患者不应仅仅为了修复部分乳房缺损而牺牲下腹部组织，按照这样的逻辑，是否应该建议非乳腺癌女性不要选择腹部整形手术？作者认为，乳房重建供区除了腹部皮瓣以外，现在有许多创伤较小的自体组织乳房重建方案，部分乳房重建术后因肿瘤复发需要全乳房重建的概率较小，且一旦因为肿瘤复发而需要全乳房重建时，可供选择的皮瓣来源包括臀上穿支（superior gluteal perforator, SGP）皮瓣、臀下穿支（inferior gluteal perforator, IGP）皮瓣、股薄肌横向（transverse upper gracilis, TUG）皮瓣、和股前外侧（anterior lateral thigh, ALT）皮瓣等，这些皮瓣甚至可以用于缺损较大的乳房重建[21]。

> 保留胸背血管的背阔肌肌皮瓣，可作为显微外科组织移植失败时的挽救性措施。

手术步骤

（1）术前CT血管造影（CT angiography, CTA）评估腹壁血管系统。

（2）SIEA、SIEV和DIEP皮瓣的血管多普勒彩色超声评估。

（3）术前体表画标记线。

（4）BCS后缺陷重建设计。

（5）受区血管的选择和获取。

（6）建立乳房缺损模型。

（7）下腹部下切口设计。

（8）SIEA和SIEV皮瓣获取的评估设计。

（9）下腹部切口设计。

（10）探查穿支血管的口径和数量。

（11）决定选取SIEA或者DIEP皮瓣。

（12）检查全部皮瓣的血运情况。

（13）结扎血管。

（14）乳房缺陷处皮瓣的摆放方向和固定。

（15）显微外科吻合。

（16）皮瓣去表皮化与塑形植入。

（17）皮肤缝合。

> 术前CTA观察优势穿支形态和大小，提供优势穿支的位置图像。

DIEP每侧穿支大约1 ～ 3支，直径 > 0.8 mm。大多数穿支位于脐周8 cm范围内。mini-SIEA皮瓣基于SIEA皮瓣，轴血管是股动脉的分支，这些分支血管的解剖结构变异较大[23]。一项对100具尸体解剖研究中，腹股沟区有动脉分支占72%，其平均直径为1.6 mm（0.75 ～ 3.5 mm）[24]。标记这些血管，并于患者仰卧位时画出皮瓣范围。根据两侧乳房下皱褶（inframammary fold, IMF）画出中线。

全身麻醉，消毒范围从患者下巴到股部上部，同侧上臂也应消毒，包括外侧缺损区和胸外侧范围，以便进入前锯肌动脉分支。对内侧乳房缺陷区，手臂可向内侧收拢。重建的第一步是切除原手术瘢痕组织，有助于确定所需的皮瓣大小。

患者52岁女性，左侧乳腺浸润性导管癌，$T_2N_0M_0$，新辅助化疗后行左乳上极部分乳房切除。根据切除范围和位置，评估患者能从即刻乳房重建中获益。

确认切缘阴性后，在放射治疗前进行mini-SIEA皮瓣部分乳房重建术（图23-1）。

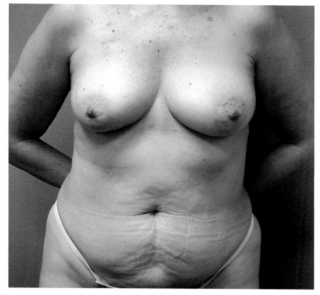
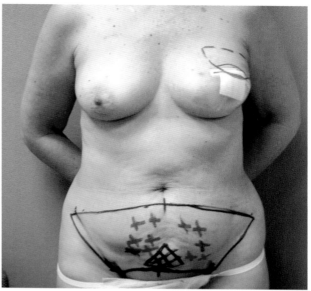

图23-1 左侧乳腺浸润性导管癌，左乳房上极部分乳房切除术后mini-SIEA皮瓣部分乳房重建术前设计

手术技术

术前用手提式双极多普勒超声评估穿支的质量和数量，验证SIEA的准确位置以及DIEA的内侧和外侧分支并标记（图23-2）。超声定位穿支对体型较大或有腹部手术史的女性患者非常有帮助[22]。

在设计腹部皮肤切口时，需要谨记，虽然首选SIEA皮瓣作重建的皮瓣，但常遇到SIEA皮瓣血管缺失或太小而不能用于重建的情况。如果不能采用

SIEA皮瓣，将用DIEP皮瓣代替。因此，术前皮瓣设计必须同时考虑这两种类型的皮瓣。在BCT组织缺损的重建中，需要移植的组织量远小于全乳房切除重建的组织量，因此，尽量保留组织或采用小切口设计（图23-3）。

最初应注意重新修整乳房部分切除的缺损，通过松解和切除所有瘢痕组织，最大限度完美修复缺损至关重要。在游离皮瓣过程中，外科医师应注意不要损伤拟作为受区血管周围的任何邻近血管穿

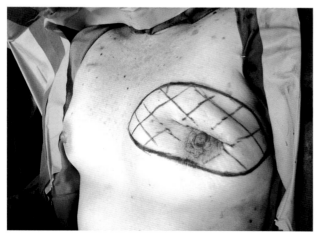
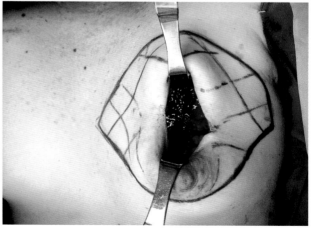

图23-2 左侧乳腺浸润性导管癌，左乳房上极部分乳房切除术后mini-SIEA皮瓣部分乳房重建皮瓣受区准备

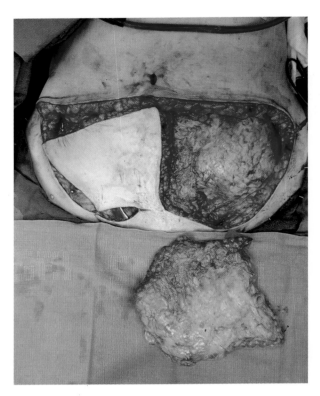

图23-3　即刻部分乳房重建

支，因为这些血管可能是潜在的受区血管。

下腹部下切口的水平略高于耻骨联合，以平缓的曲线向两侧延伸并向上延伸到髂前上棘。下切口应最大限度地利用SIEA。上切口根据腹部组织松弛程度进行调整，对较瘦的患者，上切口应位于中线脐以下。首先切开下切口，探查评估SIEA和腹壁浅静脉（SIEV）口径是否足够大和对侧血管的特点，必要时可使用同侧或对侧皮瓣。

下腹部切口仅在耻骨联合线上方的水平进行，横向延伸，曲线平缓，上至髂前上棘。这个较低的切口最大限度地增加了使用SIEA的可能性。上切口根据组织松弛进行调整；在较苗条的患者中，上切口将位于中线脐下。这个较低的切口首先是为了评估SIEA和腹壁浅静脉（superficial inferior epigastric vein, SIEV），以确定它们是否有足够的大小和特性，因为可以使用同侧或对侧皮瓣。

动脉大小是皮瓣选择的限制因素，1.5 mm的动脉是使用SIEA皮瓣的临界值[25]。然而，由于这种类型的皮瓣较小，且BCT部分乳房重建中倾向于较小的受体血管，作者团队接受1.3 mm作为皮瓣入口血管的临界直径。

SIEV也要作为静脉回流的第二选择游离。作者更倾向于使用SIEA伴行的静脉，因为其接近动脉而长度更匹配。游离SIEA时应该在靠近组织侧用血管夹子夹血管，减少血肿的风险。

评估SIEA是否可用，如果它的血管太小或无明显可触及的搏动，则游离DIEP皮瓣。但在切开上切口之前，必须谨慎地确定在设计的皮瓣内有足够的穿支血管。与全乳房切除的重建术相比，这些皮瓣体积较小，因此，可以接受较小的穿支血管。

为了达到以上目的，在DIEP穿支和静脉周围沿肌纤维纵向切开腹直肌前鞘，仔细地分开腹直肌纤维，将血管解剖分离出DIEA和DIEV，注意血管可沿肌纤维方向延伸。由于浅穿支血管直径较小，作者更喜欢在mini-DIEP皮瓣中使用双穿支血管[26]。在游离过程中，高倍放大镜和精确的显微外科技术是必不可少的。因为支配肌肉内侧的神经可能横跨过血管，分离过程中任何神经都要仔细辨认保留，持续分离足够长的血管，通常为8～10 cm，血管口径足以匹配胸部的受区血管。

在分离受区血管过程中，尽量保留胸廓内动脉（internal mammary artery, IMA），因为它可能是将来乳房重建或冠状动脉术后血管重建所必备的血管。

首选血管口径与供区血管口径相匹配的受区穿支血管。首选哪个穿支取决于乳房缺损的位置，可选择胸廓内血管、前锯肌血管、胸肩峰或胸背血管分支。次选是两肋软骨之间（第二或第三间隙）显露IMA血管。最后选择是切除第3肋软骨显露胸廓内血管。然后建立缺损模型并绘制血管走向。将缺损模型与皮瓣比对绘出修整皮瓣边界线，切除皮瓣外周血供不良的组织。一旦获得皮瓣，需要称重。在手术显微镜下分别进行静脉、动脉吻合。用吻合器吻合静脉，用9-0尼龙线间断吻合动脉。

吻合后的皮瓣去表皮化、塑形，以与切除肿瘤后的瘤床相匹配，使用缺损模型设计可以简化这个过程。用钉皮器将皮瓣固定在乳房适当的位置，并将患者置于坐位以评估乳房的对称性。在皮瓣置入后用超声多普勒确认血液灌注良好。因为皮瓣通过小切口时须被挤压才能置入，不可能可视化直接观察皮瓣血管情况，采用多普勒超声探查特别有助于观察静脉是否通畅，所以在皮瓣置入前、后应用多普勒探查并仔细记录血管信号的质量和体积，确保血管通畅无扭曲。

外科医师一旦对皮瓣的形状和大小感到满意，就在皮瓣深面放置引流管。放置的引流管应避免与血管弓接触[27]。如果是使用DIEP皮瓣，则使用不可吸收缝线缝合腹部筋膜；如果估计有出现腹壁疝或脐疝可能性，可采用腹部成形术进行修补[28]。脐疝修补最好采用中线下切口和内部缝合，这样不影响脐周血流[29]。腹部创面放置2条15号引流管并关闭缝合腹部切口[30]。

这类手术的腹部瘢痕在腹部较低位置，患者比较满意。由于脐的移位，偶尔有一个小的垂直瘢痕。在一小部分有高腰围和腹部组织松弛的患者中，脐部不需要像小型腹部成形术中那样移位。

手术效果

在作者研究中，保留腹直肌皮瓣行即刻和延迟部分乳房重建的患者，取得非常理想的效果。即刻重建在切除肿瘤后约1周，最终病理报告切缘阴性后进行。使用的皮瓣体积比皮瓣模型略大一些，为术后放疗所致的皮瓣收缩而预留，但放射治疗后皮瓣缩小并不像预期的那么显著。无论是放射治疗后即时表现还是远期效果，皮瓣质地柔软，无脂肪坏死的迹象。作者建议进行皮瓣塑形时要谨慎，因为放疗后的皮瓣对吸脂的耐受性不如未放疗的皮瓣。总的来说，这类手术的患者满意度很高，多数患者不愿再接受在门诊进行小范围皮瓣美学修饰和"猫耳"切除手术。

临 床 案 例

[病例23-1]

50岁女性患者，左侧乳腺浸润性导管癌，$T_2N_0M_0$，完成新辅助化疗后mini-SIEA皮瓣即刻部分乳房重建术，在放射治疗完成后1年，左乳缺损重建后保持较好的形状和对称性（图23-4A ～ D）。

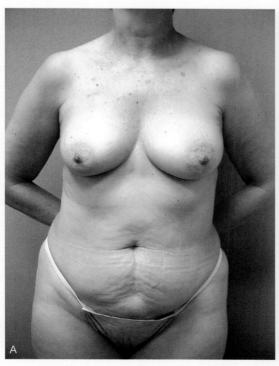
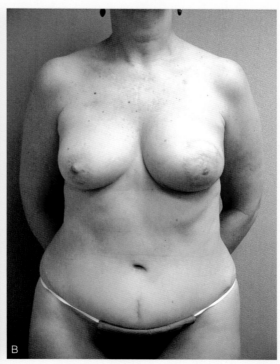

图23-4A ～ B 左侧乳腺浸润性导管癌，新辅助化疗后mini-SIEA皮瓣即刻部分乳房重建

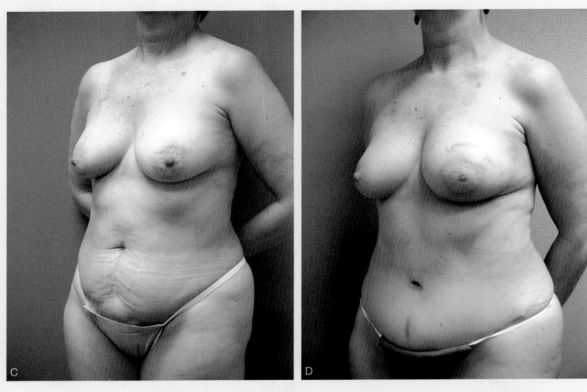

图23-4C ～ D 左侧乳腺浸润性导管癌，新辅助化疗后mini-SIEA皮瓣即刻部分乳房重建

　　就像任何先进技术应用一样，成功与技术熟练程度相关。如果在腹部穿支皮瓣解剖和技术方面有丰富的经验，则全皮瓣坏死、部分皮瓣坏死、脂肪坏死和静脉淤血等发生率将会很低。动脉供血不足和静脉淤血等并发症更常见于全乳房重建的较大皮瓣，而在部分乳房重建中较少发生，因为微血管吻合所滋养的组织量较少，所以导致皮瓣微循环障碍的问题也较少。

　　一般来说，mini-SIEA和mini-DIEP皮瓣部分乳房重建后的美学和功能效果都非常好。因为局部乳房缺损所需的皮瓣与全乳房切除重建相比要小得多，血流与组织的比率高，降低了皮瓣坏死的可能性。在肿瘤切除而不切除皮肤的情况下，乳房切口仅留一个皮岛监测皮瓣血供，等待皮瓣成活后切除留下的小片皮肤并缝合切口。

临 床 案 例

[病例23-2]

　　42岁女性患者，右侧乳房外上象限乳腺浸润性导管癌，$T_1N_0M_0$，BCT后2年半乳房明显不对称，患者要求乳房重建（图23-5A，B）。该患者不想留下任何背部瘢痕，愿意接受腹部皮瓣，手术前标记血管、画出皮瓣轮廓（图23-5C）。从腹部切取一个mini-SIEA皮瓣（图23-5D）。将该皮瓣置于右乳房缺损区（图23-5E），术后12个月的效果尚可（图23-5F，G）。

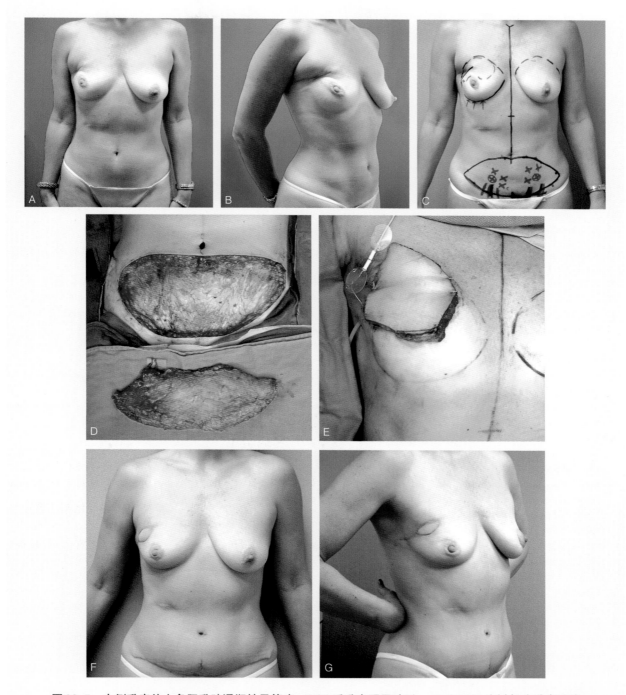

图23-5　右侧乳房外上象限乳腺浸润性导管癌，BCT后乳房明显畸形，mini-SIEA皮瓣部分乳房重建

结论

　　理想的乳房重建皮瓣是能够精确地复制原始组织以匹配其形状、大小、对称性、活动性和感觉的皮瓣。保留腹部肌肉的游离皮瓣提供了腹部皮肤和脂肪的横向皮瓣，其质量和质地在乳房重建中是无与伦比的。根据术前和术中因素决定采用mini-SIEA或mini-DIEP皮瓣。这种技术包括供区部位的整形而不损害其功能，因其供区并发症少且患者满意度高，mini-SIEA和mini-DIEP皮瓣已被认为是部分乳房重建的可靠选择之一。

本 章 要 点

- 在第一次咨询讨论中，患者必须明确表明 BCT同时有远处皮瓣重建意愿，而不是邻近皮瓣重建。
- 采用远处皮瓣时，更保守的皮瓣设计是可行的。

- 乳房缺损模型在确定最佳的皮瓣设计中非常重要。
- 可根据乳房缺损位置，选择较小且可变的受区血管。
- 应在术中决定采用mini-SIEA还是mini-DIEP皮瓣。

参考文献

[1] Zurrida S, Bassi F, Arnone P, et al. The changing face of mastectomy (from mutilation to aid to breast reconstruction). Int J Surg Oncol 2011: 980158, 2011.

[2] Holmes DR, Schooler W, Smith R. Oncoplastic approaches to breast conservation. Int J Breast Cancer 2011: 303879, 2011.

[3] Chen AM, Meric-Bernstam F, Hunt KK, et al. Breast conservation after neoadjuvant chemotherapy. Cancer 103: 689, 2005.

[4] Khansa I, Colakoglu S, Curtis MS, et al. Postmastectomy breast reconstruction after previous lumpectomy and radiation therapy: analysis of complications and satisfaction. Ann Plast Surg 66: 444, 2011.

[5] Haloua MH, Krekel NM, Winters HA, et al. A systematic review of oncoplastic breast-conserving surgery: current weaknesses and future prospects. Ann Surg 257: 609, 2013.

[6] Clough KB, Thomas SS, Fitoussi AD, et al. Reconstruction after conservative treatment for breast cancer: cosmetic sequelae classification revisited. Plast Reconstr Surg 114: 1743, 2004.

[7] Munhoz AM, Aldrighi CM. Determining the optimal approach to breast reconstruction after partial mastectomy. Plast Reconstr Surg 118: 813; author reply 814, 2006.

[8] Spear SL, Hannan CM, Willey SC, et al. Nipple-sparing mastectomy. Plast Reconstr Surg 123: 1665, 2009.

[9] Borger JH, Kemperman H, Smitt HS, et al. Dose and volume effects on fibrosis after breast conservation therapy. Int Radiat Oncol Biol Phys 30: 1073, 1994.

[10] Park CC, Mitsumori M, Nixon A, et al. Outcome at 8 years after breast-conserving surgery and radiation therapy for invasive breast cancer: influence of margin status and systemic therapy on local recurrence. J Clin Oncol 18: 1668, 2000.

[11] Meric F, Mirza NQ, Vlastos G, et al. Positive surgical margins and ipsilateral breast tumor recurrence predict disease-specific survival after breast-conserving therapy. Cancer 97: 926, 2003.

[12] Peterson ME, Schultz DJ, Reynolds C, et al. Outcomes in breast cancer patients relative to margin status after treatment with breast-conserving surgery and radiation therapy: the University of Pennsylvania experience. Int J Radiat Oncol Biol Phys 43: 1029, 1999.

[13] Freedman G, Fowble B, Hanlon A, et al. Patients with early stage invasive cancer with close or positive margins treated with conservative surgery and radiation have an increased risk of breast recurrence that is delayed by adjuvant systemic therapy. Int J Radiat Oncol Biol Phys 44: 1005, 1999.

[14] Smitt MC, Nowels KW, Zdeblick MJ, et al. The importance of the lumpectomy surgical margin status in long-term results of breast conservation. Cancer 76: 259, 1995.

[15] Gray JR, McCormick B, Cox L, et al. Primary breast irradiation in large-breasted or heavy women: analysis of cosmetic outcome. Int J Radiat Oncol Biol Phys 21: 347, 1991.

[16] Matory WE Jr, Werthheimer M, Fitzgerald, TJ, et al. Aesthetic results following partial mastectomy and radiation therapy. Plast Reconstr Surg 85: 739, 1990.

[17] Kronowitz SJ, Hunt KK, Kuerer HM, et al. Practical guidelines for repair of partial mastectomy defects using the breast reduction technique in patients undergoing breast conservation therapy. Plast Reconstr Surg 120: 1755, 2007.

[18] Kronowitz SJ, Feledy JA, Hunt KK, et al. Determining the optimal approach to breast reconstruction after partial mastectomy. Plast Reconstr Surg 117: 1; discussion 12, 2006.

[19] Nahabedian MY, Tsangaris T, Momen B. Breast reconstruction with the DIEP flap or the musclesparing (MS-2) free TRAM flap: is there a difference? Plast Reconstr Surg 115: 436; discussion 445, 2005.

[20] Wolfram D, Schoeller T, Hussl H, et al. The superficial inferior epigastric artery (SIEA) flap: indications for breast reconstruction. Ann Plast Surg 57: 593, 2006.

[21] Rosenberg JJ, Chandawarkar R, Ross MI, et al. Bilateral anterolateral thigh flaps for large-volume breast reconstruction.

Microsurgery 24: 281, 2004.

[22] Blondeel PN, Beyens G, Verhaeghe R, et al. Doppler flowmetry in the planning of perforator flaps. Br J Plast Surg 51: 202, 1998.

[23] Rizzuto RP, Allen RJ. Reconstruction of a partial mastectomy defect with the superficial inferior epigastric artery (SIEA) flap. J Reconstr Microsurg 20: 441, 2004.

[24] Taylor GI, Daniel RK. The anatomy of several free flap donor sites. Plast Reconstr Surg 56: 243, 1975.

[25] Spiegel AJ, Khan FN. An intraoperative algorithm for use of the SIEA flap for breast reconstruction. Plast Reconstr Surg 120: 1450, 2007.

[26] Granzow JW, Levine JL, Chiu ES. Breast reconstruction using perforator flaps. J Surg Oncol 94: 441, 2006.

[27] Hamdi M, Rebecca A. The deep inferior epigastric artery perforator flap (DIEAP) in breast reconstruction. Semin Plast Surg 20: 95, 2006.

[28] Munhoz AM, Sturtz G, Montag E, et al. Clinical outcome of abdominal wall after DIEP flap harvesting and immediate application of abdominoplasty techniques. Plast Reconstr Surg 116: 1881, 2005.

[29] Bruner TW, Salazar-Reyes H, Friedman JD. Umbilical hernia repair in conjunction with abdominoplasty: a surgical technique to maintain umbilical blood supply. Aesthet Surg J 29: 333, 2009.

[30] Scevola S, Youssef A, Kroll SS, et al. Drains and seromas in TRAM flap breast reconstruction. Ann Plast Surg 48: 511, 2002.

第 4 篇

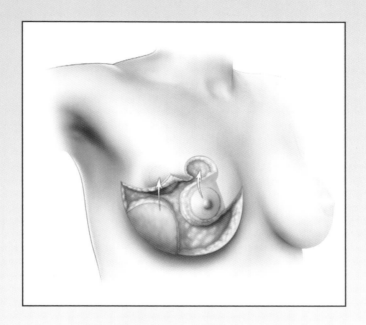

保乳术后乳房畸形的修复：
延期部分乳房重建

Correction of the Breast-Conserving
Therapy Deformity: Delayed Partial
Breast Reconstruction

第24章

保乳治疗术后畸形的分类和分析
Classification and Analysis of the Breast-Conserving Therapy Deformity

Krishna B. Clough, Isabelle Sarfati, Sunil S. Thomas, Claude Nos

理想状态下，保乳治疗（breast-conserving therapy，BCT）术后乳房外观正常，没有任何显著的不对称和畸形（图24-1）。然而，实际情况并非如此，BCT术后的畸形并不少见。据估计，BCT术后20%～40%的患者会出现剩余乳房的畸形或不对称[1-3]。其中一些患者会被转到整形外科，进行乳房重建以改善治疗后的乳房的外观，这种术后重建有可能发生在初始治疗后的数年[4]。越来越多的整形外科医师面临着纠正BCT复杂后遗症的要求；同时也面临着放射治疗相关的影响乳房美学效果并发症的处理。

1998年和2004年，我们基于两组系列研究提出了保乳术后美学后遗症分类[5, 6]。这个分类被提议写入指南，帮助外科医师鉴别美学后遗症及计划乳房重建手术。

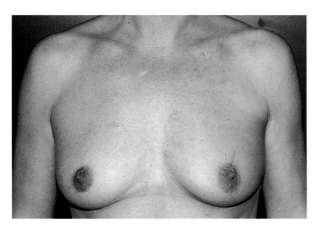

图24-1　左侧乳腺癌BCT后乳房外观没有任何显著的不对称和畸形

患者与方法

入组患者按照计划分为两组，第一组纳入小肿瘤患者（＜3～4 cm），进行保乳手术（breast conserving surgery，BCS）和术后放疗，给予或不给予辅助治疗（化疗和内分泌治疗）[7-9]。第二组纳入较大肿瘤患者，进行术前治疗（单独或联合应用化疗、内分泌治疗、甚至放射治疗）来缩小肿瘤的体积，并对术前治疗有效的患者行BCS[10]。在所有的BCT患者中，BCS和放疗的联合应用可以同时诱发皮肤和腺体后遗症。这些后遗症的各种组合情况，以及与未经美学干预对侧乳房的不对称，是整形外科医师要面对的复杂问题。我们将这些BCT乳房美学后遗症分为三类，以简化外科手术方案[5, 6]。

乳房美学后遗症1型

因为没有畸形，治疗后的乳房保持了乳房的整体外形。主要的异常是两侧乳房的形状和体积不对称（图24-2）。可以通过保留受放疗照射的乳房，对侧乳房进行对称性矫正。

乳房美学后遗症2型

BCT治疗后的乳房明显畸形，伴有乳房不对称。通常是因为切除了外上象限（图24-3A）、下象限（图24-3B）和内象限肿瘤（图24-3C）所致。对于这类患者，不需做乳房切除术，乳房重建可以纠正BCT所致的乳房美学后遗症。

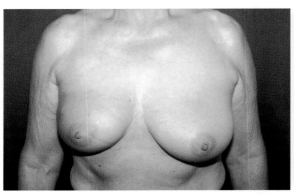
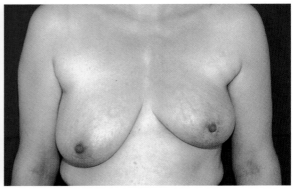

图24-2　BCT乳房美学后遗症1型

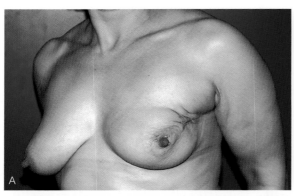
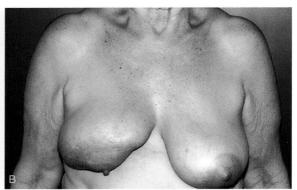

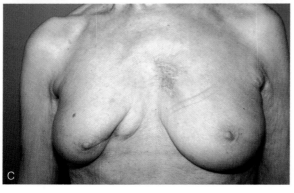

图24-3　BCT乳房美学后遗症2型

乳房美学后遗症3型

整个乳房出现大面积纤维化性挛缩，也称为"大理石乳房（marble breast）"（图24-4A，B），和（或）乳房术后严重畸形（图24-4C），乳房严重变形，部分乳房重建已不可能，甚至整个乳房无法保留，乳房切除后即刻重建是恢复正常乳房形状和轮廓的唯一选择。

我们对150余例BCT后乳房美学后遗症患者实施了手术，2004年发表了一项对首批85例有连续随访资料患者进行的系统性前瞻性研究（表24-1，表24-2）[6]。

乳房重建后，立即对患者进行术后随访，并在术后每6个月随访1次。重建后的随访时间为6～132个月，中位时间为33个月。在对每1例乳腺癌患者的随访中，对重建乳房的美学效果进行量化评价和记录，1分为优秀（excellent），2分为良好（good），3分为一般（average），4分为较差（below average），5分为差（poor）。这些评分在我们之前的发表的文章中描述过[5, 6, 11]，由三方面成员组成的评价小组，包括外科医师、护士和医师的助手。评价小组给出的个体分数的平均值，得分为1分、2分和3分广泛归类为良好，得分为4分和5分归类为差。

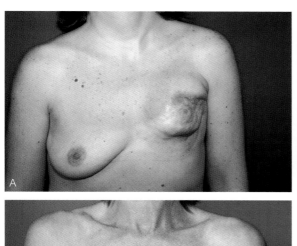
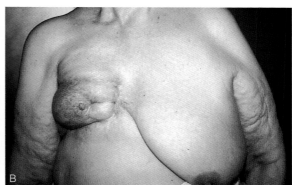
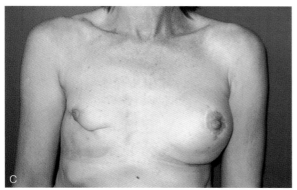

图 24-4 BCT 乳房美学后遗症 3 型

表 24-1 85 例 BCT 乳房美学后遗症同侧和对侧手术矫正例数

手术类型	BCT 乳房美学后遗症类型			
	1 型，n=48	2 型，n=33	3 型，n=4	合计，n=85（%）
同侧	25	30	4	59（68.2）
对侧	46	47	2	75（88.2）

注：多数患者接受了同侧和对侧的联合手术。

表 24-2 85 例 BCT 乳房美学后遗症患者整形手术技术细节

乳房美学后遗症类型	同侧手术（n=58）	对侧手术（n=75）
1 型（n=48）	NAC 重新定位 6 例 隆乳手术 6 例 乳房成形术 6 例 其他 7 例	乳房缩小成形术 39 例 隆乳手术 5 例 其他 2 例
2 型（n=33）	肌皮瓣重建 15 例 乳房成形术 15 例 NAC 重新定位 13 例 隆乳手术 6 例 其他 3 例	乳房缩小成形术 20 例 隆乳手术 4 例 其他 3 例
3 型（n=4）	乳房切除即刻肌皮瓣乳房重建术 4 例	乳房缩小成形术 2 例

注：为获得最佳效果，有些患者接受了多次手术。其他手术包括脂肪坏死切除，吸脂，瘢痕修复。NAC，乳头-乳晕复合体（nipple-areola complex）。

85例患者结果初步分析

85例患者年龄22～68岁，平均年龄为44岁。从最初的BCT到乳房美学后遗症整形重建之间的间隔为10～318个月，中位时间为87个月（7.3年），最长间隔时间为26.5年。

UICC（国际抗癌联盟）分期

根据1998年UICC对患者进行分类[12]，85名肿瘤患者肿瘤的T分期中，T_0、T_1、T_2、T_3分别为13例、25例、35例和5例。另外T_x7例，这7例患者初治为另一个团队，资料中没有T分期记录，后来转到我们中心行BCT乳房美学后遗症整形。

乳房美学后遗症分类

按照我们的乳房美学后遗症分类进行分型，48例（56.5%）患者为1型、33例（38.8%）患者为2型、4例（4.7%）患者为3型乳房美学后遗症（表24-2）。

肿瘤部位

大多数患者（45例）的肿瘤位于外上象限，15例在内上象限，13例在外下象限，7例在内下象限，且5例位于中央区域。下象限肿瘤更容易发生2型乳房美学后遗症，2型和1型分别为33%和16.6%。

初始局部治疗（BCT）

对81例（95.3%）患者建议行肿块切除和放射治疗，其中3例（3.5%）患者选择不接受术后放疗。4例（4.7%）患者仅接受放射治疗。

1型乳房美学后遗症乳房重建

48名患者BCT后出现1型乳房美学后遗症（表24-1，表24-2）。图24-5中，患者肿瘤生长在左侧乳房内上象限，手术前乳房呈正常形状，但与对侧乳房不对称（图24-5A），通过对侧乳房对称性乳房缩小成形术治疗，没有对接受过放疗的左侧乳房进行

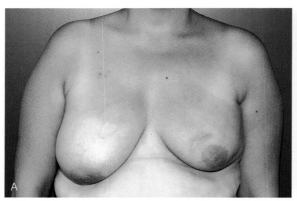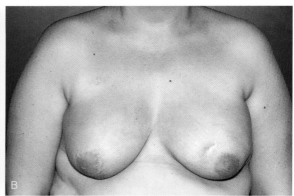

图24-5　BCT乳房美学后遗症1型，行对侧乳房对称性乳房缩小成形术

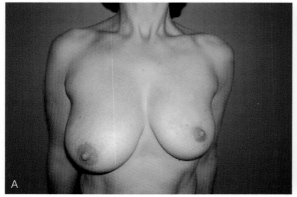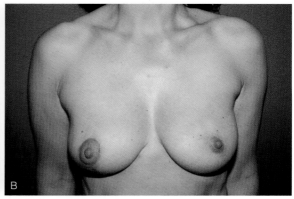

图24-6　BCT乳房美学后遗症1型，右乳房缩小成形术

任何处理（图24-5B）。图24-6中，患者的肿瘤位于左侧乳房上象限的交界处。图24-6A为手术前患者双侧对称性比较，图24-6B为右乳房缩小成形术后。

放射治疗后乳房美学处理

25例（52.1%）患者行BCT同侧手术，其中仅有6例行乳房成形术，因为我们处理这类患者的基本原则是尽量避免破坏接受过放射治疗的腺体组织[9, 10, 13]；其他6例患者接受了胸大肌后方假体植入的隆乳手术；其余13例患者做了较小的矫形手术，如NAC重新定位、纤维化病灶切除术、瘢痕修复术，或局部吸脂术。

对侧乳房的处理

48例患者中的46例进行了对侧对称化手术。其中乳房缩小成形术39例，隆乳术5例，其他手术2例，23例（47.9%）患者单纯行对侧手术治疗。

手术次数

为了进一步改善美学效果，13名患者接受了第二次手术。

2型乳房美学后遗症乳房重建

33例2型乳房美学后遗症患者的治疗方案见表24-1，表24-2。

图24-7中，BCT后患者有乳房挛缩、疼痛和皮肤溃疡（图24-7A）。计划用背阔肌瓣（latissimus dorsi flap，LD flap）部分乳房重建，手术方案包括了切除纤维坏死区（图24-7B，C）。图24-7D示患者术后3年的乳房形态。

图24-8中，患者右内下象限的2型乳房美学后遗症。整形手术前患者内下象限乳房严重挛缩，皮肤与胸壁粘连（图24-8A），利用LD皮瓣进行了部分乳房重建。图24-8B和C是术后2年的乳房形态。

图24-9中，患者有侧乳房BCT后外上象限的2型乳房美学后遗症，整形手术前畸形区挛缩，导致体积不对称（图24-9A）。采用脂肪移植部分乳房重建，还进行了患侧乳房瘢痕修复和对侧乳房缩小成形术，图24-9B是患者术后1年的乳房外观。

图24-10中，患者整形手术前存在双乳体积明显不对称，患侧上象限放疗后纤维化，NAC偏移（图24-10A）。采用胸肌后方假体植入做了部分乳

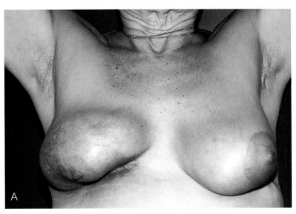
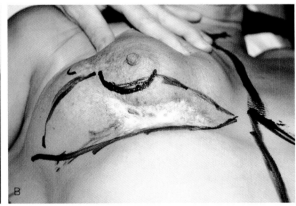
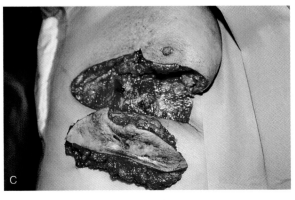
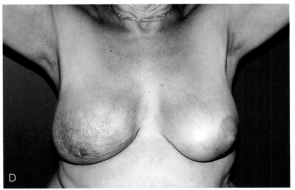

图24-7　右侧乳房2型乳房美学后遗症，LD皮瓣部分乳房重建

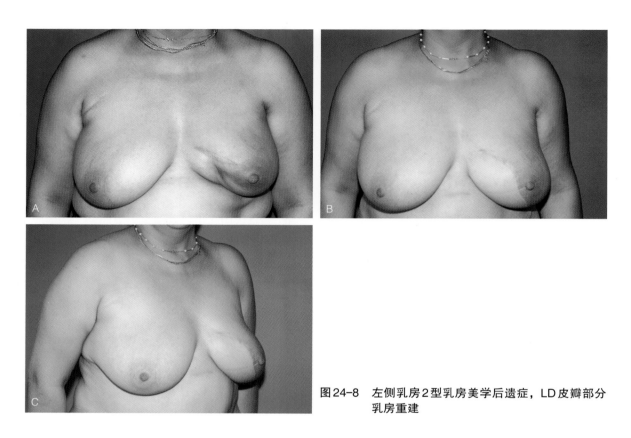

图24-8　左侧乳房2型乳房美学后遗症，LD皮瓣部分乳房重建

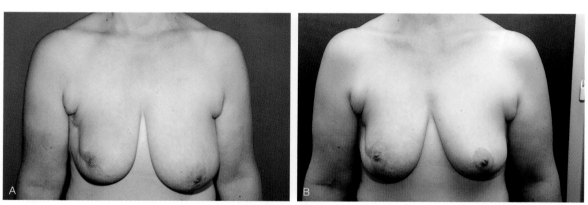

图24-9　右侧乳房2型乳房美学后遗症，脂肪移植部分乳房重建

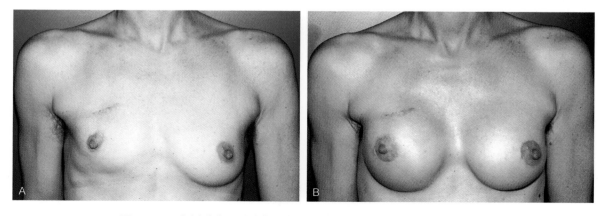

图24-10　左侧乳房2型乳房美学后遗症，双侧乳房假体植入乳房重建

房重建，两侧NAC均重新定位。图24-10B是患者术后1年的乳房外观。

由于这部分患者的主要后遗症是严重的乳房畸形，大部分均接受了放射治疗侧乳房矫形手术，占91%（30/33）；15例采用肌皮瓣部分乳房重建，占45.5%（15/33），其中14例为LD皮瓣，1例为横向腹直肌肌皮瓣（transverse rectus abdominis flap，TRAM flap）。另外15名患者接受了非典型的局部乳房成形术。这类乳房成形术通常包括整块切除乳房的变形区和所覆盖的皮肤，直接进行腺体缝合和NAC重新移入中央部位；其他为单独或联合皮瓣部分乳房重建或乳房成形术，其中NAC复位13例（39.4%）、假体隆乳术6例（18.2%）、其他技术3例（18.2%）。

对侧乳房的处理

27名（81.8%）伴有2型乳房美学后遗症的患者行乳房对称性手术，其中乳房缩小成形术20例、隆乳术4例、小手术3例。

手术次数

12例（36.4%）进行了第二次美学修饰性乳房重建手术。

3型乳房美学后遗症乳房重建

4例患者BCT后呈3型乳房美学后遗症（表24-1，表24-2）。

图24-11中，患者左侧乳房接受放射治疗后出现纤维化伴大理石样乳房，致残性疼痛（disabling pain）和随时都有可能溃破的皮肤（图24-11A，C）。手术重建方案中，包括乳房切除术和即刻TRAM皮瓣乳房重建，该患者TRAM皮瓣乳房重建术后4年诊断出右侧乳腺癌，接受BCT。图24-11B和D是患者重建术后6年的乳房外观。

图24-12示，患者在皮下部分乳房切除术、皮下假体植入和放射治疗后出现了3型乳房美学后遗症，术前有明显的包膜挛缩、辐射性纤维化、乳房缩小和形状扭曲（图24-12A）。治疗包括乳房切除，假体切除和即刻TRAM皮瓣乳房重建，图24-12B是术后2年的乳房形态。

放射治疗后乳房畸形的治疗

所有患者均行乳房切除及即刻皮瓣重建。

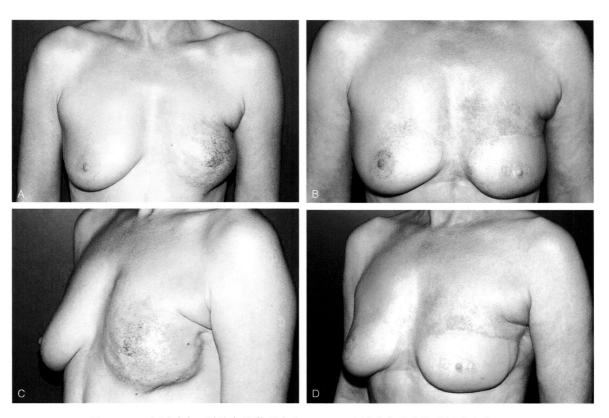

图24-11 左侧乳房3型乳房美学后遗症，TRAM皮瓣乳房重建及对侧乳腺癌BCT

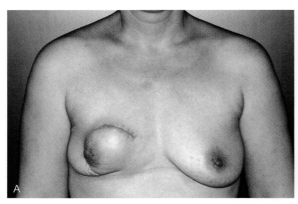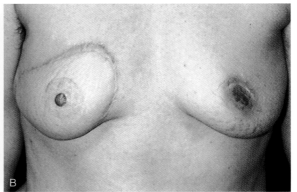

图24-12　左侧乳房3型乳房美学后遗症TRAM皮瓣乳房重建及对侧乳房对称性处理

对侧乳房的治疗

2名患者采用对侧乳房缩小成形术的双侧乳房对称性处理。

手术次数

3名患者做了第二次美学修饰的重建手术。

乳房美学后遗症矫形术后并发症

早期并发症

16例（18.8%）患者在术后2个月内出现早期并发症，局部并发症15例（17.7%），全身并发症（胸部感染）1例。不同类型的乳房美学后遗症矫形手术相关的并发症发生率无显著差异，1型为16.6%，2型为21.2%，3型乳房美学后遗症患者无并发症发生。

晚期并发症

3例患者术后出现持续2个月以上的晚期并发症。这3例患者主要为放射治疗后严重后遗症，均

拒绝乳房切除术，均发展为进展性皮肤和腺体纤维化与局限性的坏死，他们通过反复的局部护理，或保守的伤口处理治疗。

乳房美学后遗症矫形术后美学效果评价

总的来说，90.5%的患者在2年的时间获得了优秀、良好或一般的美学效果（得分为1、2或3）。1型乳房美学后遗症矫形手术的美学效果评分1～3者为97.6%，优于2型的82.7%。4例3型乳房美学后遗症患者均获得良好美学效果。

乳腺癌复发

图24-13中，患者术前乳房下极在肿瘤切除术后出现挛缩，掩盖了复发（图24-13A）。行乳房切除术并即刻用LD皮瓣加假体植入重建乳房。图24-13B是患者术后2年的乳房外观。

在本研究中，有13例患者初次BCT后因乳房

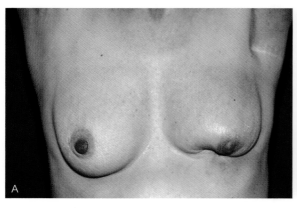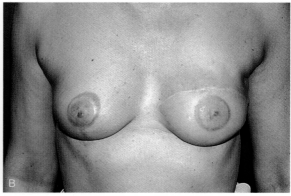

图24-13　乳腺瘤复发

美学后遗症转到我们中心，在我们中心治疗过程中发现临床或亚临床乳腺癌复发，其中7例因乳房美学后遗症被转诊到外科矫形的患者，在临床检查中怀疑是潜在复发引起的乳房美学后遗症，并通过细针穿刺或粗针穿刺活检确诊。所有这些患者都接受了乳房切除术，并被排除在本研究之外。

讨论

目前60%～70%的乳腺癌患者接受BCT，20%～30%的患者在接受肿瘤切除和放射治疗后出现严重后遗症[1, 2, 11, 13-15]。

> 由于乳腺癌发病率上升和乳腺癌BCT比例提高两方面因素，越来越多的患者关注乳房美学后遗症问题。

对于大多数整形外科医师来说，乳腺癌治疗后的乳房美学后遗症是一个相对较新的问题，但也正变得越来越普遍。为了解决这些患者提出的复杂的重建问题，并方便患者的管理，我们在1988年发表了乳房美学后遗症分类，并在2004年做了修订[5, 6]。不同的作者也提出了其他分类[4, 13, 15]。

在我们治疗的150余例BCT后乳房美学后遗症患者中，大多数患者表现为2型后遗症，且更关心乳房畸形而非乳房不对称。然而，在被告知可用的重建方案后，许多2型后遗症患者决定不接受建议的乳房切除手术，除非她们的乳房有重大残疾。其中许多患者需要皮瓣重建来修复缺损。相反，1型乳房美学后遗症患者很容易通过简单的对侧乳房缩小成形术就能恢复双侧乳房的对称性，患者也乐意接受此类手术。因此，尽管大多数患者咨询的是2型乳房美学后遗症，但1/2的手术患者是1型后遗症，仅大约1/3的患者是2型后遗症。3型乳房美学后遗症的患者更少。

没有一个分类系统是包罗万象的。然而，虽然我们介绍的方案是粗略的和不够完善的，但我们的分类系统仍然有很多优势。体现在其简单明了，不需要复杂的分类或测量系统，不同观察者之间的可重复性好，可以作为一个有价值的参考工具，指导对乳房美学后遗症患者做乳房重建的治疗计划。

1型乳房美学后遗症

在我们的1型乳房美学后遗症患者中，治疗后乳房的整体轮廓和形状保持不变，但与未治疗的乳房相比，突出的问题是乳房体积和形状不对称。在某些病例中，这种不对称与治疗有关，这是由于乳腺肿瘤切除术中腺体实质切除和放射治疗后腺体挛缩所致，这在手术后不久即可观察到。

> 双侧乳房不对称也可在BCT术后晚期发生，这往往与患者体重指数（body mass index, BMI）增加有关。

虽然未经治疗的乳房随着年龄增长和BMI增大而增大，但经过放射治疗的乳房由于放射治疗而保持稳定。这种迟发的不对称进一步加剧了手术和放射治疗引起的初始不对称。

1型乳房美学后遗症的主要治疗方法是对侧乳房缩小成形术，参照放疗后的乳房作为对侧乳房成形的"模板"使乳房对称。

在我们第一批治疗的乳房美学后遗症的患者中，建议避免对治疗过的乳房进行任何手术，因为存在纤维化和乳房供血减少，这是放射治疗和手术破坏共同作用的结果[5]。在第二批患者中，25名1型乳房美学后遗症患者接受了治疗侧乳房美学整形手术，然而，其中只有6例真正涉及乳腺实质，因为大多数（13/25）同侧手术都是较小的皮肤手术[6]。

只有在剩余的乳房体积足够大，对侧乳房以患侧乳房为参照物缩小能够令患者满意时，才可以选择这种不修饰放射治疗后乳房的保守方法。如果不是这样，患者经常要求隆乳。这类患者因为乳房有射线辐射史，应谨慎评估，并往往要去劝阻患者。在我们第二批患者中，5名1型乳房美学后遗症患者使用了植入假体隆胸，并且都是植入在肌肉后方，以避免假体对被辐照乳房的刺激或损毁。

> 双侧隆乳是一种极少选择的治疗策略，需要慎重选择适应证，适合那些乳房柔软，发育不全和不对称的患者。可以采用两个肌肉后方的假体植入，在接受放射治疗的一侧植入较大的假体。必须告知这些患者，经放射治疗后的乳房与对侧乳房相比可能会出现更明显的不对称。

这一群体乳房重建的并发症发生率远远高于未接受放射治疗的患者。

我们治疗了几例腺体组织伴皮肤坏死的患者，她们的初始治疗是乳腺癌BCT后的双侧隆乳术。图24-14中患者存在右侧乳房畸形，行双侧假体置入术后4年，并发症包括放射治疗后右乳外上象限广泛的皮肤和腺体组织坏死，需要摘除假体，患者切口愈合延迟时间长达1年。因此，乳腺癌BCT后患者假体植入手术是一种高风险手术，仅限于对经过严格筛选后的少数患者施术（第31章）。

脂肪移植[16-18]或脂肪填充[19-24]是乳腺癌BCT放疗后乳房大范围萎缩，同时伴有1型乳房美学后遗症的另一种治疗选择。脂肪填充可以增大乳房体积，从而避免了放疗后假体植入术的相关并发症。这是一种前沿的、有前景的创新性方法，但是需要进一步评估[24]。脂肪移植技术的应用必须不能影响后续影像学检查对患者的随访，因为BCT术后放疗患者的局部复发率较高，年复发风险约为1%。

一般而言，在治疗这类患者时，外科医师需要学会说服患者克制自己对乳房外形方面要求的"完美主义（perfection）"。大多数1型乳房美学后遗症患者希望进行双侧对称性手术，但是我们常常去尝试说服患者对患侧放疗后的乳房仅行有限的手术。虽然对于1型乳房美学后遗症患者，推行这种相对保守的方法需要很耐心地解释和咨询，但是往往会获得非常好的对称性和很满意的美学效果，术后第2年时患者的满意率为97%，同时并发症的发生率非常低。

2型乳房美学后遗症

2型乳房美学后遗症是目前最难修复的一类乳房畸形，这类后遗症的修复需要综合使用很多种整形外科技巧。在这些患者中，乳房形态存在一些局限性缺损和（或）大范围的腺体组织挛缩，导致乳房畸形和双侧乳房不对称。常常存在腺体缺损，并且伴有皮肤改变和NAC的移位。这些2型乳房美学后遗症最常见的形成原因是手术，因为患者大部分的乳腺组织被切除，和（或）缺乏肿瘤切除后的即刻乳房形态重塑。少部分病例的后遗症是由于术后血清肿、感染、腺体或脂肪坏死的并发症引起。与3型乳房美学后遗症不同，2型乳房美学后遗症可以在矫正畸形的同时保留患侧乳房，但是这类部分乳房重建会因放射治疗后遗症和放射治疗前瘢痕而引起很多问题。

在我们的系列研究中，对所有患者都建议对治疗后的乳房进行部分乳房重建。然而，有3名患者由于正式拒绝对治疗后的乳房进行任何手术，没有接受放射治疗侧乳房的手术修复治疗。因此，仅有30（91%）例患者进行了患侧乳房矫形手术。由于这些患者属于2型乳房美学后遗症，所以目标是矫正乳房畸形，恢复正常的乳房形态和对称性。患侧乳房的手术是非常复杂的。理论上，这些缺损的修复可以用肌皮瓣、脂肪移植或者假体置换放疗后的腺体组织而实现[14-17]。其他类型的辅助手术方法，例如NAC的重新定位，和"Z"字成形法乳头重建，也可以在修复乳房主要缺损的手术中使用。

我们的目标是避免切除放射治疗侧的乳房，以减少并发症的发生。肌皮瓣可以用来填充缺损，同时将血管化的组织转移到这些放疗后的区域，这理论上是一个理想化的解决方案，我们推荐将其应用于大部分患者。然而，许多患者拒绝接受这种手术方法，因为他们认为BCT后这类整形手术创伤过大。应该指出的是，大多数寻求整形手术治疗美学后遗症的患者是年轻女性，在我们的系列研究中的平均年龄为44岁，BCT后乳房外观畸形导致严重心理创伤。然而，与接受乳房切除患者不同的是，

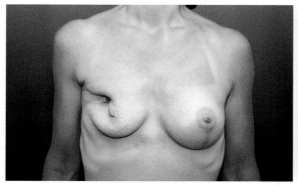
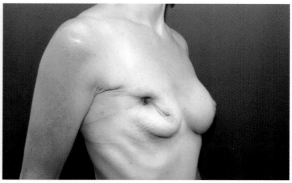

图24-14 右侧乳腺癌患者，双侧假体置入术后4年右侧乳房畸形

这类部分乳房重建的患者往往不愿意接受皮瓣整形手术，这恰好解释了为什么在这个患者群体中，只有15例（45.5%）患者接受皮瓣整形手术作为局部乳房重建方式。当腺体缺损同时伴有皮肤畸形时，皮瓣的获取至关重要。皮瓣的皮肤与接受辐照的皮肤形成明显的对比，有时会导致补丁样的外观。为了保留乳房的美学外观，必须植入皮瓣，下象限的乳房缺损，需要修复乳房下皱褶（inframammary fold, IMF）；外侧象限的乳房缺损则需要修复乳房外皱褶。有时，这需要灵活地切除乳房皮肤。

尽管我们非常努力地使用了很多种手术技巧，2型乳房美学后遗症局部乳房重建的美学效果都有些令人失望：17.3%的患者美学结局很差，而1型乳房美学后遗症患者美学结局很差者仅占2.4%。2型乳房美学后遗症患者的再次手术率为36.4%，也高于1型乳房美学后遗症患者的27.1%，但是这种差异并无统计学意义。对乳房美学后遗症标准的治疗策略是无法界定的，由于BCT放疗后畸形的乳房外观已经对患者心理造成严重的创伤，外科医师在治疗方案的选择时，需要权衡额外的瘢痕带来的创伤和肌皮瓣在形态和柔软程度上带来的获益。

脂肪移植在修复2型乳房美学后遗症时是一种有吸引力的选择，在某些患者中已取得了满意的效果[21-24]。在轻度和中度乳房畸形中，脂肪移植可以更好地替代肌皮瓣用于部分乳房重建，而且这种方法不会带来皮肤缺损。虽然这种脂肪移植很有前景，但是作为一种新技术，目前发表的结果都仅仅是基于少量患者，在肿瘤学安全性和美学效果上也都仅仅是短期随访的数据。另外，在乳腺癌患侧乳房再次注射干细胞方面，也缺乏肿瘤学安全性方面的研究结果。因此，脂肪移植的初步美学效果和安全性都需要更多研究来证实。

2型乳房美学后遗症的治疗有一定难度，需要进行组织转移，而且美学效果常常难以预测。大多数这种畸形属于手术后遗症，如果在初始手术时进行即刻乳房重塑，这种后遗症是可能避免的。乳腺肿瘤外科医师在减少2型和3型乳房美学后遗症方面，扮演了至关重要的角色。预防这些后遗症，远远比发生之后再去治疗更加有效。肿瘤整形手术（oncoplastic surgery）是一种整合了初始肿瘤切除手术和整形外科技术的手术方式，可以减少乳腺癌BCT后的外科后遗症，同时也由于增加了更大范围腺体组织切除的可能，而拓宽了BCT的适应证。这种手术方法最早在

欧洲提出[7, 25-34]，目前已经得到广泛使用。肿瘤整形外科技术与前哨淋巴结活检技术共同被认为是乳腺癌外科手术方面最具创新性的技术。与欧洲的其他团队相似，我们团队已经证明这种手术技术并未影响乳腺癌的多学科治疗模式，也并未影响放射治疗和化学治疗的应用时机[4, 7]。此外，联合应用乳房成形术的肿瘤切除比传统的肿瘤切除手术增加了乳腺组织的切除范围，而拓宽了BCT的指征[7, 32-34]。

> 对于具有传统肿瘤切除术后乳房畸形高危因素的所有患者，都应推荐肿瘤整形手术。这些高危因素包括一些位于乳房下象限或内上象限的肿瘤，需要切除 > 20% 乳房体积的其他象限肿瘤，以及同时需要腺体扩大切除和皮肤切除的患者。

对于乳房切除同时进行即刻乳房重建的患者，乳腺肿瘤整形手术可以由两个团队模式完成。或者，就像在越来越多的专业乳腺病中心一样，由经过双重训练的乳腺肿瘤整形外科医师施术，能够在最开始制订乳腺癌治疗方案的时候，将乳房美容整形手术和肿瘤外科手术完美结合起来。在此过程中，患者的选择是乳房成形手术的核心问题。

> 必须避免以下两个走极端的错误：其一是无论什么情况均不使用肿瘤整形技术；其二是在不需要肿瘤整形技术就能有效完成BCT的情况下，过度地使用肿瘤整形技术。

在巴黎乳腺中心，所有接受BCT的乳腺癌患者，初始肿瘤切除手术即刻实施乳房成形手术约占15%（我们中心将其划归为肿瘤整形外科）。

3型乳房美学后遗症

3型乳房美学后遗症的特点是大范围的乳房畸形，且不能通过局部的乳房重建技术来矫正。尽管乳腺癌BCT临床应用不断增加，如果医师对患者选择不恰当，也很可能增加这种后遗症的发生率。但就目前来讲，这种类型的乳房美学后遗症发生率很低。这类患者唯一可能选择的重建方式是在乳房切除的基础上，即刻实施乳房重建手术。在这种情况下，由于

畸形范围的广泛性，以及初始放射治疗后就可以观察到的严重后遗症，肌皮瓣的应用是非常关键的。

与2型乳房美学后遗症大都是与初始手术治疗相关不同，3型乳房美学后遗症的大范围畸形则主要是由于放射治疗后的大部分皮肤和腺体纤维化引起。在一些极端的病例中，放射治疗会引起所谓的"大理石样乳房"，全部的乳房腺体组织都由于石头一样的纤维化而变形挛缩。这种纤维化导致的疼痛甚至可以使患者丧失劳动能力，因而寻求手术治疗。3型乳房美学后遗症也可能是由于 > 50% 的乳房体积广泛腺体组织切除，且没有同时进行乳房重塑所导致。

比较罕见的造成3型乳房美学后遗症的原因有如下两种。其一是当时的医疗技术水平所致，这种类型的后遗症发生率极其低，大都是发生于20～30年前接受治疗的患者，当时外科手术技术，尤其是放射治疗技术容易留下严重的后遗症。这种情况现在已经非常少见了；其二，大部分这种类型的患者宁愿保留畸形的乳房，也不愿再接受乳房切除手术。在我们发表于2004年的文章中，对4例这样的3型乳房美学后遗症患者进行了外科手术治疗[11]。目前，BCT后畸形的患者数量现在已经增加了一倍多，我们常常感觉，要说服这类患者接受乳房切除手术十分困难。因为她们当时选择初始治疗术式时，都有非常高的保乳意愿，乳房切除对她们而言意味着保乳手术的重大失败。

结论

越来越多的患者需要医师针对BCT后的美学后遗症给出治疗建议。我们对于乳房美学后遗症的3种分类，旨在指导外科医师治疗管理这类患者，其简明易记，而且不需要很复杂的测量。作为一个实用的指南，可以针对这3类乳房美学后遗症患者提供非常实用的、量身定制的个体化治疗方案。

对于1型乳房美学后遗症患者，当患者对治疗侧乳房剩余大小还比较满意的情况下，最简单、安全的解决方法是对侧乳房的缩小成形手术。虽然可以对经过严格筛选的少数患者进行多种不同的精细化、小范围手术，但我们仍然建议，对放射治疗后的患侧乳房避免进行手术治疗。

2型乳房美学后遗症是最常见的，也是治疗难度最大的一类。没有所谓的适合所有患者的标准解决方案。局部肌皮瓣重建是可以与患者讨论的、最常用的可选择方案。然而，即使在使用肌皮瓣修补缺损之后，结果也常常并不理想，患者可能会很失望。脂肪移植可能帮助解决一部分技术难题，但是在长期美学效果和肿瘤学安全性方面，需要更多的数据支持。

3型乳房美学后遗症是目前最严重的一类，通常需要乳房切除和即刻肌皮瓣乳房重建治疗。从患者的角度来看，这种后遗症是一种灾难性的失败，因为她们最开始治疗时是希望能够通过BCT方案保留自己原有的乳房。这类患者需要医师很多的耐心和反复劝说，让患者领会到保留残存的乳房已经没有任何美学效果可言，而乳房切除和即刻肌皮瓣乳房重建是目前唯一解决问题的方法。

基于我们过去15年以来对这些乳房美学后遗症患者的治疗经验，我们坚信，针对这类问题，最好的解决方法是预防，而不是治疗。很长一段时间以来，在进行初始手术治疗时，乳腺肿瘤外科医师忽视了乳房重建的重要性。但令人振奋的是，现在越来越多的乳腺肿瘤外科医师都在学习乳腺肿瘤整形技术。为了减少BCT后乳房美学后遗症的发生，需要乳腺肿瘤外科医师和整形外科医师在多学科会诊框架下的密切合作。

本 章 要 点

- BCT后乳房畸形可以划分为三种类型的乳房美学后遗症。
- BCT后乳房畸形分类是基于乳房大小、形状、轮廓、对称性和乳房皮肤的质量。
- 这些畸形常常难以治疗，最好的办法是在放射治疗前，通过乳房成形手术来预防。
- 1型乳房美学后遗症的患者乳房外形基本保留，只需要通过对侧乳房手术来改善对称性。
- 2型乳房美学后遗症在乳房外形和对称性上都有很多种可能，常常需要通过肌皮瓣或乳房整形手术技巧来进行重建。
- 3型乳房美学后遗症表现为严重的腺体畸形，最好通过切除全乳和乳房重建手术来修复。
- 由于患侧乳房经过放射治疗，发生并发症的风险很高，因而在对患侧乳房进行整形手术时，需要特别谨慎。

参考文献

[1] Clarke D, Martinez A, Cox RS. Analysis of cosmetic results and complications in patients with stage I and II breast cancer treated by biopsy and irradiation. Int J Radiat Oncol Biol Phys 9: 1807, 1983.

[2] Pearl RM, Wisnicki J. Breast reconstruction following lumpectomy and irradiation. Plast Reconstr Surg 76: 83, 1985.

[3] Matory WE Jr, Wertheimer MD, Fitzgerald TJ, et al. Aesthetic results following partial mastectomy and radiation therapy. Plast Reconstr Surg 85: 739, 1990.

[4] Bostwick J III, Paletta C, Hartrampf CR. Conservative treatment for breast cancer. Complications requiring reconstructive surgery. Ann Surg 203: 481, 1986.

[5] Clough KB, Cuminet J, Fitoussi A, et al. Cosmetic sequelae after conservative treatment of breast cancer: classification and results of surgical correction. Ann Plast Surg 41: 471, 1998.

[6] Clough KB, Thomas SS, Fitoussi AD, et al. Reconstruction after conservative treatment for breast cancer: cosmetic sequelae classification revisited. Plast Reconstr Surg 114: 1743, 2004.

[7] Fisher B, Anderson S, Bryant J, et al. Twenty-year follow-up of a randomized trial comparing total mastectomy, lumpectomy, and lumpectomy plus irradiation for the treatment of invasive breast cancer. N Engl J Med 347: 1233, 2002.

[8] Veronesi U, Cascinelli N, Mariani L, et al. Twenty-year follow-up of a randomized study comparing breast-conserving surgery with radical mastectomy for early breast cancer. N Engl J Med 347: 1227, 2002.

[9] Jacobson JA, Danforth DN, Cowan KH, et al. Ten-year results of a comparison of conservation with mastectomy in the treatment of stage I and II breast cancer. N Engl J Med 332: 907, 1995.

[10] Scholl SM, Forquet A, Asselain B, et al. Neoadjuvant versus adjuvant chemotherapy in premenopausal patients with tumours considered too large for breast conserving surgery: preliminary results of a randomised trial: S6. Eur J Cancer 30A: 645, 1994.

[11] Clough KB, Lewis JS, Couturaud B, et al. Oncoplastic techniques allow extensive resections for breast conserving therapy of breast carcinomas. Ann Surg 237: 26, 2003.

[12] Sobin LH, Wittekind C. Breast tumours. In Brierley JD, Wittekind C, eds. TNM Classification of Malignant Tumours, ed 5. New York: Wiley-Liss, 1997.

[13] Berrino P, Campora E, Santi P. Postquadrantectomy breast deformities: classification and techniques of surgical correction. Plast Reconstr Surg 79: 567, 1987.

[14] Petit JY, Rietjens M, Garusi C, et al. Integration of plastic surgery in the course of breast-conserving surgery for cancer to improve cosmetic results and radicality of tumour excision. Recent Results Cancer Res 152: 202, 1998.

[15] Berrino P, Campora E, Leone S, et al. Correction of type II breast deformities following conservative cancer surgery. Plast Reconstr Surg 90: 846, 1992.

[16] Rigotti G, Marchi A, Galie M, et al. Clinical treatment of radiotherapy tissue damage by lipoaspirate transplant: a healing process mediated by adipose derived adult stem cells. Plast Reconstr Surg 119: 1409, 2007.

[17] Coleman SR, Saboeiro AP. Fat grafting to the breast revisited: safety and efficacy. Plast Reconstr Surg 119: 775, 2007.

[18] Missana MC, Laurent I, Barreau L, et al. Autologous fat transfer in reconstructive breast surgery: indications, technique and results. Eur J Surg Oncol 33: 685, 2007.

[19] Delay E, Gosset J, Toussoun G, et al. Efficacy of lipomodelling for the management of sequelae of breast cancer conservative treatment. Ann Chir Plast Esthet 53: 153, 2008.

[20] Gosset J, Flageul G, Toussoun G, et al. Lipomodelling for correction of breast conservative treatment sequelae. Medicolegal aspects. Expert opinion on five problematic clinical cases. Ann Chir Plast Esthet 53: 190, 2008.

[21] Slavin SA, Love SM, Sadowsky NL. Reconstruction of the radiated partial mastectomy defect with autogenous tissues. Plast Reconstr Surg 90: 854, 1992.

[22] Papp C, Wechselberger G, Schoeller T. Autologous breast reconstruction after breast conserving cancer surgery. Plast Recontr Surg 102: 1932; discussion 1937, 1998.

[23] Paolucci R, Rusca M, Cattelani L, et al. Centroinferior hemimastectomy. Br J Surg 80: 44, 1993.

[24] Schondorf NK. The technique of B-, S-, or W-reduction mammaplasty in the conservative therapy of breast carcinomas: experiences with a new surgical technique. Breast 10: 501, 2001.

[25] Clough KB, Nos C, Fitoussi A. Oncoplastic conservative surgery for breast cancer. Oper Tech Plast Reconstr Surg 6: 50, 1999.

[26] Clough KB, Nos C, Salmon RJ, et al. Conservative treatment of breast cancers by mammaplasty and irradiation: a new approach to lower quadrant tumours. Plast Reconstr Surg 96: 363, 1995.

[27] Clough KB, Kroll SS, Audretsch W. An approach to the repair of partial mastectomy defects. Plast Reconstr Surg 104: 409, 1999.

[28] Nos C, Fitoussi A, Bourgeois D, et al. Conservative treatment of lower pole breast cancers by bilateral mammoplasty and radiotherapy. Eur J Surg Oncol 24: 508, 1998.

[29] Audretsch WP, Rezai M, Kolotas C, et al. Tumor specific immediate reconstruction in breast cancer patients. Perspect Plast Surg 11: 71, 1998.

[30] Kaur N, Petit JY, Maffini F, et al. Comparative study of surgical margins in oncoplastic surgery and quadrantectomy in breast

cancer. Ann Surg Oncol 12: 539, 2005.

[31] Kat CC, Darcy CM, O'Donoghue JM, et al. The use of latissimus dorsi myocutaneous flap for immediate correction of the deformity resulting from breast conservation surgery. Br J Plast Surg 52: 99, 1999.

[32] Baildam AD. Oncoplastic surgery of the breast. Br J Surg 89: 532, 2002.

[33] Rietjens M, Urban CA, Rey PC, et al. Long-term oncological results of breast conservative treatment with oncoplastic surgery. Breast 16: 387, 2007.

[34] Rainsbury RM. Surgery insight: oncoplastic breast-conserving reconstruction—indications, benefits, choices and outcomes. Nat Clin Pract Oncol 4: 657, 2007.

第25章 乳房部分组织重排术
Rearrangement Surgery

Dennis C. Hammond, Kuylhee Kim

我们可以用不同的指标来描述乳房的外观。例如解剖特征，包括乳房体积、脂肪厚度、腺体密度、皮肤面积和皮肤弹性、体积比、乳头位置、对称性等。通过这些特征以多种方式组合在一起，用以描述不同乳房的尺寸和形状。无论一侧乳腺肿瘤切除后是否有辅助放疗的影响，若要通过手术达到乳房对称，手术方式就需要经过一个深思熟虑并且专业的手术设计。因此不难理解，乳房切除术后重塑缺损是一件不容易的事情。

在乳腺癌保乳治疗（breast conserving therapy, BCT）的患者中，接受部分乳房切除术后行放疗的患者大约有10% ~ 30%对美学效果不满意[1-7]。其中原因是多方面的，肿瘤切除可能会导致乳房发生扭曲、回缩和明显的体积变化；乳头-乳晕复合体（nipple-areola complex, NAC）位置的变化可能会加重这种不对称性；放射治疗也会对原来的乳房产生较大的影响。

> 不同的畸形取决于肿块的位置和切除组织体积的大小。加上放射治疗对剩余的乳腺组织具有显著的损害作用，这都是安全进行乳房重建的不利因素。不同情况下，使得用简单组织重排手术方式进行乳房重建，成为乳房整形手术中最具挑战性的外科问题之一。

治疗决策流程

在选择最合适的技术来重塑乳腺肿瘤切除的术后缺损时，应考虑患者的生存时间、肿瘤状况、畸形的严重程度以及患者的意愿。

> 手术后的第一年，水肿是最常见的，同时放疗的作用可能会进一步缩小一定比例的乳房体积。放疗造成的损伤通常在最后一次治疗后6 ~ 12个月内缓解，因此，乳房重建术应选择在放疗后至少1年进行。

在计划进行一侧或两侧乳房手术之前，都需要进行一次完整的肿瘤学评估。对患者情况进行仔细分析是取得成功的关键。对肿瘤切除术后的患者进行评估时，选择腺体组织重排技术治疗必须具备特定的条件才能保证手术的成功。对于将要进行重建的乳房，在进行任何外科手术之前都必须评估放疗的影响已经稳定。通常，放疗损伤最初会表现为照射区域中的皮肤出现明显的暗红、皮肤水肿、质厚且硬；严重的辐射损伤，也可能发生浅表性表皮松解，特别是在皮肤折叠区域。必须先解决好这些放疗后的损伤，才能有效地对乳房进行手术。消除了乳房水肿的问题，可以更好地去评估畸形的程度，并且可以更准确地做出手术决策。如果组织足够柔软和松弛，则腺体重排会更容易。一旦皮肤变软并且红斑消退，可以考虑进行腺体重排手术。

几种改善乳房畸形的方法[2, 8-10]见第23章。肿瘤的初始位置与BCT乳房畸形发生率与程度显著相关。例如，位于外上象限的肿瘤会引起乳腺腺体组织的缺损和（或）NAC 的偏移，而位于中央区或者上方的肿瘤会导致整个乳房的挛缩和向上移位。

与任何重建方法一样，必须为每位患者都制订一套缜密的手术计划，并严格执行。手术之前，外科医师应复习以前的病程和治疗记录资料。临床评估应包括乳腺缺损部分的所有要素。虽然皮肤缺损可能不会很明显，但几乎所有情况下都会出现皮肤回缩和瘢痕组织的问题，因此需要皮肤矫形。需要注意放射治疗后出现的皮肤变化，因为这可以反映乳腺组织实质性受损程度。然而，评估缺损部位修复时所需的皮肤组织量是非常困难的。其中，严重的 NAC 畸形通常需要大量的皮肤组织。

接受腺体组织重排术的患者，其术侧乳房必须留有足够的组织，得以塑造一个可接受的隆起乳房。如果不能满足此要求，则需要采用等体积的容积置换技术以获得理想的结果，其中包括乳房假体植入。但是首选是自体背阔肌肌皮瓣（latissimus dorsi myocutaneous flap, LD flap）或腹直肌肌皮瓣（transverse rectus abdominis myocutaneous flap, TRAM flap）。如果乳房的不对称为健侧乳房大于患侧乳房，可通过缩小健侧乳房达到其对称性，从而使得腺体重排手术变得可行。如果患者可以接受双侧乳房的永久性不对称，则可以对患侧乳房进行挛缩瘢痕的松解，通过这种简单的腺体组织重排手术来达到理想的效果。无论哪种情况，患者都必须了解，单纯的腺体重排手术对畸形矫正作用是有限的，同样也应充分了解产生并发症的危险性。

手术策略

对侧乳房缩小成形术

实际上，许多接受了肿瘤切除术并完成术后放疗的患者，其乳头的位置并未改变，乳房还能维持一个可接受的美学外观，因此患侧乳房并不需要进行整形手术。通常，此类患者会有一定程度的巨乳症，可最大限度地减少肿瘤切除术造成的畸形。但是，这类患者术后双侧乳房很不对称，健侧乳房比术后患侧的乳房大得多。这种大小差异是肿瘤切除术造成的体积缺失以及与放射治疗致相关组织萎缩的结果。乳房体积的差异以及乳房下皱襞（inframammary fold, IMF）位置的差异都可能使患

者对自己的外观感到不满意，甚至产生自卑，并且患者可能很难找到可以掩盖这种不对称的相应服饰。对此，通过简单的对侧乳房缩小成形术可以恢复双侧乳房对称性，提高患者参加社交活动的自信心。

> 如果考虑将对侧乳房缩小术作为整体重建策略的话，建议在患者乳腺肿瘤切除术后，放射治疗影响稳定后再进行对侧乳房手术。

通常，在接受肿瘤切除术并完成术后治疗前，乳房体积变小或畸形的程度都是无法预测的。当这些可变因素稳定之后，才能进行对侧乳房缩小成形术。只有这样才能最大限度地提高双乳对称性。

方法

实际上，可以通过各种减少乳房体积的手术来缩小较大的乳房。但必须对某些手术方法进行适当的修改才能获得最完美的对称性。

NAC

通常，对于肿块切除术后和放射治疗后产生患侧乳房缩小的患者，若术前乳房较大，其乳晕直径往往也较大。当对这类患者采取乳房缩小成形术时，必须清楚在手术计划中应包括缩小乳晕处的皮肤。事实上，仅行简单的肿块切除术很少导致乳晕缩小，并且，在对健侧乳晕盲目地进行简单的乳晕缩小术，与肿块切除侧乳晕直径相比，健侧的乳晕直径往往偏小。因此，当为健侧乳房做术前缩乳标记时，通常需要对标记线进行调整，以达到与患侧乳房乳晕直径的对称。

尽管在乳腺肿瘤切除术和放射治疗后，患侧乳房可能保持一定的美学效果，但其在胸壁上的位置通常略低于标准乳房缩小成形术后的乳房，NAC 的位置也可能相对于乳房缩小成形术后位置略低。由于患侧乳房的 NAC 无改变，因此有必要对行缩乳侧的标记线进行调整来维持对称性。

因此，在计划健侧乳房缩小成形术时，通常需要将 NAC 的位置标记略低于正常情况下的位置。此外，通常仅切除较少的组织和皮肤来与患侧乳房进行匹配。通过此方法来替代一般的乳房缩小技术，以获得更好的对称性。

形状

在乳腺肿瘤切除术和放疗后，患侧乳房的外形通常较圆。而使用标准的倒T形乳房缩小术很难与这种乳房形状对称。一些经过改良的双环乳房缩小成形术（circumvertical reduction）可能是更好的选择[1-4, 11, 12]，因为这类技术能比倒T法更好地做出一个圆的乳房轮廓。

临 床 案 例

[病例25-1]

63岁女性患者，16年前接受了左侧乳房肿块切除术及术后放疗，由于明显的体积不对称，患者感到穿衣不舒适，并伴有因单侧巨大乳房导致的颈部和背部肌肉劳损（图25-1A）。尽管患者左侧乳房下垂并且NAC位置较低，但患者只要求缩小右侧乳房，在术前用双环法标记右侧乳房（图25-1B）。由于左侧乳房不进行处理，因此应调整标记线以避免NAC升得过高，并最大限度地拉伸乳晕区以匹配对侧乳晕的宽度（图25-1C）。两个环形切口之间去表皮化（图25-1D）。切开真皮，留一个小的真皮蒂以保证最终的荷包缝合（图25-1E）。

折叠乳房下象限多余的皮肤，可用订皮机暂时缝合，缝合模式是通过沿乳房垂直轴对多余皮肤的估计极限开始，直到形状与左乳对称为止（图25-1F ～ H）。一旦折叠完毕，用标记笔标记边缘，并标记方向线以帮助垂直切口最终缝合（图25-1I）。除去皮钉后，可以看到将被切除组织的边缘，行皮肤切除（图25-1J，K）。

去除乳房下象限114 g的一小块楔形组织（图25-1L）。应用荷包缝合技术缝合乳晕并束紧至所需大小（图25-1M，N）。用乳头标记器标记圆形图案，去除乳晕周围不规则的缺损，并根据需要将其他皮肤去表皮化（图25-1O ～ Q）。图25-1R是患者手术前后对称性的对比。图25-1S显示对称性手术后，患者的乳房体积、形状和轮廓对称，尽管乳头乳晕位置较低，但其位置和大小相对于另一侧是对称的。

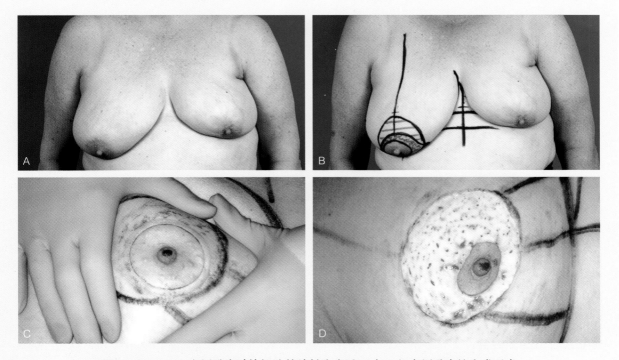

图25-1A ～ D　左侧乳房肿块切除并放射治疗后16年，行右侧乳房缩小成形术

图25-1E～K 左侧乳房肿块切除并放射治疗后16年，行右侧乳房缩小成形术

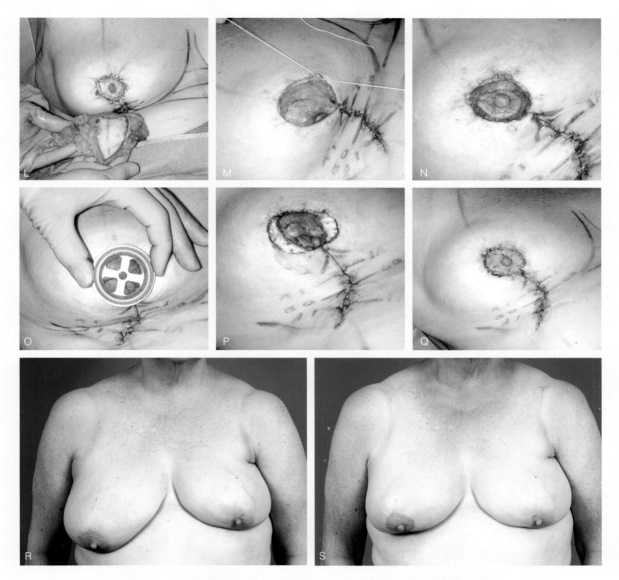

图25-1L～S 左侧乳房肿块切除并放射治疗后16年，行右侧乳房缩小成形术

[病例25-2]

　　55岁女性患者，8年前接受了右侧乳房肿块切除术和术后放疗（图25-2A）。左乳在术前使用短瘢痕环乳晕下带蒂乳房缩小成形术（short-scar periareolar inferior pedicle reduction, SPAIR），手术标记（图25-2B）。术后6个月，乳房大小和形状的对称性更好，尤其是特别注意将左侧乳晕直径留宽以匹配右侧的乳晕直径（图25-2C）。

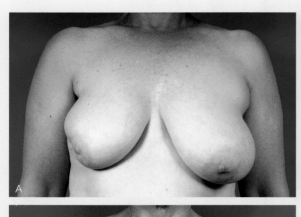
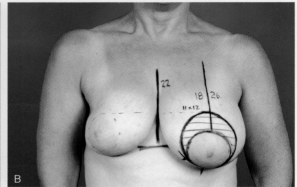
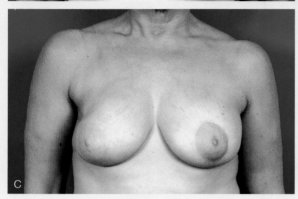

图25-2 右侧乳房肿块切除并放射治疗后8年，行右侧乳房SPAIR术

技术选择

对于可能在乳房肿块切除术后出现任何程度畸形的患者，如前几章所述，使用标准的乳房整形技术对剩余乳房腺体的实质组织和脂肪调整可以获得满意的美学效果（表25-1）。

外科技术

当遇到较轻的放疗后遗症时，可以采取双侧匹配手术。乳房整形技术应符合以下条件。

手术设计

（1）术前患者取站立位做皮肤标记。
（2）完全切除瘢痕组织和残留的血清肿空腔。
（3）尽量减少腺体的切除。
（4）考虑使用宽基底的腺体皮瓣。
（5）同时关闭深、浅筋膜。
（6）切口包扎避免过紧。

表 25-1 基于缺陷位置的组织蒂皮瓣的选择

缺 损 位 置	蒂 的 选 择
下、下内侧或下外侧	上、上内侧或上外侧蒂
上部	下、或中下部蒂
内上	包含部分中下蒂的外上侧蒂
外上	包含部分中下蒂的内上侧蒂
中央区	下侧蒂

皮肤标记

术前患者取站立位进行皮肤标记。应仔细地估计乳头的高度，并且避免乳头位置过高。由于放射治疗的影响，乳头乳晕区腺体皮瓣延展性较小，且血管化程度低，因此，不建议使用长皮瓣。携带NAC的皮瓣要宽，以最大限度地增加其血液供应。应计划尽可能少地切除皮肤和腺体，以避免在有张力的情况下闭合皮肤或腺体瓣，否则会导致进一步的局部缺血和切口裂开的发生。标记对侧乳房拟切除组织的量和将要调整的乳房形状，而对侧所需切除腺体的组织量，必须在患侧放射治疗后的乳房重建手术完成之后再做出最终估量。

临 床 案 例

[病例25-3]

43岁女性右侧乳腺癌患者，接受了术前化疗，并计划行术后放疗（图25-3A）。术前，由于患者乳房体积大，并且有肩、背部疼痛以及IMF区域皮肤改变。为了达到对称性并达到更好的术后舒适度，计划进行双乳下侧蒂乳房缩小成形术，术前使用标准的倒T形标记（图25-3B）。右侧乳房切除组织量987 g，左侧乳房切除组织量为867 g，术后6个月的乳房形态对称（图25-3C）。术后6年，患者乳房大小和形状保持了较好的对称性（图25-3D）。

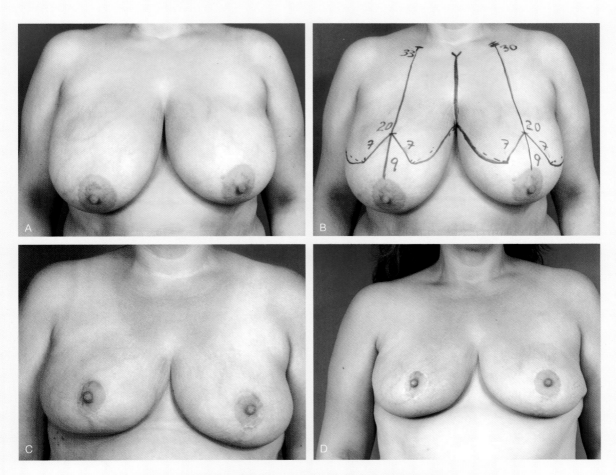

图25-3　右侧乳腺癌BCT并双乳下方蒂乳房缩小成形术

延迟乳房重建

当计划进行延迟乳房重建时，可以采用与即刻重建相同的手术策略与手术设计。然而，必须清楚地认识到，乳房接受放射治疗后，皮肤、脂肪和腺体组织对组织调整所致的组织相对缺血状态耐受性差，当对放射治疗后的乳房进行对组织破坏性大的手术方式，或使用长蒂皮瓣成形手术时，发生脂肪坏死的可能性会很大。因此，这类组织重排需要带有宽基底的皮瓣，术中需要仔细地解剖以避免对其血供的破坏。

从技术上讲，手术最初的目标是修复乳腺肿瘤切除术后造成的缺损。在首次病灶及其周围组织切除之后，往往会有残腔内积液所造成的血清肿，因此手术必须将残腔壁在愈合过程中以及放射治疗所形成的瘢痕切除干净。通常，缺损区的残腔可能会出乎意料地大，因此手术计划必须对填补这样巨大的缺损有所预料。

在某种程度上，评估对侧乳房缩小的程度对评估重建一侧乳房的体积和形状可能非常有帮助。患侧乳房可以切除瘢痕并进行组织调整，对侧较大的乳房可以通过缩乳达到对称性修复，经过有效地协调这两个过程从而达到较好的双侧乳房对称性。与即刻重建术不同，在延迟乳房重建术中通常存在携带NAC蒂的组织不易从周围的乳腺瓣中分离出来的情况，因此不能轻易旋转到术后缺损处。

乳腺组织重排后，将腺体组织置于浅、深筋膜之间，在闭合腺体时应尽量减少缝线的使用。放置有效的负压引流管。术后应避免包扎和覆盖过紧，以防术后出现水肿，避免进一步的皮肤或腺体缺血。

临 床 案 例

[病例25-4]

45岁的女性患者，6个月前接受了左侧乳房肿块切除术，术后出现了瘢痕和形状改变，尤其是由于乳腺癌肿块位于中央区，切除了位于中央区的肿瘤及周围组织，患者的NAC区域明显凹陷（图25-4A）。左侧乳房采用双环法下方带蒂腺体组织皮瓣进行乳腺腺体组织重排，右侧乳房采用SPAIR技术进行缩乳，术前进行标记（图25-4B）。左侧乳房沿乳头周围的标记和乳房周围的标记切开，以形成乳晕的形状，中间皮肤去表皮化（图25-4C）。切除乳房肿块切除术缺损的残腔壁和皮肤瘢痕（图25-4D，E）。

沿着乳房的垂直轴，折叠皮肤后用订皮机来估计多余的皮肤量（图25-4F）。取钉后皮肤去表皮化，形成下蒂皮瓣（图25-4G，H）。按照先前皮肤标记，切开内侧和旁边的支撑组织，整个乳房从内侧，上方和外侧被切开（图25-4I）。将所成的支柱组织瓣上提缝合，以支撑NAC（图25-4J）。术后10年，患者的乳房和NAC的形状、大小具有良好的对称性（图25-4K）。

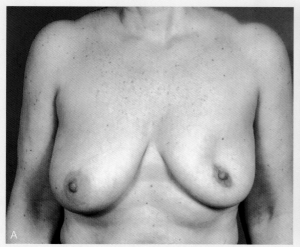 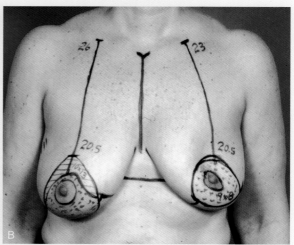

图25-4A～B　左侧乳腺癌肿块切除术后6个月，左侧乳房双环法下方带蒂皮瓣腺体组织重排+右侧乳房SPAIR技术乳房缩小成形术

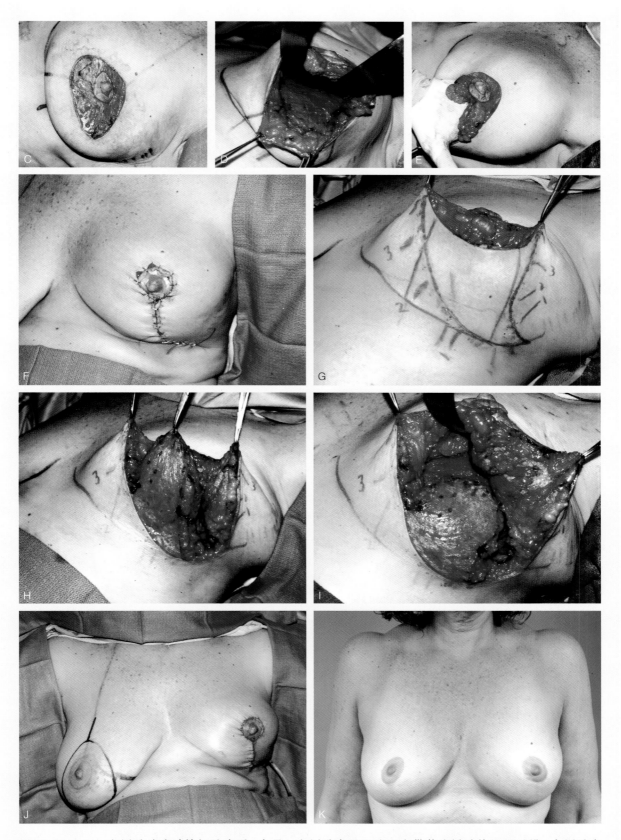

图25-4C ～ K 左侧乳腺癌肿块切除术后6个月，左侧乳房双环法下方带蒂皮瓣腺体组织重排＋右侧乳房 SPAIR技术乳房缩小成形术

结论

乳腺癌保乳术后，无论是否进行放射治疗，都应有计划地使用乳房周围组织瓣和皮肤瓣进行重新整合，这将有助于我们塑造令患者满意的乳房形状，依据最优化的对称性需要，进行对侧乳房的缩小成形术。对于乳腺癌保乳术后的患者，在不需要利用其他供区组织的情况下，这些方法也能重建一个达到美学标准的乳房。

本 章 要 点

- 肿瘤的位置和畸形严重程度的评估是计划进行延迟乳房重建手术时需要考虑的关键因素。
- 仔细的术前分析和设计是避免发生相关并发症的关键步骤。
- 对侧乳房缩小成形术可以纠正许多由于乳腺癌保乳手术造成患者双侧乳房不对称的情况。
- 同侧乳腺组织重排技术可能适合于轻度畸形和剩余乳腺组织足够多的患者。
- 保乳手术后严重畸形的患者，需要对双侧乳房进行乳房成形术，以实现双侧乳房的对称。
- 乳房成形技术应该考虑到放射治疗和前期手术导致组织弹性和血管弹性下降。

参考文献

[1] Audretsch WP. Reconstruction of the partial mastectomy defect: classification and method. In Spear SL, Willey SC, Robb GL, Hammond DC, Nahabedian MY, eds. Surgery of the Breast: Principles and Art, ed 2. Philadelphia: Lippincott Williams & Wilkins, 2006.

[2] Clough KB, Cuminet J, Fitoussi A, et al. Cosmetic sequelae after conservative treatment for breast cancer: classification and results of surgical correction. Ann Plast Surg 41: 471, 1998.

[3] Kronowitz SJ, Feledy JA, Hunt KK, et al. Determining the optimal approach to breast reconstruction after partial mastectomy. Plast Reconstr Surg 117: 1, 2006.

[4] McCulley SJ, Macmillan RD. Therapeutic mammoplasty—analysis of 50 consecutive cases. Br J Plast Surg 58: 902, 2005.

[5] Spear LS, Pelletiere CV, Wolfe AJ, et al. Experience with reduction mammoplasty combined with breast conservation therapy in the treatment of breast cancer. Plast Reconstr Surg 111: 1102, 2003.

[6] Munhoz AM, Montang E, Arruda EG, et al. Critical analysis of reduction mammoplasty techniques in combination with conservation breast surgery for early breast cancer treatment. Plast Reconstr Surg 117: 1091, 2006.

[7] Patel KM, Hannan CM, Gatti ME, et al. A head-to-head comparison of quality of life and aesthetic outcomes following immediate, staged-immediate, and delayed oncoplastic reduction mammaplasty. Plast Reconstr Surg 127: 2167, 2011.

[8] Kronowitz SJ, Hunt KK, Kuerer HM, et al. Practical guidelines for repair of partial mastectomy defects using the breast reduction technique in patients undergoing breast conservation therapy. Plast Reconstr Surg 120: 1755, 2007.

[9] Kronowitz SJ, Kuerer HM, Buchholz TA, et al. A management algorithm and practical oncoplastic surgical techniques for repairing partial mastectomy defects. Plast Reconstr Surg 122: 1631, 2008.

[10] Losken A, Hamdi M. Partial breast reconstruction: current perspectives. Plast Reconstr Surg 124: 722, 2009.

[11] Hammond DC, Loffredo M. Breast reduction. Plast Reconstr Surg 129: 829e, 2012.

[12] Hammond DC, Khuthaila DK, Kim J. The interlocking Gore-Tex suture for control of areolar diameter and shape. Plast Reconstr Surg 119: 804, 2007.

第26章

保乳治疗后畸形局部皮瓣乳房重建

Correction of the Breast-Conserving Therapy Deformity Using Local Flaps

Albert Losken, Katrina Abuabara, Sumner A. Slavin

局部皮瓣往往是矫正保乳治疗（breast conserving therapy, BCT）术后畸形的首选技术，这些畸形通常包括因放射治疗引起的皮肤和容量缺失[1]，因此需要未受放射治疗的血管化组织来补足容量并提供皮肤覆盖。由于对BCT和放射治疗后的美学效果不满意，使用局部皮瓣对这类畸形进行二次矫形在19世纪90年代开始普及[2-4]。患者选择BCT来最大限度地缩小手术范围、保留乳房体积，但乳腺癌BCT后经常发生需要再次手术矫正的继发畸形，局部皮瓣是矫正BCT术后放疗所致畸形的极佳选择。

局部皮瓣临床应用优势

时机

乳房重建最好在放射治疗之前进行，在放射治疗结束后几年内进行延迟自体组织乳房重建亦有一些优势。其最主要优点是切缘状态已经确定，原手术切缘有潜在的可利用价值，且乳房重建所用的组织（即皮瓣）坏死的可能性较小[5]；延迟乳房重建的另一个优点是患者已经定期复查并无瘤生存数年，不过仍然有局部复发的风险。

技术

自体组织皮瓣临床应用有诸多优势，其皮瓣血运丰富，不仅可以携带肌肉和脂肪组织，提供足够的容积，也可在必要时携带皮肤修复皮肤缺损。对于因放疗受损的受区，局部转移皮瓣常常可以起到

促进组织液吸收和伤口愈合的作用。BCT术后在接受辐照以外区域的局部皮瓣有很多选择，包括背阔肌肌皮瓣（latissimus dorsi myocutaneous flap, LD flap）、胸壁穿支皮瓣和腹部皮瓣。

局部皮瓣临床应用缺点

时机

延迟重建BCT畸形需要特定的手术技巧，手术范围较大，恢复时间比原始切除术更长。此外，BCT后的乳腺组织内存在瘢痕，加上放射治疗引起的纤维化、水肿，可能导致术后愈合困难。

技术

局部皮瓣的缺点包括供区相关损伤、转移皮瓣术后相关并发症以及局部复发。此外，考虑到将来可能要行乳房切除和全乳房重建，在纠正BCT畸形时应该优先使用局部重建方案，尽量保留将来能提供全乳房重建的供区组织。

乳腺癌BCT畸形分类

BCT畸形的严重程度取决于切除组织的体积和构成、缺损的位置和术后放疗的影响[6]。外科医师为了将畸形类型与治疗方案相关联，设计了许多分类系统。在最近的一项对所有BCT畸形基于复杂度的Fitoussi分类法[1]进行乳房重建的回顾性研究

中（表26-1），提及83%的Ⅳ级畸形患者需要进行肌皮瓣乳房重建[7]。

表 26-1	乳腺癌 BCT 手术和放疗后乳房畸形分类
Ⅰ 型	轻度至中度皮肤和腺体实质组织缺损，NAC 正常
Ⅱ 型	严重皮肤和腺体实质组织缺损，NAC 部分变形
Ⅲ 型	合并皮肤、腺体实质组织和NAC的复杂畸形

皮瓣重建的适应证

重建BCT畸形的方法有很多，包括脂肪移植、容积重排、假体植入、乳房局部腺体组织皮瓣和远处皮瓣。大多数整形外科医师更倾向于使用自体组织来纠正这些畸形，因为自体组织往往更可靠并且能够很好地解决问题[3]。外科医师必须严格评估乳房畸形，并确定缺损类型及其组织构成。尽管部分乳房切除通常不切除所覆盖的皮肤，但在乳房重建手术中常会存在相对皮肤缺损需要纠正。

临 床 案 例

[病例26-1]

该患者在接受保乳手术（breast conserving surgery, BCS）和术后放疗2年后出现了NAC移位。放疗导致的皮肤变化包括局部色素沉着和毛细血管扩张（图26-1A，B）。这些畸形需要广泛切除来松解NAC并切除受损皮肤（图26-1C）。使用携带较大皮岛的LD皮瓣重建乳房下极缺损（图26-1D），放置胸肌下植入假体使双侧乳房形态对称，该患者术后4年仍维持了较好的乳房体积和形态（图26-1E）。

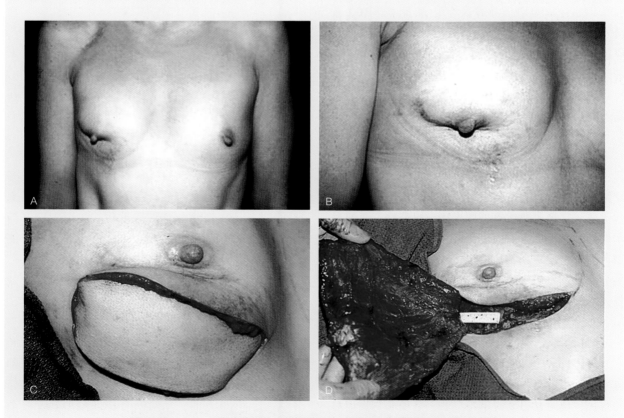

图26-1A ～ D 乳腺癌BCT乳房畸形，LD皮瓣联合假体植入乳房重建

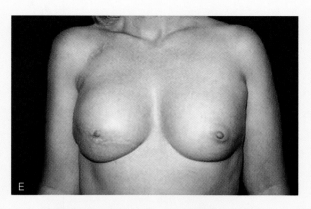

图 26-1E　乳腺癌 BCT 乳房畸形，LD 皮瓣联合假体植入乳房重建

全面评估皮肤质量，包括纹理和任何表面异常改变，有助于合理地设计皮瓣。瘢痕收缩通常会导致乳房轮廓的扭曲和乳头位置的改变，需要充分的皮肤松解并使用血运丰富（未受辐照）的组织修复。收缩的皮肤充分松解后将导致皮肤和软组织缺损比预期的要大，在皮瓣设计阶段就应考虑这种可能性。

无论缺损的位置如何，有明显的皮肤包膜纤维化和放射治疗后改变的乳房通常需要进行皮瓣重建。除了评估皮肤和轮廓外，还应评估患侧乳房与对侧的体积差异，这意味着需要较大体积的皮瓣来修复缺损。大多数需要修复皮肤和容量缺损。

> 每位 BCT 术后的患者都存在腺体实质组织缺损，有时候只需要填充容量缺损而不需要皮肤覆盖，有时候还需要修复皮肤缺损。

几乎任何乳房位置的缺损都可以用局部皮瓣重建。较大的内侧缺损通常需要除 LD 皮瓣以外的其他皮瓣修复。重建的主要适应证是患者对 BCT 术后乳房美学效果不满意。

重建的时机

因为放射治疗对乳房皮肤和腺体组织的影响持续存在，因此在设计重建方案时就需要考虑到这种持续的影响。在乳房重建过程中，了解目前的放射治疗改变并预测将来的改变，对于实现满意的美学效果十分关键。在乳房重建之前进行适当的术前癌症筛查至关重要。

> BCT 后乳房会经历水肿和挛缩的早期交替变化，因此，在放射治疗后等待足够长的时间再安排重建手术是至关重要的，这样能确保术后乳房形状和美学效果的稳定。建议延迟至 BCT 后 1～3 年。

皮瓣的选择

最合适的皮瓣选择取决于缺损的位置、大小以及所需要的组织成分。外科医师在选择皮瓣时，还必须考虑到患者的个人需求和生活方式。对许多患者而言，供区术后并发症是一个关键的影响因素，最大限度地降低供区并发症或继发功能障碍是确定最合适皮瓣的基本原则。背阔肌肌皮瓣和腹直肌皮瓣都能提供血运可靠且适用性广泛的组织，然而，就供区并发症而言，LD 皮瓣相对更安全。选择皮瓣的其他考虑因素包括患者危险因素、躯体习惯，以及为将来可能需要进行全乳房重建预留可靠的供区，如最常用于全乳房重建的腹直肌肌皮瓣（transverse rectus abdominis myocutaneous flap, TRAM flap）。在有肥胖、糖尿病或吸烟等高危因素的患者中，LD 皮瓣往往是大多数 BCT 畸形修复的主要选择。

> LD 皮瓣更适合中小尺寸的乳房，大范围皮肤或大量组织缺损，尤其是乳房内侧的缺损，通常更适合使用 TRAM 皮瓣。

临 床 案 例

[病例26-2]

　　43岁女性患者，左侧乳腺癌BCT后1.5年外上象限畸形（图26-2A，B）。有明显的体积缺失和外侧凹陷，充分松解瘢痕并切除部分皮肤，使用携带皮岛的LD皮瓣填充缺损，患者的乳房形状和对称性得到改善，并且术后5年乳房外侧轮廓保持不变（图26-2C，D）。携带皮岛的LD皮瓣是治疗外侧缺损的一个很好的选择。

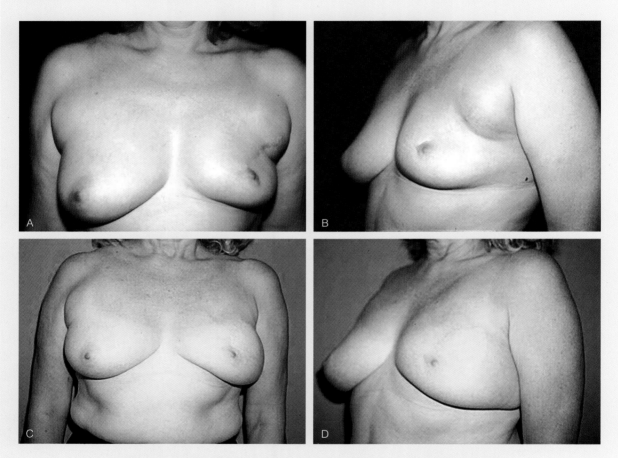

图26-2　左侧乳腺癌BCT后外上象限畸形，携带皮岛的LD皮瓣部分乳房重建

[病例26-3]

　　乳腺癌BCT后，该患者出现乳房外侧畸形（Ⅲ型），合并纤维化、皮肤、软组织缺损以及NAC移位（图26-3A）。使用LD皮瓣修复该缺损，手术后2年，乳房轮廓和NAC的位置得到改善（图26-3B）。

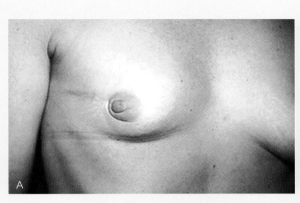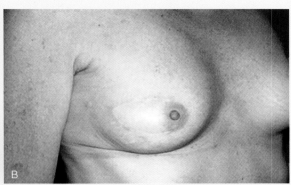

图26-3 右侧乳腺癌BCT后乳房外侧畸形，LD皮瓣部分乳房重建

畸形的位置也会影响皮瓣的选择。外侧、上方、外上和内上的缺损非常适合使用背阔肌肌皮瓣重建。腹直肌皮瓣通常蒂部较粗大，在穿过隧道到达受区时常常会产生臃肿的外观。下极缺损可以使用背阔肌或腹直肌皮瓣修复，二者的美学效果相当。中央缺损也可用二者中任一皮瓣重建，但LD皮瓣能对NAC复位提供更有效的支撑。

因为BCT畸形常需要修复皮肤缺损，因此内镜对于BCT畸形的延迟重建价值有限。我们更推荐使用LD皮瓣治疗部分乳房切除术后畸形，因为LD皮瓣应用范围广，供区并发症少。如果以后需要行全乳房切除术，仍然可以选择TRAM皮瓣行全乳房重建。

外科技术：LD皮瓣部分乳房重建

手术设计

（1）确定最适合于特定缺损修复的皮瓣。

（2）术前标记，根据缺损距血管蒂的距离，设计距血管蒂相等距离的皮岛，并根据形状和位置，设计皮岛的方向和位置（图26-4A，B）。

（3）切除放射治疗所致的瘢痕和挛缩的皮肤，重现缺损区域（图26-4C）。

（4）评估组织需求量并记录测量结果。

（5）切开皮肤并游离皮瓣。

（6）寻找蒂部并松解背阔肌肱骨止点。

（7）打通与缺损相连的隧道。

（8）皮瓣转移至缺损区（图26-4D）。

（9）关闭供区。

（10）将皮瓣定位填充缺损并调整对称性（图26-4E）。

患者取站立位进行术前设计标记，标记肩胛骨下角和背阔肌边界。在确定切除范围时要考虑到皮肤放射治疗的损伤程度，设计皮岛的方向并在体表标记背阔肌。皮岛方向取决于所需的软组织填充物的体积和位置，蒂旋转的弧度以及背部皮肤的张力线。

> 设计的皮岛范围通常要大于实际需要，因为皮肤一旦切开，皮缘就会回缩。

应该先切开和准备好受区，可以根据手术中受区的需求来更改皮岛的设计和尺寸。保留背阔肌表面脂肪，其范围由皮肤缺损区周围部位所需的组织体积决定。切断背阔肌的肱骨止点，修复乳房外上缺损时，皮岛的方向和位置会相对灵活。若用于填补中央区或内侧缺损，将皮岛设计在肌肉的远端，而填补乳房外侧缺损，皮岛应设计在肌肉的近端。

将患者置于仰卧位或卧位，常规消毒铺巾。切除原切口瘢痕，并继续进行皮下和腺体内的瘢痕松解，重现缺损，并切除所有放射治疗后纤维化的皮肤。在原发病灶术区位置，需要向下松解至胸大肌筋膜水平。将切除的组织送病理，残余的肿瘤灶临床检测很难诊断，手术中需要充分检查可疑区域，如果切缘有问题，则应扩大切至切缘阴性再行重建手术。

切开皮岛，显露背阔肌，根据需要保留皮下脂肪组织。切除的皮岛越小通常供区的愈合越好，但

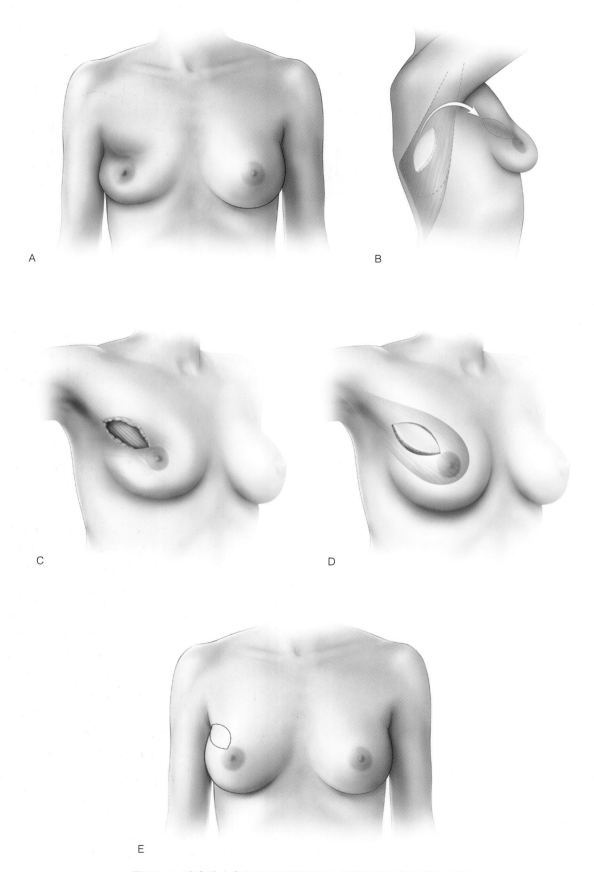

A

B

C

D

E

图26-4 乳房外上象限BCT后畸形LD皮瓣部分乳房重建示意图

是过小的皮岛可能会限制视野，在这样的情况下，可以使用带照明的牵开器或内镜辅助手术。肌肉的厚度有显著的个体差异，尽量切取较大的肌肉会比较安全，因为后续可以进行修整以适应缺损。要确保有足够的组织量填充受区所有残腔，最大限度地减少术后挛缩，而术后挛缩可能导致几个月或几年后乳房轮廓变形。直接从背阔肌表面游离至腋窝，以缩小蒂部从而减少皮瓣旋转过程中产生的腋窝臃肿。识别并保护胸背血管。可以从前方由缺损处切口分离血管，或者从侧面由皮岛切口分离血管。游离从缺损至腋窝的隧道。隧道应位于腋顶，以避免蒂部过低导致乳房外侧轮廓变形。切取所需量的背阔肌，切断肱骨止点，将皮瓣通过隧道转移至缺损处。留置引流并关闭供区。

在转移皮瓣时，经常需要折叠肌肉以增加局部体积，而肌肉可以很好地耐受折叠，常常需要依据缺损情况设计及修剪肌肉形状。由于保留了胸背神经，术后早期可能会因肌肉收缩导致皮瓣移位，建议使用可吸收缝线将皮瓣固定在切口深层以对抗肌肉收缩所产生的张力。

临 床 案 例

[病例 26-4]

有时患者的外侧缺损可能非常严重并导致NAC明显移位，引起乳房疼痛和肿胀，该例患者为乳腺癌BCT术后3年的女性患者（图26-5A，B）。完全切除瘢痕与NAC，并用一个携带大皮岛的LD皮瓣重建乳房。该患者还进行了对侧对称性乳房缩小成形术。对于该患者，后期重建乳头乳晕比直接复位NAC容易得多。图26-5C和D为患者术后6个月的乳房外观。

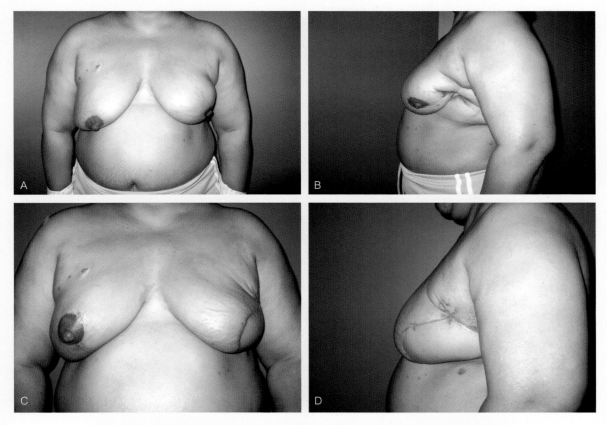

图 26-5 乳腺癌 BCT 后乳房外侧严重畸形，携带大皮岛的 LD 皮瓣部分乳房重建

重建的最后一步是将皮肤岛与受区皮缘精确对齐。为了尽可能减少皮瓣的"补丁样（patchlike）"外观，建议对放射损伤的皮肤边缘进行，并将清创后的缺损重建为美学单元，皮肤重建在乳房美学单元中可以优化最终外观，使皮瓣突出感和差异感缩小。缝合皮瓣前确定皮肤张力线以呈现自然的乳房轮廓。如果张力太大，可能会导致瘢痕增生和挛缩。如果太过松弛，冗余的皮肤将会影响最终轮廓，多余的皮肤可以去表皮化后埋入皮下增加体积和滋养皮缘。

术前应考虑到背阔肌皮岛可能会产生肤色差异和补丁样外观。将缺损部位重建作为同一个乳房美学单元可能会缩小这种颜色差异。在供区和受区分别留置引流管。尽量保留NAC，但是，乳头乳晕严重畸形时可能必须切除，可以后期在适当位置重建。这样更加安全，可以最大限度地提高对称性并且降低继发畸形。

结局

乳腺癌BCT畸形患者在皮瓣重建术后，乳房形态和大小得到了明显改善，尤其是NAC牵拉或移位且轮廓严重畸形的患者，通常在松解瘢痕和皮

临 床 案 例

［病例26-5］

一些复查的畸形有时需要通过多种方式来矫正。一例BCT患者复杂畸形进行多阶段、多模式矫形术，该患者的手术顺序为：LD皮瓣部分乳房重建，降低乳头位置→假体植入，降低乳头并调整乳房大小，匹配对侧乳房→脂肪移植，改善乳房的外侧轮廓。

该患者48岁，乳腺癌BCT后5年就诊，双侧乳房体积明显不对称，IMF区域变平坦和NAC移位（图26-6A，B）。患者初次手术采用LD皮瓣转移修复缺损，并NAC对称性移位，为了双侧乳房对称，进行了对侧对称性隆乳术（图26-6C～E）。

虽然纠正了乳头的位置，但仍有乳房大小和IMF不对称。再次手术行左侧乳房假体植入，以改善乳房大小和IMF位置（图26-6F，G）。假体植入术后，乳房外侧轮廓仍然不规则，因此第3次手术进行自体脂肪移植（图26-6H～K）。

进行多阶段，多模式矫形术后2年患者的乳房形态良好（图26-6L～O）。

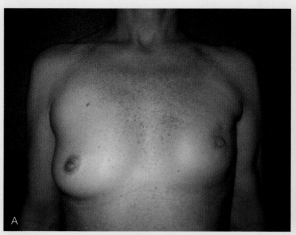
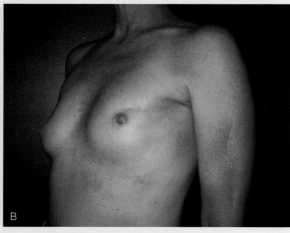

图26-6A ～ B 乳腺癌BCT患者复杂畸形多阶段、多模式矫形术

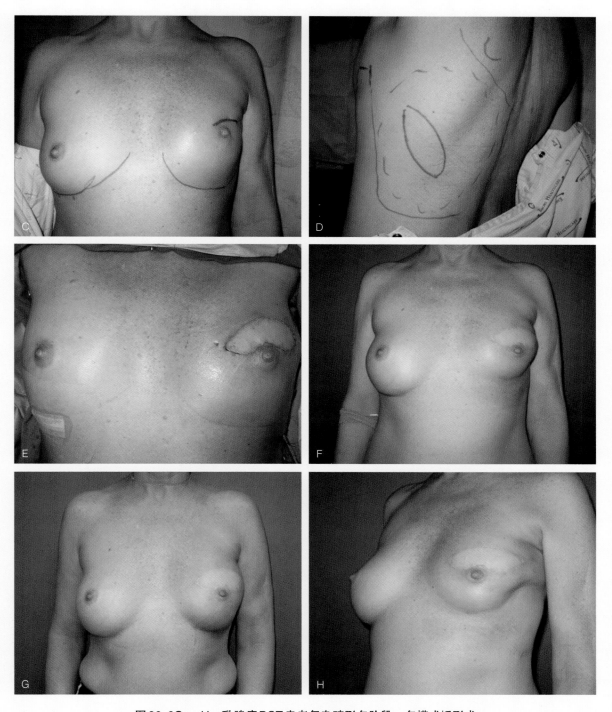

图26-6C ～ H 乳腺癌BCT患者复杂畸形多阶段、多模式矫形术

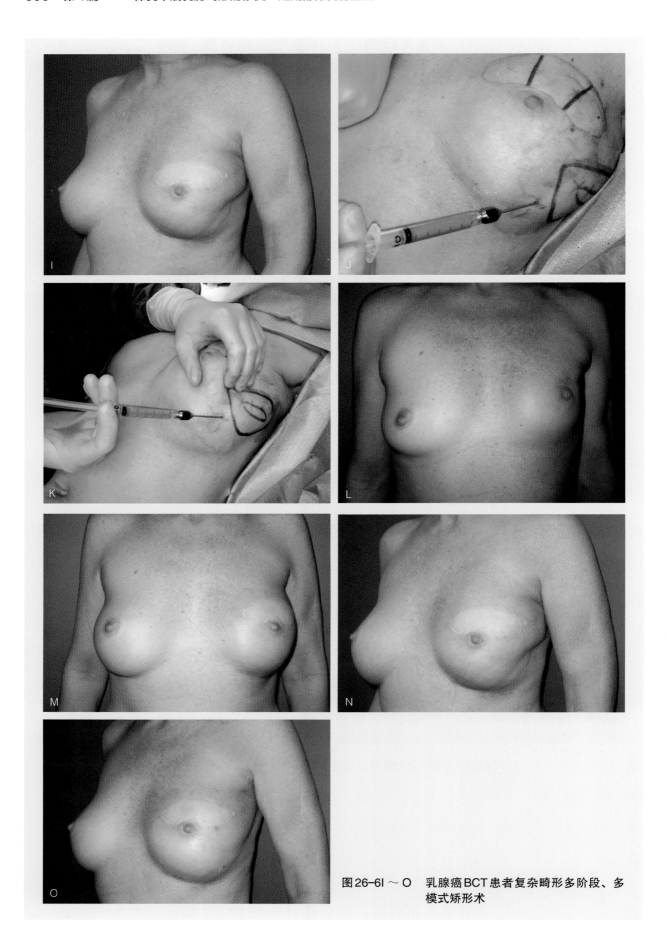

图26-6I ～ O　乳腺癌BCT患者复杂畸形多阶段、多模式矫形术

瓣转移后，乳房轮廓和乳头位置能得到最大限度的改善。同样的，乳房的外侧和下极缺损在术后也能获得相似的美学效果改善。重建乳房术后并发症极少，并且患者对乳房皮肤感觉和对称性的提高感到满意。用血管化的皮瓣代替瘢痕挛缩紧绷的组织，可确保乳房触感柔软自然。皮瓣和乳

房水肿通常在重建术后6～12个月消失，并且乳房形态在术后1年有所改善并且稳定下来。供区并发症与全乳房重建并发症的发生率相似，背阔肌切取后的血清肿是最常见的并发症，基本上都可以在门诊抽吸治疗。BCT畸形的皮瓣重建不会影响术后肿瘤监测[8]。

本 章 要 点

- 必须对畸形进行仔细的评估，并明确需要修复的组织成分。
- 必须通盘考虑解决皮肤、腺体实质组织缺损和NAC移位问题。
- 大多数BCT畸形适合使用血管化的未受辐照的局部皮瓣部分乳房重建。
- 乳腺癌BCT畸形修复重建通常包括皮肤和容积两个方面。
- 尽可能将缺损重新限制于一个美学单元。

- 通常通过瘢痕松解和插入皮瓣纠正NAC移位。
- 大多数乳腺癌BCT畸形可以应用LD皮瓣部分乳房重建。
- 较小的缺损，特别是上、外侧和下部乳房缺损，最好用LD皮瓣部分乳房重建。
- 较大的缺损，尤其是累及乳房中央区域的缺损，通常更适合TRAM皮瓣。
- 对于BCT所致的畸形，应谨慎使用TRAM皮瓣进行重建，TRAM皮瓣应尽量预留给后期可能需要的全乳重建术。

参考文献

[1] Clough KB, Cuminet J, Fitoussi A, et al. Cosmetic sequelae after conservative treatment for breast cancer: classification and results of surgical correction. Ann Plast Surg 41: 471, 1998.

[2] Berrino P, Campora E, Santi P. Postquadrantectomy breast deformities: classification and techniques of surgical correction. Plast Reconstr Surg 79: 567, 1987.

[3] Slavin SA, Love SM, Sadowsky NL. Reconstruction of the radiated partial mastectomy defect with autogenous tissues. Plast Reconstr Surg 90: 854, 1992.

[4] Clough KB, Kroll SS, Audretsch W. An approach to the repair of partial mastectomy defects. Plast Reconstr Surg 104: 409, 1999.

[5] Losken A, Schaefer TG, Jones GE, et al. Endoscopic latissimus flap: risk or benefit in reconstructing partial mastectomy defects. Ann Plast Surg 53: 1, 2004.

[6] Matatory WE Jr, Wertheimer M, Fitzgerald TJ, et al. Aesthetic results following partial mastectomy and radiation. Plast Reconstr Surg 85: 739, 1990.

[7] Losken A, Pinell-White X, Hodges M, et al. Evaluating outcomes after correction of the breast conservation therapy deformity. Ann Plast Surg 74 Suppl 4: S209, 2015.

[8] Monticello DL, Ross D, Bostwick J III, et al. Autologous breast reconstruction with endoscopic latissimus dorsi musculocutaneous flaps in patients choosing breast-conserving therapy: mammographic appearance. AJR Am J Roentgenol 167: 385, 1996.

第27章 保乳治疗后畸形穿支皮瓣乳房重建

Perforator Flap Reconstruction of Breast-Conserving Therapy Deformities

Moustapha Hamdi

临床早期乳腺癌的部分乳房切除及其术后辅助放射治疗,称为保乳治疗(breast-conserving therapy, BCT)。对于部分患者,BCT的肿瘤安全性与全乳切除无显著差异[1, 2]。

在接受保留乳头-乳晕复合体(nipple-areola complex, NAC)的肿物切除术(lumpectomies)或象限切除术(quadrantectomies)部分乳房切除术的乳腺癌患者中,对治疗后乳房外形不满意比例高达31%[3-5]。多数BCT后相对较差的美学效果均来源于外科治疗乳腺癌的两难窘境:一方面,相对广泛的切除对于确保癌阴性切缘及更好的肿瘤局部控制是必需的;另一方面,考虑术区组织缺损的闭合及术后美学效果,又需要尽可能多地保留乳腺组织[6-8]。

我们更倾向于在有指征、技术可行的情况下行即刻乳房重建。为获得相对满意的美学效果,应当在放疗前即将局部或远处自体组织填充到手术缺损的腔隙中,因为放疗后乳房二次手术并发症发生率较高,且美学效果较差。在放射治疗前进行即刻乳房重建手术,可以显著降低并发症的发生率,明显改善预后[7-10]。

临床研究结果及专家共识支持我们的治疗理念[8-15]。专家们认为在BCT后乳房畸形的发生过程中,外科因素比放射治疗产生的损伤及纤维化更为重要。如果保乳手术(breast-conserving surgery, BCS)组织缺损明显且没有进行即刻乳房重建,则BCT后很可能出现明显的乳房畸形。以下诸多原因影响BCT后美学效果。

(1)肿瘤切除可导致乳房畸形、塌陷或体积的改变。

(2)NAC的改变会加剧双侧乳房的不对称性。

(3)放射治疗可对剩余的乳腺组织产生深远的影响。然而,预测哪些患者的乳房会出现严重的放疗后遗症是异常困难的[7, 16]。总体上讲,放射治疗会加剧手术所造成的乳房畸形[17]。

延迟性乳房畸形可有几种分类标准,各分类标准均在重建方式的选择上给出了相应的建议及意见。Berrino等[15]率先对BCT后乳房畸形进行了分类,该形态学分类标准强调了乳房畸形病因分析的重要性[15, 16],具体包括乳头移位、乳房局部缺损、全乳房挛缩或全乳严重缺损四种畸形类型[15]。

Clough等[13]基于乳房重建术后的局部反应,对上述分类标准进行了改良。

在临床应用中,这些分类方案有助于阐明乳房畸形的原因。典型的乳房畸形通常源于初次BCT的不规范。这些分类标准还通过强调对乳房缺损及形态紊乱的识别、双乳之间的合理匹配,指导我们进行乳房重建。在本章中,我们将重点对BCT放射治疗后乳房畸形的外科治疗,主要是皮瓣手术进行介绍。

BCT畸形临床治疗方案

所有乳房重建应根据患者的个体情况,认真合理地计划乳房的二次手术。在施行任何治疗前,均应首先除外肿瘤复发的可能。在制订BCT后乳房畸形的修复方案时,以下两点需要重点强调。

(1)BCT后乳房体积缩小、瘢痕形成、解剖结构扭曲且血管紊乱,其可行的局部修复方法及技术相对较少。

（2）放疗后乳房的变化，使修复在技术层面上更加困难，且结果和并发症具有较高的不可预测性。

考虑到切口裂开、脂肪坏死、皮肤坏死及乳头坏死等并发症较高的发生率，应慎重考虑BCT后乳房的大范围手术修复[8, 13]。研究表明，放射治疗后乳腺组织的大面积重塑修复手术并发症发生率高达50%[7]，且最终严重影响乳房的美学效果[13, 18]。

畸形的术前评估

当BCT后发生乳房畸形时，应考虑延迟性部分乳房重建。然而此时患者对重建手术美学效果的期望值往往远高于肿瘤治疗初期，因此，经过几次门诊检查后，应当对患者的期望值及手术相关问题进行全面系统地分析。对于二次手术患者，缜密的手术计划以及详尽的知情同意是必须的。

临床检查应包括患者的一般状况以及所有危险因素状况，如肥胖、其他合并症如糖尿病、高血压等，某些生活习惯（如吸烟史）也要了解清楚。较高体重指数（body mass index, BMI）以及吸烟史是切口愈合不良的主要危险因素，可进一步加剧放射治疗后乳腺组织的脆性。因此，应指导患者术前戒烟至少3个月。

> 计划实施BCT后乳房畸形手术修复之前，必须进行彻底的肿瘤学检查，此类患者比乳房切除术后患者局部复发风险更高，因此，明确的初始肿瘤治疗情况和手术切缘状态至关重要。

局部体格检查应同时涵盖乳房及其周围组织，例如腋窝区域、肩部及背部。同侧乳房所有功能的受限情况应详细记录。尽管通过清除瘢痕组织、填充"健康"皮瓣组织可能会改善放射治疗后乳房的局部情况及功能，但如果发生皮瓣相关的严重并发症，则可能出现乳房的局部功能恶化。当对辐照后乳房进行分析时，以下几点应考虑。

（1）乳房体积和位置。

（2）NAC的位置。

（3）受累乳房象限数。

（4）乳房的大体质量。

根据放射治疗后乳房畸形情况，我们可选择一

种或多种手术方案。无论接受哪种乳房修复方案，为了达到更好的对称性，可能需要同时进行对侧乳房的重塑。因此，应与患者交流手术过程中几乎必将涉及的对侧乳房手术方案。

BCT后乳房畸形的重建修复方法

BCT后乳房畸形治疗的最终目的是实现双侧乳房的对称，是一次补救性的外科操作。应在术前即向患者强调，乳房在部分切除手术及术后放疗过程中已受不可逆的损伤，因此，目前可行的重建手术方法均不能重塑乳房最初始的解剖学形态及功能。

目前，BCT后乳房畸形重建修复手术方法可分为三大类，而最终制订的手术方案仍可有多种选择。

改善乳房体积和位置的技术

当放疗后乳房没有产生严重变形时，通过对侧乳房的手术来调整双侧乳房对称性是比较理想的选择。然而，BCT通常导致同侧乳房缩小、部位变高，故对侧乳房体积通常相对较大且下垂。这种情况下，合理的治疗方法包括乳房自体脂肪移植[19]、对侧乳房重塑或两种方法相结合。

改善NAC位置的技术

目前已知的技术水平完全足以纠正NAC位置的不对称性。当发现NAC水平移位时，需要进行重新定位。轻度外侧或内侧NAC移位可通过椭圆深部松解、环形或圆形乳房固定术进行矫正[14]。当存在轻度放疗后遗症时，可以进行双侧匹配[8, 12, 16]，乳房成形术中应对这种特殊情况，可行基底短而宽的轻微皮下剥离[8]。当较大的乳房缺损或广泛严重的放疗后遗症造成NAC严重移位时，则需要进行皮瓣重建修复手术。

> 作为皮瓣重建术的一种替代方法，脂肪移植联合负压组织扩张装置已成功用于治疗BCT后乳房畸形[19-21]。

修复乳房缺损的技术

穿支皮瓣重建的主要指征是局限性、无明显放疗后纤维化的乳房缺损。然而，在延迟重建的病例中，成功的关键步骤是彻底切除和释放瘢痕组织。根据乳房缺损的严重程度和位置，可以选择不同的

手术方法进行修复，框27-1为BCT后乳房畸形穿支皮瓣部分乳房重建术的一般原则。

框27-1　BCT后乳房畸形穿支皮瓣部分乳房重建术的一般原则

- 切除线必须设计在重建手术入路以内。
- 如放射治疗后瘢痕挛缩的松解一样，乳腺组织应该游离完全。
- 在不破坏乳腺组织情况下，清除纤维化和瘢痕组织。
- 如果怀疑切除乳腺组织内存在复发可能，可行冰冻切片组织病理学检查。
- 为了更好地评估乳房缺损，必须在行乳房松解后方可行皮瓣游离。

重塑方案

与即刻重建所述的手术方式相似，可以使用皮肤和腺体组织皮瓣或基于乳腺组织的腺体组织瓣组织重排技术进行乳房重塑[8, 12, 13, 15]，但仅在满足以下绝对条件时方可进行：

（1）最小的放疗后遗症。

（2）在相对中等或较大体积的乳房中仅出现10%～20%的局部缺损。

（3）遵循无组织破坏和无张力闭合的原则。

组织移植技术——皮瓣重建术

以下情况应采用组织移植技术：

（1）BCS剩余的乳房体积不足，无法进行局部塑形手术。

（2）中、重度的放疗后遗症。

（3）超过两个上象限乳房严重变形，或缺损组织＞20%初始乳房体积。

（4）广泛严重的乳房纤维化。

皮瓣重建术

带蒂皮瓣（pedicled flaps）

带蒂皮瓣是远处组织用于部分乳房重建的首选。带蒂皮瓣包括背阔肌肌皮瓣（latissimus dorsi flap, LD flap）及腹直肌肌皮瓣（transverse rectus abdominis myocutaneous flap, TRAM flap）[10, 18, 22]。随着带蒂穿支皮瓣部分乳房重建技术的发展，现有更多潜在的供区皮瓣可供选择，且其手术并发症的发生率也逐渐降低[8, 24, 25]。带蒂的穿支皮瓣主要包括胸背动脉穿支皮瓣（thoracodorsal artery perforator flap, TDAP flap）和肋间动脉外侧穿支皮瓣（lateral intercostal artery perforator flap, LICAP flap）[23-25]。

先前的手术或放疗可能会损伤胸背血管，因此首先要检查血管的情况。乳房畸形的位置同样会影响皮瓣的选择，带蒂的侧位皮瓣，如LD皮瓣、LICAP皮瓣、TDAP皮瓣等由于可及范围不足的问题，通常不适于乳房内侧象限较大面积缺损的修复。

然而，带蒂的腹壁上动脉穿支皮瓣（superior epigastric artery perforator flap, SEAP flap）可用于某些缺损较小的部分乳房重建[26]。第22章介绍了穿支皮瓣的获取技术。

游离皮瓣

只有在带蒂皮瓣不充足或不可行时方才考虑选择游离皮瓣[25]。但是，对于部分乳房重建来讲，一般不推荐选用游离皮瓣，其原因之前已有论述，即这一选择将消除随后选择腹壁游离皮瓣对局部复发或对侧新发肿瘤病灶区域进行重建的可能。当选择游离皮瓣进行重建时，最好行乳腺组织的完整切除，并以自体组织进行移植重建。根据作者经验，

临 床 案 例

[病例27-1]

48岁女性患者，BCT后3年。右侧乳房外上象限可见局部缺损，伴NAC移位（图27-1A）。该患者乳腺组织质软，可行右乳外上象限脂肪移植术修复缺损，继之行左侧乳房匹配矫形术以恢复双侧NAC的对称性。但是，患者不接受左乳手术，遂以带蒂的TDAP皮瓣移植以修复缺损及重置乳头位置。修复重建术后2年，患者双侧乳房对称性良好（图27-1B）。图27-1C示TDAP皮瓣及其供体位置。

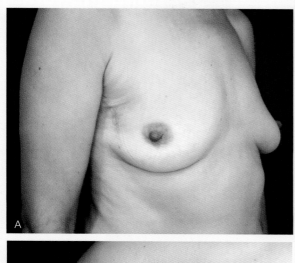
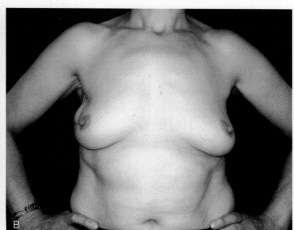
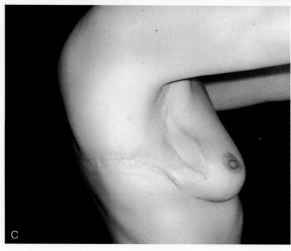

图27-1 右侧乳房外上象限BCT后畸形，TDAP皮瓣部分乳房重建

[病例27-2]

　　54岁女性患者，因左侧乳腺癌行肿瘤切除及放疗。患者曾于2年前行假体植入隆乳及乳房悬吊术。左侧乳腺癌手术时将左侧假体取出，并经2次手术矫正外形，双侧乳房仍不对称（图27-2A ～ C），其后该患者转至我中心寻求进一步改善乳房外观。我们发现该患者双侧乳房体积及NAC位置存在不对称，左侧乳房除了外侧广泛纤维化外，尚兼具下部巨大缺失。该患者是一名重度吸烟者。手术计划定为以保留背阔肌（muscle-sparing latissimus dorsi, MS-LD）的TDAP皮瓣重建乳房下皱褶（inframammary fold, IMF）及部分乳房容积。该皮瓣包括一段5 cm宽的背阔肌，旨在扩充修复乳房体积（图27-2D ～ E）。

　　先行瘢痕组织切除（图27-2F），将皮瓣植入乳房下部（图27-2G）。图27-2H ～ J示患者术后6个月局部效果。

　　二次手术包括右侧乳房的塑形及左侧乳房的脂肪移植修复（二次手术前，图27-2K，L）。图27-2M和N示患者术后3个月乳房效果，图27-2O示MD-LD TDAP皮瓣供区恢复情况。

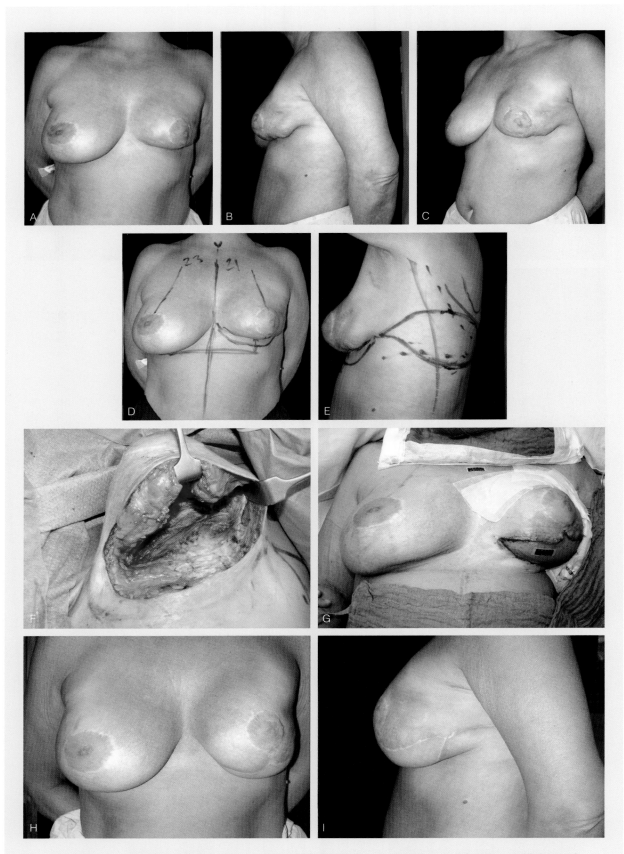

图27-2A～I　假体植入隆乳及乳房悬吊术后左侧乳腺癌肿瘤切除及放射治疗后多阶段、多模式矫形术

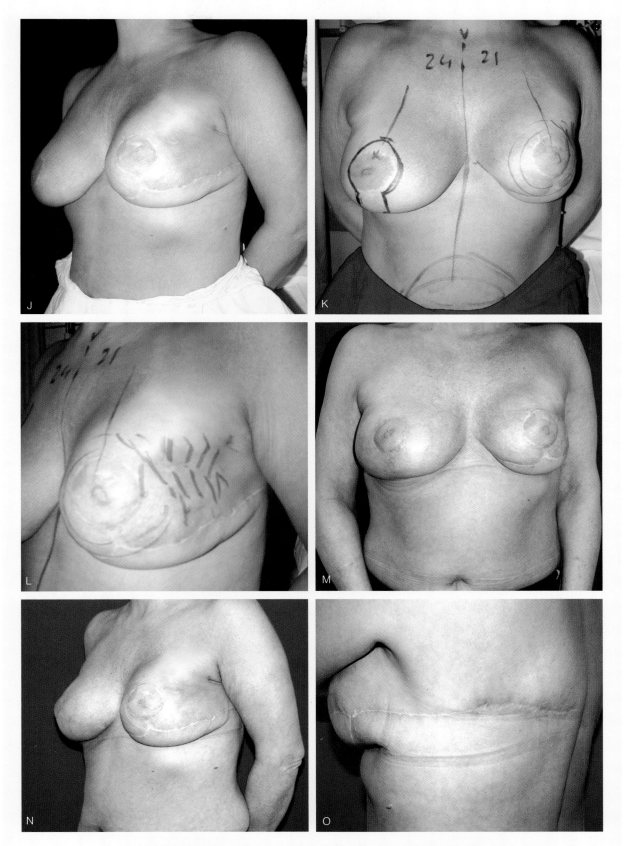

图 27-2J ～ O 假体植入隆乳及乳房悬吊术后左侧乳腺癌肿瘤切除及放射治疗后多阶段、多模式矫形术

延迟的游离皮瓣移植用于部分乳房重建的指征应仅限于如下四种情况：

（1）放射治疗后严重的乳房畸形或大量腺体组织纤维化。

（2）乳房内侧的大范围畸形。

（3）与完整腺体切除联合用于复杂、难于控制

的肿瘤。

（4）作为对侧预防性或治疗性乳房切除和同侧BCT后畸形矫形手术治疗的一部分。

通常情况下，完整地切除皮下腺体，游离较厚的皮肤及保留至乳腺组织中部的胸廓内穿支血管可最大限度保障放射治疗后局部皮肤的血液供应并由

临床案例

［病例27-3］

50岁女性患者，左侧乳房BCT后局部畸形（图27-3A）。局部缺损位于外上与外下象限交界处，可见两处瘢痕及NAC移位（图27-3B，C）。

患者乳腺组织质软，可行带蒂的TDAP皮瓣或LICAP皮瓣移植矫正双侧乳房对称性。但是，考虑到BCS后乳房外形较难控制，且可能需多次细针穿刺及切取活检以除外肿瘤复发，要求行腺体全切除术。另外，患者难于忍受左侧腋下瘢痕形成所导致的严重皮肤紧张感，在切除全部腺体的同时，连同外侧象限皮肤，包括两个瘢痕也一并切除。通过降低IMF、乳晕周围乳房悬吊以及DIEAP皮瓣乳房重建，对左侧乳房乳进行修复、塑形。术后6个月局部外观明显改善。

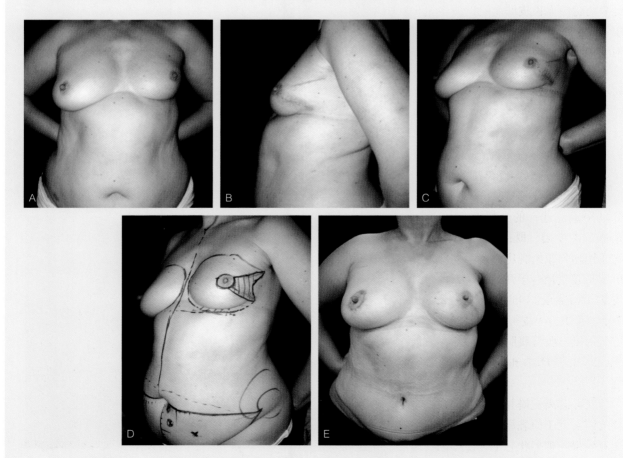

图27-3A～E 左侧乳房BCT后局部畸形，乳晕周围乳房悬吊及DIEAP皮瓣乳房重建

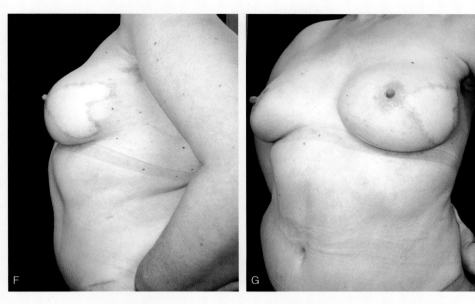

图 27-3F ～ G 左侧乳房 BCT 后局部畸形，乳晕周围乳房悬吊及 DIEAP 皮瓣乳房重建

此最小化缺血性皮肤剥脱的发生。我们认为完整的皮下腺体切除可显著降低肿瘤复发率并完全缓解放射治疗后腺体实质纤维化程度。

如果受区先前接受过放射治疗，那么受区血管的选择则需小心谨慎。相对于胸背动脉，我们更倾向于选择在 BCT 后损伤相对较小的胸廓内血管。另外，胸背血管的保留也可为随后采用带蒂的 TDAP 或 LD 皮瓣对游离皮瓣移植失败或肿瘤复发后补救性乳房重建留有余地。在皮瓣选择中，穿支游离皮瓣以其相对较低的供区并发症率而成为部分乳房重建选择的金标准。通常我们的第一选择是 DIEAP 皮瓣，既能提供充裕的软组织，且色泽与质地均与原始乳房相仿 [27, 28]。当皮下腹壁浅血管可及且其直径适于开展微血管吻合时，腹壁浅动脉皮瓣（superficial inferior epigastric artery flap, SIEA flap）是 DIEAP 皮瓣良好的替代方案 [28, 29]。当今，臀部的横形股薄肌肌皮瓣（transverse myocutaneous gracilis flap, TMG flap）也已成为腹壁皮瓣的良好替代 [30-32]。

获取游离皮瓣并先行微血管吻合后，植入的游离皮瓣需大于原乳房皮肤缺失的皮岛覆盖方可获得满意效果。理想状态下，皮瓣的皮岛应能完全替代乳房的一个美学亚单位，而不能留下一个小的、明显异于正常乳房皮肤的"补丁样"外观。

美学与功能结果

将以上举措实施在临床工作中，可最小化术后并发症发生率。临床上，我们尚未经历 BCT 后游离皮瓣部分乳房重建失败的案例。部分患者可能出现反应性乳房水肿，一般在术后 6 ～ 12 个月消失。因此，当有进一步修复、矫形需要时，再次手术往往需推迟至初次重建手术 6 个月后，待反应性乳房水肿消散时实施。相对稳定的美学效果往往在重建术后 1 年达成。相对于利用带蒂皮瓣进行有限的部分重建，我们更希望以皮下腺体的完整切除，清除放射治疗损伤的组织，继而以游离皮瓣重建乳房，为患者争取更好的远期预后效果。

在过去几年，由于脂肪移植技术的引入，作者以皮瓣移植进行乳腺腺体切除术后乳房畸形矫正的例数已显著减少。最新的研究结果均已在安全性以及有效性方面肯定了脂肪移植在治疗放疗后遗症上的价值 [33-35]。

在最近开展的一项有关 BCT 后畸形修复方式的调查中，伴或不伴脂肪移植的局部瘢痕修复最多见于 Ⅰ 、Ⅱ 度畸形；Ⅲ 、Ⅳ 度畸形通常以皮瓣移植手术修复。并发症发生率为 34.9%，且在各种重建术之间并无显著差异。局部畸形越严重，其术后并发症发生率往往越高，Ⅰ、Ⅱ、Ⅲ 和 Ⅳ 度畸形修复术后并发症发生率分别为 0%、32%、39% 和 50%。在 BCT 后平均 2.5 年的随访时间内，患者平均需行 1.3 次（1～3 次）手术修复。80% 的患者仅行一次重建手术，14% 的患者需要二次手术，而 6% 的患者需行 3 次手术修复。

延迟的游离皮瓣移植修复另一主观益处是，很多 BCT 后患者对延迟的游离皮瓣移植修复后的功能性效果表示满意，微血管皮瓣移植后，其主观体验为胸壁紧张感下降，上臂水肿或沉重感减轻。推测这些主观体验可能与放射治疗后瘢痕组织的松解及健康的非放疗后组织的植入有关。

> 在 Losken[36] 的研究中，患者普遍满意度较高，平均美学效果评分为 5 分（最高 7 分）。畸形越严重，美学效果评分越低，仅行对侧乳房缩小成形术进行矫形的患者术后美学效果评分最高，可达 5.8 分。

患者的随访与重建手术前一样，按常规开展。整形外科医师、肿瘤外科医师以及放射治疗医师的良好沟通与交流对更好地落实随访十分重要。交流沟通的内容应包括移植组织，如单纯脂肪或肌肉、脂肪联合；剩余乳房组织，如剩余腺体实质组织的位置及量等内容，以及术后随访中发生脂肪坏死的区域。

结论

BCT 后乳房畸形矫正方案是以乳房畸形分型、

肿瘤安全性考量以及患者意愿为依据，分级化处理的。审慎的患者选择、手术计划的制订及技术的应用对于外科治疗的成功非常重要。如果没有明显乳房缺失，含或不含对侧乳房重塑手术的小修正手术往往足以纠正乳房不对称；如有乳房畸形，皮瓣移植手术通常是必要的，带蒂皮瓣应当作为矫正乳房缺失的首选。游离组织移植是治疗 BCT 后乳房严重畸形的重要选择，虽然其应用指征相对受限，但如果应用得当，穿支皮瓣手术常可达成更优的美学及功能学效果。外科医师需牢记，腹部组织是日后复发或新发肿瘤切除术后乳房重建的最佳选择，不应过早浪费。

本 章 要 点

- 乳腺癌肿块切除术后乳房畸形是一个具有挑战的问题。
- 对放射治疗后的乳腺组织进行手术操作有着相对较高的并发症率发生率。
- 必须强调修复重建术前行肿瘤局部复发的排查。
- 乳房局部缺失及整体状况的仔细评估对手术方案的选择是必要的。
- 局部带蒂皮瓣移植适用于严重而又局限的乳房畸形。
- 乳房切除术适用于乳房广泛纤维化或大面积畸形患者。
- 脂肪移植是一种新的、有效的修复腺体切除术后乳房畸形的方式。
- 无论选择哪种修复重建方式，放射治疗后乳腺组织的畸形可能需要多次手术修复。

参考文献

[1] Veronesi U, Cascinelli N, Mariani L, et al. Twenty-year follow-up of a randomized study comparing breast-conserving surgery with radical mastectomy for early breast cancer. N Engl J Med 347: 1227, 2002.

[2] Fisher B, Anderson S, Bryant J, et al. Twenty-year follow-up of a randomized trial comparing total mastectomy, lumpectomy, and lumpectomy plus irradiation for the treatment of invasive breast cancer. N Engl J Med 347: 1233, 2002.

[3] Amichetti M, Busana L, Caffo O. Long-term cosmetic outcome and toxicity in patients treated with quadrantectomy and radiation therapy for early-stage breast cancer. Oncology 52: 177, 1995.

[4] Rose MA, Olivotto I, Cady B, et al. Conservative surgery and radiation therapy for early breast cancer. Long-term cosmetic results. Arch Surg 124: 153, 1989.

[5] Taylor ME, Perez CA, Halverson KJ, et al. Factors influencing cosmetic results after conservation therapy for breast cancer. Int J

Radiat Oncol Biol Phys 31: 753, 1995.

[6] Spear SL, Davison SP. Aesthetic subunits of the breast. Plast Reconstr Surg 112: 440, 2003.

[7] Kronowitz SJ, Feledy JA, Hunt KK, et al. Determining the optimal approach to breast reconstruction after partial mastectomy. Plast Reconstr Surg 117: 1, 2006.

[8] Hamdi M, Wolfli J, Van Landuyt K. Partial mastectomy reconstruction. Clin Plast Surg 34: 51, 2007.

[9] Matory WE, Wertheimer M, Fitzgerald TJ, et al. Aesthetic results following partial mastectomy and radiation therapy. Plast Reconstr Surg 85: 739, 1990.

[10] Kroll SS, Schusterman MA, Reece GP, et al. Breast reconstruction with myocutaneous flaps in previously irradiated patients. Plast Reconstr Surg 93: 460, 1994.

[11] Olivotto IA, Rose MA, Osteen RT, et al. Late cosmetic outcome after conservative surgery and radiotherapy: analysis of causes of cosmetic failure. Int J Radiat Oncol Biol Phys 17: 747, 1989.

[12] Clough KB, Kroll SS, Audretsch W. An approach to the repair of partial mastectomy defects. Plast Reconstr Surg 104: 409, 1999.

[13] Clough KB, Cuminet J, Fitoussi A, et al. Cosmetic sequelae after conservative treatment for breast cancer: classification and results of surgical correction. Ann Plast Surg 41: 471, 1998.

[14] Kroll SS, Singletary E. Repair of partial mastectomy defects. Clin Plast Surg 25: 303, 1998.

[15] Berrino P, Campora E, Santi P. Postquadrantectomy breast deformities: classification and techniques of surgical correction. Plast Reconstr Surg 79: 567, 1987.

[16] Berrino P, Campora E, Leone S, et al. Correction of type II breast deformities following conservative cancer surgery. Plast Reconstr Surg 90: 846, 1992.

[17] Bold RJ, Kroll SS, Baldwin BJ, et al. Local rotational flaps for breast conservation therapy as an alternative to mastectomy. Ann Surg Oncol 4: 540, 1997.

[18] Slavin SA, Love SM, Sadowsky NL. Reconstruction of the radiated partial mastectomy defect with autogenous tissues. Plast Reconstr Surg 90: 854, 1992.

[19] Rigotti G, Marchi A, Galiè G, et al. Clinical treatment of radiotherapy tissue damage by lipoaspirate transplant: a healing process mediated by adipose-derived adult stem cells. Plast Reconstr Surg 119: 1409, 2007.

[20] Khouri RK, Smit JM, Cardoso E, et al. Percutaneous aponeurotomy and lipofilling: a regenerative alternative to flap reconstruction? Plast Reconstr Surg 132: 1280, 2013.

[21] Khouri RK, Rigotti G, Khouri RK Jr, et al. Tissue-engineered breast reconstruction with Bravaassisted fat grafting: a 7-year, 488-patient, multicenter experience. Plast Reconstr Surg 135: 643, 2015.

[22] Kroll SS, Doores S. Nipple centralization for the correction of breast deformity from segmental mastectomy. Ann Plast Surg 24: 271, 1990.

[23] Hamdi M, Van Landuyt K, Monstrey S, et al. Pedicled perforator flaps in breast reconstruction: a new concept. Br J Plast Surg 57: 531, 2004.

[24] Levine JL, Soueid NE, Allen RJ. Algorithm for autologous breast reconstruction for partial mastectomy defects. Plast Reconstr Surg 116: 762, 2005.

[25] Hamdi M, Spano A, Van Landuyt K, et al. The lateral intercostal artery perforators: anatomical study and clinical applications in breast surgery. Plast Reconstr Surg 121: 389, 2008.

[26] Hamdi M, Van Landuyt K, Ulens S, et al. The role of the multi-detector CT scan images in preoperative perforator mapping and clinical applications of the superior epigastric artery perforators flaps. J Plast Reconstr Aesthet Surg 62: 1127, 2009.

[27] Hamdi M, Weiler-Mithoff E, Webster M. Deep inferior epigastric perforator flap in breast reconstruction: experience with the first 50 flaps. Plast Reconstr Surg 103: 86, 1999.

[28] Granzow JW, Levine JL, Chiu ES, et al. Breast reconstruction with the deep inferior epigastric perforator flap: history and an update on current technique. J Plast Reconstr Aesthet 59: 571, 2006.

[29] Rizzuto RP, Allen RJ. Reconstruction of a partial mastectomy defect with the superficial inferior epigastric artery (SIEA) flap. J Reconstr Microsurg 20: 441, 2004.

[30] Arnez ZM, Pogorelec D, Planinsek F, et al. Breast reconstruction by the free transverse gracilis (TUG) flap. Br J Plast Surg 57: 20, 2004.

[31] Schoeller T, Huemer GM, Wechselberger G. The transverse musculocutaneous gracilis flap for breast reconstruction: guidelines for flap and patient selection. Plast Reconstr Surg 122: 29, 2008.

[32] Craggs B, Vanmierlo B, Zeltzer A, et al. Donor-site morbidity following harvest of the transverse myocutaneous gracilis flap for breast reconstruction. Plast Reconstr Surg 134: 682e, 2014.

[33] Rigotti G, Marchi A, Micciolo R, et al. Autologous fat grafting in breast cancer patients. Breast 21: 690, 2012.

[34] Rigotti G, Marchi A, Micciolo PR, et al. On the safety of autologous fat grafting for breast reconstruction. Plast Reconstr Surg 130: 206e, 2012.

[35] Delay E, Gosset J, Toussoun G, et al. [Efficacy of lipomodelling for the management of sequelae of breast cancer conservative treatment] Ann Chir Plast Esthet 53: 153, 2008.

[36] Losken A, Pinell-White X, Hodges M, et al. Evaluating outcomes after correction of the breast conservation therapy deformity. Ann Plast Surg 74 Suppl 4: S209, 2015.

第28章

局部穿支皮瓣在肿瘤整形保乳手术中的应用——Nottingham 经验

Local Perforator Flaps in Oncoplastic Breast-Conserving Surgery: The Nottingham Experience

R. Douglas Macmillan, Lena F. Carstensen, Veronique K. Tan, Stephen J. McCulley

局部穿支皮瓣，如肋间动脉外侧穿支皮瓣（lateral intercostal artery perforator flap, LICAP flap）、胸外侧动脉穿支皮瓣（lateral thoracic artery perforator flap, LTAP flap）和胸背动脉穿支皮瓣（thoracodorsal artery perforator flap, TDAP flap）均已报道用于乳腺癌保乳手术（breast-conserving surgery, BCS）/保乳治疗（breast-conserving therapy, BCT）后乳房缺损的部分乳房重建修复，并在全乳房切除术后乳房重建中发挥重要作用[1-4]。在本章节中，我们将介绍穿支皮瓣重建乳房的方法及外科医师与患者对其效果的评价结果。

> 从乳房周围胸壁获取的局部穿支皮瓣有其先天性优势，松弛的外侧胸壁皮下组织是乳房缺损容积替代的理想填充物。此外，从乳房外侧或下方获取组织产生的瘢痕通常可以隐藏在胸罩中，而背阔肌完整功能的保留，又使供区并发症发生率降至最低。

皮瓣的获取应注重无大量相关肌肉附着、厚度均匀，依靠独立血管蒂供养并可以血管蒂为轴进行90°翻转。最大限度地利用腋窝皮肤褶皱，可实现良好的容积替代及必要的皮肤转移。类似地，皮瓣也可由可能包含2～3个穿支血管的组织系膜供养，最终转移至乳房下部或外侧以覆盖缺损。以上特点以及与乳房相对紧密的邻接关系，使得筋膜皮肤胸壁穿支皮瓣能够被广泛地应用于肿瘤切除后一期乳房重建术中。

Nottingham 的经验

本章所述系源于2007～2015年英国Nottingham乳腺研究所为BCT后患者进行的所有局部穿支瓣乳房重建手术的经验总结。术后患者密切随访，前瞻性地监测并发症和手术效果，常规的肿瘤监测包括每年一次的临床体检和乳腺X线摄影。

所有患者于术后1年接受自评问卷以评估患者满意度。问卷包括两部分，第一部分为修订的Hopwood躯体形象评分，评估患者对治疗的情感、行为和认知反应；第二部分是专门针对局部穿支瓣手术制订的问题反馈。

局部穿支皮瓣在乳腺癌BCS中的适应证

局部穿支皮瓣的获取应与BCS同时进行，否则其体积将难以把握，最后导致较差的术后美学效果。

> 通常，我们系列的病例具有以下典型特征：乳房无下垂、外侧胸壁具备一定松弛度和足够的皮下组织体积、肿瘤位于乳房的外侧1/3或下极。这类病例通常视为局部穿支皮瓣乳房重建的理想选择，也是最常见的手术指征。然而，对于具备类似乳房病理形态学变化及合适供区的患者，如果皮瓣获取后遗留瘢痕可被患者接受，则局部穿支瓣将被认为是任何位置缺陷的合适供区。

关键的选择标准是患者外侧胸壁松弛度和皮下组织的容积。在多数情况下，皮瓣可置换 > 20% 的乳房体积，一般可置换乳房容积5% ～ 50%，皮瓣大小差异较大，往往取决于临床需要和可用的供区组织容积。

> 随着我们LICAP和LTAP皮瓣乳房重建手术经验的累积，BCT中TDAP皮瓣的临床应用应更加谨慎而有针对性。

TDAP皮瓣设计和分离的具体内容将单独详述。

LICAP 和 LTAP 皮瓣设计原则

> 对于符合适应证的女性而言，通过使用合适的乳房周围胸壁血管穿支，可以获取填补任何位置乳房缺损的皮瓣。

皮瓣穿支血管的定位最初依靠临床经验，即术前应用便携式8 MHz多普勒超声定位结合术中观察。解剖分离和临床一系列多普勒超声观察的详细研究，以及对最常用皮瓣的定义和解剖学基础知识有助于确认穿支血管。虽然存在其他有关胸壁穿支位置的良好解剖学解释，但均可归结于与背阔肌前缘或腋窝皱襞解剖学标志相邻近。我们研究的目的是根据穿支血管与乳房的临近程度来定义其位置。这样一来，便明确了相对恒定的穿支血管位置，有助于我们临床经验的积累，即可以通过非常靠近乳房外周的穿支血管来建立局部穿支皮瓣，从而使皮瓣易于转移至乳房缺损处，甚至可能转移至较远的部位。此外，在多数情况下，穿支血管的定位有利于切口的设计与选择，使其瘢痕尽可能被内衣遮蔽。

我们使用的绝大多数局部穿支皮瓣的基础血管均清晰明确，尽管不同个体穿支血管的精确位置存在相当大的解剖学差异（图28-1）。由于这些位置的相对固定，在这些解剖标志附近找不到穿支血管的情况极为少见。最常用且相对固定的LICAP（图28-1）中，标识"1"处，即靠近乳房纵轴穿过乳房下皱褶（Inframammary fold, IMF）的位置；"2"处，即定位在乳房外侧曲线和IMF最低点水平线之间的夹角处；"3"处，即定位于乳房外侧曲线的稍

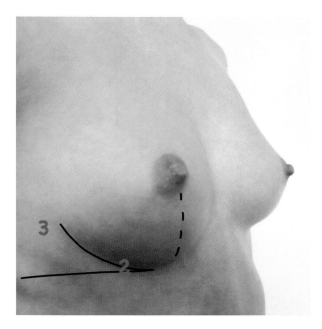

图28-1　LICAP定位的体表标志

外侧。

LICAP皮瓣设计包含靠近乳房的一个或多个穿支血管，然后根据松弛皮肤的分布以及所需组织的容积和可及范围进行调整。皮瓣设计在多数情况下遵循典型样式，其指导原则为，皮瓣的下边界基于IMF外侧的弧形向外延伸。根据皮肤松弛度、穿支血管位置和皮肤的自然张力绘制上边界。避免切口闭合的潜在张力，并将皮瓣与现有的皮肤松弛度相适应，可有效避免切口闭合可能产生的乳房横向移位。皮瓣设计通常呈叶子样，图28-2所示即为典型的LICAP皮瓣。

对于IMF以下皮肤松弛的女性，可选用新月形皮瓣（crescent-shaped flap，图28-3），必要时可再向两侧延伸（图28-3）。以乳房下穿支血管为基础的皮瓣可用于内上象限肿瘤广泛切除术后乳房重建。

LICAP和LTAP皮瓣的游离

全身麻醉后，患者取仰卧位，在同侧胸背部下方放置一个3 L充气式压力袋，使躯干倾斜，以充分暴露侧胸壁及乳房术区。在获取皮瓣和侧后方切口闭合后，压力袋的释压又可为患者恢复仰卧或必要的坐起提供便利。利用含肾上腺素的局部麻醉药行浸润麻醉，涵盖计划广泛切除的局部区域，又可作为一种水隔断技术阻断皮下组织与肿瘤的接触。因局麻浸润涉及皮瓣周围，故应小心避开已标记的LICAP的穿支和潜在的LTAP区域。

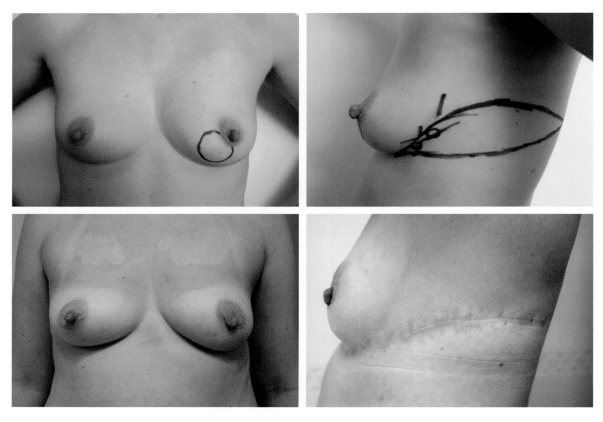

图 28-2　典型 LICAP 皮瓣设计与临床应用效果

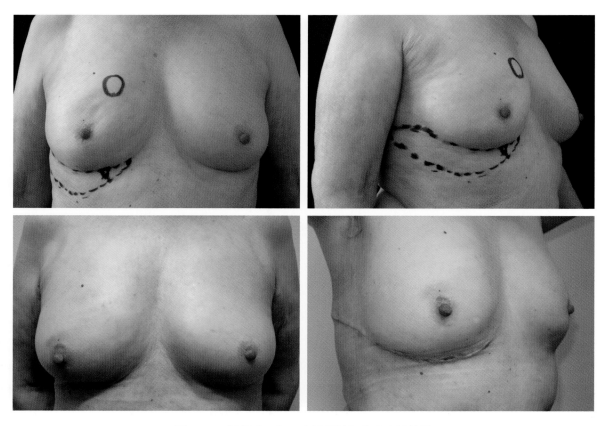

图 28-3　新月形 LICAP 皮瓣设计与临床应用效果

对于大多数乳房缺损部位，LICAP皮瓣基于位于IMF和乳房外侧皱褶交界处的穿支血管，多数情况下，其上方的另一穿支血管及两者之间的组织系膜也一并保留。除LICAP穿支血管外，我们在术中发现较高比例的LICAP皮瓣可以转换成LTAP皮瓣或由LTAP穿支血管补充。

许多术前多普勒评估设计皮瓣时发现的可疑LTAP血管可在术中找到，且其走行和管径使其成为皮瓣灌注血管的意外来源。在一些病例中，我们使用了胸壁血管的解剖变异分支，例如胸背血管的长皮下分支，胸背血管的前锯肌分支或胸长神经伴行血管的皮下分支。在多数这样的病例中，LTAP（或变异血管）和LICAP血管的同时保留并不至于影响皮瓣的移动性，反而因此被认定为体积最大、临床定位最好。这种情况下被保留的通常是LTAP血管，因为其口径更大，而且外科医师有能力将其转化成一个更长蒂的皮瓣，使其具有更大的转移范围和更灵活的转向及移动能力。

对于乳房下极或内侧的缺损，可使用沿IMF的穿支血管，制备前肋间动脉穿支皮瓣（anterior intercostal artery perforator flap, AICAP flap）和中肋间动脉穿支皮瓣（medial intercostal artery perforator flap, MICAP flap）。最为固定的穿支血管位于乳房纵轴线与IMF的交点及其左右。皮瓣可依IMF设计获取，沿着胸罩线延伸所需的距离，并被转移至缺陷部位，甚至转移至内上象限。同样地，当需要切除乳房中央区域时，可以用携带皮肤的皮瓣重建乳头。

由于可供养局部胸壁皮瓣的穿支血管丰富多样，这一手术的学习曲线包括培养一种意识，即何时能确定最为理想的皮瓣血供来源，以至于其他血管可在术中被结扎切断。

皮瓣的制备应尽可能赋予其移动性，并在合理的时间内完成乳房重建手术。这种情况下，任何具有可见搏动的血管束都可认为血供充足。在我们的实践中，最常见也是更具倾向性的是在不影响皮瓣活动性的前提下，附加额外的供血血管以补充皮瓣

的血液供养。游离单一穿支血管皮瓣的主要指征是需要将保留皮肤的皮瓣移植至需行皮肤替代的缺损区。

BCS的手术顺序是设计皮瓣并体表标记后，先对皮瓣前上方癌肿进行广泛切除，谨记保护所有已识别的LICAP血管以免于损伤。与所有肿瘤整形BCS一样，手术切除的边界应足以保证其切缘肿瘤的组织病理学阴性。皮下与乳房后游离范围不应超过局部广泛切除后组织缺损范围，原则上皮瓣填充缺损时应实现"手套套手（hand-in-glove）"之情形。

大部分局部穿支皮瓣移植是与肿瘤切除同时进行的。

少数病变累及范围难以预测，存在切缘受累可能，例如切缘组织学检查查见大范围的导管原位癌（ductal carcinoma in situ, DCIS），其手术将计划分两个阶段进行。首先进行局部广泛切除，组织缺损暂时先由无菌水填充。通常在2～3周后，经组织病理学检查明确切缘阴性，即可以进行皮瓣移植填充的二次手术。对于这种病例，残腔边缘的修整对于防止皮瓣卷曲是非常重要的。

游离皮瓣的顺序可能因人而异，但通常是从最初的环向解剖开始，直到肌肉筋膜平面。在此过程中，游离范围可轻度斜向皮瓣以远以增加所取组织容积，甚至可深入到Scarpa筋膜。通常皮瓣可完全由后向前进行游离；或者先由前向后游离，辨认可能的LICAP或LTAP，然后再由后向前游离至分辨出穿支血管，完成皮瓣游离。高质量的皮瓣游离可辨认出胸背外侧穿支动脉血管的纵向分支或其他的解剖变异。如果这些血管可明确识别并明显包括一条动脉和静脉，此时可直接基于这些血管构建皮瓣，进而加快皮瓣游离。如果找不到或难以分辨这些血管（有时仅识别出静脉），则应由后向前逐步游离皮瓣。考虑到LICAP皮瓣的备用血管通常来源于TDAP，或基于皮下黏附将典型皮瓣转化为更为随机的皮瓣（依靠偏终末穿支皮瓣供养），这两个区域的游离应分别仔细权衡。随着术者经验的积累，如果LICAP能够在术前即明确，其备选供养血管可在皮瓣游离初期即被舍弃。在学习曲线初期，术者应保留那些备选供养血管，直到术者确定尚有

更为合适的皮瓣血供选择。一旦皮瓣向前掀起到背阔肌边缘，进一步的游离应更加谨慎地进行，我们偏好使用低频电切或精细剪刀，根据需要使用双极电刀，直至前锯肌筋膜表面。根据其在整个穿支皮瓣移植手术计划与设计中的适配度，穿支血管应易于辨认及保留。

我们通常会遇到皮瓣在移动度上满足翻转填充缺损的要求，但却未能满意显露其计划中穿支血管的情况。多数此类病例的皮瓣基于乳腺边缘包括一个或多个LICAP的系膜样组织。当皮瓣翻转时，乳房的外侧曲度与外形是自然重塑的。为了实现皮瓣的自由翻转，通常需要在了解穿支血管实际或可能位置及其分支分布基础上，除去皮瓣基底与乳房缺损之间的大部分残余乳腺组织。这种情况下，皮瓣更易于转移到缺损处。

所有腋窝手术均通过LICAP切口进行。通常发现，在进行前哨淋巴结活检（sentinel lymph node biopsy，SLNB）或腋窝淋巴结清扫之前，由其提供的通路，更容易游离皮瓣。由于腋窝解剖通常涉及侧胸血管的分离，在这种情况下规划LTAP皮瓣是一种不太适合的选择，尽管如果需要，LTAP血管也可以通过腋窝解剖。然而，因为可能遇到多个分支，这是一项耗时的复杂操作。

最后彻底冲洗乳房创面，放置引流管，然后将皮瓣植入缺损处。

> 皮瓣植入的原则是防止皮瓣从缺损处脱出，而不是仅仅将皮瓣缝入缺损处。

因此，如果需要任何缝合来维持皮瓣的位置，那么其通常是在乳房外周边缘区域进行的皮瓣与深层皮下组织或乳腺组织之间的缝合。然后逐层缝合深筋膜、真皮深层和皮下组织，关闭创口。

多数患者的手术是以门诊手术形式开展的，引流管在1～5天后拔除。疼痛并不常见，即使有也是轻微的疼痛。患者常需要几天时间即恢复正常活动，只有接受腋窝淋巴结清扫者才会伴有暂时的肩部活动受限。

TDAP皮瓣在乳腺癌BCS中的应用

如前所述，乳腺癌BCT中TDAP皮瓣的适应证很少，主要适用于乳房内侧区域缺损需大容量皮瓣移植重建和放射治疗后延迟局部乳房重建的患者。

> 如果各个方案均可行，对BCT后乳房进行缺损修复重建，我们始终更倾向于选择LICAP或LTAP皮瓣，而非TDAP皮瓣。

如果作为乳房局部广泛切除后首选的容积置换方式，TDAP皮瓣重建分两阶段（或两步法）进行。一期手术进行肿瘤局部广泛切除和SLNB，并用无菌水填充乳房缺损。同前述LICAP皮瓣乳房重建类似，一经确认切缘阴性，即进行第二次手术，使用TDAP皮瓣填充组织缺损。如果需要进行腋窝淋巴结清扫，则将其安排在第二次手术中进行。这种分阶段的手术方式避免了切缘阳性需乳房切除时，无法以背阔肌肌皮瓣（latissimus dorsi flap，LD flap）进行全乳房重建的情况。

一般，TDAP皮瓣由围绕腋后襞下约10 cm处的主要穿支血管构建[6]。然而，对于多数有适应证的患者，其可及范围是相对不足的。皮瓣游离的延长有助于我们发现更多的终末穿支血管，而以下改良的皮瓣获取技术在多数病例中的应用可大幅缩短手术时间。

TDAP皮瓣通常围绕位于胸罩线的穿支血管周围设计，以满足长蒂、可被内衣遮蔽之需要。图28-4中，患者接受了两阶段TDAP皮瓣转移乳房重建，一期进行了局部广泛切除和SLNB，并获得了组织学检查切缘阴性（图28-4A）。TDAP皮瓣设计位于胸罩线上（图28-4B）。图28-4C和D是患者术后1年随访时的乳房形状。

TDAP皮瓣的游离

全身麻醉后，患者取侧卧位，手臂外展90°。在某些情况下，与LICAP皮瓣一样，可将患者取仰卧位并在同侧胸背部下方放置3 L充气式压力袋使躯干倾斜，从而完成皮瓣游离。用含有肾上腺素的局麻药在皮瓣周围进行局部浸润性麻醉。

向下环形游离TDAP皮瓣至背阔肌和前锯肌筋膜处，可向外倾斜延伸以增加体积，直至Scarpa筋膜。将皮瓣前方掀起至背阔肌的前界，然后继续将皮瓣从底部的前锯肌和胸壁处抬高几厘米，以便暴露背阔肌外侧界底面。多数情况下，胸背血管的前

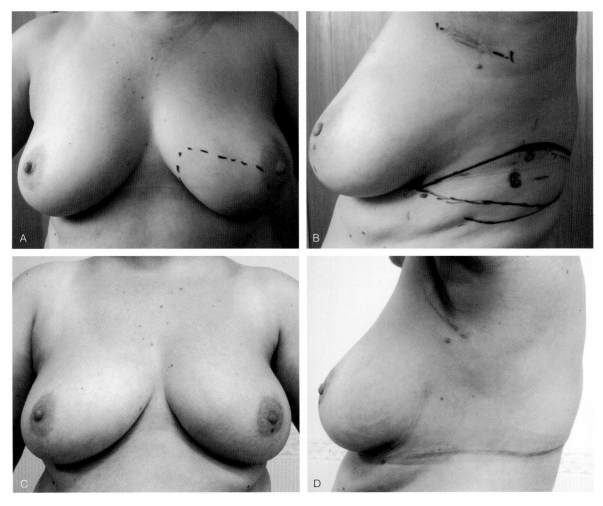

图28-4 乳腺癌BCS两阶段TDAP皮瓣转移乳房重建

降支由此可被识别并（连同未显露的穿支血管）用作皮瓣的基底。如果对穿支血管的血供和位置不确定，可以向前沿背阔肌的外侧界进行仔细游离以确定。

在胸背血管前降支的内侧进行肌肉切开，并沿皮瓣的宽度继续游离直至血管终末端。其后将皮瓣由内向外掀起至这一水平，结扎血管远端，并分离上方肌肉。沿前支向近端分离至胸背血管的主要降支。此时，将降支血管的远端结扎，并保留胸背神经。与此同时，分离上方肌肉，从而分离出小片肌肉，通常为（2～3）cm×（6～8）cm大小，用以保护穿支血管的皮瓣。然后再根据所需蒂的长度向近端游离血管。大多数BCS患者术中将涉及胸背血管横支的离断。最后将皮瓣嵌入乳房缺损处，逐层缝合并留置引流。

由于TDAP皮瓣尚有一片肌肉附着，因此无须在肌肉内对穿支血管进行分离，而且保障了皮瓣由一条以上穿支血管供养。这项技术的发现大大缩短了皮瓣游离时间。根据对传统皮瓣的定义原则，TDAP皮瓣的命名尚存在争议。

结果

2007年6月～2015年6月进行了124例与BCT相关的一期局部穿支皮瓣容积置换手术，包含12例TDAP皮瓣及112例LICAP或LTAP皮瓣。所有患者均接受术后放疗。患者平均年龄为54岁（30～85岁），均为女性。所有患者术前均行乳腺影像学检查，即应用X线摄影、超声或MRI评估肿瘤大小，包括浸润性癌及DCIS，术前临床与影像学评估肿瘤最大直径为12～60 mm，平均为25.9 mm。LICAP或LTAP皮瓣手术中局部广泛切除（wide local excision，WLE）组织标本量为25～226 g，平均为74.6 g；TDAP皮瓣组织切除量为34～173 g，平均为100.1 g。

95%的LICAP或LTAP皮瓣手术的肿瘤位于乳房外侧1/3或下极，而TDAP皮瓣移植重建乳房患者的肿瘤则在整个乳房中呈平均分布。

所有124例患者的平均总住院时间为1.3天，中位数1天。12例（9.7%）伴发术后并发症，包括轻度的切口问题和需要穿刺抽吸的血肿或血清肿，没有发生皮瓣坏死。2例血肿须再次接受手术。一例因疑有术后感染而接受二次探查，随后证实为无菌性脂肪坏死，接受病灶清除并成功保留了皮瓣。一例在接受胸壁穿支瓣转移术后4年，再行对侧乳房缩小成形术以恢复双乳对称性。

患者满意度

在满足患者满意度调查条件的68例胸壁穿支血管皮瓣乳房重建后1年的患者中，有52名完成回访，回访率为75%。Hopwood躯体形象评分（Body Image Score）平均分为3.09（0～15），尽管躯体形象评分良好尚无参考阈值界定，但低分值往往与较好的躯体形象相对应。与术前相比，患者对术后乳房外形的印象认为术后外形更好为4例（7.8%），25例（49%）认为二者相似，22例（43.1%）认为术后乳房外形稍差一点，没有患者认为术后乳房外形较术前差很多；当被问及对瘢痕的接受程度时，37例（72.5%）表示根本没有困扰，11例（21.6%）表示稍有困扰，2例（3.9%）表示有一定困扰，另有2例（3.9%）表示十分困扰（框28-1）。

讨论

胸壁外侧组织的位置及其与乳房相匹配的稳定性使其在乳房重建的各个方面成为理想选择。在本章中，我们介绍了BCS后使用局部穿支皮瓣一期修复乳房缺损的经验。局部穿支皮瓣以类似于乳房

的皮下脂肪组织对乳房缺损进行填充，并可在需要时提供大小合适的皮岛。

当进行患者评估并计划手术时，应依据评估结果选择基于LICAP或LTAP血管构建局部皮瓣，或基于TDAP血管构建局部皮瓣。因此，良好的手术空间认知及穿支血管解剖知识，对于手术的成功至关重要。

患者术后恢复非常迅速，大多数患者按日间手术处理或在术后第二天出院。一份自我满意度调查问卷的结果显示，单纯乳房切除术、标准的肿瘤广泛局部切除和广泛局部切除联合局部穿支皮瓣部分乳房重建术三者比较，Body Image Score分别为14.22、4.27和3.09分[5]。

> 令医师高兴的是，在其他问题调查问卷中，95%的患者表示对胸壁外侧术区瘢痕"根本无"或"仅一点点"不满意。

调查问卷的结果消除了外科医师对"长切口是手术弊端"理论推断的担忧。此外，在接受容积置换BCT的患者中，超过一半（56.8%）感到乳房外形比术前更好或相似，没有人感到乳房外形变得更差。考虑到这些患者与健康女性乳房美学整形不同，他们为肿瘤治疗已经接受了大范围的部分乳房切除和放疗，如此的结果是令人鼓舞的。

结论

胸壁穿支血管皮瓣用途广泛，适用于各型BCT乳房畸形患者乳房重建。当其在BCT中用作容积置换时，为许多没有其他途径进行乳房保留及重建的患者提供了可靠的选择。

框 28-1 Hopwood 躯体形象评分

与术前相比，您认为目前乳房的外形如何？		你是否为身上的瘢痕感到困扰？	
更好	4（7.8%）	一点都没有	37（72.5%）
相同	25（49%）	轻微在意	11（21.6%）
略差	22（43.1%）	比较在意	2（3.9%）
非常差	0	非常困扰	2（3.9%）

<table>
<tr><td>

本 章 要 点

- 侧胸壁和乳房下区域是获取局部皮瓣的理想部位。
- 乳房周围肋间穿支血管的位置大多是可以预测的。

</td><td>

- 局部穿支皮瓣通常基于多个穿支。
- 通常胸背外侧血管至少可用于补充皮瓣的血供。
- TDAP皮瓣在BCT中仅有少数且非常个体化的适应证。
- 术后瘢痕是易于接受的。

</td></tr>
</table>

参考文献

[1] Hamdi M, Van Landuyt K, de Frene B, Roche N, Blondeel P, Monstrey S. The versatility of the inter-costal artery perforator (ICAP) flaps. J Plast Reconstr Aesthet Surg 59: 644, 2006.

[2] McCulley SJ, Schaverien MV, Tan VK, Macmillan RD. Lateral thoracic artery perforator (LTAP) flap in partial breast reconstruction. J Plast Reconstr Aesthet Surg 68: 686, 2015.

[3] Hamdi M, Van Landuyt K, Hijjawi JB, Roche N, Blondeel P, Monstrey S. Surgical technique in pedicled thoracodorsal artery perforator flaps: a clinical experience with 99 patients. Plast Reconstr Surg 121: 1632, 2008.

[4] Hamdi M, Van Landuyt K, Monstrey S, Blondeel P. Pedicled perforator flaps in breast reconstruction: a new concept. Br J Plast Surg 57: 531, 2004.

[5] Hopwood P, Fletcher I, Lee A, et al. A body image scale for use with cancer patients. Eur J Cancer 37: 189, 2001.

[6] Heitmann C, Guerra A, Metzinger SW, et al. The thoracodorsal artery perforator flap: anatomic basis and clinical application. Ann Plast Surg 51: 23, 2003.

第29章

外扩张和自体脂肪移植在肿瘤切除术后乳房重建中的应用

Breast Lumpectomy Reconstruction with External Vacuum Expansion and Autologous Fat Grafting

Daniel Calva, Roger K. Khouri

全球每年有超过150万名女性被诊断为乳腺癌，在美国每年大约有231 840名女性被新诊断为乳腺癌[1, 2]。初诊女性乳腺癌患者中大约有35%～40%的患者需要接受乳腺癌根治术[3-5]，大多数患者（60%～65%）仍有机会选择保乳治疗（breast-conserving therapy, BCT），进行部分乳房切除及放射治疗。在接受乳腺癌根治术的患者中，有25.8%的患者选择采用假体植入的方式进行乳房重建，12%的患者选择采用自体组织瓣进行重建[6]。大多数选择部分乳房切除加放射治疗的女性乳腺癌患者是为了避免乳房重建手术。然而，许多患者在BCT后乳房形态出现了明显畸形，仍然需要进行乳房重建。

这一章介绍的主要内容包括乳房重建的术前筛查、患者选择，以及应用组织外扩张（external tissue expansion, ETE）对受区预扩张并联合自体脂肪移植（autologous fat transplantation, AFT）进行部分乳房重建的手术方法。将阐述大容量自体脂肪移植的原理和方法，特别是有关在瘢痕组织及放疗后组织中进行脂肪移植的问题，并总结乳腺肿瘤切除术后ETE联合脂肪移植进行重建的患者筛选。

脂肪移植手术创伤小，是除假体和自体组织瓣以外的第三种部分乳房重建的方法。为了取得更好的手术效果，缺损的区域可在术前用ETE进行外扩张。

> ETE能够扩张瘢痕组织，增加血供，促进受区形成纤维血管支架，更有利于移植脂肪的成活。

经过数天至数周的外扩张，ETE通过循环的负压在受区建立了一个三维纤维血管支架。ETE同时扩张皮肤、皮下组织、残余腺体以及瘢痕组织，促进新的基质组织、结缔组织和血管生成[7-13]。其中，瘢痕组织由于硬度较大，比正常组织的扩张程度相对较小。这种外扩张本质上就是一种组织工程。ETE在作用区域建立了生物血管支架，使脂肪颗粒可以更好地植入其中[14]。

如图29-1所示，ETE建立了组织支架，促进更多的基质组织和血管生成。经过外扩张后，纤维支架中形成一系列空隙。脂肪颗粒填入这些细小的空隙中后，逐渐再血管化而成活。最终，移植的脂肪填补了乳房缺失的容量，乳房的外形随之改善。

> ETE联合脂肪移植进行部分乳房重建是一种安全有效、创伤极小、可在门诊完成的手术方法[15-17]。

移植脂肪成活原理

影响游离脂肪移植后成活的基本因素有血供的建立和充足的受区容量两个方面。

血供的建立

游离移植的组织只有在移植后及时获得新的血供才能够成活。新生血管只能为移植物最外层约1 mm的组织提供血运，更深层的组织就会因来

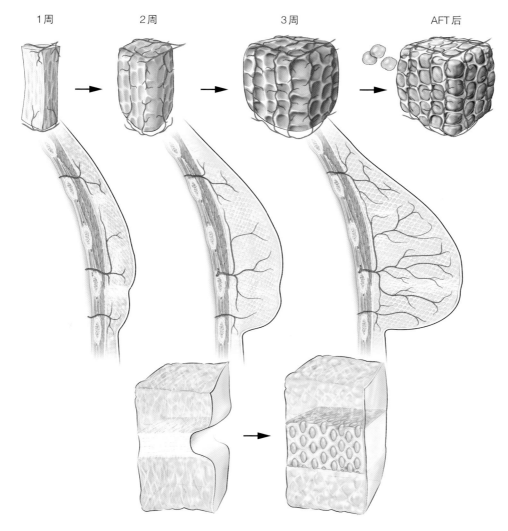

图 29-1　ETE 三维纤维血管支架形成的病理生理过程

不及获得血供而缺血坏死。在此范围内，较深层的干细胞对缺血的耐受能力最强，在新的血供建立后能够再分化为脂肪细胞，取代浅层缺血坏死的脂肪细胞[18]。因此，当移植物与受区的接触面距离 ≤1 mm 时，移植物才能够完全获得血供。超出血供范围的细胞必定会因缺血而坏死。多项实验研究已证实，游离移植的组织横截面直径 > 2 mm（半径 1 mm）时，即使是纯干细胞移植，也会不可避免地出现中心坏死。这意味着所有 > 10 μL 的脂肪颗粒在游离移植时就会出现中央坏死。若脂肪颗粒体积为 1 cm³，只有颗粒最外层 40% 的部分能够成活。小的坏死区能够被机体吸收并清除，而较大的坏死区则形成油囊持续存在数月。因此，理想状态下，脂肪颗粒在游离移植时应以体积 ≤ 10 μL 的细小颗粒，或是宽度 ≤ 2 mm 的细条带状均匀且互不融合地分布于受区[13]。

图 29-2 从移植物与受区的接触面以及移植物体积的限制两个方面展示了大容量组织无血管移植时的成活原理。移植脂肪颗粒的体积大小和均匀分布至关重要，体积 ≤ 0.01 mL 且互不融合是脂肪颗粒成活的必要条件。

受区的容量

当手术医师将移植物颗粒（或微条带）填充入受区时，受区组织需要通过扩张来容纳移植物。即使移植物颗粒能够非常均匀地植入且互不融合，受区组织可容纳移植物的量仍然是有限的。随着移植物增多，受区不断扩张，内部间质压逐渐升高。当内部压力高至阻断微循环时，受区无法继续扩张。若移植物继续增多，则过犹不及，不仅会降低移植物的成活率，还会导致更多的脂肪坏死。受区扩张的限度由该区域组织的机械顺应性决定。

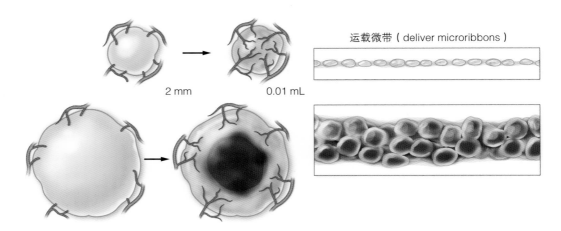

图 29-2 受区接触面以及移植物体积对无血管移植物成活影响原理

肿瘤切除术区的重建区域必须进行预扩张，使其能够容纳更多的移植脂肪以达到重建的需要。

皮下组织能够潴留体内多余的液体，是机体的天然缓冲系统。作为脂肪移植的受区，皮下组织的顺应性也优于其他组织。研究表明，正常的皮下组织能够承受高达20%的增容而不引起间质压的变化。在20%～30%的范围内，受区容量每增加1%，间质压增加0.5 mmHg，尚处于可耐受范围内。在30%～40%的范围内，受区容量每增加1%，间质压增加1 mmHg，其耐受能力开始逐渐下降。只有经过预扩张的受区才能够耐受40%～50%的增容，否则间质压将陡然上升。而 > 50%的增容则没有任何受区能够耐受。间质压的增加趋势并非线性，随着脂肪组织的填入，受区的顺应性逐渐降低，最终即使少量的移植物也会引起间质压的急速增加。因此，移植时植入物切忌不能超过受区容量的极限。而受区容量的极限则取决于受区组织的容积及其机械顺应性。部分乳房切除术后，组织的顺应性和容量远不如正常组织，经过放疗后的组织更是如此。乳房重建时填充脂肪量也因此不能超过受区容量的极限，否则，过高的间质压必定会引起移植物的坏死[13]。

图 29-3 示不同受区组织的顺应性曲线。从左至右三条曲线分别代表了低顺应性、中顺应性以及高顺应性受区的间质压随受区容量变化的曲线。在增加相同的容量时，顺应性越高的受区内间质压的增加越小。利用外扩张技术对乳房受区进行预扩张

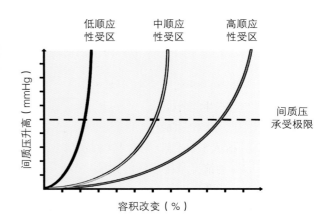

图 29-3 不同受区组织的顺应性随受区容量变化的曲线

是提高受区顺应性的一种方法。

图 29-4 诠释了移植物成活的另一重要的相关因素，即移植物与受区位点之间的数量对应关系。假设1个移植颗粒（graft, G）与1个受区位点（recipient, R）相结合，将得到1个成活移植物（surviving graft, SG），移植物成活率（survival rate, SR）为100%。而如果将10个G植入1个R时，只有1个SG，剩下9个移植颗粒都会成为缺血坏死移植物（necrotic grafts, NG），移植物SR仅为10%。

每一个移植颗粒（移植脂肪的最小单位）都需要与一个特定的受区位点（纤维血管网的最小单位）结合，成为能够成活的移植物-受区复合体（GR complex）。若受区位点的数量固定却植入过多的移植颗粒，则并不能增加GR complex，也不能增加容量的改善，只会出现更多坏死的移植颗粒，降低移植物成活率。这里也引出了"移植物成活率（percentage graft survival）"的谬误。

假设在理想情况下，每个移植颗粒都能与受

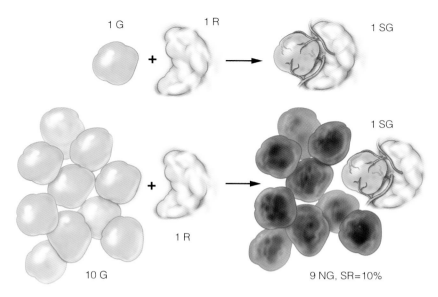

图29-4 移植物与受区位点之间的数量对应关系

区位点完美结合。将10个移植颗粒植入5个受区位点，最多能产生5个GR complex，剩下的移植颗粒就会坏死，移植物成活率为50%。同样，将5个移植颗粒植入5个受区位点时，移植物成活率为100%。这两种情况最终成活的移植物数量相同，而后者的成活率更高，坏死组织更少。若将20个移植颗粒植入5个受区位点，移植物成活率甚至可能达不到25%，而全部坏死，因为受区的顺应性决定了其所能容纳的移植物的多少。

图29-5示两条叠加的曲线，分别为移植物成活率（蓝色曲线）、术后乳房体积增加（黄色曲线）与移植物数量（X轴）之间的关系。然而，实际操作中我们无法确切地了解可植入的"超过最大容量

的点（point beyond max capacity）"（黑色箭头）是多少。一旦超过了最大移植量，过量植入的脂肪颗粒就会如同"最后一根稻草"。当移植物数量恰好为最大移植量时，移植物成活率和容量的增加都是最优化的。当移植物数量超过了最大移植受量时，则移植数量越多，移植物成活率越低，手术效果越差。

由此可见，虽然"移植物成活率"是最常被用来评估脂肪移植成功与否的指标，然而事实上其反映的却是过度填充。我们的最终目标是增加填充区域的容量，因此不论填充脂肪的多少，"体积增加率"才是一个更加准确的衡量手术效果的硬指标。体积增加率的上限取决于填充域受区位点的数量，而非移植颗粒的数量。当移植颗粒的数量超过了受区位点的数量时就会出现过犹不及的反效果。当然，手术技术仍然是最关键的环节，填充过程中必须将大小合适的移植颗粒均匀地植入受区位点附近，且移植颗粒间互不融合。

对于乳房重建而言，脂肪移植的目的是增加乳房缺失修复的体积，因此"体积增加率"显然是最能够准确衡量手术效果的指标之一。假设我们使用质量最好的脂肪组织进行移植，体积增加率仍然会受到三个因素的限制：① 移植颗粒与受区位点的数量比例；② 脂肪填充的技术；③ 受区容量。以往的相关研究往往缺少"体积增加率"这一指标。我们回顾了以往的研究，推算出体积增加率在未经放射治疗的患者中最高仅有40%[19]。只有在受区

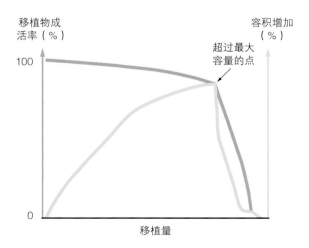

图29-5 移植物数量与移植物成活率及术后乳房体积增加之间的关系

经过预扩张（增加受区位点及组织顺应性）的情况下，体积增加率才能达到80%～90%[7, 8, 13-17]。

大容量脂肪移植是一个复杂的过程，在操作过程中受到多因素的影响。我们在临床或研究中最常犯的错误就是过于简单地将单一步骤或单一因素认为是影响移植物成活的关键因素。治疗过程中的各个因素、各个步骤都会影响移植物的成活。这些因素或步骤环环相扣，不论其他链环有多强，决定最终结果的始终是最弱的一环。大容量脂肪移植的过程也可以比喻成"农夫种地"的过程，影响庄稼成活的因素可以概括为4S。

1. "种子（seeds）" 即脂肪颗粒，脂肪抽吸及脂肪处理过程必须轻柔，以保留有活性的脂肪颗粒。

2. "土壤（soil）" 即受区，受区需要有足够的空间来容纳所有的"种子"，需要有肥沃的"土壤"适宜"种子"的成活。

3. "播种（sowing）" 即脂肪填充的过程，需要将"种子"均匀地"播种"在受区的"土壤"中，让"种子"最大限度与"土壤"接触。

4. "支持（support）" 移植后固定术区，防止"幼苗"在未成活前受到挤压、剧烈摇晃及因此失去血供。

目前大多数研究都着眼于移植物本身、脂肪抽吸及处理的方法、细胞活性筛选，或是添加促进生长的成分。然而，如果是在又贫瘠又狭窄的"土壤"中，即使是最好的"种子"，添加最有效的"化肥"，也无法达到高效的成活。大容量脂肪移植常被用于修复容量缺失较多、损伤较重（如放射治疗后）的组织，因此移植效果常常有限。植入的脂肪颗粒在挤压的环境下无法成活，植入的脂肪颗粒不能像扩张器一样使受区扩张。相反，如果将脂肪颗粒植入预先扩张的受区，那么脂肪颗粒就能更好地成活。当然，更重要的是"播种"的技术，然而脂肪填充的技术却是目前最少研究，也是影响最大的一个环节。纵使有最好的"种子"和"土壤"，"播种"时若将所有"种子"挤成一团，仍然无法获得期望的效果。理想的"播种"技术应将脂肪颗粒均匀分布，而不是将植入的脂肪颗粒漫无秩序地填塞入受区。手术医师往往需要经过长时间的练习才能掌握精湛的填充技术，但这也是手术成功的关键因素之一。

在显微外科中，即使血管吻合非常成功，游离皮瓣仍有可能坏死，因为除了血管吻合，还有许多影响皮瓣成活的因素。脂肪移植也是如此。移植物的质量并不是保证移植物成活的唯一条件，只要有其他的限速步骤存在，就有可能导致移植失败。这就好比一辆电动自行车与一辆法拉利在一段拥挤的道路上赛跑，增加马力对比赛结果毫无帮助，因为路况才是此时的限速步骤。

实际应用中，"农夫种地"的理论也可以解释上述现象。4S每个环节都需要优化，一味地提高非限速步骤只是徒劳，就像"水桶效应"，只有补足了短板，才能够获得更好的结果。

当然，目前的理论仍不完善。对于脂肪移植这个错综复杂的过程，以及参与其中的众多细胞因子或其他因素到底在这个过程中扮演着什么角色，并没有完全明了。不过实践出真知，更深入的探索最终能帮助我们获得更好的手术效果。

部分乳房切除放疗后乳房重建的技术难点

根据前文所提到的，对脂肪移植的手术医师而言，放疗后部分乳房重建是一个非常棘手的难题。在这些患者中，受区的容量严重受限，顺应性很差，受区位点也相对稀少。放疗后的组织非常不利于移植物的成活，最初移植时能够成活的脂肪量非常有限。因此，在手术时一定要避免过量填充，否则由脂肪坏死产生的新的瘢痕组织会使本就十分贫瘠的"土壤"雪上加霜。根据作者（Khouri RK）经验，该手术的大多数并发症都是由于填充量超过了受区容量的极限而导致的。放疗后部分乳房重建往往需要多次手术才能达到理想的效果。过量填充大大增加了组织坏死的风险，少量多次地填充才是更安全的方案。

在放疗后乳房内的脂肪移植方面，Rigotti医师和他的研究团队做出了重要的贡献[20]。他们在对放疗后组织进行脂肪移植后发现，放疗导致的组织损伤竟发生了可逆的变化。那么，理论上少量多次地脂肪移植（局部麻醉或局部麻醉镇静下）是更安全的手术方案，而不是为了减少手术次数而增加每次手术的填充量。

放射治疗后部分乳房重建的第一次移植，仅填充少量脂肪即可。第一次脂肪移植的目的更多地在于增加放疗后组织中活性细胞的数量，而不在于矫正容量的缺失。移植量应保守些，同时需要降低患者对第一次手术效果的期望。随着后续脂肪移植的进行，受区位点逐渐增多，受区顺应性也随之提高，才能获得更高的体积增加率。

> ETE联合经皮三维网状松解（又称Rigottomy）能够使放射治疗后的瘢痕组织转变为有利于脂肪成活的受区组织。

放射治疗造成的组织损伤在不同个体中因辐射剂量、放射治疗方式及个体耐受能力的不同而各不相同。在填充脂肪之前，需要先松解放射治疗后纤维化的组织。钻孔技术（jackhammer technique）和Rigottomy技术都是利用松解瘢痕组织，使放射治疗后的区域更适合脂肪成活。前者是利用注脂针在瘢痕组织中打通隧道，后者是利用松解针经皮肤网状剥离瘢痕组织。利用松解针进行剥离更安全、更保守。因为松解的目的是使受区形成一个多孔的网状结构，而非大的空腔。过度松解容易导致空腔的出现，反而会影响脂肪移植后的成活。

Rigottomy技术能对紧缩的组织进行三维网状松解并扩大其容量。Rigottomy技术通过松解瘢痕组织内致密的粘连，使受区扩大成一个三维网状结构，更有利于容纳移植的脂肪颗粒（图29-6）。

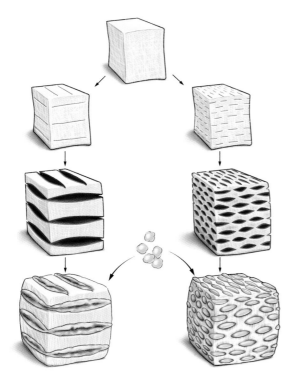

图29-6 Rigottomy技术将受区扩大成一个三维网状结构

对于放射治疗后的部分乳房重建，最大的困难在于瘢痕粘连。放射治疗后的术区往往在皮肤和胸壁之前存在广泛的网状纤维粘连。表面的皮肤仅能从这些纤维中获得稀疏的血供。因此，一次性完全松解这些粘连也是不可取的，不仅容易形成空腔不利于脂肪成活，更会导致表面皮肤的缺血坏死。放射治疗后的瘢痕粘连为部分乳房重建带来的难题至少表现在以下四个方面。

1. 受区容量缺失 即使术前利用ETE充分预扩张，脂肪移植最多能够使受区组织的厚度增加一倍。

2. 网状纤维粘连 粘连的纤维需要通过经皮穿刺松解。但若松解范围超过50%，容易破坏表皮的血供。

3. 稀疏的毛细血管网 放疗导致毛细血管密度降低。放射治疗后的瘢痕组织血供较少，与正常组织相比其耐受手术操作能力较差。能够接受移植颗粒的受区位点数量也较正常组织更少。

4. 受区组织顺应性差 ETE为这些难题提供了一个解决思路。外部负压吸引使组织内纤维支架扩张，刺激基质组织及血管的新生，创造可容纳移植脂肪的空间，提高脂肪成活的可能性[14]。虽然与正常组织相比，ETE对瘢痕组织的扩张有限，但仍然能提高后续瘢痕松解的效率。ETE能够促进血管新生，增加毛细血管密度。因此，ETE也能够增加受区位点的数量。同时，血管网密度的增加也保障了更进一步网状松解的安全性。

组织工程是通过在支架上种植细胞来获得新的组织。利用ETE、脂肪移植联合Rigottomy技术进行乳房重建就是一个很好的在体组织工程的例子。组织支架由机械牵拉扩张和网状松解创造，细胞则由移植脂肪提供。

患者的选择与术前准备

最适合进行ETE和自体脂肪移植部分乳房重建的患者应有适量的脂肪储备与合理的预期。在开始使用ETE之前，患者应先进行20分钟的试戴，确定其能够耐受ETE，并由医务人员告知患者正确的佩戴位置和使用方法。患者应有较好的依从性，因为正确的佩戴对充分扩张至关重要。吸烟患者、出凝血异常患者、大疱类皮肤病（如大疱性表皮松解症、天疱疮等）患者、佩戴区域皮肤存在感染灶

临 床 案 例

[病例 29-1]

　　1例部分乳房重建的案例。图29-7A～C为预扩张前。图29-7D～F为术后1周，经过预扩张后，左侧乳房填充脂肪300 cm³。图29-7G～I为重建完成后1年，共进行2次ETE后脂肪移植。

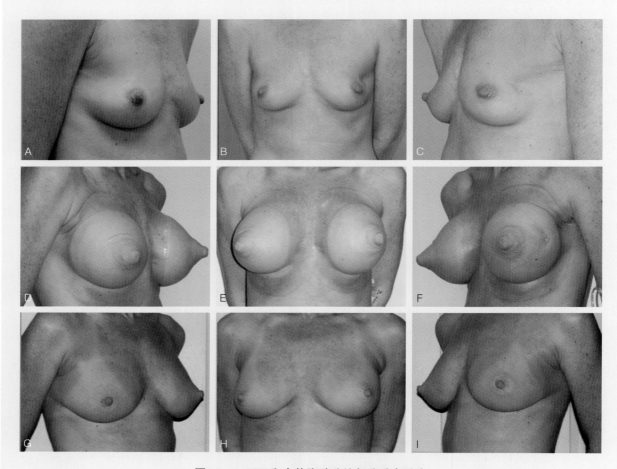

图 29-7　ETE和自体脂肪移植部分乳房重建

者，以及对手术效果期望过高的患者不适合该治疗方法。体重指数（body mass index, BMI）偏低并不是治疗的禁忌，但若是既往接受过脂肪抽吸术的患者则需慎重考虑。不过，从脂肪含量较少的患者身上获取足够的脂肪也需要更精湛的技术和更耐心的操作。

　　距离部分乳房切除术及放疗完成3个月以上的患者，均建议在术前行MRI检查作为基线参考。MRI一方面可以更好地评估受区的三维结构，另一方面能在术前除外局部的肿瘤病灶。患者在乳房重

建完成后6个月时应再进行一次MRI，以便为将来的随访研究作参考。

　　和传统方法不同的是，我们推荐在最后一次放射治疗完成后立即开始第一次脂肪移植。因为此时术区组织仍处于炎症状态，纤维粘连尚未形成。此时脂肪移植的目的实际上是为了防止纤维粘连的形成。第一次脂肪移植仅植入少量脂肪，不使用ETE。据作者经验，这种早期干预的效果非常好。早期脂肪移植能够减轻放射治疗后的瘢痕形成，患者也能从中获益。

临 床 案 例

[病例29-2]

1例右侧乳腺BCT后ETE和自体脂肪移植部分乳房重建术患者治疗前后乳房形态。图29-8A ~ C为使用ETE扩张前；图29-8D显示患者佩戴ETE系统；图29-8E和F显示的是用于脂肪注射的多个进针口；图29-8G ~ I显示了预扩张后、脂肪移植前术区的状态，与图29-8A ~ C相比，乳房形态已有部分改善；图29-8J ~ L为术后1年随访时的乳房形态。

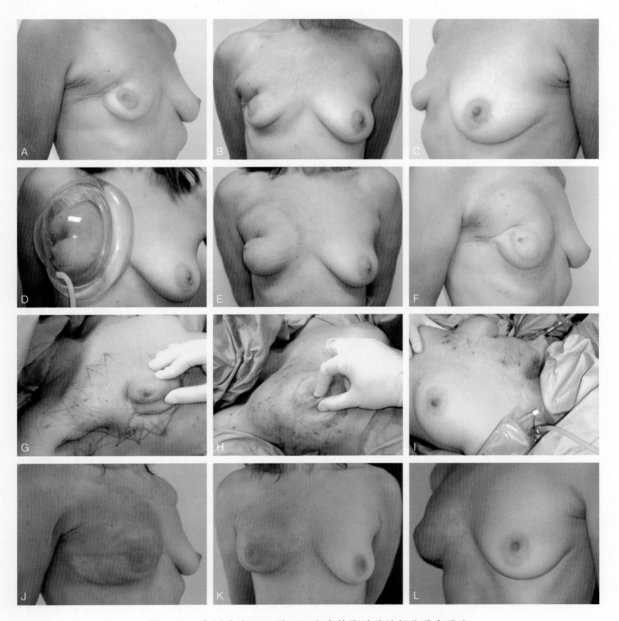

图29-8 右侧乳腺BCT后ETE和自体脂肪移植部分乳房重建

从第二次脂肪移植起，患者开始使用ETE。但如果第一次脂肪移植时距离放射治疗完成已超过3个月，则从第一次移植时就开始使用ETE。我们目前推荐的使用强度是在脂肪移植术前15天内有效佩戴200 h。真空泵在1天内至少产生10 h交替循环的负压变化，即3分钟高负压（60 mmHg）与1 min无负压（0 mmHg）交替循环。

当乳房在预扩张后体积增大至2.5倍以上时，或者术区轮廓较扩张前明显改善时，即可进行脂肪移植。患者必须充分认识预扩张的重要性，因为患者的积极配合在乳房重建过程中非常重要。预扩张越充分，可移植并成活的脂肪量就越大，最终的乳房体积与形态也会更佳。

外科技术

脂肪获取

手术医师应在术前做好详细的手术计划。术前应嘱患者取站立位，做好术区标记。常用的脂肪供区包括髂腰部、腹部和大腿内侧。可根据患者的具体情况，优先选择随体重波动变化较小的稳定的脂肪供区。肿胀液中应含有肾上腺素，以达到收缩血管的作用。将肿胀液注入脂肪组织中，直到达到"肿胀"（即组织坚实、膨胀）的程度。通常每个取脂部位需要1～2 L肿胀液。

对于BMI偏低、脂肪较少的患者，则需要在更大的范围内获取脂肪，抽吸时应尽量做均匀的薄层抽吸。在吸脂区周围取8～10个吸脂口，通过不同吸脂口进行多方向、多隧道、多层次的脂肪抽吸。传统吸脂术强调在隐蔽区域做尽可能少的吸脂口，而作者认为14G吸脂针并不会留下明显的瘢痕，因此可取多个吸脂口，更有利于均匀抽吸。脂肪填充的过程也是如此，作者称之为"喷洒技术（sprinkler method）"，多个"喷头（sprinkler heads）"更有利于将脂肪颗粒均匀地"喷洒"到受区中（译者注：相对于西方人，亚洲人的皮肤更容易产生瘢痕，应尽量采用隐蔽部位的吸脂口进行脂肪抽吸术，在脂肪填充时也是如此）。

对于BMI偏低患者来说，脂肪是相当珍贵的，每次手术仅获取需要的脂肪量即可。需要的脂肪量根据受区容量来决定。受区容量需要手术医师根据受区体积（受区面积×组织厚度）以及受区组织的顺应性来估计。若是放射治疗后坚硬的瘢痕组

织，即使是预扩张后，在第一次移植时扩张能力都不超过20%～35%。但随着脂肪移植联合ETE的进行，受区组织的质地将逐渐改善，最终能够扩张约50%～60%。一般而言，部分乳房切除术后体积缺损部位的面积约为200 cm²，根据患者体型的不同，其面积可能在100～400 cm²不等。从肋弓到皮肤的组织厚度大约为3～8 cm，平均为5 cm。因此，受区的容积平均约为1 000 cm³，第一次脂肪移植时所需的脂肪量就是20%×1 000 mL=200 mL。而在后续的手术过程中，需要的脂肪量可能会达到400 mL（处理前）。

脂肪抽吸时，作者采用的是Lipografter系统（Lipocosm公司）。这是一套简单、实用、高效的脂肪抽吸移植装置，集脂肪抽吸、收集、处理及注脂为一体，将所有过程集合在一封闭系统中完成。吸脂过程使用的是12孔12G（2.7 mm）的吸脂针，负压由K-VAC注射器提供。

Lipografter系统、K-VAC注射器以及AT阀使脂肪从抽吸获取到收集都在同一个封闭系统中完成。将收集袋静置15分钟后去除底层的肿胀液即可得到上层的脂肪组织。这套系统中有一对弹簧片，能够持续拉动注射器活塞，在整个吸脂过程中精确稳定地提供300 mmHg的负压。当注射器充满脂肪后，手术医师推动注射器活塞，注射器内的脂肪就会通过AT阀自动进入收集袋。AT阀是一个四通接头，且对脂肪细胞的损伤很小[14]。这套系统在操作过程中不需要更换注射器，节省了手术时间。获取的脂肪始终处于封闭系统内，减少了污染的风险。美中不足的是，活塞在工作过程中会在管道中形成一定的气流。即使将负压值调低，气流仍然存在，并且会不可避免地在一定程度上带走管道中脂肪组织中的水分（图29-9）。

脂肪处理

每个收集袋的容量为200 cm³。当收集袋充满时，可由器械护士更换收集袋。装满的收集袋可以采用离心法，即在血库离心机中15 g离心1 min；也可以直接采用静置法，即将收集袋挂在套有无菌袋的输液架上静置15 min。利用Lipografter系统获得的脂肪中几乎很少出现油脂，且收集袋下层的肿胀液可以从底部的通道排出，仅留取上层的脂肪待用。

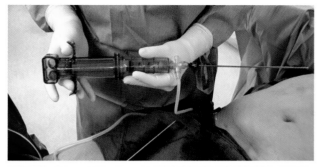
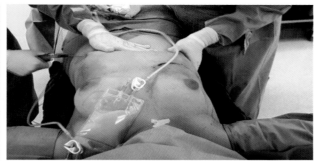
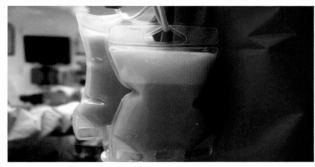

图29-9　自体脂肪移植部分乳房重建脂肪获取过程

大多数进行大容量脂肪移植的外科医师已经不再使用标准的1 200 g离心获得脂肪的方法。事实证明，在脂肪填充过程中，含有一定水分的脂肪在受区中更容易分布均匀，比高度浓缩的脂肪更有利于移植物与受体位点的接触。而且，作者认为，应尽可能将吸出的脂肪组织"原封不动"地移植回体内，处理过程中尽可能减少对脂肪组织的干扰。吸出的脂肪组织并不"脏"，没有必要清洗或纯化。同时，吸出物中含有许多有利的成分（例如血小板、血浆等），不应丢弃。静置后底层的肿胀液可以用作受区的肿胀液，一方面这些液体可以使受区达到"肿胀"的目的，更有利于瘢痕的松解；另一方面吸出物中含有的肾上腺素具有收缩血管的作用，减少出血并保留更多的毛细血管网。

脂肪填充

为了最大限度提高移植脂肪的再血管化及成活率，脂肪填充的过程应该遵循"喷洒技术"的原则，仔细地将脂肪颗粒细致均匀地填充到受区中。环绕受区周围做8～12个进针口，如同多个"喷头"。填充时用14G（2.3 mm）注脂针从进针口至远端呈放射状多隧道地进行填充，每个隧道中填充宽度不超过2 mm的脂肪条带，避免条带融合成大的脂肪颗粒。我们将受区看作一个多层结构，层与层间隔0.5～1 cm。通常从最浅层，也就是真皮下层开始填充。然后在第一层的深面数个毫米处进行

第二层填充。第三层通常取最深层，也就是胸廓前层次。接着，在各层次之间继续增加填充的层次，使脂肪尽可能均匀、分散。填充的关键就是避免脂肪颗粒之间互相融合，否则必定会导致脂肪坏死或油囊的出现[13-17]。

使用14G单孔（1 mm × 2 mm）扁头的弧形注脂针进行脂肪填充。弧形注脂针能够更好地顺着乳房形态进行填充。填充过程应时刻保持针尖向上，避免进入胸腔。

作者推荐注脂时使用2.5 mL注射器和20 cm长的注脂针，更有利于对注脂量的控制。利用小号的注射器可以精确控制在注脂针每后退1 cm，填充脂肪0.1 cm³，且脂肪条带宽度不超过2 mm。使用大号的注射器未必能做出如此精确的控制。Lipografter系统会自动将收集袋中的脂肪通过AT阀抽取至注射器中，因此填充过程中不需要更换注射器，大大节省了手术时间，即使使用小号注射器也十分方便。

术后管理

术后一般建议患者休息4～5天。告诉患者不要挤压或按摩乳房，不要穿胸衣或其他紧身衣。从术后第5～7天起，患者继续使用ETE进行低负压恒压扩张，每天佩戴10 h，坚持6～8周；或使用贴合乳房的硬质石膏固定乳房，维持乳房的扩张状态，防止回缩。这些措施可以利用外部张力维

临床案例

[病例29-3]

部分乳房切除术后利用ETE联合脂肪移植进行乳房重建的过程。图29-10A～C为术前的形态。图29-10D～F为佩戴ETE扩张后。图29-10G～I为重建完成后1年的形态，共进行了2次脂肪移植及ETE。

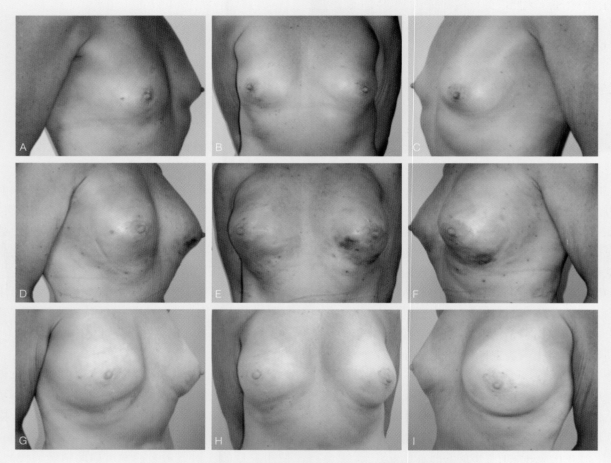

图29-10　部分乳房切除术后，ETE联合脂肪移植部分乳房重建

持术后乳房的形态，避免回缩。石膏的佩戴时间也是6～8周，保持乳房轻度水肿的状态也有利于促进脂肪成活。10周以后，患者可以开始下一次手术前的预扩张。多次进行脂肪移植，直到乳房形态满意为止。

结局与评价

一般来说，没有经过放射治疗的部分乳房重建需要1～3次脂肪移植，而放疗后的患者则需要2～4次移植手术，两次手术之间间隔约3个月。重建后的乳房较术前柔软度有所增加，部分患者甚至能够恢复一部分皮肤感觉。重建后，乳房的大小、形态、对称性以及皮肤的感觉都符合大部分患者的预期，满意率高达90%。几乎所有患者在术后5～7天就可以恢复正常活动，对日常生活影响很小。

总体而言，术后并发症发生率约为3%。虽然在手术过程中会尽量避免注脂针进入胸腔，但仍有1%的可能发生气胸。不过，发生气胸后不需要特别处理，可以通过胀肺等保守措施治愈，很少出现严重气胸。皮肤坏死的发生率约为2%，均是因为过度松解或过度填充导致的。脂肪坏死方面，尽管我们采用了各种措施来减少脂肪坏死的发生，影像学检查发现仍有大约18%的患者出现可触及的良性结节。作者随访了115名利用ETE和脂肪移植进行部分乳房重建的患者。在平均3.5年的随访时间中，2例患者出现乳腺癌复发或同侧乳腺的原发癌，总体低于乳腺癌的预期复发率。这也证实了近年来研究表明的脂肪移植并不会增加乳腺癌复发率的结论[22]。

结论

利用ETE和脂肪移植及Rigottomy技术进行部分乳房重建是一种安全、创伤极小的在体组织工程技术。外扩张建立了一个三维生物支架，同时诱导血管新生，增加了受区位点。Rigottomy技术使得放射治疗后的瘢痕组织转变为适合脂肪移植的基质。遵循脂肪移植的基本原则，就能够松解瘢痕，提高移植物成活，增加乳房体积并矫正乳房形态。这种重建方法住院时间短，无明显瘢痕，且重建后的乳房质地柔软，形态自然，皮肤感觉正常，可以说是还给患者一个自然真实的乳房。

当然，这种乳房重建的缺点就在于需要进行多次手术，且患者需要佩戴数周的外扩张装置。佩戴过程虽然无痛，但仍会有不适感。对于ETE和脂肪移植进行部分乳房重建，不论是患者的接受度还是满意率都是相当高的[8, 14, 16]。

本 章 要 点

- 部分乳房切除可能导致严重的乳房畸形，需要乳房重建以纠正乳房美学缺陷。
- ETE可以用于建立受区纤维血管支架，更有利于移植脂肪的成活。
- 血供的建立和充足的受区容量是保证游离脂肪移植后脂肪成活的基础。
- 部分乳房切除后的术区必须经过预处理才能够容纳乳房重建所需要的脂肪量。
- ETE联合经皮三维网状松解能够将放射治疗后的瘢痕组织转变为适合脂肪移植的基质。
- 拥有适量的脂肪储备且对手术效果有合理预期的患者是ETE自体脂肪移植部分乳房重建的最佳指征。
- 为了最大限度提高移植脂肪的再血管化及成活率，在脂肪填充的过程中应该遵循"喷洒技术"的原则，仔细地将脂肪颗粒细致均匀地填充到受区中。

参考文献

[1] World Health Organization. Globocan 2008, estimated cancer incidence, mortality, prevalence and disability-adjusted life years (DALYs) worldwide in 2008. Available at *http: //globocan.iarc.fr*.

[2] American Cancer Society. Breast reconstruction after mastectomy. Available at *http: //www. cancer.org/acs/groups/cid/documents/ webcontent/002992-pdf*.

[3] Nano MT, Gill PG, Kollias J, et al. Psychological impact and cosmetic outcome of surgical breast cancer strategies. ANZ J Surg 75: 940, 2005.

[4] Wilkins EG, Cederna PS, Lowery JC, et al. Prospective analysis of psychosocial outcomes in breast reconstruction: one-year postoperative results from the Michigan Breast Reconstruction Outcomes Study. Plast Reconstr Surg 106: 1014; discussion 1026, 2000.

[5] Atisha D, Alderman AK, Lowery JC, et al. Prospective analysis of long-term psychosocial outcomes in breast reconstruction: two-year postoperative results from the Michigan Breast Reconstruction Outcomes Study. Ann Surg 247: 1019, 2008.

[6] Albornoz CR, Bach PB, Mehrara BJ, et al. A paradigm shift in U.S. breast reconstruction: increasing implant rates. Plast Reconstr Surg 131: 15, 2013.

[7] Khouri RK, Schlenz I, Murphy BJ, et al. Nonsurgical breast enlargement using an external soft-tissue expansion system. Plast Reconstr Surg 105: 2500, 2000.

[8] Khouri RK, Del Vecchio D. Breast reconstruction and augmentation using pre-expansion and autologous fat transplantation. Clin Plast Surg 36: 269, 2009.

[9] Chin MS, Ogawa R, Lancerotto L, et al. In vivo acceleration of skin growth using a servocontrolled stretching device. Tissue Eng

Part C Methods 16: 397, 2010.

[10] Liu PH, Lew DH, Mayer H, et al. Micro-mechanical forces as a potent stimulator of wound healing. J Am Coll Surg 199: 57, 2004.

[11] Heit YI, Lancerotto L, Mesteri I, et al. External volume expansion increases subcutaneous thickness, cell proliferation, and vascular remodeling in a murine model. Plast Reconstr Surg 130: 1, 2012.

[12] Lancerotto L, Chin MS, Freniere B, et al. Mechanisms of action of external volume expansion devices. Plast Reconstr Surg 132: 569, 2013.

[13] Khouri RK, Rigotti G, Cardoso E, Khouri RK Jr, Biggs TM. Megavolume autologous fat transfer: part I. Theory and principles. Plast Reconstr Surg 133: 550, 2014.

[14] Khouri RK, Rigotti G, Cardoso E, Khouri RK Jr, Biggs TM. Megavolume autologous fat transfer: part II. Practice and techniques. Plast Reconstr Surg 133: 1369, 2014.

[15] Khouri RK, Eisenmann-Klein M, Cardoso E, et al. Brava and autologous fat transfer is a safe and effective breast augmentation alternative: results of a 6-year, 81-patient, prospective multicenter study. Plast Reconstr Surg 129: 1173, 2012.

[16] Khouri RK, Khouri RK Jr, Rigotti G, et al. Aesthetic applications of Brava-assisted megavolume fat grafting to the breasts: a 9-year, 476-patient, multicenter experience. Plast Reconstr Surg 133: 796, 2014.

[17] Khouri RK, Rigotti G, Khouri RK Jr, et al. Tissue-engineered breast reconstruction with Bravaassisted fat grafting: a 7-year, 488-patient, multicenter experience. Plast Reconstr Surg 135: 643, 2015.

[18] Doi K, Ogata F, Eto H, et al. Differential contributions of graft-derived and host-derived cells in tissue regeneration/remodeling after fat grafting. Plast Reconstr Surg 135: 1607, 2015.

[19] Spear SL, Pittman T. A prospective study on lipoaugmentation of the breast. Aesthet Surg J 34: 400, 2014.

[20] Rigotti G, Marchi A, Galie M, et al. Clinical treatment of radiotherapy tissue damage by lipoaspirate transplant: a healing process medicated by adipose-derived adult stem cells. Plast Reconstr Surg 119: 1409, 2007.

[21] Mojallal A, Lequeux C, Shipkov C, et al. Improvement of skin quality after fat grafting: clinical observation and an animal study. Plast Reconstr Surg 124: 765, 2009.

[22] Kuerer HM, Smith B, Garvey P, et al. Lipofilling of the breast does not increase the risk of recurrence of breast cancer: a matched controlled study. Plast Reconstr Surg 137: 385, 2016.

第30章

脂肪移植在保乳治疗后乳房畸形矫正中的应用

Fat Grafting in the Breast-Conserving Therapy Deformity

Gino Rigotti, Alessandra Marchi, Guido Baroni

保乳治疗（breast-conserving therapy, BCT）为临床早期乳腺癌患者提供了一种有价值的治疗选择，既能获得有效的肿瘤局部控制，又保留了相对可接受的乳房美学效果。许多研究表明，肿块切除术或象限切除术后予以辅助放疗可以达到与乳房切除术相当的疗效，其优点是显著减少致残率[1-6]。然而近年来，在乳腺癌患者的BCT中，发生了越来越多令人失望的BCT术后乳房畸形，这往往与外科医师对乳房美学的关注不足，以及BCT指征选择不合理有关。乳房体积过大或需要大范围肿瘤切除患者都是BCT后乳房美学效果的负面影响因素[7, 8]。尽管肿瘤整形技术也在不断发展，却有越来越多的患者对BCT后乳房畸形不满意，进而寻求整形外科医师行乳房重建手术。Berrino等[9]将BCT乳房畸形归类为象限切除术后畸形，Clough等[10]重新归类分为 I～III 型（第24章）。矫正BCT后乳房畸形的传统方法是采用复杂的皮瓣转移。由于在放射治疗后组织的基础上进行再次手术，相关的术后并发症发生率高，因此手术的成功率相对较低。

乳腺癌BCT后乳房畸形两个主要原因：① 纤维化、瘢痕挛缩和放射治疗引起的乳房形状改变；② 腺体和皮下组织切除引起的容量改变。不同的畸形，需要不同的矫形策略与技术。

当考虑到这两方面因素时，BCT后乳房畸形的治疗还应包含组织再生的概念。如果能够将纤维化组织转化为正常组织，则可以解决外形改变的问题；在切除肿瘤及肿瘤周围部分正常组织引起的组织缺损，可通过增加容积和再生健康组织，实现容积的改变。

脂肪组织：再生因子

脂肪组织作为填充材料在整形手术中的应用由来已久。自19世纪以来，脂肪移植就被关注并用于疾病治疗和美容领域[11]。直到最近，分子生物学和细胞生物学的进展才使人们进一步深入了解脂肪移植的科学基础，并且不断涌现出脂肪作为具有再生潜力移植物的新证据[12-15]。尽管仍有争议，但有力的证据表明，脂肪组织的增生能力归因于其中的多能干细胞具有多系属性，可以分化为成熟脂肪细胞。最近的研究表明，脂肪基质血管细胞成分（adipose stromal vascular cell fraction, SVF）含有促血管生成能力的再生前体细胞[16-18]。脂肪干细胞分泌促血管生成因子和抗凋亡因子[19, 20]，并可以分化为内皮细胞并参与血管形成[21]，从而促进缺血组织中新生血管的形成。

移植的脂肪组织（脂肪抽吸物）具有促进成熟脂肪细胞再生的能力，为BCT后容积的恢复提供了可能。此外，还可以观察到脂肪抽吸物中的基质细胞成分具有促进血管新生的特性，分泌促血管再生因子，促进新生血管形成，改善纤维化组织的血供，实现外形的恢复。

脂肪抽吸物的细胞学特性

在最近的一项临床试验研究中[22]，我们报道了多次脂肪移植治疗慢性放射性损伤的显著效果。注射脂肪因何实现如此惊人的再生能力？为了探寻其中的机制，我们采用细胞学技术对脂肪抽吸物进行了研究，以定量评估移植组织中间充质干细胞（mesenchymal stem cell, MSC）存在的数量，并评估其分化潜能。整个实验分析均根据现行标准方法和程序进行。

第一阶段：SVF的分离

用无菌Hanks平衡盐溶液清洗40 cm³脂肪抽吸物。清洗完毕后，细胞外基质在37 ℃、1 mg/mL Ⅰ型胶原酶和2%牛血清白蛋白（bovine serum albumin, BSA）的盐溶液中消化。孵育后，中和消化酶，以1 200 rpm离心10 min，以获得高密度SVF颗粒。将其重新悬浮在160 mM NH₄Cl中，并在室温下培养10 min，以溶解混杂其中的红细胞。孵化后，通过离心收集SVF，并通过70 μm尼龙网过滤以去除细胞碎片。

第二阶段：MSC扩增

为获得均匀的MSC集落，将SVF以$1 \times 10^5/cm^2$的细胞浓度在高浓度葡萄糖、Ⅰ-谷氨酰胺、15%热灭活胎牛血清（heat inactivated fetal calf serum, FCS）、100 U/mL青霉素和100 μg/mL链霉素培养基中孵育72 h。然后，将这些细胞在特定的BD Falcon培养瓶中进行2～3周的第二次孵育。以上细胞培养均在37 ℃、5% CO_2的环境中进行。

第三阶段：MSC的免疫分析

根据MSCs的免疫表型，用CD105（endoglin）、CD73、CD106（VCAM-1）、CD29、CD44和CD90特异性单克隆抗体进行鉴定。此外，还评估了内皮细胞（抗CD31抗体）和造血细胞（抗CD45、抗CD14、抗CD11c和抗CD34抗体）标记表达的缺失。用特异性抗体孵育100 cm³细胞悬液30 min，然后进行免疫表型分析，使用流式细胞仪分析至少10 000个细胞。结果表明，脂肪组织来源、体外扩增的MSCs表面标记CD105、CD73、CD29、CD44和CD90呈阳性，与骨髓来源的干细胞相似；而内皮细胞（CD31）和造血细胞（CD45、CD14和CD34）标记均为阴性。单次吸脂可获得大量（1.02×10^3）克隆性CD105阳性细胞，即集落形成单位-成纤维细胞（colony forming units-fibroblast, CFU-F）。

第四阶段：MSC分化试验

检测MSCs向脂肪细胞、成骨细胞和软骨细胞分化的能力。用特定培养基（成脂肪性、成骨性或成软骨性，取决于细胞的处理方式）培养MSC 2周后可分化。超过90%的细胞发生了分化，这取决于诱导分化培养的时间。

脂肪移植的临床效果

这项临床试验性研究侧重于治疗放疗后损伤，在所有20名参与者中都显示出非常显著的临床改善[22]。临床评估包括病理组织学的超微结构相关分析，随访长达36个月。分析显示出明显的组织逐步再生迹象。最终结果显示，组织水分充足，具有成熟和正常脂肪细胞密度，具有正常超微结构的新生微血管网络。这些结果大大鼓励了我们将自体脂肪移植用于治疗BCT乳房畸形的信心，并提出了组织再生和新生血管形成是体积增大和外形恢复原因的假说。

外科技术

手术计划

（1）脂肪的获取。
（2）脂肪的纯化。
（3）脂肪的注射。

无须特殊的患者准备或手术设计。开始重建手术时机最好选择在乳房放疗至少1年后。畸形包括尚有健康皮肤覆盖，有轻度轮廓不规则（手术容易矫正），到合并瘢痕挛缩的严重纤维化（手术矫正困难）等各种情况。更复杂的畸形往往需要更多次手术，需要术前与患者讨论。在任何BCT畸形行重建术前，癌症监测和乳腺影像学检查都很重要。

术前确定目标注射区域、进针点的数目和位置以及脂肪注射通道的方向。目标是实现移

植脂肪最大限度地均匀分布，并减少重叠和
空隙。

脂肪移植手术有脂肪的获取、脂肪的纯化和脂肪的注射3个主要步骤。

第一阶段：脂肪的获取

脂肪的采集在患者深度镇静下进行，术前20分钟预防性应用抗生素。通常在大腿及膝内侧、腹部或大转子区域采集脂肪。在开始吸脂之前，吸脂区域注入肿胀液局部浸润麻醉（肿胀液配方：生理盐水500 mL+利多卡因100 mg+肾上腺素0.5 mL）。

吸脂采用直径为2 mm，末端钝头（blunt tip），侧孔钝边（dull distal opening）吸脂针（图30-1），将其连接到10 mL螺口注射器，吸脂时避免过大的负压。

第二阶段：脂肪的纯化

脂肪纯化的处理旨在快速去除脂肪抽吸物中大量的甘油三酯。在完成脂肪抽吸后，将吸脂针从注射器上取下并换上塞子，取下注射器活塞，将注射器直接放入离心机中（图30-2）。

纯化是通过将注射器在3 000 rpm，离心3 min，将脂肪组织中的水和受损脂肪细胞释放的油分离出来。离心后在注射器内产生3个明显的分层，上层含有来自破裂脂肪细胞的油性成分，中层是有用的脂肪组织，最底层含有血液、盐水和残留的肾上腺素和利多卡因（图30-3）。弃去上层和下层（使用神经外科棉垫吸出油，打开塞子释放下层液体），纯化的脂肪转移至2 mL注射器备用。

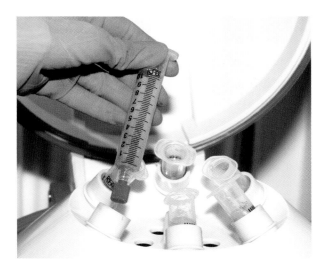

图30-2 脂肪抽吸物离心纯化

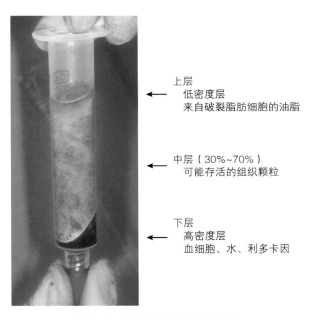

上层
低密度层
来自破裂脂肪细胞的油脂

中层（30%~70%）
可能存活的组织颗粒

下层
高密度层
血细胞、水、利多卡因

图30-3 脂肪抽吸物离心后状态

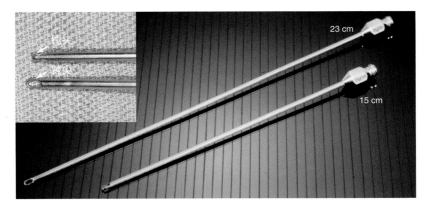

图30-1 吸脂专用直径为2 mm吸脂针

第三阶段：脂肪的移植

当患者完成深度镇静后，乳房术区先注射肿胀液局部浸润麻醉。将纯化后备用的脂肪注射至受区组织内，用钝针注射以避免穿破静脉和动脉引起血肿。对于瘢痕粘连区域（特别是放疗术后）用带有前端分离功能的注脂管Coleman Ⅲ和Ⅴ型（图30-4）注射脂肪。

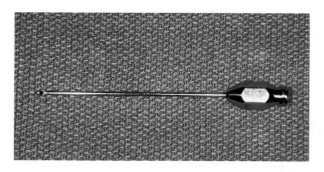

图30-4　前端带有分离功能的注脂管

> 脂肪的注射量和注射分布的均匀性是进行脂肪移植时要考虑的两个主要因素。

脂肪的注射量因人而异。皮下组织松软度、腺体的量和皮肤组织的挛缩是关键因素。注射脂肪时，一定要避免过度填充，造成组织间隙压过高，以保持治疗区域的适度弹性。

脂肪组织在受区分布要均匀，使得移植脂肪与受区组织的接触最大化，从而最大限度地提高了最后治疗效果。计算机辅助手术计划和术中指导有助于优化脂肪组织分布的均匀性。

这项技术利用患者摄片和一组确定边界的图像，来明确进针点、通道的数量和初始位置，可行插入的通道和峰值角值，以及最终无法到达或无法治疗的区域[22]。图30-5这张计算机辅助图像显示了3个进针点，每个进针点都有3条插入路径。绿色区域是没有接受移植脂肪的最大区域，意味着自动优化过程中要减到最少的量。

通常来说，在每个注射通道上注射少量纯化脂肪组织是获得显著效果的关键，必须在退针的同时行注射操作，以尽量减少动脉或静脉栓塞的风险（图30-6）。大多数情况下，注射脂肪量过大或分

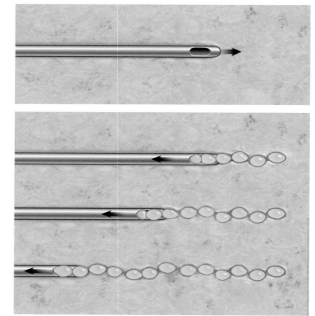

图30-6　脂肪细胞的植入技术

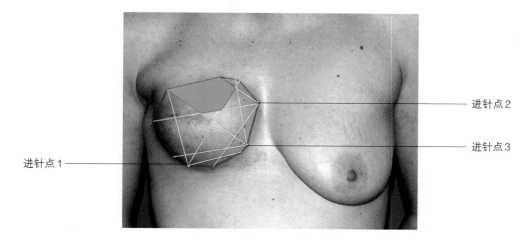

进针点2

进针点3

进针点1

图30-5　计算机辅助手术计划术中指导优化脂肪组织分布的均匀性

布不匀的局部团聚会导致油性囊肿和（或）大块钙化（图30-7）。

治疗的次数取决于最初的临床表现和患者对细

胞治疗的特异反应。我们的患者一般3～6次治疗足以达到满意效果，目前尚无脂肪抽吸细胞治疗的其他禁忌证报道。

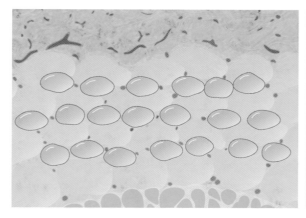 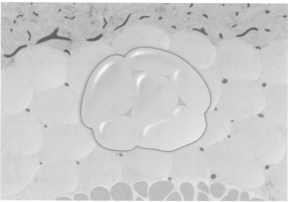

图30-7　注射脂肪量过大或分布不匀的后果

临 床 案 例

为了佐证脂肪移植作为治疗BCT乳房畸形的一种有前景的方法，展示6例患者治疗前后的图片，患者均经历了象限切除术和放射治疗，并在知情同意后接受了脂肪抽吸和脂肪移植的细胞疗法。脂肪移植手术的次数从3～6次不等，每次注射的纯化脂肪80～130 mL不等。

[病例30-1]

患者在右侧乳房外上象限切除术和放疗后出现乳房畸形，腺体组织的上移减少了乳房的垂度，乳房下皱褶（inframammary fold, IMF）上移（图30-8A，C）。皮下和腺体后组织3次脂肪移植的均匀分布，实现了乳房体积的增大和向下位移。这种位移使乳房恢复了一定的垂度，IMF回到了适当位置，乳头-乳晕复合体（nipple-areola complex, NAC）有所降低，最终获得了很大程度的美学改善（图30-8B，D）。

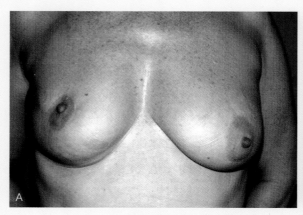 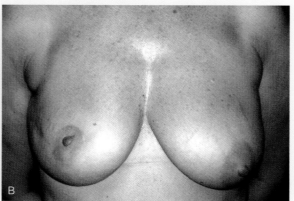

图30-8A～B　皮下和腺体组织3次脂肪移植，矫正右侧乳房外上象限切除和放射治疗后乳房畸形

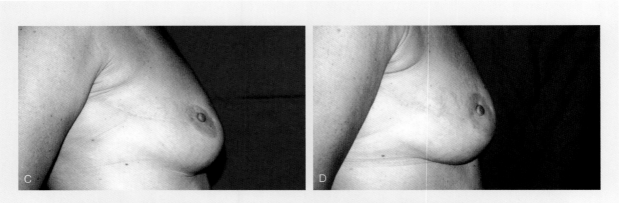

图30-8C～D 皮下和腺体组织3次脂肪移植，矫正右侧乳房外上象限切除和放射治疗后乳房畸形

[病例30-2]

患者术后出现体积和外形的畸形，并因放射治疗瘢痕挛缩而加重（图30-9A，C）。治疗分为4个疗程，间隔3～4个月。注射的脂肪均匀分布于内上象限和其余象限的皮下及乳腺后组织内。治疗后，患者乳房的体积和外形均获得了显著改善（图30-9B，D）。

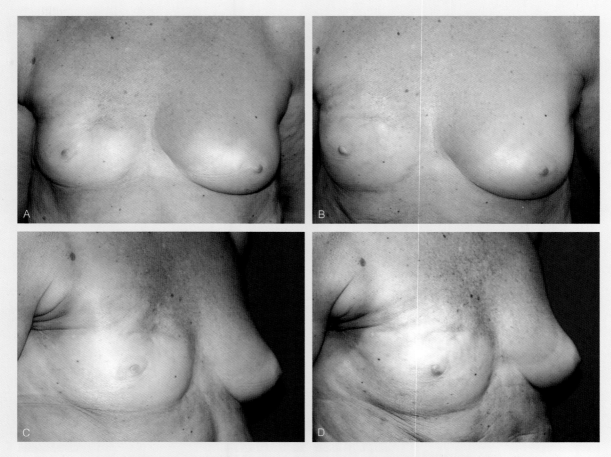

图30-9 皮下和腺体组织4次脂肪移植，矫正右侧乳房体积及形状畸形

[病例 30-3]

　　该患者有 3 个问题：两个上象限之间长条形垂直瘢痕挛缩；外上象限残余腺体组织向上挛缩并与
肋骨粘连；乳房的垂度不足合并体积缩小（图 30-10A，C）。细胞治疗包括 4 次脂肪移植手术，间隔
3 ～ 4 个月。治疗靶区包括垂直瘢痕、上象限和整个乳房的皮下脂肪和乳腺组织后。经过治疗，垂直
瘢痕延长，NAC 高度降低。上象限更加饱满，皮下脂肪和乳腺后组织增多，外上象限横褶不再存在。
整个乳房皮下脂肪和乳腺后组织的容量得到了恢复，乳房的垂度也明显改善（图 30-10B，D）。

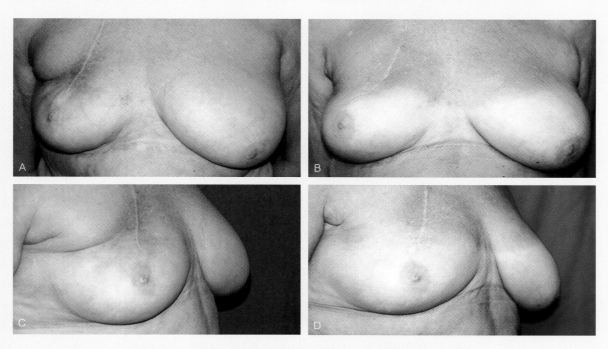

图 30-10　皮下和腺体组织 4 次脂肪移植，矫正右侧乳房复合畸形

[病例 30-4]

　　患者接受了象限切除术和术后放疗，组织缺失主要集中在外上象限，包括部分中央象限，NAC 与肋
骨的粘连使畸形加重（图 30-11A）。一共进行了 6 次脂肪移植。主要将脂肪注射在中央和外上象限，以再
生脂肪改善外形且提高 NAC。治疗后，外象限和下极的腺体组织饱满，IMF 位置恢复（图 30-11B）。

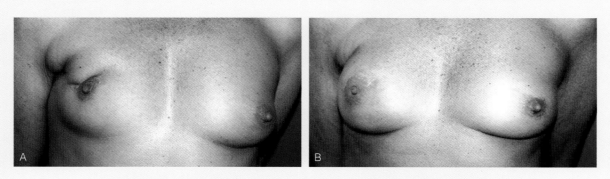

图 30-11　皮下和腺体组织 6 次脂肪移植，矫正右侧乳房外上象限畸形

[病例30-5]

　　患者左侧乳房外下象限已无乳腺腺体组织，轮廓已不存在，放射治疗后瘢痕挛缩加重了皮肤包被的不足，但残留的乳腺组织没有向上收缩（图30-12A，C）。经过3次脂肪移植术治疗后，乳房下外侧象限的形状及皮肤已经获得了很好的恢复（图30-12B，D）。

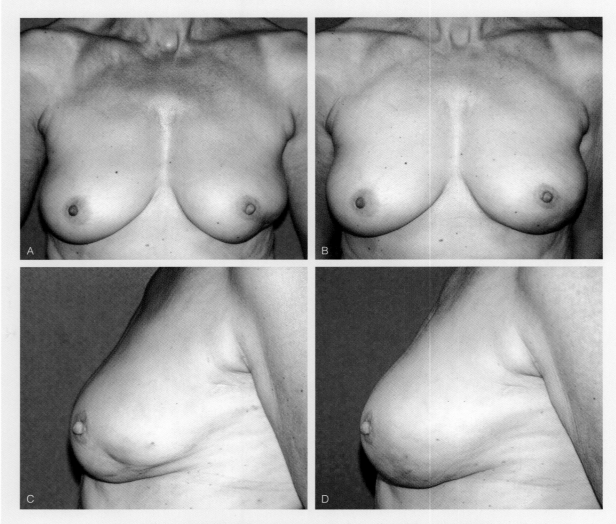

图30-12　皮下和腺体组织3次脂肪移植，矫正左侧乳房外下象限畸形

[病例30-6]

　　与病例30-5患者相似，右侧乳房外下象限已无乳腺腺体组织，轮廓已不存在，放射治疗后瘢痕挛缩加重了皮肤包被功能不全，由于皮肤收缩和放射治疗导致的挛缩，乳房下出现了线性的沟状凹陷改变（图30-13A，C）。共进行了4次脂肪移植手术，集中在下外象限皮下脂肪层、胸肌间隙和乳腺下外象限，恢复了乳房下方沟状凹陷的形态（图30-13B，D）。

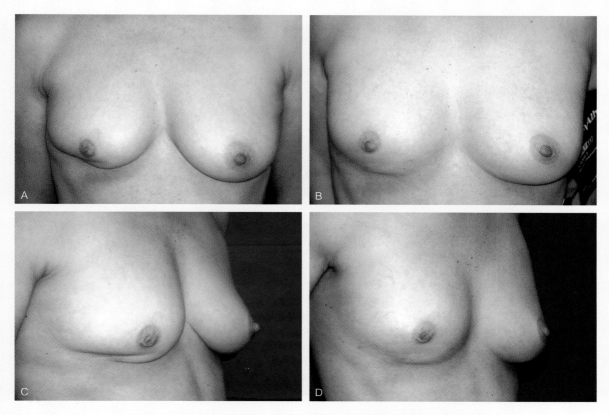

图30-13 皮下和腺体组织4次脂肪移植，矫正右侧乳房外下象限畸形

结论

根据既往的报道和临床效果来看，脂肪移植是治疗BCT乳房畸形的一种非常有前景的技术。其主要优势在于脂肪组织代表了一种可供选择的干细胞来源，其在人体内有丰富的来源，可以通过微创手术较容易地获得。少见近期和晚期并发症，术后仅有局部淤血和供区小的血肿，通常在几周内消失。另外，脂肪移植后不需要担心瘢痕问题。正常情况下，BCT后接受脂肪移植的乳房纤维化程度降低。关于乳腺癌的随访监测，最近的术后随访研究数据表明，BCT放射治疗后乳房畸形患者，接受脂肪移植后的钙化结节数量反而低于未接受脂肪移植的患者。此外，钙化并非是局部癌症复发的征象。脂肪移植后的感染很少见，但强烈建议术前预防性静脉应用抗生素。移植的脂肪可能发生小范围的坏死，但少见，可以形成典型的油性囊肿，这些很容易通过超声检查识别，并通过脂肪抽吸术去除。脂肪移植治疗BCT乳房畸形技术简单，易于在临床开展，且对乳房体积和形状的恢复极为有效。脂肪移植的禁忌证仅限于没有足量供区脂肪组织可以利用的患者。一般情况下，只有排除肿瘤的局部残留或复发后才能进行治疗。

本 章 要 点

- 脂肪转移可以实现BCT乳房畸形体积和形状的恢复。
- 脂肪移植细胞治疗似乎能滋养放射治疗后的皮肤，具有美容效果。
- 细致的脂肪采集，脂肪纯化和注射技巧都是必不可少的。
- 均匀注射脂肪可以使效果的持续时间最大化，外形最优化。
- 大容量脂肪移植并不少见，特别是在那些有明显的畸形和较大乳房体积的患者。
- 必须制订严格的术后肿瘤复发监测方案。

参考文献

[1] Recht A, Connolly JL, Schnitt SJ, et al. Conservative surgery and radiation therapy for early breast cancer: results, controversies, and unsolved problems. Semin Oncol 13: 434, 1986.

[2] Clark RM, Wilkinson RH, Miceli PN, et al. Breast cancer. Experiences with conservative therapy. Am J Clin Oncol 10: 461, 1987.

[3] Veronesi U, Banfi A, Salvadori B, et al. Breast conservation is the treatment of choice in small breast cancer: long-term results of a randomized trial. Eur J Cancer 26: 668, 1990.

[4] Veronesi U, Luini A, Vecchio MD, et al. Radiotherapy after breast-conserving surgery in women with localized cancer of the breast. N Engl J Med 328: 1587, 1993.

[5] Veronesi U, Cascinelli N, Mariani L, et al. Twenty-year follow-up of a randomized study comparing breast-conserving surgery with radical mastectomy for early breast cancer. N Engl J Med 347: 1227, 2002.

[6] Doridot V, Nos C, Aucouturier JS, et al. [Breast-conserving therapy of breast cancer] Cancer Radiother 8: 21, 2004.

[7] Audretsch W, Rezai M, Kolotas C, et al. Tumor-specific immediate reconstruction in breast cancer patients. Perspect Plast Surg 11: 71, 1998.

[8] Clough KB, Lewis JS, Couturaud B, et al. Oncoplastic techniques allow extensive resections for breast-conserving therapy of breast carcinomas. Ann Surg 237: 26, 2003.

[9] Berrino P, Campora E, Santi P. Postquadrantectomy breast deformities: classification and techniques of surgical correction. Plast Reconstr Surg 79: 567, 1987.

[10] Clough KB, Cuminet J, Fitoussi A, et al. Cosmetic sequelae after conservative treatment for breast cancer: classification and results of surgical correction. Ann Plast Surg 41: 471, 1998.

[11] Neuber F. Fat transplantation. Chir Kongr Verhandl Deitsch Gesellsch Chir 22: 66, 1893.

[12] Tzikas TL. Lipografting: autologous fat grafting for total facial rejuvenation. Facial Plast Surg 20: 135, 2004.

[13] Trepsat F. Periorbital rejuvenation combining fat grafting and blepharoplasties. Aesthetic Plast Surg 27: 243, 2003.

[14] Berman M. Rejuvenation of the upper eyelid complex with autologous fat transplantation. Dermatol Surg 26: 1113, 2000.

[15] Coleman SR. Hand rejuvenation with structural fat grafting. Plast Reconstr Surg 110: 1731, 2002.

[16] Rafii S, Lyden D. Therapeutic stem and progenitor cell transplantation for organ vascularization and regeneration. Nat Med 9: 702, 2003.

[17] De Ugarte DA, Morizono K, Elbarbary A, et al. Comparison of multi-lineage cells from human adipose tissue and bone marrow. Cells Tissues Organs 174: 101, 2003.

[18] Rydén M, Dicker A, Götherström C, et al. Functional characterization of human mesenchymal stem cell-derived adipocytes. Biochem Biophys Res Commun 311: 391, 2003.

[19] Gimble J, Guilak F. Adipose-derived adult stem cells: isolation, characterization, differentiation potential. Cytotherapy 5: 362, 2003.

[20] Rehman J, Traktuev D, Li J, et al. Secretion of angiogenic and antiapoptotic factors by human adipose stromal cells. Circulation 109: 1292, 2004.

[21] Cao Y, Sun Z, Liao L, et al. Human adipose tissue-derived stem cells differentiate into endothelial cells in vitro and improve postnatal neovascularization in vivo. Biochem Biophys Res Commun 332: 370, 2005.

[22] Rigotti G, Marchi A, Galiè M, et al. Clinical treatment of radiotherapy tissue damage by lipoaspirate transplant: a healing process mediated by adipose-derived adult stem cells. Plast Reconstr Surg 119: 1409, 2007.

第31章 | 假体植入矫正保乳治疗后乳房畸形

Can Implants Correct a Breast-Conserving Therapy Deformity?

Albert Losken, Allen Gabriel

乳房假体植入和放射治疗不能应用于同一患者同一乳房的经典理念在大多数情况下仍然适用。除脂肪注射外，先前各章中描述的所有技术都集中在利用局部或远处皮瓣这种有良好血运的组织修复保乳治疗（breast-conserving therapy, BCT）后畸形。当涉及放疗相关切口时，重建手术的基本原则之一是这类切口需要进行彻底的清创术并覆盖血管化组织。

本章旨在讨论放射治疗后有瘢痕的乳房进行假体植入重建是否可行。根据我们的经验，保留皮肤的乳房切除术（skin-sparing mastectomy, SSM）后并接受过乳房放疗的患者在行乳房重建术时，使用假体植入是不可取的。SSM后接受过放射治疗的乳房在使用扩张器时，并发症发生率更高，美学效果也更差。这些患者通常需要自体组织重建才能达到所需的效果。

> 在接受过放射治疗的乳房中进行假体植入始终是一个具有争议的问题。尽管在假体植入修复BCT畸形时，放射治疗后的皮肤往往比BCT失败行乳房全切术后的皮肤更好用，但仍应格外谨慎。

尽管一般认为假体植入不是用来治疗放疗后BCT畸形的第一选择，可能也会有少许例外，目前基本没有关于这类手术的可参考的文献。

患者选择

在评估BCT后乳房美学效果不佳的患者时，外科医师必须确认患者距放射治疗结束至少1年，已对该患者进行充分的肿瘤筛查，以避免任何潜在的复发，并完成对侧乳房X线摄影检查。

尽管较小乳房的女性行BCT后不良美学效果的发生率低于较大乳房的女性，但仍有部分患者选择延迟重建以矫正畸形。她们的期望和目标可能包括矫正不对称、纠正畸形、改善形状和丰胸。这些患者是通过假体植入修复BCT畸形的潜在人群。但是患者的意愿不足以决定其是否能行该手术，乳房评估结果才是主要的决定因素。

查体应包括畸形的分类，密切注意乳房的大小、对称性，畸形的位置以及皮肤挛缩的程度和缺损的体积。另外，应评估皮肤的质量，这可能是影响假体植入重建的最重要因素。如果乳房皮肤有明显的放疗损伤，如皮肤水肿、紧绷或有色素沉着并伴随皮革样变，则该患者不适合行假体植入乳房重建。

> 理想的患者选择应该是乳房较小，没有或仅有轻微下垂，放射治疗对皮肤和乳房影响较小；乳房应该相对柔软，皮肤仅有轻微收缩，并且双侧乳头对称。

如果存在轮廓畸形，患侧乳房必须是柔软的，以便假体植入纠正或改善畸形。如果乳房是坚硬或明显纤维化的，那么植入假体后剩余的乳腺组织无法填充或改善畸形，手术仅仅增大了乳房体积，不能改善轮廓畸形，畸形还可能由于乳房增大而更加明显。因为放射治疗的影响是持续存在的，所以放射治疗后尽可能等待足够长的时间再安排乳房重建手术。

尽管双侧乳房同时置入假体通常更容易实现对称，但是有些患者双侧乳房体积差异非常大，仅需要单侧植入假体。乳房有广泛的放疗后纤维化的患者不适宜使用假体植入矫正BCT缺陷。

自体脂肪移植可以与较小的假体植入结合使用，这可以改善较小的轮廓畸形并减少假体植入相关并发症[1]。

在严格筛选后的患者中使用假体植入来纠正BCT畸形，可以通过假体植入替代缺少的体积，并通过拉伸皮肤修复小的皮肤缺损和轮廓不规则。

有许多分类系统可用于描述BCT畸形。第24章介绍的Clough分类系统把形状完好、无畸形、部分不对称的乳房（Ⅰ型）到整个乳房严重挛缩纤维化的乳房（Ⅲ型）进行了分类。Berrino等人[2]描述了另一种实用的局部畸形的形态学分类，这在下文中进行描述。

1. 假体植入重建修复BCT畸形的适应证

（1）患者希望增加乳房体积。

（2）Clough Ⅰ型或Ⅱ型的术后后遗症（参阅第24章）。

（3）中小体积的乳房。

（4）无或仅有轻微下垂。

（5）乳头对称性好。

（6）皮肤质感良好。

（7）轻微的皮肤收缩或体积不对称。

（8）乳房触感柔软、活动性良好。

2. 此类手术的禁忌证

（1）Clough Ⅲ型或Ⅳ型的术后后遗症。

（2）严重畸形。

（3）放疗后皮肤持续增厚、纤维化。

（4）明显的乳腺腺体组织纤维化。

（5）乳房触感硬实。

（6）乳房体积大或下垂。

（7）乳头明显回缩或不对称。

Ⅰ型畸形：乳房局部变形

在Ⅰ型畸形中，NAC主要由于纤维化和瘢痕挛缩而变形或移位。取决于BCT术中切除的组织量，NAC的不对称性和移位的程度。可能是轻度到重度，也可能是失去原有的圆形轮廓或乳房隆起顶点的自然位置（图31-1A）。

Ⅱ型畸形：局部组织缺损

Ⅱ型畸形的特征是局部组织缺损，这可能是由皮肤缺损（Ⅱa），皮下软组织缺损（Ⅱb）或二者同时引起，最终的形态取决于BCT术中皮肤和皮下软组织切除的比例。术前与肿瘤外科医师的合作可以最大限度地减少皮肤切除量，最大限度地改善重建效果。较小乳房的患者更容易出现这种畸形（图31-1B）。

Ⅲ型畸形：乳房挛缩

Ⅲ型畸形通常是由放疗后乳腺实质收缩引起的，有时也因广泛切除腺体组织引起。辅助化疗也可能增加术后乳房收缩的程度。乳房皮肤外观虽正常，但形态严重不对称。这种畸形在乳房体积较大并下垂的患者中更为常见（图31-1C）。

Ⅳ型畸形：放疗反应严重的乳房

Ⅳ型畸形的特征是乳房明显回缩和变形。软组织致密、纤维化严重。皮肤变厚，无弹性，出现放射性皮炎的表现。此外，NAC经常移位，乳头固定而干燥，乳晕缩小（图31-1D）。

外科技术

手术步骤

（1）术前标记乳房下皱褶（intramuscular fold, IMF）和软组织畸形。

（2）取IMF切口。

（3）松解软组织瘢痕挛缩（重现畸形）。

（4）根据需要进行自体脂肪移植。

（5）建立假体腔。

（6）使用假体筛选器选择合适的假体大小和形状。

（7）放置假体。

（8）将患者调整至坐位或半坐位以评估双乳对称性。

（9）如有必要，调整假体植入位置并进行软组织松解。

（10）缝合切口。

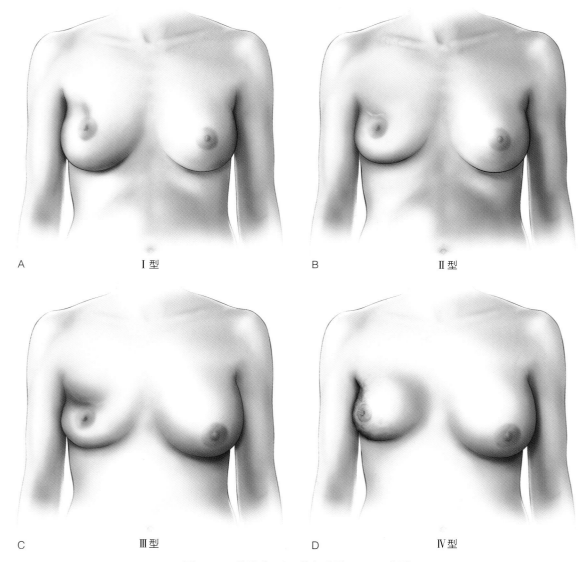

A   Ⅰ型   B   Ⅱ型

C   Ⅲ型   D   Ⅳ型

图31-1 乳腺癌BCT乳房畸形Clough分型

　　用假体植入矫正BCT畸形的手术与常规隆乳手术的技术稍有不同。一般原则是相同的，在其他文章中也有广泛介绍。术前对患者进行标记，并密切注意IMF的水平、乳头的位置以及畸形的位置。可以在手术中根据需要调整IMF位置。当不对称性主要表现在大小和形状上时，简单地通过植入不同体积的假体即可修复。较轻微的轮廓不规则通常会因假体植入填充而得到改善。重要的是要解决明显的轮廓的不规则，因为乳房增大后这种不规则会更加明显。除了放置假体植入外，这些不规则可能还需要松解挛缩或瘢痕组织，并根据需要进行自体脂肪移植。术前与患者充分沟通同样重要，并告知患者轮廓不规则可能在术后会变得不明显，但可能无法仅仅通过假体植入完全矫正。

考虑到放射治疗后乳房和植入假体之间存在不可预测的相互作用，整形外科医师通常不愿使用假体植入来矫正BCT畸形。

　　使用假体植入校正BCT畸形的两个主要问题如下：

　　（1）包膜挛缩的发生率可能较高。

　　（2）随着时间推移可能发生皮肤收缩进而导致乳房变形。

入路

　　手术切口最好选择在乳腺外视野良好的部位，例如沿IMF或腋窝。环乳晕切口需要切开腺体，并破坏皮肤，应尽可能避免，如果畸形位于乳晕周围，或需要在该位置切除瘢痕，松解挛缩以修复畸形，则可以使用环乳晕切口。

位置

一般而言，优选胸大肌后植入，特别是在上极缺损的情况下，这种式式的优点是假体上方有另一层具有血液供应的组织覆盖。胸大肌后植入的唯一缺点（尤其是修复上极缺损时）是部分患者需要松解瘢痕挛缩带以改善轮廓，这类患者可能更适合行腺体后方植入。

假体植入

硅胶假体植入通常可以使乳房形态和手感上更自然。如果预计假体植入体积有较小的不对称，那么盐水假体则具有优势，因为它更容易进行小范围内的体积调节。应根据患者的乳房形状和宽度（测量对侧）选择最合适的假体。如果乳房已接受过放射治疗，则选择相对小一点的假体可能更安全。解剖型假体可能对下极畸形患者更适用（图31-2）。

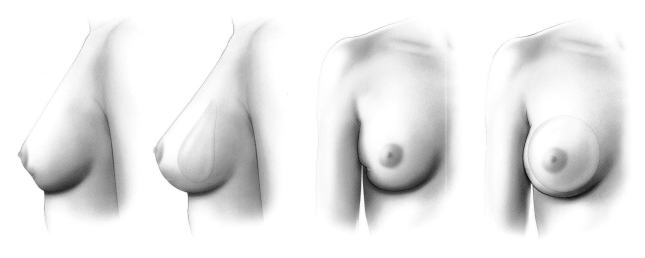

图31-2　假体的选择与植入位置

临 床 案 例

[病例31-1]

46岁女性患者，左侧乳腺癌BCT并放射治疗4年后乳房形态不佳。她的左侧乳房体积有所缩小，轮廓变形十分明显，外侧有明显瘢痕（Clough Ⅱ型BCT畸形）。除了瘢痕外，她的皮肤触感柔软健康，双侧乳头对称（图31-3A ～ C）。患者对左侧乳房大小和形状不满意，并希望隆乳。在充分沟通后，患者选择行双侧假体植入术。通过IMF切口创建胸大肌后假体腔，并将250 mL的光面的圆形生理盐水假体植入双侧乳房。盐水假体调整至左侧250 mL，右侧260 mL。左侧乳房还进行了适当的瘢痕松解。术后3年，双乳对称性良好，轮廓改善，触感柔软，没有包膜挛缩的征象（图31-3D ～ F）。

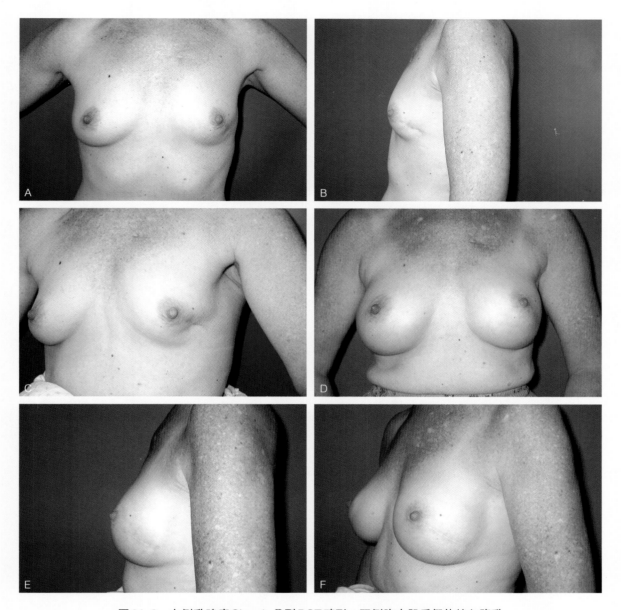

图31-3 左侧乳腺癌Clough Ⅱ型BCT畸形，双侧胸大肌后假体植入隆乳

[病例31-2]

50岁女性患者，左侧乳房曾接受多次活检术，并在BCT术后3年出现畸形。双乳体积差异较小，左侧乳房下方和乳头内侧存在明显的轮廓不规则（Clough Ⅱ型BCT畸形）。此外，患者的乳房皮肤外观上相对健康，没有明显的放疗后改变（图31-4A ～ D）。该患者选择行双乳假体植入术。通过IMF切口，将225 mL光面圆形盐水假体放置于双侧乳房后间隙。左侧注射至215 mL，右侧注射至200 mL。因为植入假体后仍存在内下方轮廓畸形，我们术中临时决定在左乳下极软组织内做多个放射状切口，松解瘢痕与皮肤的束缚，以改善轮廓。术后1年，双乳形态和对称性良好。值得注意的是，左乳内侧轮廓不规则有一定程度的改善，但没有完全修复（图31-4E ～ H）。

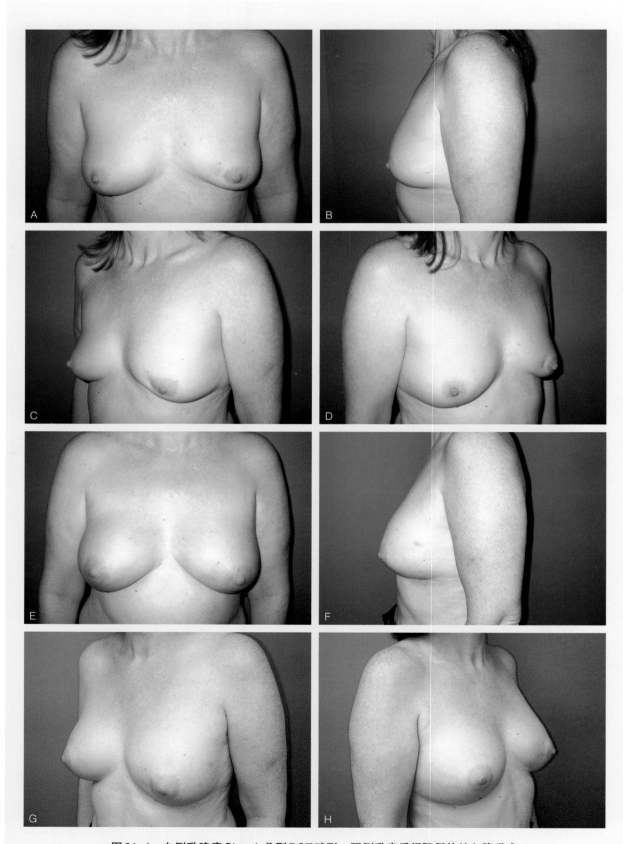

图 31-4 左侧乳腺癌 Clough Ⅱ 型 BCT 畸形，双侧乳房后间隙假体植入隆乳术

[病例31-3]

41岁女性患者，因左侧乳腺纤维腺瘤接受了肿块切除术，术后出现乳房不对称，呈Clough Ⅰ型畸形（图31-5A～C）。患者没有接受放射治疗，有隆乳意愿。选用250 mL光面圆形盐水假体，双侧胸大肌后方假体植入，双侧均注射至250 mL。术后1年患者乳房形状有所改善，植入假体柔软，乳房对称性良好（图31-5D～F）。

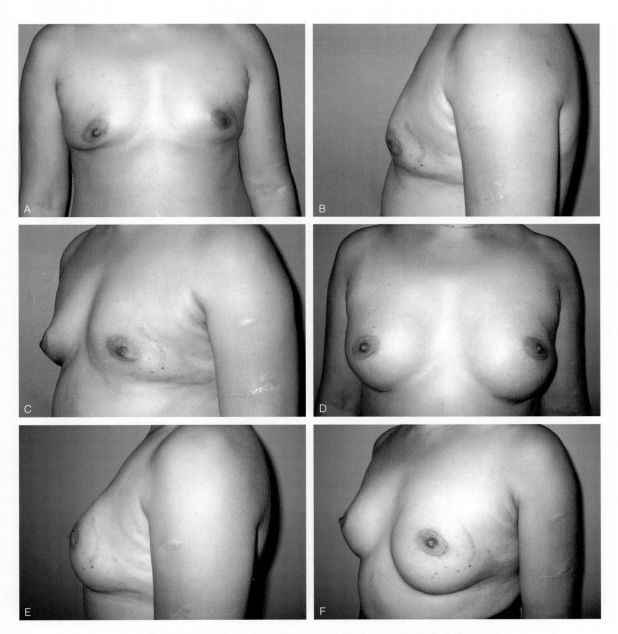

图31-5 左侧乳房Clough Ⅰ型畸形，双侧胸大肌后方假体植入隆乳矫形

结论

考虑到乳房受放射治疗的远期效应影响，使用

假体植入纠正BCT畸形总是有风险的。理论上讲，这类患者的包膜挛缩和乳腺纤维化的发生率更高。但是，也有部分患者可以获得良好的美学效果。采

用假体植入术，成功的关键是选择合适的患者，但适合假体植入重建的BCT畸形患者较少。理想的病例是乳房体积相对较小，无下垂，乳头位置良好，乳房柔软，皮肤外观正常。形状和体积的微小不对称可以使用标准的隆乳手术来纠正。由于放射治疗的影响持续存在，因此美学结果需要长期、严格的评估，并且须告知患者存在远期乳房形态改变的可能性。

本 章 要 点

- 使用假体植入用于矫正BCT畸形，需要严格筛选患者。
- 基于假体植入的BCT畸形矫正术应该在放射治疗1年（最好更长）以后施术。

- 适合于仅有极小程度的放疗相关皮肤和乳房美学效果不良改变的患者。
- 理想的适应证：双侧乳房大小不对称，患侧形状良好，触感柔软，活动性良好，皮肤外观正常，双侧乳头对称。
- 根据具体的畸形使用不同的修复技术。
- 假体植入的BCT畸形矫正术后远期并发症的发生率有增加趋势，包括包膜挛缩和长期形状的变化。
- 在植入假体之前，先松解挛缩瘢痕修复畸形。
- 对于合适的患者而言，假体植入是合理的乳房重建选择，但必须谨慎使用。
- 须告知患者假体植入乳房重建可能会失败。可能需要其他备选乳房重建技术来纠正畸形。

参考文献

[1] Losken A, Pinell-White X, Hodges M, et al. Evaluating outcomes after correction of the breast conservation therapy deformity. Ann Plast Surg 74 Suppl 4: S209, 2015.
[2] Berrino P, Campora E, Santi P. Postquadrantectomy breast deformities: classification and techniques of surgical correction. Plast Reconstr Surg 79: 567, 1987.

第 5 篇

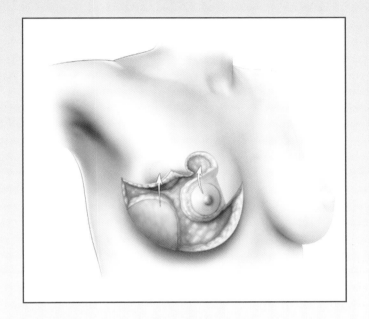

疗效及展望

Outcomes and Future Directions

第32章

部分乳房重建术后肿瘤监测
Cancer Surveillance After Partial Breast Reconstruction

Albert Losken, Mary S. Newell

部分乳房重建术已被证明具有改善保乳治疗（breast-conserving therapy, BCT）后的美学效果，也拓宽了BCT的指征。然而，许多外科医师关注的是，无论是通过乳腺腺体实质组织重排还是皮瓣重建乳房，这些手术都会改变乳房原来的结构，从而影响局部复发的早期诊断。由于BCT保留了大部分乳腺组织，因此不能低估准确监测癌症复发的重要性。这些整形技术后肿瘤的复发率在前几章已经讨论过了。最重要的问题是——部分乳房重建是否会降低我们准确筛查这些患者乳腺癌复发的能力？可以肯定地说，要让医学界或患者接受乳房重建术，我们需要证明其丝毫不会影响对任何一个复发病变的监测。尽管这些信息对肿瘤整形类技术的接受程度有影响，但实际数据有限。

就术后监测而言，部分乳房重建的优势有限。一个潜在的优势是，在肿瘤整形乳房缩小成形术后，因为乳房的体积变小，体格检查和乳腺X线摄影可能更容易。与部分乳房重建相关的潜在困难是，额外的手术可能导致瘢痕形成、脂肪坏死、包涵囊肿或其他改变，这些组织病理学变化在影像学或体格检查上难以与肿瘤复发鉴别，放射治疗的效应使情况更加复杂。所有这些信息都需要在术后随访监测时加以考虑。

另一个突出的临床问题是，部分乳房重建可能会改变复发模式或妨碍实际瘤床的筛查。医疗团队对重建乳房情况的了解非常重要，只有充分了解重建乳房的具体细节，在对患者的复查过程中，才能预料到那个位置可能会发生的解剖变化，从而更加关注那些位置。另一个有用的措施是在瘤床上放置金属标识夹，以便在术后筛查时识别。团队需要经过教育认识到金属标识夹的可能出现和让它成为一种有效的监测方案，两者是不同的。

随访监测措施与方法

术后监测措施与方法包括体格检查、影像学检查和组织病理学检查。大约30%～50%的局部复发是通过单独乳腺X线摄影或与体格检查相结合发现的。在检测BCT后局部复发方面，临床查体和乳腺X线摄影是互补的。局部复发通常呈肿块、钙化或二者兼有的形式。肿瘤复发通常发生在肿瘤切除的瘤床（真正复发）、邻近区域（切缘缺失）或经过治疗的乳房的其他部位[1]。最需要监测的是治疗后的前5年，在此期间复发的风险最高，其后仍存在复发的风险。

体格检查

患者和医师都要熟悉部分乳房重建后可能发生的各种变化，并且对所要执行的手术有一定的了解。无论采用何种重建技术，都有可能出现瘢痕形成、脂肪坏死、部分皮瓣丢失或放射性纤维化，表现为乳房内可触及肿块或腺体组织增厚。术后早期出现乳房肿胀、皮肤水肿和硬化区是正常的。应该密切关注这些变化，并准确地记录下来。这些变化通常会随着时间的推移而改善，肿胀消退，乳房也会呈现出更自然的外观和手感。乳房缩小成形手术后可能会发生表皮包涵囊肿和脂肪坏死，需要治疗[2]。持续存在的硬化区可能是脂肪坏死或手术瘢痕。然而，通过组织学诊断以排除复发更为安全。新出现的肿块需要进行适当的处理。应当指导患者进行乳房自我检查，并向医师团队报告任何可疑的发现或变化。

术后体格检查监测

术后应持续进行体格检查，内容如下：

（1）患者需要每月进行乳房自我检查。

（2）医师需要记录病史，前3年每3～6个月进行1次体检，第4、5年每6～12个月进行一次体检，此后每年进行1次体检。

影像学检查

目前，对于肿瘤整形部分乳房重建手术后合适的影像检查方案尚未达成共识。无论使用何种影像检查方式，主要目标包括以下4个方面：① 排除残留病灶；② 排除复发；③ 建立新的基线；④ 评估异时性疾病——同时尽量减少误诊。对于不可触及的病变，术前应行影像引导的定位摄影。

标本X线摄影可以确保切除目标病变，确认标本中的钙化，并有助于评估切缘状态[3]。使用预先安排好的标本定位系统，放射科医师不仅可以评估病变切缘与手术标本切缘的接近程度，还可详细说明手术标本的哪些切缘受侵，并在患者仍处于麻醉状态时告知外科医师，从而可以对该切缘进行再切除（图32-1）。

> 肿瘤切除后组织切缘的最终评估仍然需要组织病理学检查确定。如果对切缘状况有任何疑问，乳房重建应推迟到确定最终切缘阴性后，以防在乳房重建术后不得不解决这一问题。

如果病变中包含恶性钙化，可在术后几周、开始放射治疗前进行手术床的放大乳腺X线摄影，以建立新的基线并排除残余的恶性钙化。当目标病变为小叶癌时，常常会出现边界不清的肿块或不对称致密组织，可能需要进行全乳腺X线摄影和乳腺MRI检查，以确保病灶的完全切除。

乳腺X线摄影对治疗后的乳腺敏感性相对降低，对于接受过BCT的患者，其准确率约为55%～68%[4-7]。关于BCT部分乳房重建的联合手术术后监测数据有限，然而，经保乳治疗的乳腺X线影像学表现会给予我们一定的启发。Mendelson[9]对接受BCT患者的随访发现，BCT后乳腺X线摄影表现随时间推移而有所变化，最常见的是皮肤增厚和乳房水肿，几乎100%的患者都会出现这种情况。治疗6个月后，其他发现包括瘢痕形成和纤维化（50%）、积液或血清肿（40%），营养不良钙化（10%）。皮肤增厚、水肿和血清肿往往随着时间的推移而消失。这些变化可能与放射性皮炎相关，通常在放射治疗后6个月达到峰值，大多数患者在2～3年后消失。

钙化的性质有时很难确定。图32-2为左侧乳房的放大斜位X线影像，显示环绕于肿块切除术部位的低密度组织区域（手术标记夹，虚线箭头）的环形和空心钙化（长箭头）。这些变化是脂肪坏死演变的特征。邻近的较可疑的线性和多形性钙化（短箭头）需要针穿活检以排除复发的导管原位癌

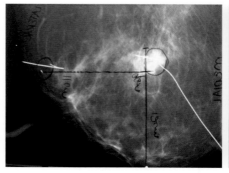 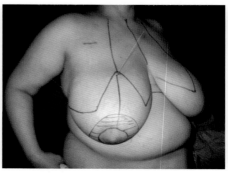 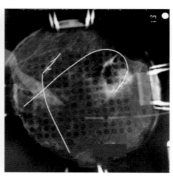

术前X线摄影并导丝定位　　　　术前导丝定位并手术标记　　　　术中切除标本X线摄影

图32-1　乳腺癌BCT术前X线影像引导定位

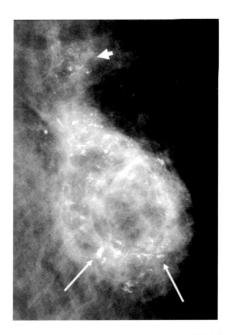

图32-2 乳腺癌BCT术后乳腺X线摄影钙化灶的鉴别诊断

（ductal carcinoma in situ, DCIS）。病理结果显示为脂肪坏死伴营养不良性钙化。

乳房缩小成形术的典型表现是腺体组织移位、结构扭曲、皮肤增厚和营养不良性钙化。我们想确定在乳腺肿瘤切除术时进行额外乳房缩小成形术是否会延迟乳腺X线摄影的稳定性或降低这种筛查工具的敏感性[8]。Mendelson[9]描述了乳腺X线摄影稳定性的概念，定义为两次连续的乳腺X线摄影影像学表现没有显著变化的时间。我们对在埃默里大学医院（Emory University Hospital）接受肿瘤整形乳房缩小成形术的患者进行了评估，并与一组接受BCT而没有进行乳房重建的女性患者队列匹配进行比较[10]。平均随访时间约为6年。两组的乳腺X线影像表现相似，包括结构扭曲、囊肿和钙化。由于乳房重建后出现瘢痕、炎症和实质改变，实验组的乳腺X线摄影稳定时间略有延长，单纯BCT组为21.2个月，肿瘤整形组为25.6个月，P=0.23。肿瘤整形组的乳腺X线摄影稳定时间95%CI为20～30个月。

> 基于上述研究数据，为了确定乳腺X线摄影影像学表现的稳定状态，作者认为，对于接受部分乳房重建的患者，半年1次乳腺X线摄影筛查应该持续到术后第3年。

在每个随访年中对两组患者进行术后乳腺X线

摄影和超声检查，两组患者术后X线摄影检查使用率均达100%；两组患者中约45%的患者进行了乳腺超声检查；对每个可疑病变进行粗针穿活检（core-needle biopsy, CNB）/细针穿刺细胞学检查（fine-needle aspiration cytology, FNAC）；少数患者进行MRI检查（图32-3）。肿瘤整形组每个随访年行乳腺X线摄影平均1.28次，而单纯BCT组平均为1.21次（P=0.38）；肿瘤整形组每随访年行超声检查平均0.17次，而单纯BCT组为0.09次（P=0.29）。以乳房的致密度作为X线摄影敏感性的评价指标，从脂肪型到致密型以百分比衡量，敏感值评定分为1～4，4表示极其致密的乳房，乳腺腺体实质组织含量≥75%，X线摄影检查的敏感度最低。单纯BCT组的平均敏感性为2.67，肿瘤整形组为2.36，表明乳房重建似乎并没有降低乳腺X线摄影评估的敏感性。

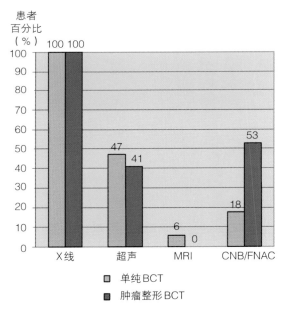

图32-3 单纯BCT与肿瘤整形BCT两组患者每个随访年检查方法比较

乳房的外科手术也可能导致血肿或血清肿，这可能会随着时间的推移而吸收，并被纤维瘢痕取代（尤其是在放射治疗后）。这一过程可能导致该区域密度增加，边缘不规则且有毛刺，可能与恶性肿瘤表现相似，这类密度增加区域往往伴随周围脂肪包裹，可以根据临床怀疑和连续成像来评估，这些表现可能有助于与癌症鉴别。

BCT和乳房重建后的钙化相对常见，1/4～1/3的患者会发生[9, 11]。虽然大多数是良性的，但也有一些提示疾病复发。

临床案例

[病例32-1]

患者女性，76岁，左侧乳腺浸润性导管癌接受了肿瘤整形BCT后，随着时间的推移，患者术后X线摄影表现有明显变化，最终发生了局部复发。连续3年取左内外斜位（图32-4A～C）。术后第1年的检查显示在上象限的肿块切除术部位具有初始密度和结构扭曲（图32-4A，箭头处）；在第2年和第3年病变区域变化不明显（图32-4B，C）；术后第3年出现了1cm新发局灶性不对称病灶（图32-4C，箭头处）。超声检查显示为实性伴有后方声影的肿块，经活检证实为浸润性导管癌（图32-4D）。

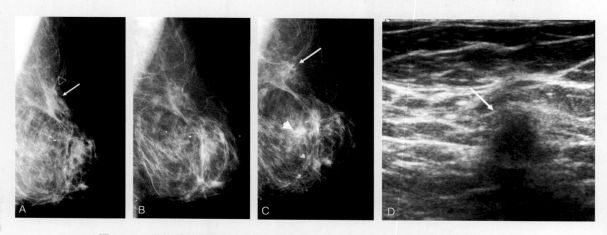

图32-4 左侧乳腺浸润性导管癌肿瘤整形外科BCT后，肿瘤局部复发影像表现

[病例32-2]

DCIS肿瘤整形手术后出现亚临床复发。右侧乳房内外斜位和头尾位显示右乳外上象限呈节段样分布的线状和多形性钙化（图32-5A，两箭头之间）。头尾位片放大后表现为高度可疑的恶性钙化特征（图32-5B）。再次手术1年后进行的术后乳腺X线摄影显示肿瘤整形外科术后改变，即乳房缩小、轻度变形和瘢痕形成，伴少量细微的钙化（图32-5C，D，箭头处）。放大的头尾位片图像显示钙化（图32-5E，箭头处）。CNB组织病理学检查证实为DCIS。

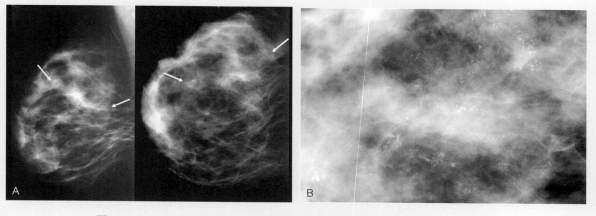

图32-5A～B 右侧乳腺DCIS患者肿瘤整形手术后复发X线摄影钙化的表现

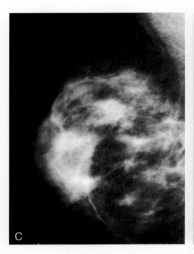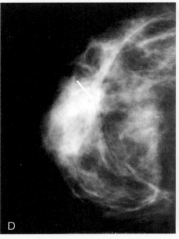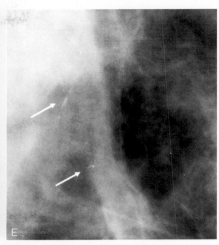

图32-5C～E 右侧乳腺DCIS患者肿瘤整形手术后复发X线摄影钙化的表现

钙化的时间过程不可预测，使治疗后监测更加困难。如果在最初的部分乳房切除术的部位有任何发现，则应使用与诊断原发性乳腺癌相同标准评估病变性质。

水肿或纤维化造成的重叠密度使检查变得复杂。采用放大技术的点压片图像有助于评估，最能判定单个钙化的特征。具有典型脂肪坏死特征的钙化，即与油脂囊肿相关的粗大营养不良性或切缘状钙化很容易识别，通常不需要切除[12]。然而，这些钙化的演变中，可能会呈现出非常令人困惑的画面，通常会在早期表现为典型恶性征象的钙化。

肌皮瓣乳房重建后乳腺X线摄影的影像学表现已被阐明[13, 14]。大多数皮瓣显示为放射状透明区域，与纤维脂肪成分一致。微钙化很容易识别，脂肪坏死和新病变形成的区域也很容易识别。

图32-6为肿块切除和背阔肌肌皮瓣重建后乳房内外斜位和轴位X线摄影，两个图像都显示了指示肿块切除和皮瓣确切位置的金属标记夹。

图32-7是肿块切除和背阔肌肌皮瓣部分乳房重建后的影像学图片。双侧乳房的头尾位和内外斜位显示皮瓣的特征性外观，伴有条状及弯曲的肌肉（图32-7A，B，长箭头）和脂肪（图32-7A，B，短箭头）。手术部位有金属夹。尽管之前进行

了肿块切除手术，乳房大小还是基本对称的。同一患者的MRI显示肿块切除和重建的位置。横轴位增强脂肪抑制T_1序列图像显示皮瓣的肌肉（图32-7C，长箭头）和皮瓣内脂肪（图32-7C，短箭头）成分。

血供良好的皮瓣不会出现密度的增加，在一些患者中，乳房内的纤维结构会减少。这表明血液流动得到改善，尤其是在放疗野的范围内。

接受过肿瘤整形BCT患者的乳腺X线摄影定性改变与单纯BCT患者的改变相似，乳腺X线摄影仍然是一种敏感的工具。然而，确实存在一些随时间变化可预测的特定发现。准确地解释需要熟悉这些时间变化。治疗后发生的变化应该一直随访，直到它们稳定为止。由于许多治疗后的乳腺X线摄影结果与恶性肿瘤的影像学表现相似，因此建立新的基线很重要，可以避免不必要的活检。此后每年都要进行乳腺X线摄影，以监测肿瘤复发情况。根据连续乳腺X线摄影图像上出现的治疗后后遗症的特征表现以及对"稳定"概念的理解，有可能准确区分肿瘤复发和术后变化。稳定性的概念很重要，在连续两次不变的乳腺X线摄影后出现的任何变化都可能表明复发，需要进一步评估或活检。提高对需要密切监测乳腺X线摄影的认识，可以检测到可能预示局部复发的细微乳腺X线摄影变化[15]。额外的影像学成像（包括靶向乳腺超声检查和MRI检查）可用于进一

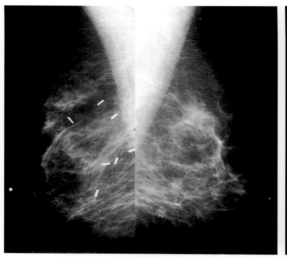
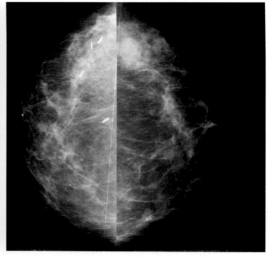

图32-6　肿块切除和背阔肌肌皮瓣重建后乳腺X线摄影图像显示术中所置的金属标记夹

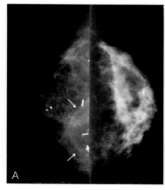
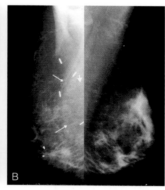
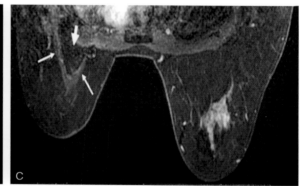

图32-7　肿块切除背阔肌肌皮瓣部分乳房重建术后影像学

步确诊或当乳腺X线摄影结果不明确时。MRI已被证明是区分BCT后肿块切除部位复发与治疗后变化的灵敏方法，并且在肿瘤整形术后也可能是有益的[16]。MRI的高阴性预测值有望有助于避免不必要的活检。部分乳房重建术后，当乳腺X线摄影不能区分正常的术后改变和局部复发时，可进行MRI检查。

> 肿瘤整形BCT后乳腺X线摄影的短期变化不要被过度强调，应该重视术后随访时间推移的对比变化。

脂肪坏死与复发的鉴别诊断

术后乳腺成像的最大问题之一是区分复发和脂肪坏死。脂肪坏死可产生多种影像学表现，这取决于其长期性以及脂肪液化、纤维化或炎性反应的程度[17-19]。乳腺X线摄影显示，如果没有明显的炎症反应，则可能会出现典型的中央透亮的油性囊肿，伴有或不伴有边缘钙化。随着纤维化反应的增加，坏死区可能出现肿块，其常伴有结构扭曲和毛刺，与肿瘤难以鉴别。

> 虽然脂肪坏死部位形成的钙化通常是良性的，呈环形或蛋壳样，但偶尔会出现恶性的钙化，呈无定形或多形性形态[20]。

脂肪坏死的超声表现也有类似的变化。极少数情况下，可能像一个单纯或复杂的囊肿；而另一种让人更不安的情况下，可能表现为不规则实性肿块，后方伴有声影，提示肿瘤复发。其他可能的表现包括局部脂肪的不均匀性高回声（由水肿引起）[21]，具有脂液水平或壁结节的囊性肿块，或肿块具有强回声的前缘和后部阴影（与边缘钙化有关）[17, 19]。

超声检查作为一种靶向检查方法，可以用于鉴别脂肪坏死。图32-8A超声检查图像显示，在先前的肿瘤切除区域中有一个新发的可触及的肿块，呈囊性肿块，有壁结节（箭头处），进一步扫描证实肿物是可移动的，有碎屑，这是脂肪坏死的油性囊肿特征。图32-8B超声显示在先前的肿块切除部位有低回声不规则肿块（箭头处），且乳腺X线摄影表现不对称，超声影像学表现提示可能是瘢痕组织或复发性肿瘤，粗针穿活检显示为瘢痕组织。

MRI正在成为评估乳腺病变的一种强有力的工具。在评估脂肪坏死与复发方面的有效性尚未完全确立。与其他方式一样，MRI上检测到的脂肪坏死的影像特征是多种多样的，与脂肪坏死、炎症组织和纤维化的相对程度有关。病变的纤维化和炎症部分在T_1脂肪抑制图像上可能会显示低、中、高或不均匀信号。增强扫描不可预测，可有多种形式和分布。病变可能表现为厚而不规则的环形强化，类似于复发/残留癌[22]。Chala等[17]描述了MRI上脂肪坏死的一个相对特殊的特征，即脂肪坏死病灶由一个中央非强化区域组织组成，在T_1加权图像上表现类似脂肪，但在T_1脂肪抑制图像上，与乳房其他部位的脂肪相比，往往信号略低。

MRI也是解决乳腺癌肿瘤整形BCT脂肪坏死与肿瘤复发鉴别诊断问题的工具。图32-9是浸润性导管癌肿瘤整形手术后1.5年的MRI图像，显示了在原发肿瘤部位附近有两个肿块影，两个肿块均无内部强化（图32-9A）。较内侧的肿块表现为T_2高信号，表示有液体成分（图32-9B）。在减影图像显示轻度边缘强化（图32-9C）。较外侧的肿块表现为T_2等信号，这表明它是实性的（图32-9D）。外侧的肿块也显示不规则的边缘强化。内侧肿块为血清肿，外侧肿块为复发性肿瘤（图32-9E）。

> 有时，脂肪坏死的性质可以通过乳腺X线摄影、超声和MRI特征之间的关系进行鉴别诊断。然而，由于其非特异性的临床表现和影像学表现，在某些病例，为了获得准确的定性诊断，组织取样活检仍然是必要的。

术后影像学监护

建议在保乳手术（breast-conserving surgery, BCS）后采用以下影像学检查。

（1）如果乳腺癌含有恶性钙化，则应在术后即刻、放射治疗前进行乳腺X线摄影。

（2）前3年应每6个月进行1次乳腺X线摄影，然后每年检查1次；是否需要局部放大图像由乳腺X线摄影诊断医师斟酌决定[23]。

（3）不推荐超声作为常规的监测方法。

（4）根据美国癌症学会（American Cancer Society）最新的建议，尽管MRI可能是一个非常实用的工具，但没有确凿的证据支持或反对使用乳腺MRI来进行术后监测[24]。

组织学诊断

不建议将常规组织取样活检用于肿瘤整形BCS

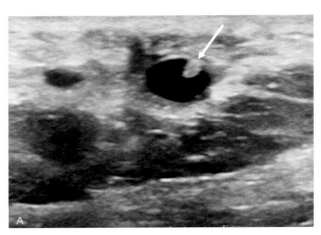
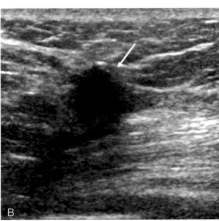

图32-8　乳腺癌肿瘤整形BCT脂肪坏死与肿瘤复发超声检查鉴别诊断

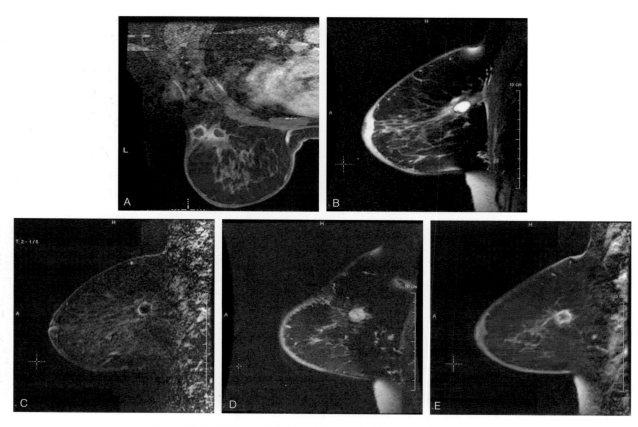

图 32-9　浸润性导管癌肿瘤整形手术后血清肿与肿瘤复发并存MRI图像

后的监测。如果通过体检或影像学成像发现异常区域，则必须由病理学专家对病变进行适当采样和检查。可触及的病变适合FNAC；用于组织诊断的其他方法包括CNB和外科手术活检；如果不能触摸到异常区域，可以使用乳腺X线摄影或超声引导来定位。部分乳房重建，无论是使用局部皮瓣还是腺体重塑，都可能导致脂肪坏死、瘢痕形成或部分皮瓣丢失，这可能表现为可触及的肿块或硬化区。因为接受过BCT的患者的怀疑指数很高，所以获得组织诊断以排除复发的阈值也很高。虽然这些易于通过精确的影像学成像和监测，但医师和患者往往需要确认结果。我们在对仅行BCT患者与肿瘤整形BCT的患者比较中，发现肿瘤整形组的组织采样率提高，单纯BCT组为18%，肿瘤整形组为53%。这相当于肿瘤整形组每4个随访年需要进行1次活检，而单纯BCT组则每33个随访年才需要进行1次活检。在另一项研究中，进行了肿瘤整形乳房缩小成形术的53名患者中有26%需要FNAC、CNB或切除活检[25]。虽然其中绝大多数最终组织病理学诊断是良性病变，但正确诊断和处理这些局部问题至关重要。需要告知接受部分乳房重建的患

者组织取样概率增加的问题。

术后组织学监测

不建议进行常规的术后组织学监测，但应该对临床及影像学检查发现的可疑区域进行组织活检，以明确诊断。

结论

在乳腺癌BCT后，对局部复发进行适当的监测和检测至关重要，部分乳房重建不会减弱这些监测技术的准确性。考虑到增加外科手术操作的复杂性，复查监测方案必须进行某些修改以保持其灵敏度。通过对治疗后体检和影像学潜在的表现保持高度认知，理解稳定的概念，并严格遵循多学科方法，可以确保对患者治疗管理的安全性与有效性。重要的是，医疗团队成员和患者都应该了解这一信息，以及在部分乳房重建后可能发生的与监测相关的困难。BCT后及时发现和治疗局部复发可能提高患者的生存率。需要更长期的研究来确定这种监测方案的准确性。到目前为止，在BCT中加

入肿瘤整形技术并没有削弱术后筛查或诊断复发的能力。

本章要点

- BCT后采用合适的方案监测和检测肿瘤局部复发至关重要，部分乳房重建不会影响这些检测方案技术的准确性。
- 在瘤床放置金属夹便于监测。其他术后监测手段包括体格检查、影像学成像和组织取样活检。

- 乳腺X线摄影在乳房部分重建后仍是一种灵敏的成像工具。
- 肿瘤整形BCT后乳腺X线摄影观察到的质变与单纯BCT后观察到的质变相似；然而，其乳腺X线摄影稳定的时间稍长。
- 应该指导患者正确应用乳房自我检查技术，以及报告任何可疑发现或变化重要性。
- 使用与原发性肿瘤相同的标准，评估发生在初次乳房部分切除术部位的钙化很重要。
- 治疗后发生的变化应该随访，直到稳定状态为止。

参考文献

[1] Recht A, Silen W, Schnitt SJ, et al. Time-course of local recurrence following conservative surgery and radiotherapy for early stage breast cancer. Int J Radiat Oncol Biol Phys 15: 255, 1988.

[2] Fajardo LL, Bessen SC. Epidermal inclusion cyst after reduction mammoplasty. Radiology 186: 103, 1993.

[3] Graham RA, Homer MJ, Sigler CJ, et al. The efficacy of specimen radiography in evaluating surgical margins of impalpable breast carcinoma. AJR Am J Roetgenol 162: 33, 1994.

[4] Orel SG, Troupin RH, Patterson EA, et al. Breast cancer recurrence after lumpectomy and irradiation: role of mammography in detection. Radiology 183: 201, 1992.

[5] Hassell PR, Olivotto IA, Mueller HA, et al. Early breast cancer: detection of recurrence after conservative surgery and radiation therapy. Radiology 176: 731, 1990.

[6] Dershaw DD, McCormick B, Osborne MP. Detection of local recurrence after conservative therapy for breast carcinoma. Cancer 70: 493, 1992.

[7] Stomper PC, Recht A, Berenberg AL, et al. Mammographic detection of recurrent cancer in the irradiated breast. AJR Am J Roentgenol 48: 39, 1987.

[8] Miller CL, Feig SA, Fox JW. Mammographic changes after reduction mammoplasty. AJR Am J Roentgenol 149: 35, 1987.

[9] Mendelson EB. Evaluation of the postoperative breast. Radiol Clin North Am 30: 107, 1992.

[10] Schaefer T, Losken A, Newell M, et al. The impact of partial breast reconstruction using reduction techniques on postoperative cancer surveillance. Plast Reconstr Surg 124: 9, 2009.

[11] Rebner M, Pennes DR, Adler DD, et al. Breast microcalcifications after lumpectomy and radiation therapy. Radiology 170: 691, 1989.

[12] Madorin CA, Styblo TM. Follow up after breast surgery for primary breast cancer. In Spear S, ed. Surgery of the Breast: Principles and Art, ed 2. Philadelphia: Lippincott Williams & Wilkins, 2006.

[13] Slavin S, Love SM, Sadowsky NL. Reconstruction of the radiated partial mastectomy defect with autologous tissue. Plast Reconstr Surg 90: 854, 1992.

[14] Monticciolo DL, Ross D, Bostwick J III, et al. Autologous breast reconstruction with endoscopic latissimus dorsi musculosubcutaneous flaps in patients choosing breast-conserving therapy: mammographic appearance. AJR Am J Roentgenol 167: 385, 1996.

[15] Geiss CS, Keating DM, Osborne MP, et al. Local tumor recurrence following breast-conservation therapy: correlation of histopathologic findings with detection method and mammographic findings. Radiology 212: 829, 1999.

[16] Preda L, Villa G, Rizzo S, et al. Magnetic resonance mammography in the evaluation of recurrence at the prior lumpectomy site after conservative surgery and radiotherapy. Breast Cancer Res 8: R53, 2006.

[17] Chala LF, de Barros N, de Camargo Moraes P, et al. Fat necrosis of the breast: mammographic, sonographic, computed tomography, and magnetic resonance imaging findings. Curr Probl Diagn Radiol 33: 106, 2004.

[18] Bassett LW, Gold RH, Cove HC, et al. Mammographic spectrum of traumatic fat necrosis: the fallibility of "pathognomonic" signs of breast cancer. AJR Am J Roentgenol 130: 119, 1978.

[19] Bilgen IG, Usten EE, Memis A, et al. Fat necrosis of the breast: clinical, mammographic, and sonographic features. Eur J Radiol 39: 92, 2001.

[20] Hogge JP, Robinson RE, Magnant CM, et al. The mammographic spectrum of fat necrosis of the breast. Radiographics 15: 1347, 1995.

[21] Stavros AT. Breast Ultrasound. Philadelphia: Lippincott Williams & Wilkins, 2004.

[22] Kinoshita T, Yashiro N, Yoshigi J, et al. Fat necrosis of breast: a potential pitfall in breast MRI. Clin Imaging 26: 250, 2002.

[23] American Society of Clinical Oncology. Recommended Guidelines. Alexandria, VA: The Society, 2006.

[24] Saslow D, Boetes C, Burke W, et al. American Cancer Society guidelines for breast screening with MRI as an adjunct mammography. CA Cancer J Clin 57: 75, 2007.

[25] Losken A, Styblo TM, Carlson GW, et al. Management algorithm and outcome evaluation of partial mastectomy defects treated using reduction or mastopexy techniques. Ann Plast Surg 59: 235, 2007.

第33章

即刻部分乳房重建术后并发症与结局

Complications and Outcomes After Immediate Partial Breast Reconstruction

Moustapha Hamdi, Albert Losken

在乳腺肿瘤切除的同时行部分乳房重建会增加额外的操作，从而增加相应并发症发生的风险。此外，术后放疗作为乳腺癌保乳治疗（breast-conserving therapy, BCT）后不可或缺的辅助治疗，也会引起其他并发症或加重手术并发症的发生。在应用肿瘤整形相关技术时，并发症不影响和延误辅助治疗（如化学治疗和放射治疗）开始的时机是很重要的。

本章讨论了乳房重建后即刻和延迟出现的并发症，当然美学效果也将考虑在内，提出了减少并发症发生率和改善美学效果的指导原则。

近期并发症

容积移位技术

本著作先前章节已经描述了不同的组织再分布方法用于乳腺肿瘤切除后小至中等缺损的填充。

从美容手术整体发展来看，过去10年里，美国的乳房缩小成形术在已提交的医疗事故索赔数量上仅次于鼻成形术，位列第二[1]。而大部分这些医疗事故的发生与并发症相关。

表33-1汇总了三组系列研究的肿瘤整形乳房成形术总体并发症发生率及其并发症的类型，其中乳头-乳晕复合体（nipple-areola complex, NAC）缺失或需要进行NAC游离移植或重建的发生率大约为8.0%（17/213）。

并发症的发生率通常与外科医师的手术水平和（或）患者的体重指数（body mass index, BMI）、乳房大小、吸烟史及皮肤管理有关。当两个不同的手术操作在同一阶段完成时，肿瘤整形外科医师永远都不该忘记手术步骤的复杂性，因为这会累积两个手术的并发症。因此肿瘤整形乳房缩小成形术较普

表 33-1 肿瘤整形乳房成形术总体并发症发生率

作　　者	患　者　数 n	NAC 缺失 / NAC 游离移植或重建 n（%）	切口延迟愈合 n（%）	血肿 / 血清肿 n（%）	感　　染 n（%）	脂肪坏死 n（%）
Losken 等[6]	63	3（5）	9（14）	1（1.5）	2（3）	7（11）
Kronowitz 等[7]	41	4（10）	2（5）	3（7）	2（5）	5（12）
Munhoz 等[2]	109	10（9.2）	4（3.7）	—	3（2.75）	4（3.7）
合计	213	17（8.0）	15（7.0）	4（1.9）	7（3.3）	16（7.5）

通的乳房缩小成形术更容易发生并发症。乳腺肿瘤的切除通常会造成一些普通乳房缩小成形术不会破坏的区域的缺损，并且皮瓣也可能比预期的要更薄。因此，在计划开展肿瘤整形手术时这些都应当被考虑到，并采取相关技术以避免不良结局的发生。

临 床 案 例

[病例 33-1]

45岁女性患者，进行了右侧乳房外下象限表浅肿瘤的切除，并行肿瘤整形技术部分乳房重建术，术后发生了全层皮肤坏死（图33-1A），在放射治疗前进行清创术以及游离的中厚皮片（split-thickness skin）移植（图33-1B）。在放射治疗结束的1年后，患侧乳房又出现了明显的乳房畸形（图33-1C），之后通过切除收缩的移植皮片并予以背阔肌肌皮瓣（latissimus dorsi flap, LD flap）部分乳房重建（图33-1D～F）。尽管该患者在LD皮瓣重建术后乳房美学效果较好，但由于皮瓣坏死的并发症，患者不得不承受计划外的二次手术。

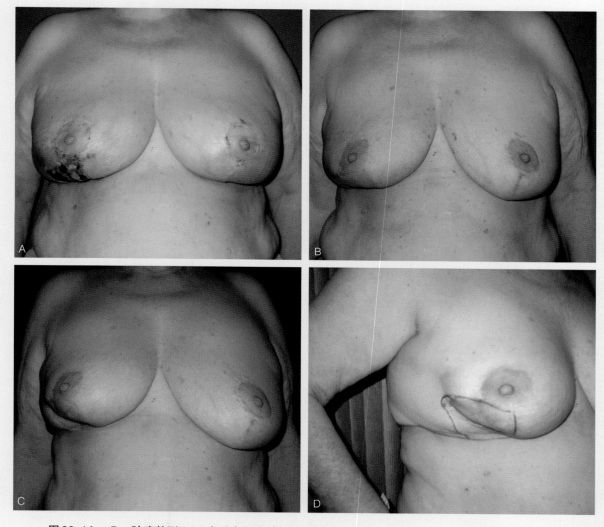

图33-1A～D　肿瘤整形BCT术后全层皮肤坏死中厚皮片植皮，放射治疗后LD皮瓣部分乳房重建

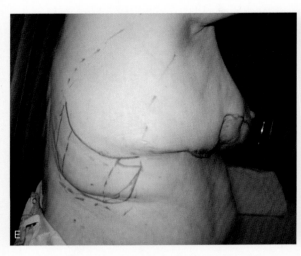
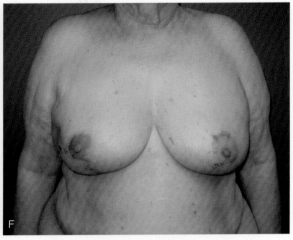

图33-1E～F 肿瘤整形BCT术后全层皮肤坏死中厚皮片植皮，放射治疗后LD皮瓣部分乳房重建

[病例33-2]

52岁女性，左侧乳腺浸润性导管癌，肿瘤位置表浅，施行了与图33-1患者类似的肿瘤切除术及双侧乳房缩小成形术，在肿瘤切除检查缺损时发现缺损区的皮瓣非常薄（图33-2A～E）。考虑后期有可能发生类似图33-1患者的皮肤坏死，于是使用上内侧蒂乳头移位，暂时缝合皮肤关闭术腔，术中的血管造影证实了可疑区域的低灌注，预计有发生皮肤坏死的可能（图33-2F，G）。由于怀疑可能会发生皮肤缺血，故保留了下方的下基蒂皮瓣，用于切除那块薄的皮瓣之后的缺损修复（图33-2H～J）。在肿瘤切除及整形术后的1个月，皮肤愈合良好，转移的带蒂皮瓣比薄皮瓣及游离移植皮片都更能耐受放射治疗（图33-2K，L）。

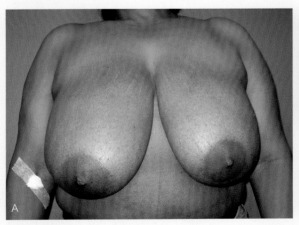
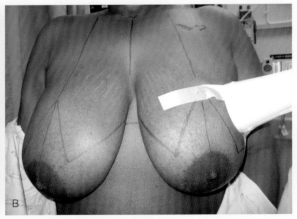

图33-2A ～ B 肿瘤切除乳房缩小成形术转移带蒂皮瓣的合理应用

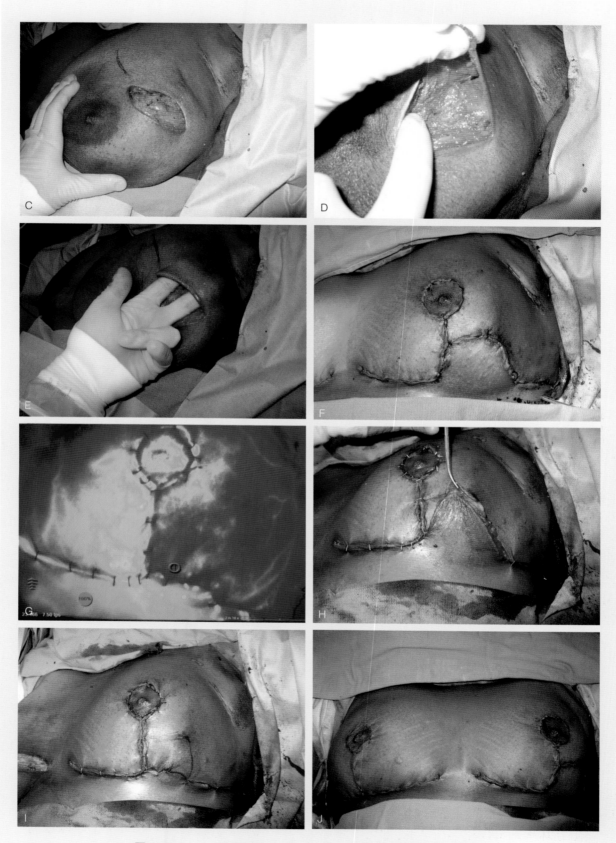

图33-2C～J 肿瘤切除乳房缩小成形术转移带蒂皮瓣的合理应用

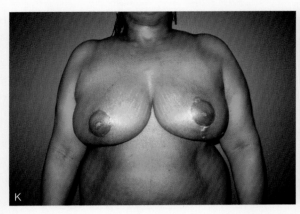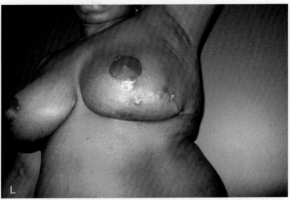

图33-2K～L 肿瘤切除乳房缩小成形术转移带蒂皮瓣的合理应用

当手术中出现腺体组织瓣伴有大面积皮肤破坏或者为了闭合较远或较大的乳房缺损将皮瓣与肌肉分离时，引起的腺体组织瓣或真皮腺体组织瓣的缺血可能导致脂肪坏死（图33-1），部分或全部NAC的坏死也有可能发生。更有可能发生的是，为了追求获得术中肿瘤切缘的阴性，意外地将肿瘤切除范围扩大到乳晕下区域，可能会导致NAC的血液供应受到影响。切口的裂开则有可能发生于NAC处，也可发生在倒T形瘢痕的交界处。而其他并发症，如血肿、皮下积液和感染等的发生率与传统的乳房缩小术没有明显差别。Noguchi等[5]研究者则报道肿瘤整形乳房缩小术总体并发症发生率为24%，然而该作者也发现，一些技术（延迟整形）的开展对于接受过放射治疗的乳房并发症发生率高达50%。他们也发现肿瘤病灶在乳房中的位置也是影响并发症发生的一个因素。

> 肿瘤位于乳房外上象限时，并发症发生率最高，其次为乳房内象限。

对于该现象其中的一种解释是，外上象限肿瘤的切除与腋窝淋巴结术区比较接近，可能会引起术中创伤加重，从而增加与积液相关并发症发生的可能性。另一个原因可能在于需要获得更长的腺体皮瓣并向上旋转以到达缺损的最外上区域，最终可能会引起脂肪坏死。而乳腺内象限的手术也更易发生并发症，是因为周围乳腺组织不足无法填充切除手术产生的缺损。

大部分修复手术是针对下象限的肿瘤进行的，这反映了外科医师采用这项技术的独特经验。然而如果外科医师对于处于乳房不同位置的肿瘤都使用一种技术，可能会导致不太理想的结果。Munhoz等[2]报道了一项针对209例开展即刻保乳重建手术（breast-conserving reconstructions, BCR）患者的研究。然而，他们中仅有141例患者接受了容积置换手术，包括32例乳房腺体推进皮瓣和109例乳房固定术或乳房缩小成形术。第一组中有2例（6.25%）发生了脂肪坏死，而接受乳房固定术和乳房缩小成形术的患者有较低的脂肪坏死发生率。而对于外上象限的缺损，则选择了侧胸皮瓣或LD皮瓣重建修复乳房缺损。

采取一种优化原则来选择合适的技术，可以降低并发症发生率，改善美学效果。最近一项针对肿瘤整形缩小手术时机比较的研究显示，肿瘤切除同时进行乳房缩小手术的并发症总体发生率为21%，而延迟重建手术的并发症发生率为57%[3]。由于瘢痕形成和放射治疗，延迟组的并发症发生率更高。由于进行缩小手术时的炎症环境影响，即刻-延迟组的并发症发生率更有可能升高。即刻组脂肪坏死的发生率为1%，明显低于延迟进行缩小手术组的14%，$P < 0.001$。另外，延迟手术组患者的乳头坏死率也明显升高，延迟组与即刻组的发生率分别为5%和0，$P=0.01$。

最近一项meta分析对比了1 773例肿瘤整形乳房缩小成形手术、1 392例肿瘤整形皮瓣重建术和5 494例单纯行BCT的患者情况[6]。肿瘤整形乳房缩小成形手术平均并发症发生率约为16%；而肿瘤整形皮瓣重建组则为14%。然而，均没有延迟术后开始行辅助治疗的时机。行单纯BCT的患者早期并发症发生率为25.9%（201/775）；而肿瘤整形组为15.5%（386/2 482）。对于美学效果的满意度，肿瘤整形组则明显升高，为89.5%（1 148/1 283）；单纯BCT组仅为82.9%（1 590/1 916），$P < 0.000\ 1$。

另一项540例患者的大型肿瘤整形系列研究中，Fitoussi等[4]报道了16%的并发症发生率。对于仅开展BCT的患者很少有记录并发症发生的情况，而在一项包含714例仅行BCT患者的研究中，Waljee等[5]报道其并发症发生率为24%。这些并发症，特别是对于仅接受BCT的患者，通常都是采取保守治疗。不过肿瘤整形手术组发生的并发症严重程度度却有不同，需要手术干预的比例约为3%。从肿瘤学观点来看，虽然肿瘤整形手术后患者并发症发生率潜在风险较高，但对于患者预后并没有产生负面影响。再手术率相对较低，也不会影响日常恰当的管理措施实施。而对于肿瘤整形乳房缩小成形手术和皮瓣重建术后患者的肿瘤监测没有发现其他不良反应，进一步证实了其安全性。而一些需要再次手术的远期并发症通常与美学效果、放疗后改变和肿瘤复发有关。

容积移位技术的外科指南

（1）仔细的术前评估肿瘤切除及切除后预期的缺损是至关重要的。

（2）在选择合适的重建技术时，应遵循所选手术方案的原则和设计要求。

（3）任何不必要的腺体组织瓣和（或）皮肤破坏都应避免。

（4）合理的选择皮肤-腺体组织皮瓣或穿支蒂腺体组织皮瓣。

（5）切除皮瓣缺血或血管化较少的部分，主要是远端部分。

（6）必须确保充分止血。

（7）应放置引流管。

（8）避免出现死腔。

（9）腋窝淋巴结清扫应考虑单独切口。

（10）必须防止皮肤缝合张力过大。

容积置换技术

相当多的研究者报道了他们使用容积置换技术用于矫正部分乳房切除术后缺损的经验。这种方法使用乳腺以外的自体组织，如常用的LD皮瓣，用以填充残腔，恢复乳房体积形态。Noguchi等[8]首次描述了将LD皮瓣用于即刻部分乳房重建手术。

与容积移位技术比较，皮瓣移植技术一个主要的不同点在于增加了供区并发症发生的可能，使得总体并发症发生率升高，为2%～77%[9-15]。在多数情况下，自体组织供区并发症发生率高于皮瓣并发症率，可能是由于皮下积液发生率增高。皮瓣相关的并发症包括全部或部分皮瓣缺失、脂肪坏死、血肿、伤口裂开和感染；而与供区相关的并发症则包含皮下积液的形成，血肿，伤口裂开和感染。

Munhoz等[15]在2005年报道了使用LD皮瓣移植技术用于部分乳房切除术缺损修复，并发症的发生率为33%，其中65%与供区部位相关。最常见的并发症为背部皮下积液，发生率为20%，占总体并发症的50%。而在对比肥胖和非肥胖患者时发现，肥胖患者皮下积液发生概率更高。表33-2汇总了背阔肌肌皮瓣即刻部分乳房重建并发症总体发生率。

表33-2　背阔肌肌皮瓣即刻部分乳房重建并发症总体发生率

作　者	例　数（n）	并发症总体发生率（%）
Hernanz等[9]	28	39
Rainsbury等[10]	49	8
Nano等[11]	18	77
Kat等[12]	32	19
Gendy等[13]	49	8
Losken等[14]	39	31
Munhoz等[15]	48	33

当使用较小的皮岛时，切口裂开比较少见。

通过减少背阔肌肌肉的取用量以及在皮肤和下层肌肉之间加强缝合以减少供区部位的大片死腔，可以降低血清肿的发生率。

带蒂穿支皮瓣用于部分乳房重建近年来被不断报道[16-18]，其中胸背动脉穿支皮瓣（thoracodorsal artery perforator flap, TDAP flap）是最常用的皮瓣[16, 18]。而基于肋间动脉外侧穿支（lateral intercostal artery perforators, LIAP）的带蒂皮瓣也适用于乳房外象限的缺损[17]。使用穿支皮瓣最显著的优势在于可有效降低供区皮下积液的发生率，例如使用LD皮瓣皮下积液发生率可高达60%[19]。此外使用穿支动脉皮瓣还可以缩短患者术后恢复时间及减轻供区术区疼痛。另一方面，保留背阔肌肌肉的手术引起的供区部位身体轮廓的畸形发生要少于切取背阔肌的移植手术[20]。表33-3汇总了三项带蒂皮瓣即刻部分乳房重建术后近期并发症的发生情况。

其他的皮瓣移植技术以及手术操作用于肿瘤整形BCT已有报道。尽管都是一些样本量较小的病例系列报道，但都显示出良好的效果，且局限性较少（表33-4）。

容积置换技术外科指南

（1）对皮瓣容积置换部分乳房重建手术的仔细规划，包括术前标记、皮瓣蒂的方向和皮瓣宽度大小等，都是至关重要的。

（2）皮瓣的选择需要个体化，取决于外科医师的经验和肿瘤病灶在乳房的位置。

（3）考虑使用一些保留肌肉的技术以避免或降低供区并发症的发生。

（4）应避免供区部位和乳房术区出现死腔。

（5）一旦出现并发症，应及时采取措施处理，避免延误辅助治疗的时机。

表 33-3 带蒂皮瓣即刻 BCR 术后近期并发症

并 发 症	LD 肌皮瓣 （Munhoz 等 [15]） $n = 48$	LTHD 筋膜皮瓣 （Munhoz 等 [20]） $n = 34$	TDAP 皮瓣 （Hamdi 等 [18]） $n = 61$
皮瓣相关并发症			
全部皮瓣缺失，n（%）	1（3.3）	0	0
部分皮瓣缺失，n（%）	3（6.2）	3（8.8）	2（3.27）
脂肪坏死，n（%）	NR	2（5.8）	1（1.63）
供–受区相关并发症			
乳腺切口裂开，n（%）	3（6.2）	0	1（1.63）
受区感染，n（%）	2（2.4）	3（8.8）	1（1.63）
供区切口裂开，n（%）	3（6.2）	5（4.7）	0
供区血清肿，n（%）	10（20.8）	3（8.8）	1（1.63）
供区感染，n（%）	1（2.9）		0

注：LD，背阔肌（latissimus dorsi）；LTHD，侧胸背（lateral thoracodorsal）；TDAP，胸背动脉穿支（thoracodorsal artery perforator）。

表 33-4 即刻 BCR 的其他技术

作 者	技 术	例 数 n	局 限 性
Zaha 等 [21]	大网膜皮瓣（腹腔镜下获取）	28	容积有限，疝的风险
Kijima 等 [22]	IMF 脂肪筋膜组织皮瓣	2	无
Ogawa 等 [23]	IMF 脂肪筋膜组织皮瓣	4	下极缺损

注：IMF，乳房下皱褶（inframammary fold）。

远期并发症和预后

尽管有大量关于早期乳腺癌肿瘤整形外科技术相关文献的报道，但大多数研究样本量小，且随访时间不长。此外由于缺乏报告标准，衡量和评估不同研究间相对的结果存在困难。如果公开发表的数据有标准可循，那么结果就很有帮助，可以进行更关键的评估和更准确的比较。然而目前报道的研究中，通常不涉及患者术后的局部复发率和生存率，同时对于整形效果和患者满意度的结果呈现方式也多种多样，从而给比较增加了困难。容积移位术后最常见的远期并发症为脂肪坏死，但在没有形成临床可触及肿块，影像学检查也难以检测时，脂肪坏死的发生往往并非是明显的临床问题。第二常见的并发症是双侧乳房的不对称，随着随访时间的延长，该并发症的发生率似乎也会不断增加。

而对于实施了容积置换技术的患者，任何皮瓣术后的放射治疗都是一个值得担心的主要问题。后期皮瓣挛缩、色素沉着及乳房体积减小等并发症的发生率明显增加。目前仍然没有部分乳房切除即刻皮瓣重建术后伴或不伴放射治疗的大型长期随访研究比较的效果。由于大部分重建的乳腺组织被保留的真皮和剩余的腺体组织所包裹，而其中没有乳腺韧带的穿插，人们猜测放射治疗对于部分乳房切除患者美学效果的不利影响较乳房切除要小。理论上，针对皮瓣和保留的乳腺组织一起进行辐照后的外观较延迟重建而未进行放射性照射的皮瓣"嵌入式（plugged-in）"外观更加均匀同质。

来自Nottingham乳腺研究所（Nottingham Breast Institute）的2篇关于肿瘤整形容积移位和容积置换技术的论文评估了来自不同中心的多项研究结果[24, 25]。他们发现在中位随访4.5年时，整形失败率为0%～18%（表33-5）。

由Clough等[37]发表的一项大样本量研究中，101位患者接受了部分乳房重建的乳房缩小成形手术。该研究中所使用的上方的蒂皮瓣（83%）占绝大多数，91%的肿瘤位于乳腺的下极或中央区域。作者通过一个分级系统对效果进行评估，在2年和5年的两个随访时段，美学效果评估获得一般（fair）至优秀（excellent）的患者分别占88%和82%。Petit等[38]报道的一项来自米兰的类似研究，共111名患者进行了肿瘤整形乳房缩小成形术或LD皮瓣部分乳房重建术。对平均随访21个月的结果分析显示效

表 33-5　容积移位与容积置换技术 BCR 的美学失败率		
项　目	容积移位技术	容积置换技术
研究项目数量	11[26-32]	7[11-14, 32-36]
患者总例数	433	189
中位随访时间（月）	21～54	24～53
美容失败率（%）	0～18	0～9

果良好（good）、一般（fair）和差（poor）的比例分别为77%、17%和5%。不同位置的肿瘤对于其整形结果无显著性影响。而针对获得良好结果的进一步分析提示，采用圆柱（round bloc）技术和Grisotti皮瓣成功率为100%，使用下方蒂成功率为87%，上方蒂为77%，而采用LD皮瓣获得良好结果为67%。Noguchi等[39]的一项针对51例使用带背阔肌肌肉和脂肪组织皮瓣即刻乳房重建患者的研究结果，获得了67%的优秀和良好的美学效果。该研究发现放射治疗后背阔肌肌肉会萎缩，这提示在手术中将足够容积的脂肪组织而非单纯背阔肌肌肉转位用于填充缺损显得更加必要。此外，他们还将放射治疗时的辐射剂量降低至 ≤ 50 Gy。最后作者得出结论，美学效果的改善与转位中增加脂肪组织的容积相关。

肿瘤整形外科不良结局的管理

对于那些乳腺肿瘤整形术后效果不佳的患者应进行BCT乳房畸形分析（见第25～27章）。

肿瘤整形手术术后双乳对称性改变的情况分为以下三类：

（1）由于乳房扭曲、内陷或容积改变造成的不对称。

（2）NAC的大小、位置、形状和颜色所引起的不对称。

（3）放射治疗后遗症所致的不对称。

外科手术矫形的目的在于恢复双侧乳房的对称性。由于外科医师在手术中需要处理接受过放疗的组织，因此必须考虑与这类组织特征相关的一般原则和手术指南。与肿瘤整形术后需要尽快处理以避免延误辅助治疗时机的近期并发症不同的是，远期并发症需要在达到最终效果或状态以及放射治疗所

致的急性效应消退后进行处理。然而放射治疗对于组织的影响需要很长一段时间才会趋于稳定，在放射治疗结束的最初2年内，乳房处于一个难以评估的长期演变过程中。不过如果确实有必要的话，在放射治疗结束的1年里也可以计划进行矫形手术。但是当乳房外形差或乳房体积不足导致双侧乳房不对称时，最好在放射治疗至少2年以后考虑决定进

行手术治疗，因为从长远的角度来看，乳房畸形可能会进一步加重，届时有必要采取不同的手术方式。

当患者有严重的脂肪坏死或疼痛时，一旦放疗后遗症消退后（放射治疗结束后6～9个月）应及早行手术矫形。而当患者的效果不佳是由于较严重的脂肪坏死或并发症引起时，大多数乳房不对称的病例仍然可以通过小的手术操作，如NAC复位、

表33-6 BRC手术美学不良结局问题的解决方案总结

问 题	严重程度	治 疗 方 案
乳房体积不对称	轻-中度	脂肪注射，伴或不伴对侧乳房重塑/固定术
	重度	乳房切除+自体组织乳房重建（部分病例选择乳房假体植入）
残留乳房缺损	轻度	脂肪注射
	中度	反复脂肪注射或带蒂局部皮瓣重建
	重度	乳房切除+自体组织乳房重建（DIEP、SGAP、TRAM）
NAC不对称	水平位置	使用椭圆法去表皮对NAC进行再定位
	垂直位置或大小	圆块技术，或与对侧乳房匹配技术
	色素脱失	单侧或双侧纹身
放疗后遗症	皮肤改变	脂肪注射
	腺体萎缩或内陷	脂肪注射或乳房切除+皮瓣重建

注：DIEP，腹壁下动脉穿支皮瓣（deep inferior epigastric artery perforator flap）；SGAP，臀上动脉穿支（superior gluteal artery perforator）皮瓣；TRAM，横行腹直肌肌皮瓣（transverse rectus abdominalis musculocutaneous）。

临 床 案 例

[病例33-3]

73岁女性患者，3年前接受了右乳带蒂LD皮瓣即刻乳房重建手术。由于术后血肿，右乳出现了严重的部分坏死，并且在放射治疗后因为疼痛和广泛的脂肪坏死再次就诊。此次术前照片显示了其右乳大部分的脂肪坏死并伴有严重的乳房外形畸形（图33-3A，B）。

尽管我们看到患者乳房畸形非常严重，但患者拒绝乳房切除并使用游离的腹壁下动脉穿支（deep inferior epigastric perforator, DIEP）皮瓣进行乳房重建这类比较大的手术。因此最后计划采用带蒂的腹壁浅动脉穿支（superficial epigastric artery perforator, SEAP）皮瓣乳房重建[40]。对患者进行了腹部的多排螺旋CT（multidetector CT, MDCT）检查并显示了其腹壁浅动脉穿支情况（图33-3C～F）。

SEAP皮瓣设计采用垂直皮岛游离（图33-3G）。针对右侧乳房脂肪坏死进行大面积清创形成缺损（图33-3H）。术中将SEAP皮瓣带一个穿支一起游离下来（图33-3I），然后将皮瓣旋转180°填充缺损（图33-3J）。术后30个月的效果如图33-3K。

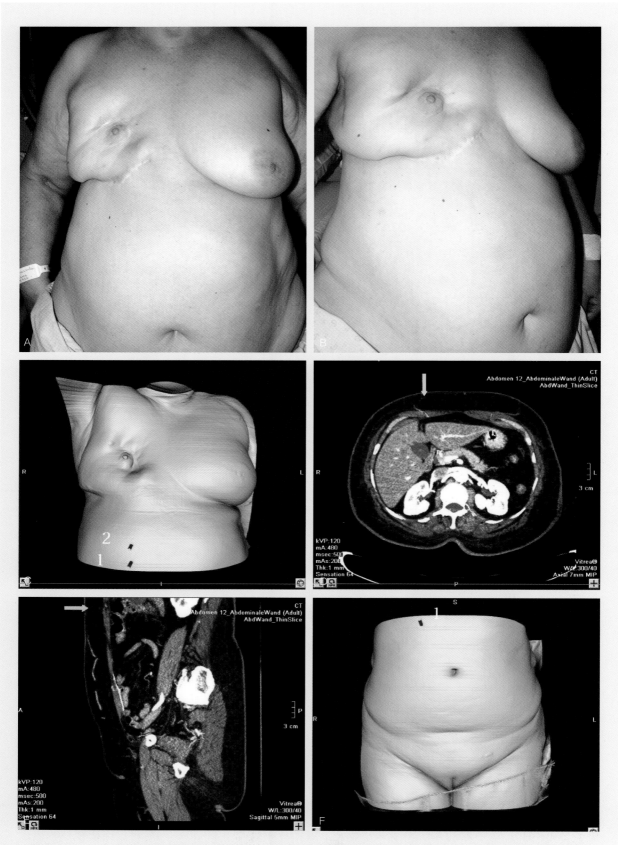

图33-3A ～ F 带蒂LD皮瓣即刻乳房重建术后血肿并皮瓣严重坏死，游离垂直皮岛SEAP皮瓣部分乳房重建

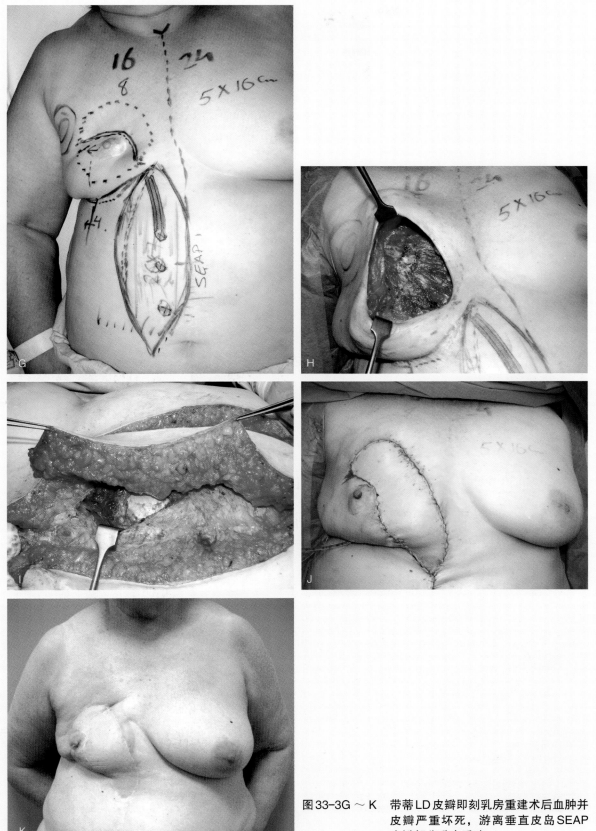

图33-3G～K　带蒂LD皮瓣即刻乳房重建术后血肿并皮瓣严重坏死，游离垂直皮岛SEAP皮瓣部分乳房重建

[病例33-4]

　　49岁女性患者，肿瘤位于右侧乳房内侧象限，计划使用带蒂TDAP皮瓣即刻部分乳房重建的肿瘤整形外科治疗。初次手术行肿瘤切除，术后随访显示患者术后恢复非常顺利，因此便开始进行辅助治疗，随后患者失访。2年后患者因严重的脂肪坏死再次回来就诊。患者的乳房呈中等大小，乳房畸形范围较大，为了恢复乳房外形，决定行乳房切除游离DIEP皮瓣即刻乳房重建（图33-4A～C），TDAP皮瓣作为备选计划术区（图33-4D）。象限切除并前哨淋巴结活检（图33-4E，F），游离的TDAP皮瓣填充缺损（图33-4G）。图33-4H为手术结束时的乳房照片。游离DIEP皮瓣乳房重建术后2年的美学效果（图33-4I～K）。

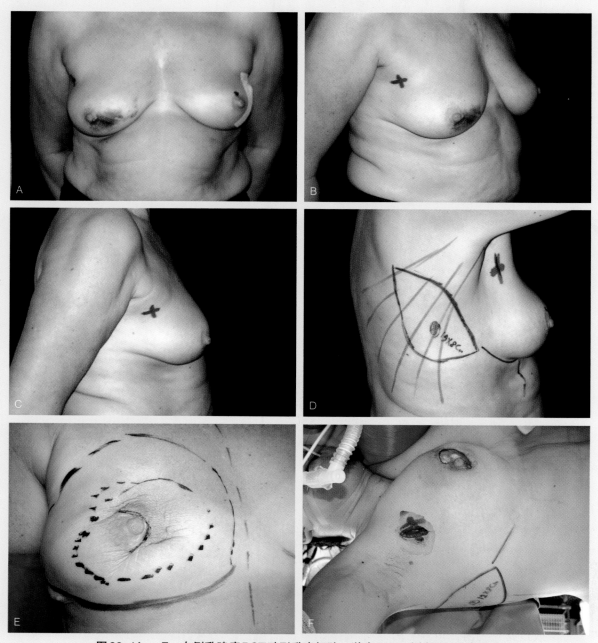

图33-4A～F　右侧乳腺癌BCT畸形乳房切除，游离DIEP皮瓣即刻乳房重建

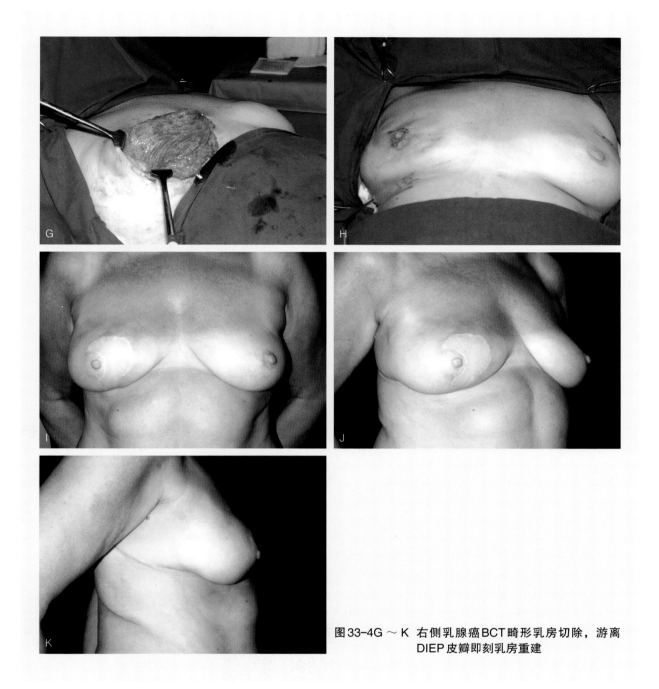

图33-4G～K 右侧乳腺癌BCT畸形乳房切除，游离
DIEP皮瓣即刻乳房重建

瘢痕修复或脂肪移植进行治疗。必要时也可以针对对侧乳房进行相应手术操作。当出现严重的脂肪坏死或严重的放疗后遗症时，应进行大范围清创，遗留的残腔应采用有血运、健康的组织加以填充，通常填充组织是由距离乳房术区偏远部位转移过来的组织皮瓣。可以使用远离放疗照射野的带蒂皮瓣（图33-3）或最常见的游离皮瓣（图33-4）。但是如果带蒂皮瓣已经用于部分乳房重建或者他们的血管蒂在之前的手术或放射治疗期间已经受损，那么

该带蒂皮瓣则无法使用。表33-6为BCR术后导致美学效果不良结局问题的解决方案总结。

结论

肿瘤整形乳腺外科（oncoplastic breast surgery，OBS）是乳房整形外科中一个相对新的领域。由于OBS手术方向将两种外科手术操作，即肿瘤切除和乳房美学重塑相结合，因此可能会有更高的并发症

发生率。然而根据现有的肿瘤整形外科的文献研究表明，其并发症的发生率与传统的乳房缩小术（无放射治疗）相当。通过对并发症发生潜在因素的了解加深，对技术的熟悉，以及合适的病例和技术方式的选择，治疗相关的并发症的发生率将会降低。

将毁损性及重建手术，以及放射治疗等治疗相互结合，随着对治疗后患者随访时间的延长，可能发现有更多意料之外的并发症发生。控制疾病的同时保证乳房的对称性是我们最终的目标，然而，BCT后乳房美学效果随着随访时间的延长而有相应的变化，双侧乳房不同的手术方式，以及针对单侧乳房实施放射治疗会导致双侧乳房不同的变化，从而引起一定程度的双侧乳房不对称。

本 章 要 点

- 部分乳房重建可能会导致额外的并发症。
- 容积移位技术可能会导致乳房局部的并发症。
- 皮瓣重建技术有导致供区并发症的潜在可能。
- 乳房外上象限的肿瘤有更高的并发症发生率。
- 即刻部分乳房重建术后还会发生远期并发症，并且会因为放射治疗的影响而加重。
- 随着术后时间的延长，一些微小的不对称可能会发生，对此可选择不同的矫形方式。
- 由于放射治疗的影响持续存在，因此必须对美容效果进行长期监测评估。
- 避免因为并发症，干扰或延误术后辅助治疗的时机，这是很重要的。
- 合理的患者选择有助于降低治疗相关的并发症发生率，改善美学效果。
- 注重细节和安全的手术原则可将不良结果的风险降至最低。
- 患者对于部分乳房重建术后效果的满意度是很高的。
- 对于BCT仍然需要开展更大规模、随访时间更长的研究。

参考文献

[1] Gorney M. Ten years' experience in aesthetic surgery malpractice claims. Aesthet Plast Surg 21: 569, 2000.

[2] Munhoz AM, Montag A, Arruda E. Assessment of immediate conservative breast surgery reconstruction: a classification system of defects revisited and an algorithm for selecting the appropriate technique. Plast Reconstr Surg 121: 716, 2008.

[3] Egro FM, Pinell-White XA, Hart AM, Losken A. The use of reduction mammoplasty with breast conservation therapy: an analysis of timing and outcomes. Plast Reconstr Surg 135: 963, 2015.

[4] Fitoussi AD, Berry MG, Famà F, et al. Oncoplastic breast surgery for cancer: analysis of 540 consecutive cases [outcomes article]. Plast Reconstr Surg 125: 454, 2010.

[5] Waljee JF, Hu ES, Newman LA, et al. Correlates of patient satisfaction and provider trust after breast-conserving surgery. Cancer 112: 1679, 2008.

[6] Losken A, Styblo TM, Carlson GW, et al. Management algorithm and outcome evaluation of partial mastectomy defects treated using reduction or mastopexy techniques. Ann Plast Surg 59: 235, 2007.

[7] Kronowitz SJ, Feledy JA, Hunt KK. Determining the optimal approach to breast reconstruction after partial mastectomy. Plast Reconstr Surg 118: 813, 2006.

[8] Noguchi M, Taniya T, Miyazaki I, et al. Immediate transposition of a latissimus dorsi muscle for correcting a postquadrantectomy breast deformity in Japanese patients. Int Surg 75: 166, 1990.

[9] Hernanz F, Regano S, Redondo-Figuero C, et al. Oncoplastic breast-conserving surgery: analysis of quadrantectomy and immediate reconstruction with latissimus dorsi flap. World J Surg 31: 1934, 2007.

[10] Rainsbury RM, Paramanathan N, Straker V, et al. The effect of immediate volume replacement with latissimus dorsi mini flaps on the outcome of breast-conserving surgery. Euro J Cancer 34: S47, 1998.

[11] Nano MT, Gill PG, Kollias J, et al. Breast volume replacement using the latissimus dorsi miniflap. ANZ J Surg 74: 98, 2004.

[12] Kat CC, Darcy CM, O'Donoghue JM, et al. The use of the latissimus dorsi musculocutaneous flap for immediate correction of the deformity resulting from breast conservation surgery. Br J Plast Surg 52: 99, 1999.

[13] Gendy RK, Able JA, Rainsbury RM. Impact of skin sparing mastectomy with immediate reconstruction and breast sparing reconstruction with miniflaps on outcomes of oncoplastic breast surgery. Br J Plast Surg 90: 433, 2003.

[14] Losken A, Schaefer TG, Carlson GW, et al. Immediate endoscopic latissimus dorsi flap: risk or benefit in reconstructing partial mastectomy defects. Ann Plast Surg 53: 1, 2004.

[15] Munhoz AM, Montag E, Arruda E, et al. Outcome analysis of breast-conservation surgery and immediate latissimus dorsi flap reconstruction in patients with T1 to T2 breast cancer. Plast Reconstr Surg 116: 741, 2005.

[16] Hamdi M, Van Landuyt K, Monstrey S, et al. Pedicled perforator flaps in breast reconstruction: a new concept. Br J Plast Surg 57: 531, 2004.

[17] Hamdi M, Spano A, Van Landuyt K, et al. The lateral intercostal artery perforators: anatomical study and clinical applications in breast surgery. Plast Reconstr Surg 121: 389, 2008.

[18] Hamdi M, Van Landuyt K, Hijjawi J, et al. Surgical technique in pedicled thoracodorsal artery perforator flaps: a clinical experience with 99 patients. Plast Reconstr Surg 121: 1632, 2008.

[19] Randolph LC, Barone J, Angelats J, et al. Prediction of postoperative seroma after latissimus dorsi breast reconstruction. Plast Reconstr Surg 116: 1287, 2005.

[20] Munhoz AM, Montag E, Arruda E, et al. The role of the lateral thoracodorsal fasciocutaneous flap in immediate conservative breast surgery reconstruction. Plast Reconstr Surg 117: 1699, 2006.

[21] Zaha H, Inamine S, Naito T, et al. Laparoscopically harvested omental flap for immediate breast reconstruction. Am J Surg 192: 556, 2006.

[22] Kijima Y, Yoshinaka H, Owaki T, et al. Immediate reconstruction using inframammary adipofascial flap of the anterior rectus sheath after partial mastectomy. Am J Surg 193: 789, 2007.

[23] Ogawa T, Hanamura N, Yamashita M, et al. Usefulness of breast-volume replacement using an inframammary adipofascial flap after breast-conservation therapy. Am J Surg 193: 514, 2007.

[24] Asgeirsson KS, Rasheed R, McCulley SJ, et al. Oncological and cosmetic outcomes of oncoplastic breast conserving surgery. Eur J Surg Oncol 31: 817, 2005.

[25] Rainsbury RM. Surgery insight: oncoplastic breast-conserving reconstruction—indications, benefits, choices and outcomes. Nat Clin Pract Oncol 4: 657, 2007.

[26] Clough KB, Kroll SS, Audretsch W. An approach to the repair of partial mastectomy defects. Plast Reconstr Surg 104: 409, 1999.

[27] Spear SL, Pelletiere CV, Wolfe AJ, et al. Experience with reduction mammaplasty combined with conservative breast therapy in the treatment of breast cancer. Plast Reconstr Surg 111: 1102, 2003.

[28] Nos C, Fitoussi A, Bourgeois D, et al. Conservative treatment of lower pole breast cancers by bilateral mammaplasty and radiotherapy. Eur J Surg Oncol 24: 508, 1998.

[29] Masetti R, Pirulli PG, Magno S, et al. Oncoplastic techniques in the conservative surgical treatment of breast cancer. Breast Cancer 7: 276, 2000.

[30] Chang E, Johnson N, Webber B, et al. Bilateral reduction mammoplasty in combination with lumpectomy for treatment of breast cancer in patients with macromastia. Am J Surg 187: 647, 2004.

[31] Petit JY, Rietjens M, Garusi C. Breast reconstructive techniques in cancer patients: which ones, when to apply, which immediate and long term risks? Crit Rev Oncol Hematol 38: 231, 2001.

[32] Papp C, Zanon E, McCraw J. Breast volume replacement using the deepithelialized latissimus dorsi myocutaneous flap. Eur J Plast Surg 11: 120, 1988.

[33] Zoetmulder FA, Borger JH, Rutgers EJ, et al. Breast conserving therapy in patients with relatively large (T2, T3) breast cancers by preoperative irradiation and myocutaneous LD flap reconstruction. A new technique in breast conservation. Eur J Cancer 29A: 957, 1993.

[34] Raja MA, Straker VF, Rainsbury RM. Extending the role of breast-conserving surgery by immediate volume replacement. Br J Surg 84: 101, 1997.

[35] Dixon JM, Venizelos B, Chan P. Latissimus dorsi miniflap: a new technique for extending breast conservation. Breast 11: 58, 2002.

[36] Navin C, Agrawal A, Kolar KM. The use of latissimus dorsi miniflap for reconstruction following breast-conserving surgery: experience of a small breast unit in a district hospital. World J Surg 31: 46, 2007.

[37] Clough K, Fitoussi A, Bourgois D, et al. Reconstruction after conservative treatment for breast cancer: cosmetic sequelae classification revisited. Plast Reconstr Surg 114: 1743, 2004.

[38] Petit JY, Garusi C, Greuse M, et al. One hundred and eleven cases of breast conservation treatment with simultaneous reconstruction at the European Institute of Oncology (Milan). Tumori 88: 41, 2002.

[39] Noguchi M, Minami M, Earashi M, et al. Oncologic and cosmetic outcome in patients with breast cancer treated with wide excision, transposition of adipose tissue with latissimus dorsi muscle, and axillary dissection followed by radiotherapy. Breast Cancer Res Treat 35: 163, 1995.

[40] Hamdi M, Van Landuyt K, Ulens S, et al. Clinical applications of the superior epigastric artery perforator (SEAP) flaps: anatomical studies and preoperative perforator mapping with the multidetector CT. J Plast Reconstr Aesthet Surg 62: 1127, 2009.

第34章

乳腺肿瘤整形手术肿瘤的复发及预后——18年随访结果

Outcomes and Tumor Recurrence After Oncoplastic Surgery of the Breast: Eighteen-Year Follow-up

Cristina Garusi, Santos Soto

乳腺癌的肿瘤整形保乳手术（BCT）可以扩大乳房手术切除的范围，获得更好的整体美学效果，最大限度地减少乳房畸形，同时也拓宽了乳腺癌BCT的适应证[1]。多项临床研究结果都证实了肿瘤整形乳腺外科的临床应用可以获得较好的美学效果。但是关于乳腺癌患者进行乳房整形术后，局部复发和远处转移的临床证据，目前还是有限的，大多数的相关研究试验样本量较小，随访时间也相对较短。

本章回顾总结了我们应用BCT和双侧乳房整形重建组合的肿瘤手术方式连续治疗148例乳腺癌患者的临床经验，分析了患者术后18个月的最新随访结果，报道了局部复发、转移和死亡率，进一步讨论了手术相关并发症和美学效果。所有患者都依据美国癌症联合委员会（American Joint Committee on Cancer）乳腺癌分期系统进行重新分类[2]。

手术方法

手术均在全麻下进行，由肿瘤外科医师和整形外科医师两个医疗小组对双侧乳房同时进行手术。

> 肿瘤切除时，确保包括≥1 cm肉眼所见为正常组织的安全边缘。

如果发现病灶距离手术切缘太近，则进行进一步的手术切除。评估剩余乳腺组织的深部和表面是否存在隐匿性病变[3, 4]。采用上蒂法（Lejour

或Pitanguy技术）、下蒂法、双环术、背阔肌肌（latissimus dorsi, LD）皮瓣（flap）或硅胶假体植入术等乳房成形技术完成部分乳房缺损修复[5-7]。同时进行对侧乳房的成形手术，以达到双侧乳房最佳对称性，手术方式与患侧相似。在整形重建前，对所有有指征的病例进行前哨淋巴结活检（sentinel lymph node biopsy, SLNB）或腋窝淋巴结清扫，经广泛的冰冻切片组织病理学检查分析，如果SLNB为阳性，按照我们之前的方案进行彻底的腋窝淋巴结清扫[8]。

组织病理学检查

对标本进行称重，并在手术室预先进行确切的定位，使病理医师能够对边缘进行肉眼或显微镜下的评估，以确定是否需要进一步的治疗和后续的再切除术。每个组织样本的体积是通过长×宽×高计算的，进行墨汁染色和福尔马林固定，石蜡包埋切片后用苏木精-伊红（hematoxylin-eosin, HE）染色法行常规组织病理学检查[9]。

> 为了与文献保持一致，我们使用肿瘤边缘与正常组织切缘的距离＞2 mm作为阴性切缘的临界点。

"阳性切缘（positive margins）"指在标本切缘可见肿瘤细胞；"近切缘（close margins）"指在标本切缘与肿瘤边界之间（≤2 mm）可见肿瘤细胞。

辅助治疗

辅助性系统治疗（内分泌治疗或化疗）是基于临床和病理状态的决策，治疗方案均遵循我们的标准方案，不因手术方案而修改。所有化疗在手术后15～45 d开始。在这一系列的患者中，我们使用了4种化学治疗方案。

1. CMF方案　环磷酰胺+氨甲蝶呤+氟尿嘧啶。
2. AC方案　蒽环类+环磷酰胺。
3. AC→CMF方案　AC×4个周期→CMF×3个周期。
4. 大剂量化疗联合自体干细胞移植治疗。

蒽环类药物或大剂量化疗联合自体干细胞移植治疗，应用于侵袭性较强的肿瘤患者，包括＞3枚淋巴结转移阳性、绝经前状态或雌激素受体（estrogen receptor, ER）和孕激素受体（progesterone receptor, PR）阴性的患者。

辅助化疗结束后，或者对没有化学治疗指征的患者在手术后至少30 d以后，给予重建乳房50 Gy的全乳照射，瘤床加量（boost）照射10 Gy的放射治疗方案。

随访

手术后5年内，肿瘤内科医师、乳腺外科医师和（或）整形外科医师每6个月对患者进行一次门诊随访。此外，患者每年都要接受系统全面的临床检查，包括血液检查、胸部放射学检查、肝脏超声检查、妇科超声检查（仅限于接受他莫昔芬辅助治疗的患者）和乳房X线摄影。只有当血液检查有提示性指征或有临床症状时才进行骨扫描。5年后，患者每年接受一次随访并常规行乳房X线摄影。我们的最后一次随访是在第一次手术后的第18年，所有患者的图表数据都可以在我们的数据库中进行检索和更新。我们通过电话和患者联系，若患者死亡则联系死者的家属来进行随访。

统计分析

根据Marubini和Valsecchi描述的方法，粗略统计肿瘤整形术后，同侧乳腺肿瘤复发、对侧乳腺癌、区域或远处转移以及其他原发肿瘤的累积发生率[10]。这些事件的统计时间是从手术日期算起的。使用Kaplan-Meier方法获得总生存曲线，并使用竞争风险评估方法评估局部复发和远处转移的累积发生率，具体取决于首先发生的事件。最后，采用多变量Cox回归模型评估所选肿瘤的独立预后值和患者的特征对局部复发、远处转移或死亡的影响。使用SAS软件进行统计分析。所有的检验都是双侧的。

结果

148例乳腺癌患者接受肿瘤整形乳房手术（oncoplastic breast surgery, OBS）治疗，年龄为31～71岁，平均年龄为50岁。91例（61.5%）为绝经期患者，28例（18.9%）有Ⅰ级或Ⅱ级乳腺癌家族史。肿瘤位于右侧乳房71例（48%）。肿瘤位于乳房外上象限47例（32%），内上象限22例（15%），上象限联合受累17例（11%），外下侧象限17例（11%），内下侧象限16例（11%），下象限联合受累为15例（10%），中央区15例（10%），外侧象限联合受累为2例（1%），内侧象限联合受累为1例（0.7%），有4例（3%）患者两个象限中发现了肿瘤。137例（93%）为浸润性肿瘤，11例（7%）为导管原位癌（ductal carcinoma in situ, DCIS）。在病理分析中确定的肿瘤最大直径为3～100 mm，平均为22 mm，乳房同一象限有≥2处病变的多灶性肿瘤患者31例（21%）。包含肿瘤在内的乳腺组织切除量为20～2 100 g，平均为198 g。

129例（87%）患者接受了腋窝淋巴结清扫，7例（5%）患者接受了单纯SLNB；12例（8%）患者没有接受任何腋窝治疗。76例（51%）有腋窝淋巴结转移。术后早期并发症16例（11%），其中伤口感染7例（5%），血肿4例（3%），乳头乳晕部分坏死2例（1%），乳腺内血清肿1例（0.7%），增生性切口1例（0.7%），切口部分裂开1例（0.7%）。这些并发症并没有延误全身和局部辅助治疗。

对切缘状况的评估显示，135例（91%）肿瘤完全切除，8例（5.5%）病灶边缘合并DCIS侵犯，5例（3%）为近切缘。1例病灶边缘DCIS受累的患者接受了全乳房切除术，并出现局部复发，随后发生远处转移，患者在第1次手术48个月后死亡。其他切缘有DCIS受累的患者，和切缘阴性的患者一样，接受了瘤床加量放疗。

所有患者都接受了辅助治疗。接受CMF、AC和AC→CMF方案辅助化疗分别为71例（48%）、47例（32%）和31例（21%），2例（1%）依照临床试验程序接受了大剂量化疗联合自体干细胞移植，58例（39%）没有接受化疗。108例（73%）接受了他莫昔芬辅助内分泌治疗。141例（95%）接受了辅助放射治疗（表34-1）。

局部复发和远处转移

随访时间为10～108个月，中位时间为74个月，其中3例（2%）患者失访。5例（3%）患者在第一次手术后平均23个月（12～36个月）出现同侧乳腺癌复发，其中4例肿瘤床复发，1例腋窝复发。在单变量分析中，肿瘤 > 2 cm 的患者局部复发概率明显更高（P=0.009）。

表 34-1　接受 OBS 治疗乳腺癌患者的基线资料特征

特　　征	例数（$n = 148$）	特　　征	例数（$n = 148$）
年龄（岁）		激素受体表达状况	
< 40	18	ER 或 PR 阳性	106
40 ～ 49	57	ER 和 PR 阴性	35
50 ～ 59	50	ER 和 PR 不明	7
60 ～ 69	21		
> 70	2		
肿瘤大小（mm）[※]		Ki67	
1 ～ 10	18	16	57
11 ～ 20	65	> 16	81
21 ～ 30	42	不明	10
> 30	19		
组织学分级		腋淋巴结分类	
I	34	N_X	12
II	60	N_0	60
III	48	N_{1mi}	8
不明	6	N_{1a}	44
		N_{2a}	13
		N_{3a}	11
血管侵犯		辅助化学治疗[※]	
是	54	是	89
否	94	否	58
多灶性肿瘤		辅助内分泌治疗[※]	
是	31	是	108
否	117	否	39
手术切缘		辅助放射治疗[※]	
阴性	135	是	141
阳性	8		
接近（< 2 mm）	5		

注：[※]在这四栏内的所有患者数据不可用（在这四个表格中无法获得所有患者的数据资料）。

同时，Ki67阳性表达 ≤ 16 和 > 16 的患者比较，差异接近有统计学意义（P = 0.06）。19例（13%）患者

在首次手术后平均33个月（1 ～ 65个月）发生远处转移，其中转移部位依次为骨（13例）、肝（10例）、肺

（7例）、脑（5例）、锁骨上区（5例）、胸骨旁淋巴链（2例）、皮肤（1例）。肿瘤直径 > 2 cm（$P < 0.0001$）、Ki67 > 16（$P=0.007$）、组织学分级G2和G3（$P=0.029$）的患者发生远处转移的风险显著增高（表34-2）。

59例pT$_{2\sim3}$肿瘤患者，其预后情况：43例（73%）无病生存；5例（8%）局部复发［全部发生远处转移，4例死亡（表34-4）］；11例（19%）

发生远处转移，6例死亡。表34-3为乳腺癌OBS的远期肿瘤学结果；表34-5是基于多变量COX危险回归模型对57例pT$_{2\sim3}$乳腺癌OBS患者局部复发、远处转移和死亡影响多因素分析，其中未发现肿瘤分级、多灶性、瘤周血管侵犯（peritumoral vascular invasion, PVI）Ki67与OBS患者局部复发、远处转移和死亡具有相关性。

表 34-2　乳腺癌 OBS 治疗患者的基线特征与局部复发和远处转移的分布

特　征	局 部 复 发		远 处 转 移	
	例数（n）	P	例数（n）	P
全组	5		19	
月经状况		0.388		0.731
绝经前	4		11	
绝经后	1		8	
原发肿瘤直径		0.009		< 0.0001
1 ～ 20 mm	5		3	
> 21 mm	0		16	
组织学分级		0.248		0.029
G1	0		1	
G2/G3	5		18	
ER/PgR		0.363		0.060
+	3		11	
−	2		8	
Ki67		0.066		0.007
16	0		2	
> 16	5		17	
血管侵犯		0.401		0.292
有	1		9	
无	4		10	
多灶性病变		0.303		0.188
有	0		2	
无	5		17	
切缘状况		0.372		0.480
近或阳性	1		1	
阴性	4		18	
腋窝淋巴结转移状况		0.265		0.237
有转移	4		6	
无转移	1		13	

表 34-3　乳腺癌 OBS 的远期肿瘤学结果

T 分期	例数（n）	复发（n）	转移（n）	死亡（n）
pT_{is}	11	0	0	0
$pT_{1a \sim 1b}$	14	0	0	0
pT_{1c}	63	0	4	1
$pT_{2 \sim 3}$	57	5	15	10

注：3 例失访。

表 34-4　5 例局部复发患者的基线特征

局部复发患者	pT	pN	年龄	ER/PgR	Ki67	其　　他
例1	2	1a	41	+	60	
例2	2	3a	56	−	33	
例3	2	1a	39	−	18	PVI 阳性
例4	2	0	35	−	70	切缘阳性
例5	2	1a	33	−	40	

注：PVI，瘤周血管侵犯（peritumoral vascular invasion）。

表 34-5　57 例 pT_{2-3} 乳腺癌 OBS 患者局部复发、远处转移和死亡影响因素

影响因素	局部复发 HR（CI）5 例	远处转移 HR（CI）16 例	死亡 HR（CI）10 例
年龄 < 45 岁	22.5（1.37 ～ 370）$P = 0.029$	6.35（1.77 ～ 22.8）$P = 0.005$	12.5（1.72 ～ 90.9）$P = 0.013$
ER or PgR	4.68（0.41 ～ 53.7）NS	4.86（1.31 ～ 18.0）$P = 0.018$	8.91（1.07 ～ 74.3）$P = 0.043$
≥ 2 枚 ALN 阳性	5.04（0.26 ～ 97.6）NS	9.59（2.62 ～ 35.1）$P = 0.000\,6$	20.7（2.74 ～ 156）$P = 0.003$

注：HR，危险度（hazard ratio）；CI，95% 可信区间（confidence intervals）；NS，无显著相关性；ALN，腋窝淋巴结（axillary lymph node）；P 是基于多变量 COX 危险回归模型得出的。

其他事件与对侧乳腺

在对侧乳房对称性重塑手术的过程中，切除组织的组织病理学检查发现 9 例乳腺癌，其中 DCIS 6 例，小叶原位癌（lobular carcinoma in situ, LCIS）2 例，浸润性导管癌 1 例。4 例患者接受了象限切除术，4 例患者接受了全乳房切除术，1 例患者因为在随访中再次发现第二个乳腺原发癌而接受了乳腺癌改良根治术（表 34-6）。

死亡率

7.4%（11/148）患者死于乳腺癌，死亡中位时间为第一次手术后 45 个月。在 11 例患者中，10 例肿瘤大小为 T_2，7 例组织学分级为 G_3，6 例是 ER/PR 阴性，7 例腋窝淋巴结转移阳性（关于乳腺癌 OBS 的远期肿瘤学结果见表 34-3）。在 DCIS 组中未记录到任何复发转移事件（图 34-1、图 34-2）。

18 年随访评估

在研究开始 18 年后的第 2 次随访中，有 32 例（21.6%）患者因医院记录的数据不全或患者拒绝而被排除在外，其余的数据持续更新到 2015 年 8 月。116 例（78.4%）通过电话或家庭成员联系的患者，得到有效的随访者，纳入数据分析。平均随访时间

表 34-6 对侧乳房对称性重塑手术方式及切除组织的组织病理学表现

对侧乳房对称性手术方式	例数（n=148）
乳房缩小成形术	135
乳房固定术	9
硅胶假体植入	4
切除多余组织的组织病理学诊断	例数（n=135）
正常乳腺组织	40
纤维囊性疾病	31
增生性纤维囊性疾病	53
伴有非典型增生性疾病	2
DCIS	6
LCIS	2
浸润性导管癌	1

18（16～21）年，患者平均年龄67（46～87）岁。

研究对象中，共有35例（30.1%）死于乳腺癌，4例（3.4%）死于其他恶性肿瘤或心血管事件。在第1个6年研究期中，死亡11例（9.5%）；在12年后的第2次随访周期中，24例（20.7%）患者死亡；69例（59.5%）患者无病生存（no evidence of disease, NED），在最近12个月内的随访复查中，临床和影像学检查均为阴性。5例（4.3%）出现新的局部复发，均具有行根治性乳房切除术或再次BCT的适应证。所有出现局部复发的患者均生存，3例（2.6%）患者出现远处转移，正在接受姑息性化疗。这3例女性患者确诊时非常年轻，被纳入此研究时的年龄分别为21、30和37岁，随后分别在17年、19年和20年后发生远处转移。4例（3.5%）患者在全乳房放射治疗后出现一定程度的乳房不对称或挛缩。这些患者中，3例在接受整形术后随访时没有疾病复发。其中第4例患者对乳房整形术后美学效果不满意，在随访过程中发现了远处转移。73例

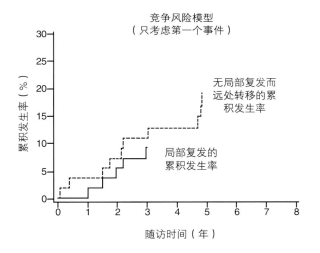

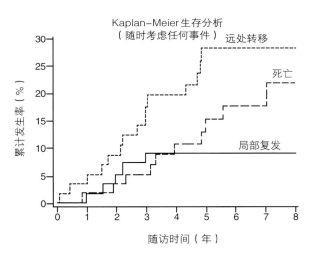

图 34-1 $T_2 \sim T_3$ 乳腺癌OBS患者局部复发、远处转移和死亡的累积发生率

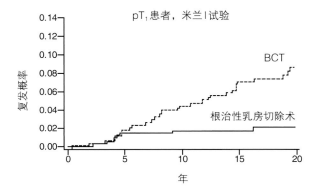

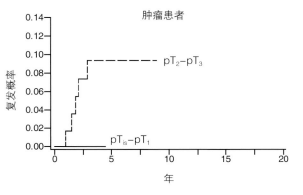

图 34-2 $pT_{2\sim3}$ 乳腺癌BCT或根治性乳房切除术患者复发概率

（62.9%）患者认为乳房整形效果良好或者可以接受，对整形效果满意。

图34-3是1例61岁左侧乳腺T_{1c}浸润性导管癌患者，在1997年接受了左侧乳房包括肿瘤在内的下象限切除肿瘤整形手术，由于前哨淋巴结活检阳性，进行了腋窝淋巴结清扫，并进行了右乳房缩小术，术后接受辅助放化疗。18年的随访，患者未出现任何并发症征象，对美学效果满意。

讨论

BCT术后患者的总生存率（overall survival, OS）、无病生存率（disease-free survival, DFS）、局部和远处复发危险因素等已被广泛研究，但有关肿瘤整形技术的文献报道有限。我们的148例患者始于1994年，几乎所有患者在BCT后接受了目前广泛认可的辅助放疗和全身辅助治疗[11]。最近，我们对患者进行了跟踪分析直至2015年8月，平均随访18年，进一步获得了关于局部复发、远处转移、死亡率、相关手术并发症和患者对整形效果满意度的数据，并将这个结果与2006年的进行了比较分析。

传统的观点认为，保乳的手术与乳房切除手术相比，具有较低的局部控制率和较高的切缘阳性率。最终的切缘阳性率从NSABP（National Surgical Adjuvant Breast and Bowel Project）B-06试验的10%到EORTC（European Organization for Research and Treatment of Cancer）试验的48%不等[12, 13]。非随机研究提示近切缘阳性（≤2 mm）或切缘阳性也有相似的结果，这两个因素都与局部复发风险增加有关，这种风险不能被更加积极的辅助治疗措施补救，未能避免再次切除[14-16]。

然而，切缘控制的新观念已经被引入到常规的治疗中。严谨的meta分析结果表明，1 mm、2 mm或5 mm切缘对局部复发没有影响。目前普遍被接受的组织病理学阴性切缘的定义为墨染切缘处无肿瘤（no ink on tumor）。随着放射治疗和全身治疗方面的研究进展，接受肿瘤整形BCT的局部复发率降低了大约50%[17-19]。2005年，Kaur等[20]报道了作者所在的米兰欧洲肿瘤研究所（European Institute of Oncology, Milan）进行肿瘤整复术时手术切缘的安全性和有效性，发现与经典的象限切除术相比，在肿瘤整形BCT患者组中，切缘阴性率明显提高。本研究显示肿瘤整形术组的平均手术切缘为8.5 mm，而传统的象限切除术组的平均手术边缘为6.5 mm。Losken等[21]最近报道的一项meta分析比较了肿瘤整形BCT切缘阳性率（12%）和单纯BCT的阳性切缘率（21%），得出了类似的结果。这种低的病理切缘阳性率解释了肿瘤整形BCT组2.4%～4%的低再切除率，而非肿瘤整形BCT组的再切除率为14.5%则相对较高[22]。

> 癌阴性切缘是乳腺癌BCT的基本要求，广泛切除肿瘤可能涉及切除＞20%乳房体积，并必须随后进行放射治疗。

较差的美学效果可能不仅限于乳房切除术患者[23]，因为切除乳房的体积大小已被证明与最终的美学效果直接相关[24]。因此，BCT术后未采用整

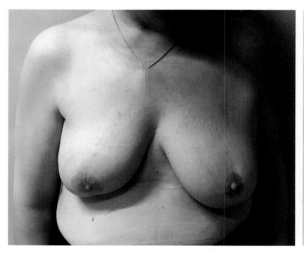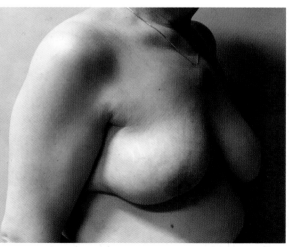

图34-3 左侧浸润性导管癌，乳房下象限切除肿瘤整形手术18年，呈无复发转移状态及满意的美学效果

形技术和放射治疗的，预计有 > 30%的患者需要通过手术矫正残余畸形[25]。

肿瘤整形外科被认为是用来解决与肿瘤大小和肿瘤部位不理想等的解剖问题，以获得局部控制和美观，并优化手术和放疗的顺序[26]。目前，肿瘤整形手术主要针对肿瘤过大不适合做标准BCT的肿瘤患者和BCT乳房严重畸形的患者。在我们的研究中，40%的患者的肿瘤 > 2 cm，切除标本的平均组织量为198 g，约为在我们在标准象限切除术中切除乳腺体积的4倍。切缘阴性率高于仅行BCT的病例。

我们的系列试验与随机BCT试验之间的主要区别在于病例纳入标准。NSABP试验排除了 > 4 cm的肿瘤，米兰（Milan）Ⅰ试验排除了 > 2 cm的肿瘤。在我们的系列研究中，这些病例分别占11%和42%。美国国家癌症研究所（National Cancer Institute, NCI）的试验纳入了包含T_{1c}期和T_2期的肿瘤患者，这些病例的比例与我们的研究相似。在该试验的18年的随访中，22%的患者有同侧乳腺病变[27]。两项BCT标志性试验，同侧失败的总发生率分别为14.3%（NSABP），8.8%（Milan）。Curie研究所的最新数据显示，101例患者平均随访3.8年，估计5年局部复发率为9.4%[1]。我们对116例OBS患者18年随访，复发率是8.6%。和上述的研究结果相符。同样的，我们的患者在24个月的随访中，局部复发率为3%，这和Losken等[21]的报道一致，后者在37个月的随访中观察到局部复发率为4%。类似于Milan Ⅱ试验，该试验比较了象限切除术与肿瘤切除术，结果显示更广泛的局部手术可以使局部手术失败降低3倍之多。我们患者的局部复发率较低，在随访的前24个月中为3%，在18年时为8.6%，我们认为这在一定程度上可以归因于更为激进的手术方式[28]。除此之外，对于淋巴结阳性和淋巴结阴性的患者，有效的局部和全身辅助治疗的重要性也不可忽略。

在我们的实验中，T_2患者中观察到的复发峰值处于较高水平，但与Milan Ⅰ试验中 < 2 cm肿瘤患者乳房切除术后的复发曲线一致（图34-1）。这一发现表明，这种早期局部复发不是随机事件，而是起源于浸润性肿瘤的隐匿性微转移灶，与部分或不充分的手术切除无关。这些患者全部发生远处转移，几乎所有患者均死于远处转移。在我们18年的随访中分析，在3例患者中观察到远处转移，她

们在确诊时都很年轻，平均年龄为30岁，当时还在接受姑息性化疗[22]。根据这一假设，可以认为，局部治疗辅以辅助放射治疗和辅助全身治疗，对于降低BCT后局部复发的风险很重要。但是，这种根治性治疗仅仅是对局部-区域而言，不足以"治愈"乳腺癌和避免全身转移导致死亡。正像乳房切除术后观察到的结果一样，局部复发是全身转移的一个组成部分，很少是孤立事件[29]。

BCT后局部复发的最明确的危险因素是年龄、切缘阳性、多中心病变和血管侵犯。这些因素似乎对肿瘤整形手术后局部复发的预后判断价值较低，因为肿瘤直径 > 2 cm是我们研究病例中唯一具有统计学意义的预后因素（表34-2）。

肿瘤整形手术后局部复发的低发生率与保留皮肤的乳房切除术后局部复发的低发生率相似。在Medina-Franco等[30]的研究中，176例患者中位随访73个月，结果显示保留皮肤的乳房切除术后局部复发率为4.5%。和我们的研究类似，研究发现，肿瘤大小是手术后局部复发的最重要预测指标之一。

> 在进行对侧乳房的对称性修饰的手术中，在乳房重塑时须对腺体组织进行细致的检查，即使术前检查对侧乳房没有异常发现，这也是非常重要的[3, 31]。

我们在7例（5%）患者的对侧乳房切除标本中发现了临床和影像学上的隐匿癌。在2例（1%）患者中发现了纤维囊性疾病非典型增生，这是乳腺癌风险的独立预测因子（表34-6）[32]。这些结果表明，一侧乳腺癌患者，属于对侧乳腺癌的高危人群，在进行患侧乳腺癌治疗后必须密切监测对侧乳房。目前没有证据表明乳房缩小手术能够降低这组患者患乳腺癌的风险或降低增生性纤维囊性疾病患者患乳腺癌的风险。

所有为扩大BCT适应证，降低BCT相关并发症发生率的措施都是为了改善患者的生活质量[33]。由于设计和伦理方面的难题，肿瘤整形手术的安全性迄今为止仍未在具体的随机对照临床试验中得到检验。

应用肿瘤整形技术，经过18年的随访观察，即便是在肿瘤较大的患者中，数据也显示了较低的

局部复发率。正如 Audretsch 和 Bostwick[26] 所表述，肿瘤整形手术或肿瘤特异性即刻重建术在肿瘤学领域已经被证明是一种安全的手术，与乳房切除术在治疗和局部控制方面效果相似。

本 章 要 点

- 长期随访的肿瘤学结局已证明肿瘤整形手术是安全的。

- 肿瘤整形 BCT 的局部复发率和生存率与非肿瘤整形 BCT 或乳房切除术相当。接受肿瘤整形手术的患者对美学效果的满意度很高。
- 仔细选择患者并注意切缘状态，结合针对性的全身治疗和放射治疗能够最大限度降低局部复发率。
- 肿瘤直径 > 2 cm 的患者，局部复发和远处转移的风险更高。

参考文献

[1] Clough KB, Lewis JS, Fitoussi A, et al. Oncoplastic techniques allow extensive resections for breast-conserving therapy of breast carcinomas. Ann Surg 237: 26, 2003.

[2] Singletary SE, Alfred C, Ashley P, et al. Revision of the American Joint Committee on Cancer staging system for breast cancer. J Clin Oncol 20: 3628, 2002.

[3] Rietjens M, Petit JY, Contesso G, et al. The role of reduction mammaplasty in oncology. Eur J Plast Surg 20: 245, 1997.

[4] Petit JY, Garusi C, Greuse M, et al. One hundred and eleven cases of breast conservation treatment with simultaneous reconstruction at the European Institute of Oncology (Milan). Tumori 88: 41, 2002.

[5] Pitanguy I. Surgical treatment of breast hypertrophy. Br J Plast Surg 20: 78, 1967.

[6] Lejour M. Vertical mammaplasty and liposuction of the breast. Plast Reconstr Surg 94: 100, 1994.

[7] Benelli L. A new periareolar mammaplasty: the "round block" technique. Aesthetic Plast Surg 14: 93, 1990.

[8] Viale G, Bosari S, Mazzarol G, et al. Intraoperative examination of axillary sentinel lymph nodes in breast carcinoma patients. Cancer 85: 2433, 1999.

[9] Graham RA, Homer MJ, Katz J, et al. The pancake phenomenon contributes to the inaccuracy of margin assessment in patients with breast cancer. Am J Surg 184: 89, 2002.

[10] Marubini E, Valsecchi MG. Analyzing Survival Data From Clinical Trials and Observational Studies. Chichester, UK: John Wiley & Sons, 1995.

[11] Goldhirsch A, Wood WC, Gelber RD, et al. Meeting highlights: updated international expert consensus on the primary therapy of early breast cancer. J Clin Oncol 12: 3357, 2003.

[12] Fisher B, Anderson S, Bryant J, et al. Twenty-year follow-up of a randomized trial comparing total mastectomy, lumpectomy, and lumpectomy plus irradiation for the treatment of invasive breast cancer. N Engl J Med 347: 1233, 2003.

[13] van Dongen JA, Voogd AC, Fentiman IS, et al. Long-term results of a randomized trial comparing breast-conserving therapy with mastectomy: European Organization for Research and Treatment of Cancer 10801 trial. J Natl Cancer Inst 92: 1143, 2000.

[14] Neuschatz AC, DiPetrillo T, Safaii H, et al. Long-term follow-up of a prospective policy of margin-directed radiation dose escalation in breast-conserving therapy. Cancer 97: 30, 2003.

[15] Roukos DH, Kappas AM, Agnantis NJ. Perspectives and risks of breast-conservation therapy for breast cancer. Ann Surg Oncol 10: 718, 2003.

[16] Smitt MC, Nowels KW, Zdeblick MJ, et al. The importance of the lumpectomy surgical margins status in long-term results of breast conservation. Cancer 76: 259, 1995.

[17] Houssami N, Macaskill P, Marinovich ML, Morrow M. The association of surgical margins and local recurrence in women with early-stage invasive breast cancer treated with breast-conserving therapy: a meta-analysis. Ann Surg Oncol 21: 717, 2014.

[18] Houssami N, Morrow M. Margins in breast conservation: a clinician's perspective and what the literature tells us. J Surg Oncol 110: 2, 2014.

[19] Early Breast Cancer Trialists' Collaborative Group. Effect of radiotherapy after breast-conserving surgery on 10-year recurrence and 15-year breast cancer death: meta-analysis of individual patient data for 10,801 women in 17 randomised trials. Lancet 378(9804): 1707, 2011.

[20] Kaur N, Petit JY, Rietjens M, et al. Comparative study of surgical margins in oncoplastic surgery and quadrantectomy in breast cancer. Ann Surg Oncol 12: 539, 2005.

[21] Loken A, Pinell-White X, Hart AM, et al. The oncoplastic reduction approach to breast conservation therapy: benefits for margin

control. Aesthet Surg J 34: 1185, 2014.

[22] Losken A, Dugal CS, Styblo TM, et al. A meta-analysis comparing breast conservation therapy alone to the oncoplastic technique. Aesthet Surg J 34: 1185, 2014.

[23] Baildam AD. Oncoplastic surgery of the breast. Br J Surg 89: 532, 2002.

[24] Wazer DE, DiPetrillo T, Schmidt-Ullrich R, et al. Factors influencing cosmetic outcome and complication risk after conservative surgery and radiotherapy for early-stage breast carcinoma. J Clin Oncol 10: 356, 1992.

[25] Clough KB, Cuminet J, Fitoussi A, et al. Cosmetic sequelae after conservative treatment for breast cancer: classification and results of surgical correction. Ann Plast Surg 41: 471, 1998.

[26] Audretsch W. Commentary on: The oncoplastic reduction approach to breast conservation therapy: benefits for margin control. Aesthet Surg J 34: 1192, 2014.

[27] Poggi MM, Danforth DN, Sciuto LC, et al. Eighteen-year results in the treatment of early breast carcinoma with mastectomy versus breast conservation therapy: the National Cancer Institute Randomized Trial. Cancer 98: 697, 2003.

[28] Veronesi U, Volterrani F, Luini A, et al. Quadrantectomy versus lumpectomy for small size breast cancer. Eur J Cancer 26: 671, 1990.

[29] Carlson GH. Local recurrence after skin-sparing mastectomy: a manifestation of tumor biology or surgical conservatism? Ann Surg Oncol 5: 571, 1998.

[30] Medina-Franco H, Vasconez LO, Fix RJ, et al. Factors associated with local recurrence after skinsparing mastectomy and immediate breast reconstruction for invasive breast cancer. Ann Surg 235: 814, 2002.

[31] Petit JY, Rietjens M, Contesso G, et al. Contralateral mastoplasty for breast reconstruction: a good opportunity for glandular exploration and occult carcinomas diagnosis. Ann Surg Oncol 4: 511, 1997.

[32] Page DL, Schuyler PA, Dupont W, et al. Atypical lobular hyperplasia as a unilateral predictor of breast cancer risk: a retrospective cohort study. Lancet 361(9352): 125, 2003.

[33] Morrow M. Rational local therapy for breast cancer. N Engl J Med 347: 1270, 2002.

致　谢

第12章

图 12-1 B，G：引自 From Anderson BO, Masetti R, Silverstein MJ. Oncoplastic approaches to partial mastectomy: an overview of volume-displacement techniques. Lancet Oncol 6: 145, 2005.

第15章

图 15-11，图 15-12 B ～ E，图 15-13：引自 Kronowitz SJ, Hunt KK, Kuerer HM, et al. Practical guidelines for repair of partial mastectomy defects using the breast reduction technique in patients undergoing breast conservation therapy. Plast Reconstr Surg 120: 1755, 2007.

图 15-12A，F：引自 Kronowitz SJ, Feledy JA, Hunt KK, et al. Determining the optimal approach to breast reconstruction after partial mastectomy. Plast Reconstr Surg 117: 1, 2006.

表 15-1 ～ 表 15-3：引自 Kronowitz SJ, Feledy JA, Hunt KK, et al. Determining the optimal approach to breast reconstruction after partial mastectomy. Plast Reconstr Surg 117: 1, 2006.

表 15-4 ～表 15-6：引自 Kronowitz SJ, Hunt KK, Kuerer HM, et al. Practical guidelines for repair of partial mastectomy defects using the breast reduction technique in patients undergoing breast conservation therapy. Plast Reconstr Surg 120: 1755, 2007.

第16章

图 16-4：引自 Losken A, Styblo TM, Carlson GW, et al. Management algorithm and outcome evaluation of partial mastectomy defects treated using reduction or mastopexy techniques. Ann Plast Surg 59: 235, 2007.

第22章

图 22-11：引自 Hamdi M, Spano A, Van Landuyt K, et al. The lateral intercostal artery perforators: anatomical study and clinical application in breast surgery. Plast Reconstr Surg 121: 389, 2008.

图 22-13：引自 Hamdi M, Van Landuyt K, Ulens S, et al. Clinical applications of the superior epigastric artery perforator (SEAP) flap: anatomical studies and preoperative perforator mapping with multidetector CT. J Plast Reconstr Aesthet Surg 62: 1127, 2009.

第24章

图 24-1 和图 24-2：引自 Clough KB, Cuminet J, Fitoussi A, Nos C, et al. Cosmetic sequelae after conservative treatment for breast cancer: classification and results of surgical correction. Ann Plast Surt 41: 471, 1998.

图 24-3 ～图 24-12：引自 Clough KB, Nos C, Fitoussi A, et al. Sequelles esthetiques du traitement coservateur des cancers du sein: une classification pour les reconstructions apres tumorectomie. Annales de Chirurgie Plastique Esthetique 53: 88, 2008.

表 24-1 和表 24-2：引自 Clough KB, Thomas SS, Fitoussi AD, et al. Reconstruction after conservative treatment for breast cancer: cosmetic sequelae classification revisited. Plast Reconstr Surg 114: 1743, 2004.

第 26 章

图 26-1 和图 26-3：引自 Slavin SA, Love SM, Sadowsky NL. Reconstruction of the radiated partial mastectomy defect with autogenous tissues. Plast Reconstr Surg 90: 854, 1992.

图 26-2：引自 Slavin SA. Reconstruction of the breast conservation patient. In Spear SL, Willey SC, Robb GL, et al, eds. Surgery of the Breast: Principles and Art, ed 2. Philadelphia: Lippincott Williams & Wilkins, 2006.

表 26-1：引自 Slavin SA. Reconstruction of the breast conservation patient. In Spear SL, Willey SC, Robb GL, et al, eds. Surgery of the Breast: Principles and Art, ed 2. Philadelphia: Lippincott Williams & Wilkins, 2006.

术语索引

（按术语汉语拼音排序）

Z